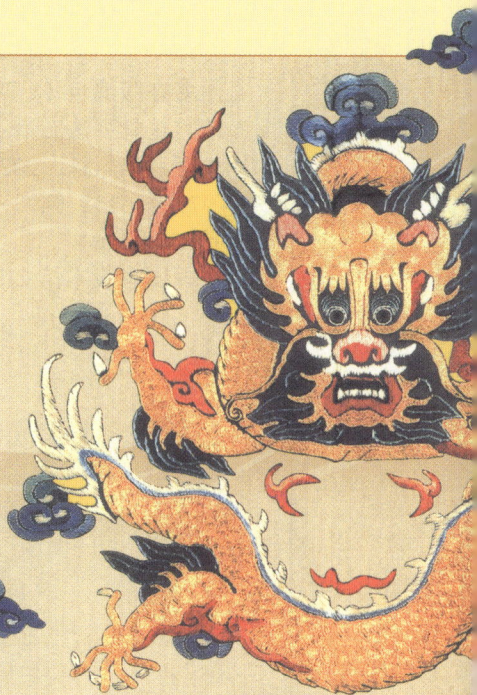

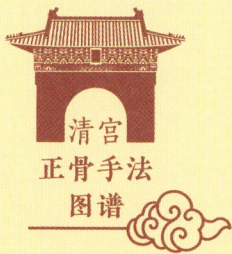

清宫
正骨手法
图谱

清宫正骨手法图谱

第二版

孙树椿 **主编**

全国百佳图书出版单位
中国中医药出版社
·北京·

图书在版编目（CIP）数据

清宫正骨手法图谱 / 孙树椿主编. -- 2 版. -- 北京：
中国中医药出版社，2025. 9.
ISBN 978-7-5132-9492-8

Ⅰ. R274.2-64

中国国家版本馆 CIP 数据核字第 2025QQ7576 号

中国中医药出版社出版

北京经济技术开发区科创十三街 31 号院二区 8 号楼
邮政编码　100176
传真　010-64405721
山东临沂新华印刷物流集团有限责任公司印刷
各地新华书店经销

开本 787×1092　1/16　印张 21.5　字数 382 千字
2025 年 9 月第 2 版　2025 年 9 月第 1 次印刷
书号　ISBN 978 - 7 - 5132 - 9492 - 8

定价　238.00 元
网址　www.cptcm.com

服 务 热 线　010-64405510
购 书 热 线　010-89535836
维 权 打 假　010-64405753

微信服务号　zgzyycbs
微商城网址　https://kdt.im/LIdUGr
官 方 微 博　http://e.weibo.com/cptcm
天猫旗舰店网址　https://zgzyycbs.tmall.com

如有印装质量问题请与本社出版部联系（010-64405510）

醫道仁術

桥樟先生　雅正
己隶　某篆

業繼祖傳　醫學堪稱　杏林妙手　丰懷濟世之心　獨具回春奇術

起十載醫國手　孫樹椿大夫　羅楊

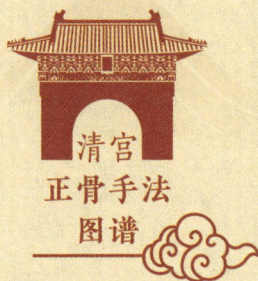

编委会

主　　编	孙树椿
主编秘书	刘秀芹

编　　委（按姓氏笔画排序）

王庆甫　　王尚全　　方建国　　艾　辉　　朱立国

刘秀芹　　张　军　　张　清　　范　东　　郑良义

袁　盈　　夏志道　　高景华

摄　　影	王琴
化　　妆	赵杰
绘　　图	柳怡

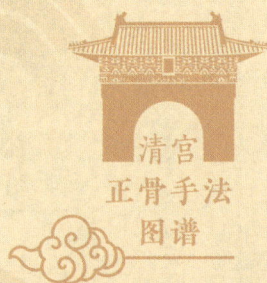

清宫
正骨手法
图谱

内容提要

　　全书以图片形式系统地介绍清宫正骨手法，所有手法、套路均由孙树椿老先生亲自示范。本书分为概论、基本手法、分部手法、优势疾病治疗手法、练功疗法五部分。基本手法部分将纷繁复杂的推拿手法归纳为 20 种，分述每种手法的定义、操作要领及注意事项，基本手法操作简便、实用，既可单独使用，也可组合使用。分部手法是将基本手法按照头面颈项部、胸部、腰背部、肩部、肘部、腕手部、髋及大腿部、膝及小腿部和踝足部组合成套路，分别介绍其操作要领及注意事项。优势疾病治疗手法按照颈腰背、上肢、下肢将 16 种骨伤科手法优势疾病进行分类，详细介绍孙树椿老先生具有治疗特色且临床常见疾病的手法治疗套路。同时按照解剖顺序，系统介绍练功疗法操作要领及注意事项。

　　本书是一部实用性强，具有较高价值的骨伤科参考书，可供骨伤科、推拿科医务人员及广大中医爱好者阅读。

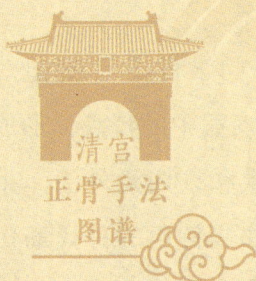

主编简介

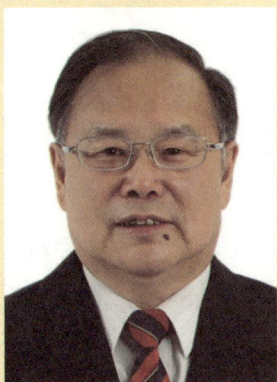

孙树椿

孙树椿，男，汉族，1939年7月出生，河北蠡县人。1964年毕业于北京中医学院（现北京中医药大学）中医系，师从北京骨伤名医刘寿山先生，从事骨伤科临床、科研、教学工作已逾六十载。首届全国名中医、首都国医名师、中国中医科学院首席研究员、博士研究生导师、师承博士后指导老师、中央保健会诊专家、第3~7批全国老中医药专家学术经验继承工作指导老师、第一批国家级非物质文化遗产"中医正骨疗法"传承人、世界中医药学会联合会骨伤科专业委员会会长。曾任中华中医药学会副会长，中华中医药学会骨伤分会主任委员，中国中医科学院骨伤科研究所所长，北京中医药学会骨伤专业委员会主任委员，国家药典委员会委员。享受国务院政府特殊津贴。

孙树椿得刘寿山先生真传，又博采大江南北诸家名医之长，其骨伤治疗手法真正做到了"机触于外、巧生于内、手随心转、法从手出"，形成了鲜明的学术风格。他先后主持科技部、国家自然科学基金委员会、国家中医药管理局等支持的多项科研课题。其主要成就：①组织并提出骨伤学科定义："在中医药理论指导下，研究人体运动系统损伤和疾病的预防、诊断、治疗、康复的一门学科。"②通过对骨伤科疾病的总结与梳理，针对筋、筋伤在骨伤疾病中的特点，形成了以"辨病辨证，相互结合；筋伤手法，轻巧柔和；内治外治，相辅相成；功能锻炼，动静结合"为主要内容的独具特色的孙氏筋伤学术思想。③研发新药颈痛颗粒、腰痹通胶囊，被临床广泛应用，取得了较好的社会效益和经济效益。④率先提出并主持制定了《中医骨伤科行业标准》，主持制定了《中医骨伤科诊疗指南》，主持编写了第一套高等中医院校骨伤科系列教材。⑤建立国家中医药管理局"孙树椿传承工作室"和北京市中医药管理局"孙树椿'3+3'名医工作站"，进一步发挥传承中医骨伤特色优势。

孙树椿获国家科技进步奖二等奖 2 项，省部级一等奖 4 项；中华中医药学会首届中医药传承特别贡献奖、中国药学发展（HOMA）学科成就奖。主编《刘寿山正骨经验》《实用推拿手法彩色图谱》《中医筋伤学》和《临床骨伤科学》等 13 部专著，发表论文 40 余篇；培养博士后 4 名，全国老中医药专家学术经验继承人 11 名，博士研究生 13 名，硕士研究生 14 名，收徒百余人。

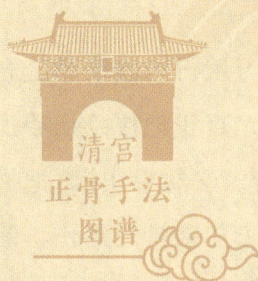

王序（再版序言）

　　我与孙树椿学长为同庚挚友，早年毕业于北京中医学院医疗系，分配在附属东直门医院做住院医师。届时卫生部下达中医师承教育文件，孙学长承拜清御医骨伤科上驷院绰班刘寿山先生为师，其是医院中医骨伤科医教手法特色诊疗团队的重要传承人。积数十年诚正骨手法为首务，以手法与药物并重，以临床共识疗效为重建，尽得真传。孙学长又博采当代众家之长，兼容并蓄，深得中医骨伤学界推崇。孙学长曾连任中华中医药学会中医骨伤学会主任委员，大力推行学术传承，守正创新，在高概念、数字化、科技转型现实过程中，于历史文明互鉴，中西医并重的新机遇中，恪守中华哲学原理，弘扬中医原创思维与原创优势，发扬学科本底特色，系统整理研究手法十分必要。整理原貌，此当为治学执教之要务。孙学长亲率团队编著《清宫正骨手法图谱》，化深奥为简易，恰如妙笔生花，推陈袭而易清新。图文并茂，切合实用教学，为国内骨伤科学首创，诚手法治疗之先声。

　　手法治疗，是独具中医特色的非药物治疗。针刺疗法、推拿疗法、骨伤疗法均以调畅气血、舒通经络，惟重气化气立为先导，复原冲气和合，脏腑功能恢复平调和畅，顺应自然而识常达变、发挥养生保健治疗作用。恪守国学原理，弘扬原象思维，求是启源代代重建经验，提升共识疗效。孙学长早期对伤科手法习用得到晚清朝廷名师刘寿山真传，博采兼容大江南北名医大家之长，真正把握疗伤手法至要，做到了"机触于外，巧生于内，手随心转，法从手出"。把握精专技艺，形成了鲜明的开创性的学术品格。数十年来针对筋伤、筋伤在骨伤病变表现的特点，梳理总结出："辨证辨病，相互结合；筋伤手法，轻巧柔和；内治外治，相辅相成；功能锻炼，动静结合"，具有孙氏特色的筋伤学术思想。其中对颈椎、腰椎筋伤疾病治疗手法进行了规范研究，首创了"入其法而又出其法"的中医骨伤科独特诊治手法。

　　吾辈中医学人恰逢新中国成立 60 余年之际，于 2017 年正式颁布《中医药法》。近年大力发展中医中药事业、产业，中西并重，强化中医药学科建设，积极培养高质量、面向未来、具有国际学术话语权、影响力的学术领军人才。中医药学者迎接东西方文明互鉴，强化政令德化，发挥医产学研管同力和合，力创中医西医双相挺立，创新人类生命健康医药学体系。

　　我与学长一辈人是在中医存废之争的余波中成长的。正逢新中国成立后毛泽东主席批示："中国医药学是一个伟大的宝库，应当努力发掘，加以提高。"我和学长们是幸运的一辈。当下进入新世纪，信息守恒定律的提出，信息与智能两化融合，面对理性至上科学主义的挑战，大科学、高概念与黑洞假说的修订对生命科学研究将发生重大影响。激活数据学处理，海量非线性数据必将为中医本底哲学、基础理论、临床医案研究拓宽了时空，为了中医学术界对"观其脉症，知犯何逆，辨证治之"的辨证论治总则的深化研究打开了一扇窗。充分证实了仲师"一言而为天下法，匹夫能为百世师"的赞誉。西方哲学与科技界对华夏哲理孔孟老庄的健康生命范畴的研究，诸如海德格尔的天地人神一体，胡塞尔的现象学都在批判人类中心论，倡导顺应自然，认真探访道学、儒学、墨子崇尚仁德、和而不同、守静守常，幽明转演、韬光养晦的正负逻辑，克服科技失控，维护人类道德共同体面向光明、和平、觉醒迈步。

中医药学是全球唯一全面传承的医药学，以人为本，重生命美育，认真回归原发创生性思维模式、不断提升治疗现代难治病的疗效。恪守本真本然、生生不息的新路径。挽救被漠视与淡落的原创功能的危机，寻踪人类健康的进步。祝贺《清宫正骨手法图谱》的再版，感谢孙学长信任嘱托，谨志数语，乐观厥成。

中国科学技术协会荣誉委员

中央文史研究馆员　　王永炎

中国工程院院士　时年八十六岁

乙巳谷雨

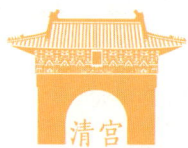

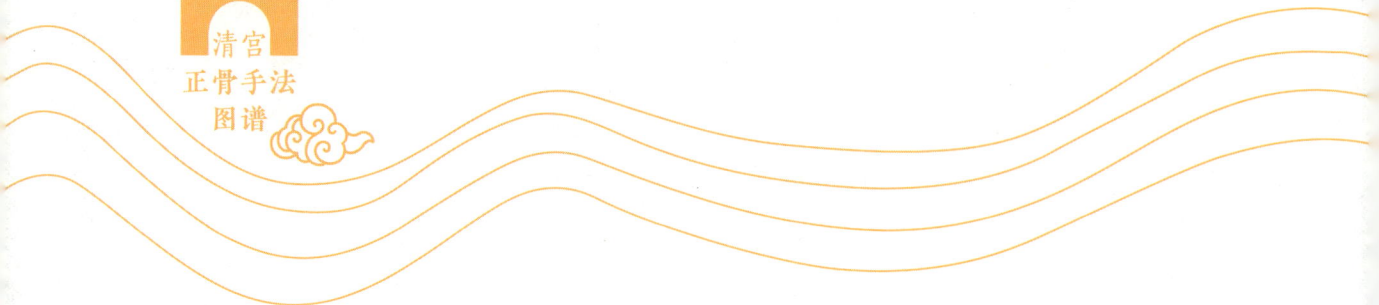

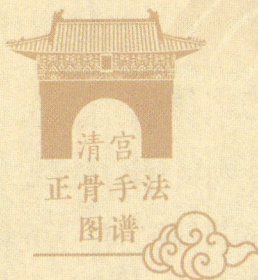

再版前言

中医，这一承载着中华民族数千年智慧的医学体系，以整体观、辨证施治理念和独特诊疗技艺，成为人类医学宝库中的璀璨明珠。作为中医重要分支，骨伤科学，尤以正骨手法为精髓。它不仅是临床治疗的核心手段，更凝聚着传统医学对人体结构、力学平衡与自然治疗的深刻认知。清宫正骨流派是这一领域兼具历史厚度与临床价值的杰出代表。

宫廷传承——从御用医学至现代医学的嬗变

清宫正骨可追溯至明末清初。当满蒙八旗在金戈铁马中频繁遭遇跌打损伤，一批精于接骨按摩的医家在实践中积累了宝贵经验。其后宫廷设立上驷院绰班处（满语正骨科），将民间正骨技艺纳入宫廷医学体系，形成规范的诊疗流程与手法体系。20世纪50年代，正骨泰斗刘寿山先生携清宫正骨技艺进入北京中医学院（现北京中医药大学），其弟子孙树椿等学者深耕不辍，使这一宫廷秘术从御药房走向现代临床，成为中医骨伤科的重要学术分支。刘寿山先生"七分手法三分药"的学术思想，与《医宗金鉴》"手法诚正骨之首务"的经典论述遥相呼应，奠定了手法治疗在骨伤科的核心地位。

原版图谱——构建可视化传承体系的里程碑

2012 年问世的《清宫正骨手法图谱》，是首部系统梳理该流派技艺的图文专著。编著者历时十余载筹备，三年精耕细作，以高清动作分解图、详细解剖示意图与严谨文字说明，将抽象手法操作转化为可视化规范；从"摸、接、端、提"等基本手法到颈肩腰腿痛等分部治疗，从解剖原理阐释到练功康复指导，构建了完整的技术传承体系。该书不仅成为国内骨伤科、推拿科医师的案头必备，更在海外掀起对中医正骨的研究热潮。其标准化操作指南为物理治疗师、整脊医师提供了跨文化交流的共同语言，印证了传统医学技艺的普适价值。

再版迭代——回应当代医学需求的时代选择

当前，全球老龄化进程加速，慢性病管理与非药物疗法需求剧增，中医"整体调节""筋骨并重"理念获得国际医学界的深度关注。清宫正骨流派以其精准的手法操作、显著的临床疗效和深厚的文化底蕴，成为中医传播的重要载体。此次再版在保留原版核心框架的基础上进行创新性升级。

内容优化：聚焦优势疾病，精选颈腰椎疾病、关节脱位、软组织损伤等临床优势病种，强化治疗方案的针对性。

表达革新：采用国际化医学术语体系，兼顾专业严谨性与跨文化可读性，配合更清晰的步骤解析图，降低理解壁垒。

理念传递：在呈现技术细节的同时，融入"筋骨同治""动静结合"等中医骨伤科核心理论，展现传统医学的整体思维。

我们期许，这部图谱通过精准的手法操作凸显中医的科学内涵，通过疗效显著的临床方案体现传统医学的现代价值。更希望借此激发国内外同仁对中医文化的探索兴趣，推动多元医学体系在交流互鉴中共同发展。

医学之路，永无止境。书中难免存在疏漏或值得商榷之处，恳请海内外专家、学者及广大读者不吝赐教。值此付梓之际，谨向为原版著作付出心血的所有同仁、支持中医国际化发展的各界友人，以及在编译过程中精益求精的团队致以最深切的敬意。

编者

2025 年 4 月

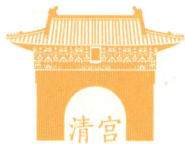

清宫
正骨手法
图谱

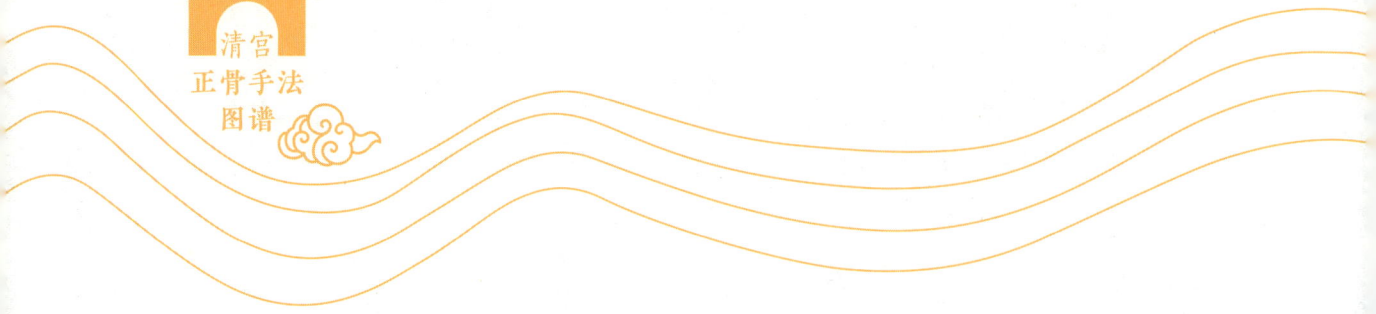

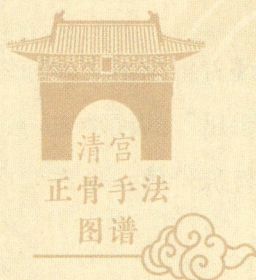

清宫
正骨手法
图谱

胡序（第一版）

　　骨伤科学是祖国医学伟大宝库中一颗璀璨的明珠。当今世界，非药物疗法以其无毒、无副作用而为人们所崇尚信赖。手法治疗，是一种颇具中医特色的非药物疗法。

　　手法，作为伤科学之要法，由来已久。它对于治疗骨、关节损伤及后遗症，有着药物疗法无法比拟的效果。同时，手法又以其"视其虚实，酌而用之，有宣通补泻等法"而适用许多其他科疾病。正如《医宗金鉴》所言："夫手法者……诚正骨之首务哉。"又言："诚以手本血肉之体，其宛转运用之妙，可以一己之卷舒，高下疾徐，轻重开合，能达病者之血气凝滞，皮肉肿痛，筋骨挛折，与情志之苦欲也。"故历代骨伤科名医无不在手法上做学问、下功夫。

　　本书主编孙树椿主任医师，是清宫廷正骨传人、京城著名骨伤专家刘寿山先生的弟子，曾得到先生亲授真传，也曾博采国内外名家的一些绝妙手法，又积自己五十载临床经验，从而形成了"入其法而又出其法"轻巧柔和的独特手技。无论是在国内还是在国外行医，经他妙手回春的笃重顽症者均甚多。树椿医师深悟好学者欲学之切，入门之艰，得真之难，学成之晚，遂毫不保留地将自己所学整理出《清宫正骨手法图谱》一书，这是一本有别于一般而又有独到之处的著作。书中所载手法基本是宫廷手法原样，手法得当可以手到病除。该书亦有理论上的系统阐述，可供学者深探精研。该书还着重指出了如何练就一套"机触于外，巧生于内，手随心转，法从手出"的硬功夫。这些章法，历来是只可意会，不可言传的。该书的特殊价值，也许就在于此。

骨伤科是一门实践性很强的学科。人们公认，此科易懂不易学，学而不易深，勿怪行家里手称其"眼经、心经，不如手经，手经不如常摆弄"，道出了学习这门学科必须在实践上下功夫，也就是熟能生巧的真谛。本书出版在即，欣然命笔为序。但愿这本执简驭繁、深入浅出的图谱，能使更多的学者和同道从中得到裨益。同时，我也殷切地希望能有更多的临床中医佳作问世。

中华人民共和国原卫生部副部长
国家中医药管理局原局长　胡熙明
2012 年 6 月

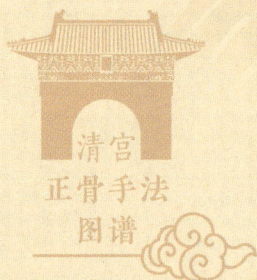

清宫
正骨手法
图谱

李序（第一版）

  骨伤科学是祖国医学宝库重要组成部分，历代以来，为人类健康事业作出了卓越贡献。骨伤科的治疗特点，是"手法与药物并重"，古人更认为"夫手法者……诚正骨之首务哉"。孙君树椿，天资颖悟，勤奋治学，为京宫廷正骨传人著名骨伤科专家刘寿山老先生之得意门生，从学十余年，尽得真传，功力深厚且勤求古训，博采众家之长，积数十年之临床经验效果，并深得海内外骨伤名家推崇，切磋研究，学识深进。在数十年医疗生涯中，孙君尝施神奇妙手，起沉疴于顷刻，诚杏林之翘首，实正骨科之砥柱。孙君身怀瑰宝，而不自秘，呕心沥血，知救伤扶困，当群策群力，普济病患，故应不辞艰辛，数经寒暑，将清宫绰班秘传绝技，用精美之彩图，加生花之妙笔，编著成《清宫正骨手法图谱》，化深奥为简易，推陈袭而易新清，文茂图俊，理实俱丰，为国内骨伤科之首创，诚手法治疗之先声。或可为诸同道他山之助，启后学诸生之睿智。诚所谓："但得众生起伤厄，怎惜度人以金针。"受托作序，不胜荣幸，故欣然命笔。大作付梓命世，当洛阳纸贵，并致贺庆。

湖北省中医药研究院原院长、教授

《中国中医骨伤科杂志》原社长、主编 李同生

2012 年 6 月

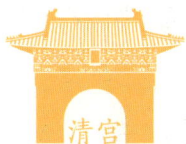

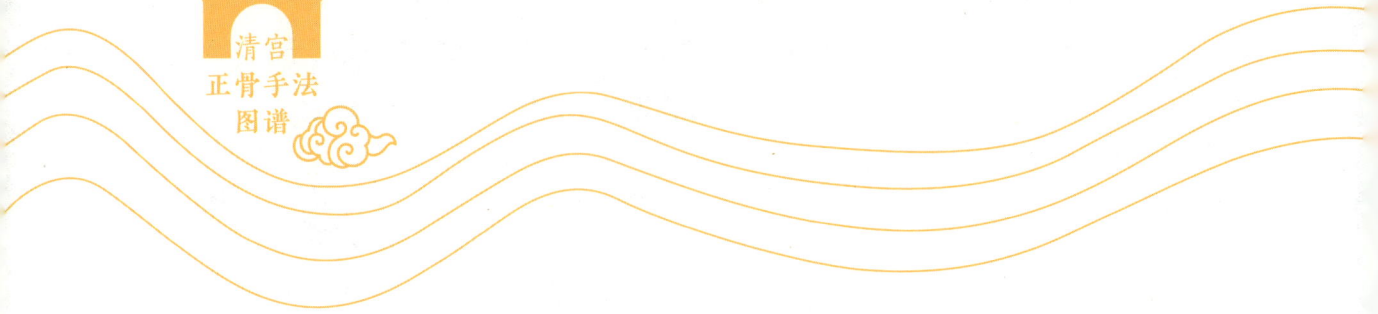

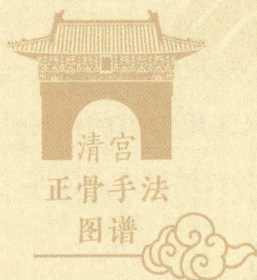

前言（第一版）

　　骨伤科学是中医学宝库中的重要宝藏，正骨手法更是其中的一枝奇葩。远在元代，危亦林《世医得效方》中就记叙了骨折、脱臼、跌打、损伤的正骨手法。明末清初，八旗士兵作战中常发生坠扑跌折、关节脱臼及跌打损伤，善于接骨按摩的正骨医生应运而生，并在继承前人手法的基础上积累了宝贵的实践经验。清朝入关后，在宫中设立了阿敦衙门，康熙十六年正式更名为上驷院绰班处（满语正骨科）。《医宗金鉴·正骨心法要旨》作为清代骨伤科最具代表性的典籍之一，对近现代骨伤科正骨手法产生了较大影响，书中也融汇了宫廷正骨历代传人的经验，至嘉庆末年，手法正骨进入全盛时期，其间涌现了大批优秀人才，流传至今。其传承人依次为绰尔济（现考证到的最早传承人）、伊桑阿、德寿田、桂祝峰、文佩亭、刘寿山。20世纪50年代，刘寿山先生进入北京中医学院筹建骨伤科，孙树椿成为刘老弟子之一。

　　宫廷正骨经验集中了几代传人毕生所学和临床经验之精华，诸位名老中医不吝秘术，广求传播。刘寿山先生传承的接骨、上髎、治筋手法与《医宗金鉴》八法异曲同工。刘老还常持"七分手法三分药"之说，可见其对手法重视的程度。当今中医骨伤科学沿袭传统医学中有益的经验和学术思想，成为具有我国传统医学特色和优势的重要临床学科。但目前由于种种因素的影响，推拿手法治疗骨伤科疾病的一些有效的传统方法得不到广泛应用，宫廷正骨手法更大有失传之势。因此，无论从中医文化遗产的保护，还是从临床实用价值的角度出发，都迫切需要系统全面总结宫廷正骨手法，使其发扬光大，同时又能引导骨伤科医生的临床工作。

20世纪80年代，作者曾出版《实用推拿手法彩色图谱》，其内容以宫廷骨伤手法为主，该书一直受到大量读者的欢迎，为了更好地继承及发扬宫廷正骨手法，决定重新修订，并正名为《清宫正骨手法图谱》。本书经过十余年的酝酿，三年时间的集中编写、绘图、拍照等，几易其稿，终于成书。

本书保留了原图谱中基本操作手法部分，同时充实实际操作内容，并修订了文字说明，力争体现宫廷正骨原貌，使其更系统完善，便于传承；对于部分操作复杂的手法，本书在保证临床疗效的前提下，减少助手，简化操作，注重临床实效，使之更加适用。此外，全书编写力求系统完整，层次清晰，语言精练，图文并茂。但书中错漏之处难免，恳请各位专家和广大读者予以批评指正，以便再版时修改。

本书的编写得到了国务院原副总理吴仪、全国政协副主席廖辉的关怀和鼓励，原卫生部副部长、国家中医药管理局原局长王国强，人教司原司长洪净，北京市中医药管理局原局长赵静，原副局长边宝生、屠志涛等领导的支持和指导。承蒙爱新觉罗·启骧先生题写书名，原卫生部副部长胡熙明、湖北省中医研究院原院长李同生教授赐序，并提出宝贵意见，在此深表感谢。郝胜利、李丽、王琴、张家庆、柳怡、庄丽娜、何名江、赵杰等同志参加了资料收集、摄影、绘图等工作，特此致谢。

编者

2012年6月

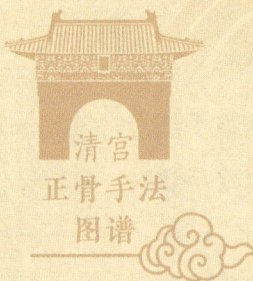

目录

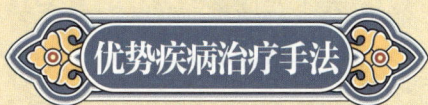

优势疾病治疗手法

练功疗法

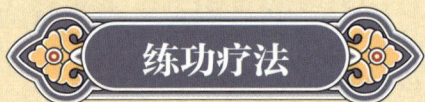

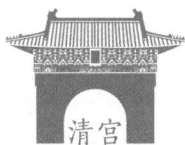

清宫
正骨手法
图谱

概论

一、骨伤科学与手法治疗

骨伤科学是中医学中一个重要组成部分，是古代劳动人民在与疾病做斗争的长期实践中不断总结发展起来的，古代人们劳动中受伤后，不由自主地抚摸，是人的本能，这种原始的减轻疼痛的方法，应早于药物和其他治疗手段。公元前14世纪，殷商甲骨文中就有手病、臂病、关节病、足病及跌伤等的记载。我国现存最早的医学典籍《黄帝内经》已有"跷法"的记载，《素问·举痛论》曰："按之则热气至，热气至则痛止矣。"这说明古人很早就认识到损伤病变的局部血运不好，肌肉僵硬、疼痛，轻柔、温和的刺激可促进局部血液循环，产生温热的感觉，疼痛就缓解或消失了。早在周代就有了"疡医"的分科，其与食医、疾医、兽医并列为四科。隋唐时期，推拿、按摩手法治疗逐渐盛行。唐代蔺道人著《仙授理伤续断秘方》，已知是我国最早的骨伤专著，提出骨伤手法、固定、药物、练功治疗的四大原则，一直沿用至今。元代危亦林《世医得效方》一书记述了骨折、脱臼、跌打损伤等的正骨手法。明清时期，骨伤科更有长足的发展。明末清初，八旗军队作战中常发生坠仆、跌折等，骨伤医生应运而生并迅速发展。清代吴谦等编著《医宗金鉴》，在《正骨心法要旨》中对骨伤手法进行了准确阐述，并明确指出，手法"诚正骨之首务哉"。

手法是指医生用双手在患者体表特定部位或穴位上，施以推、拿、按、摩、点、打、揉、搓等法，使其"或拽之离而复合，或推之就而复位，或正其斜，或完其阙"，人灵活的双手，"其宛转运用之妙，可以一己之卷舒，高下疾徐，轻重开合，能达病者之血气凝滞，皮肉肿痛，筋骨挛折，与情志之苦欲也"。故手法治疗骨伤科及其他科疾病，是不可缺少的有效方法，在临床应用十分广泛，施术得当，常可手到病除。为此，我们将庞杂的手法归纳成20个基本手法，便于学习掌握和应用，但一些疾病使用单一手法往往不能奏效，需两种或两种以上手法配合使用，我们将其称为套路手法。

手法治疗疾病并不是简单的技巧和经验的组合，而是始终贯穿着整体观念和辨证辨病相结合的原则。损伤有轻、重、缓、急之分，又有皮、肉、筋、骨、关节之别，解剖部位各自不同，所以临证时需认真查体。现代科学技术发展很快，X线、CT、MRI等技术帮助我们提高了诊断率，对定位定性起到了重要辅助参考作用，但作为临床医生，不应盲目地依靠X线、CT、MRI等，不做体检就下诊断，这样出现的误诊、漏诊、治疗错误是不应该的。医生施术时，应"心明手巧，既知其病情，复善用夫手法，然后治自多效"。好的手法能使患者轻轻松松解除痛苦，宫廷手法主张的轻、巧、柔、和，正是此意，所谓"法之所施，使患者不知其苦，方称为手法也"。

骨伤科是研究人体各部位损伤和运动系统疾病的预防、诊断和康复的一门临床医学学科。在骨伤科和其他科疾病的治疗、康复中，功能锻炼十分重要，它不仅是治疗，更是预防和康复的需要，是故本书收入练功疗法，将人体各部位练功做了系统总结和阐述。

二、清宫正骨流派源流

清宫正骨流派，自明末清初初建，已历四百余年。清宫正骨是满、蒙、汉历代正骨医生学术思想与临床经验的结晶，是中医学重要组成部分。

明末清初，士兵在作战中，常发生坠仆跌折、关节脱臼及跌打损伤，服务于军队、善于接骨按摩的正骨术及正骨医生应运而生，归属于御马监管理，这是清宫正骨流派的前身。墨尔根·绰尔济为清代满蒙绰班御医之祖，《清宫医案研究》中记载了康熙朱批的其治疗验案（苏玛拉奶奶案）。

据《清朝文献通考》记载，顺治十八年，原御马监改为阿敦衙门；康熙十六年对内务府大规模改组，确立内务府七司三院，阿敦衙门正式更名为上驷院绰班处（满语正骨科），为三院之一，"旨以正骨科划归上驷院，蒙古医生长兼充"（清《太医院志》）。据《钦定大清会典事例·卷一一七零》记载，乾隆六年奏准上驷院额定阿敦侍卫二十一人，十一年奏准于蒙古医内拔选医道优长，堪充教习者，授为蒙古医生头目二人，给予八品虚衔顶戴，令其教习蒙古医生。当时上驷院最著名的御医是注重手法、辅以药物、法药并举的伊桑阿。

乾隆七年，由吴谦、杨裕铎等人编辑的《医宗金鉴》刊行，《医宗金鉴·正骨心法要旨》与上驷院绰班处正骨理念一致，被后世视为正骨金科玉律，它所阐述的学术思想使得绰班医生在医学理论上得到统一，也标志着上驷院满蒙绰班医生"正骨心法学派"的诞生。

至嘉庆末年，清宫廷"正骨心法学派"进入全盛时期，涌现了大批优秀人才。道光年间，上驷院绰班处以御医德寿田为代表，他主张以摸法为纲，八法相辅相成，为"清宫正骨流派"的发展奠定了坚实基础。德寿田门下弟子有桂祝峰等，桂祝峰门下弟子有文佩亭等，文佩亭门下弟子有刘寿山等，刘寿山传承弟子孙树椿为目前"清宫正骨流派"代表性传承人，被评为第一批国家级非物质文化遗产"中医正骨"传承人。

流派代代传承有序，技艺不断精进；但其深植于传承人灵魂的思想理念却始终如一。正如清宫正骨流派证书上所注明：清宫正骨流派，以"医者仁心"为宗旨，疗伤治疾，不为谋利。以弘扬中医为己任，坚持"手法诚正骨之首务哉"。

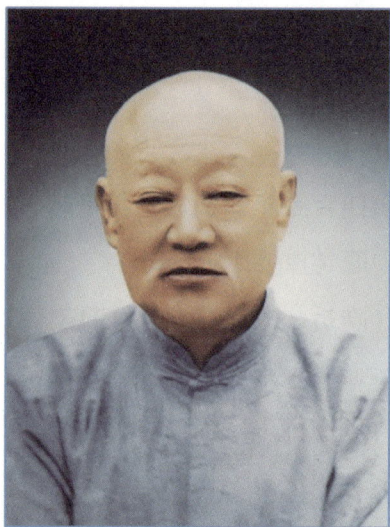

刘寿山

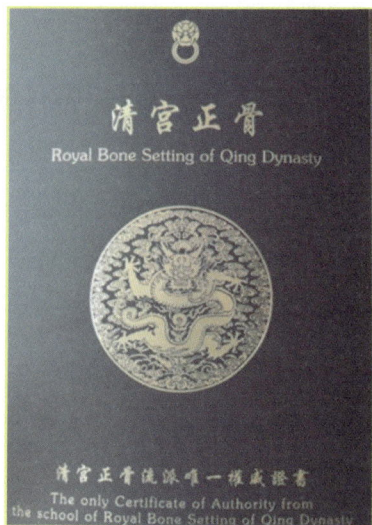

清宫正骨流派证书

三、清宫正骨流派手法理念

清宫正骨流派，不仅是一门正骨技艺，在术的层面，它蕴含着丰富的理论思想，基于理论与实践的深度融合，方成为具有深厚内涵和文化底蕴的中医学流派。通过在实践中不断丰富和完善，发展到今天，其理论精髓已与《医宗金鉴·正骨心法要旨》有所差异。

在基本理念上，《医宗金鉴·正骨心法要旨》提出："夫手法者，谓以两手安置所伤之筋骨使仍复于旧也。"即所谓"骨正筋柔"。清宫正骨流派在临床实践中，基于"筋喜柔不喜刚"理论，提出"筋柔骨正"，筋骨二者地位并不相同，认为"筋柔"方能"骨正"。

关于手法心法，《医宗金鉴·正骨心法要旨》要求"法之所施使患者不知其苦"；基于此，清宫正骨流派传承中逐渐形成"轻、巧、柔、和"的手法特点。

在手法要领方面，《医宗金鉴·正骨心法要旨》言："必素知其体相，识其部位，一旦临证，机触于外，巧生于内，手随心转，法从手出。"清宫正骨流派则将"手摸心会"作为技艺传承的重要基础。感知痛处，寻找"筋结"，即痛性结节是临症治疗要点。

对于手法的地位，《医宗金鉴·正骨心法要旨》描述："手法者，诚正骨之首务哉！"又言："再施以药饵之功，更示以调养之善，则正骨之道至矣。"而清宫正骨流派总结为"七分手法，三分药"。

整体观与恒动观是流派思想的重要体现。在《医宗金鉴·正骨心法要旨》注重："伤虽平，而气血之流行未畅，不宜接、整、端、提等法，惟宜推拿，以通经络气血也。"这是整体观与恒动观的初步认识。清宫正骨流派拓展了该理论，提出"疗肩疾，当兼顾颈、胸；松腰椎，当先松胸椎"等具体实践方法，将整体观念贯穿正骨治疗的各个环节；并提出："运动是骨伤科疾病康复之关键之要，制动是暂时的，运动才是恒久的。"

四、手法治疗适应证与禁忌证

（一）手法治疗适应证

1. 急性软组织损伤及慢性劳损性疾病。
2. 骨关节间的微细错动。
3. 创伤后关节僵直、粘连及组织挛缩痿软者。
4. 骨关节炎而引起的肢体疼痛、活动不利者。
5. 骨关节可逆性畸形变者。

（二）手法治疗禁忌证

1. 诊断尚不明确的急性脊柱损伤伴有脊髓损伤症状者禁用手法。
2. 疑有或已确诊的骨关节或软组织肿瘤者禁用手法。
3. 骨关节结核、骨髓炎、老年性骨质疏松症等禁用手法。

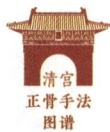

4. 严重的心、肺疾病患者禁用手法。

5. 有出血倾向的血液病患者禁用手法。

6. 手法部位有严重皮肤损伤或皮肤病者禁用手法。

7. 有精神疾患，不能和医者合作者禁用手法。

8. 妊娠3个月以内的孕妇慎用手法，耻骨联合分离症患者除外。

9. 急性软组织损伤早期局部肿胀或瘀血严重者慎用手法。

基本手法

一、推法

推法是用指、掌或其他部位着力做前后、上下、左右的直线或弧线推进的一种手法。本法适用于腰背部、上肢、下肢；具有疏经通络、消瘀散结、活血止痛、缓解痉挛的功效。

【注意事项】用力要适当，推进要慢，不可推伤皮肤。

指推

医者腕关节略屈曲，拇指指腹或指端着力于施术部位或穴位上，保持一定压力于深部肌肉组织，腕部及拇指主动施力，做前后、上下、左右的直线或弧形推进，且随着手指的推进，腕关节逐渐伸直。医者亦可将食指、中指和无名指并拢，以指端部着力于施术部位，前臂主动施力，通过掌部使食指、中指和无名指向指端方向做单向直线推进，见图1-1-1、图1-1-2、图1-1-3。

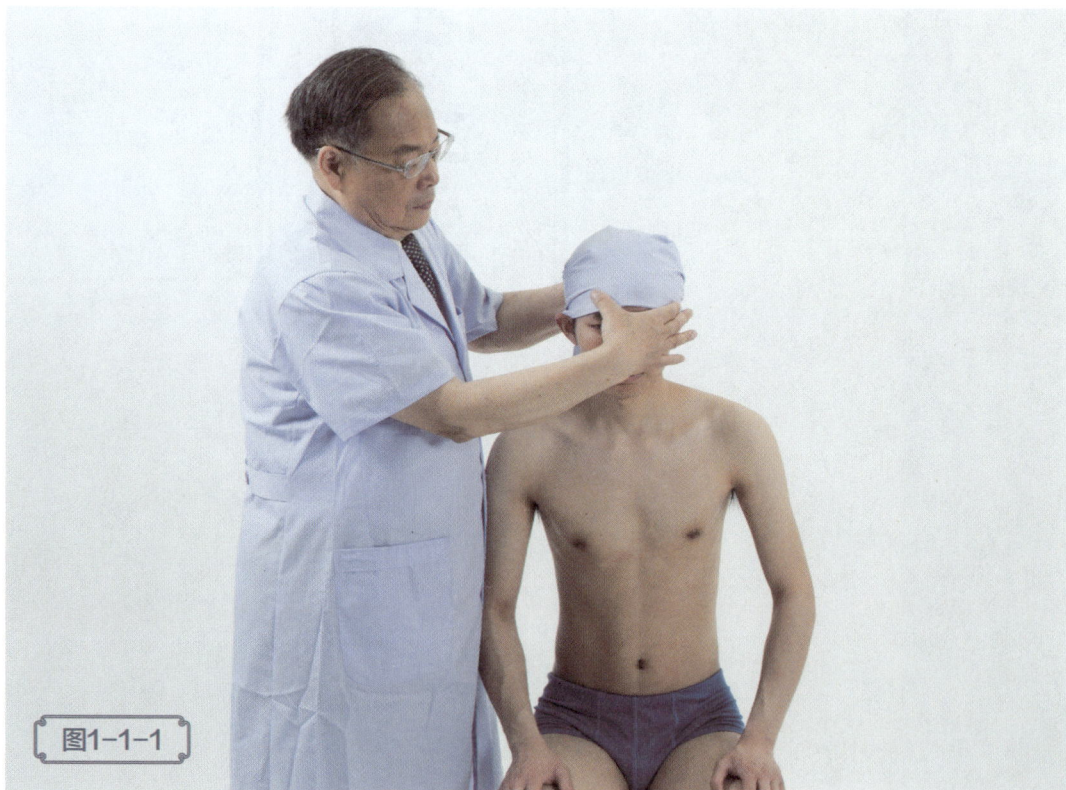

图1-1-1

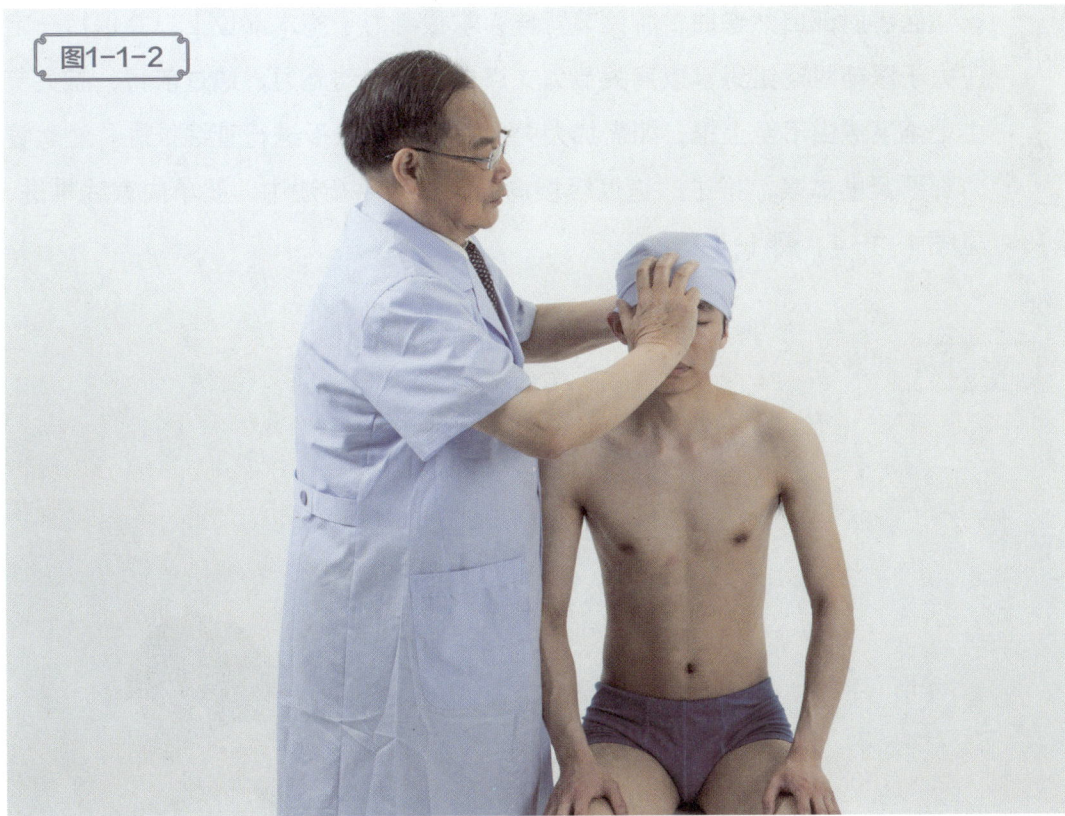

图1-1-2

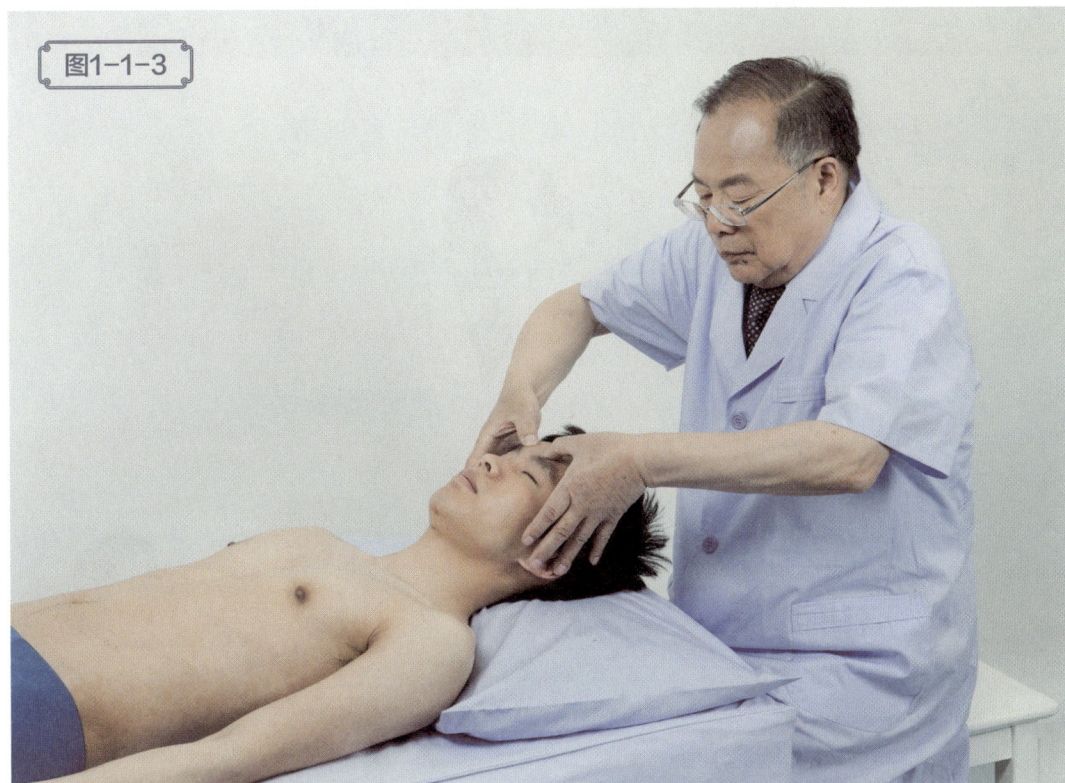

图1-1-3

医者肘部自然弯曲，腕关节背伸，掌根着力于施术部位上，并保持一定压力于深部肌肉组织，以肩关节为支点，上臂主动施力，通过前臂、腕关节由上至下或由下至上推，如需加大力量，可重叠双手进行直线推进。注意着力部要紧贴体表，推进的速度缓慢均匀，压力平衡适中，要单向直线推进，见图1-1-4、图1-1-5。

掌推

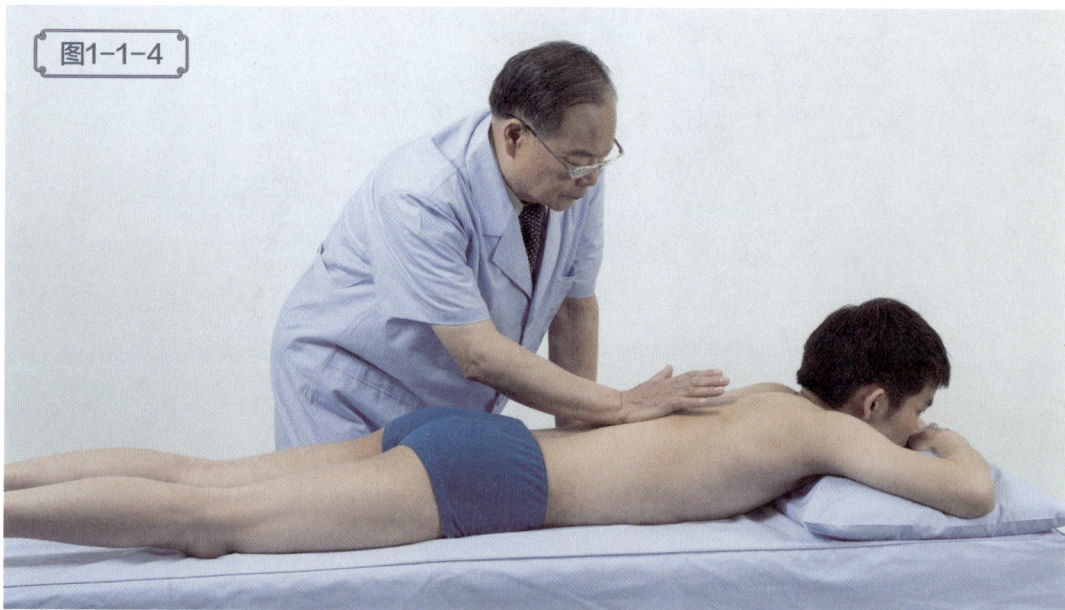

图1-1-4

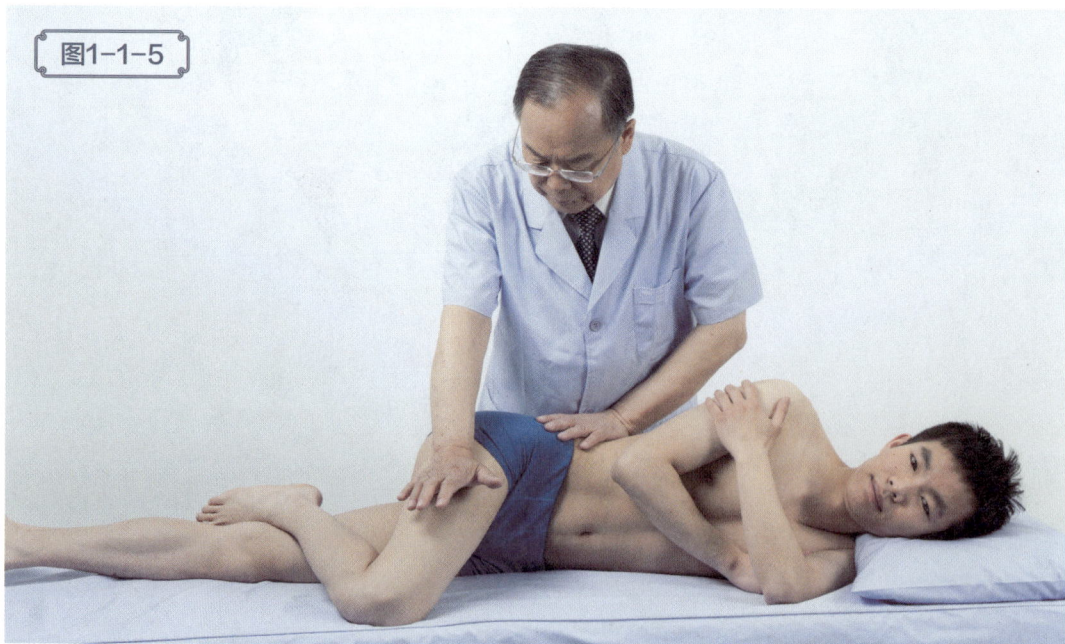

图1-1-5

推棘突： 找到棘突，双手叠加（保护自己的腕关节），用掌根从棘突旁向另一侧推，先轻后重，逐渐加力，先做一侧再做另一侧，由上到下，反复数遍，有要将棘突推动的感觉，见图 1-1-6、图 1-1-7。

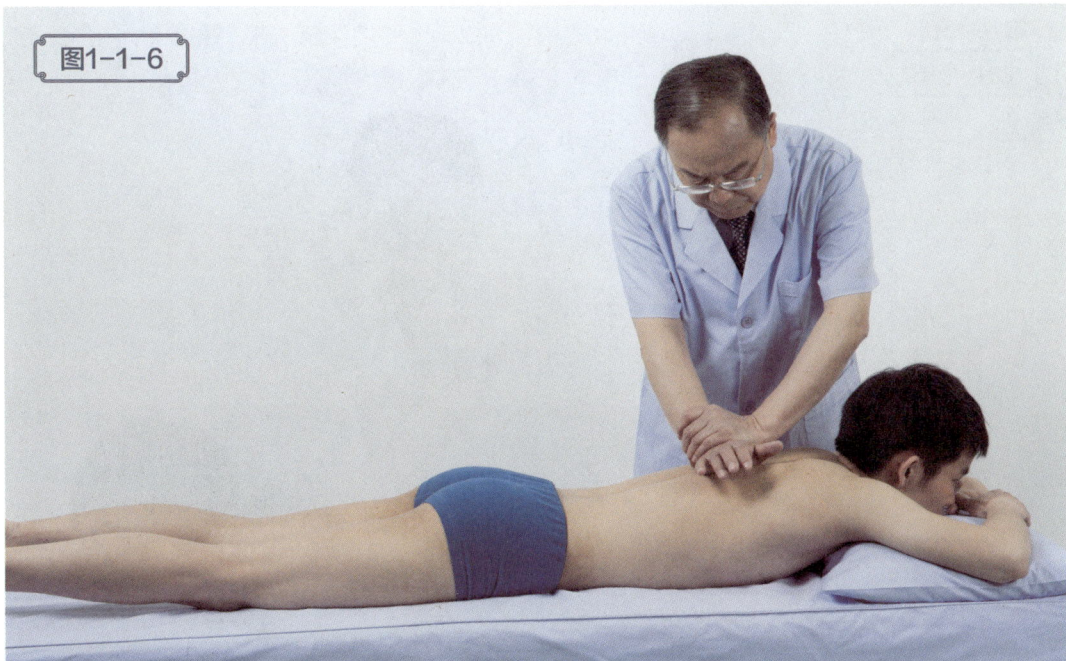

图1-1-6

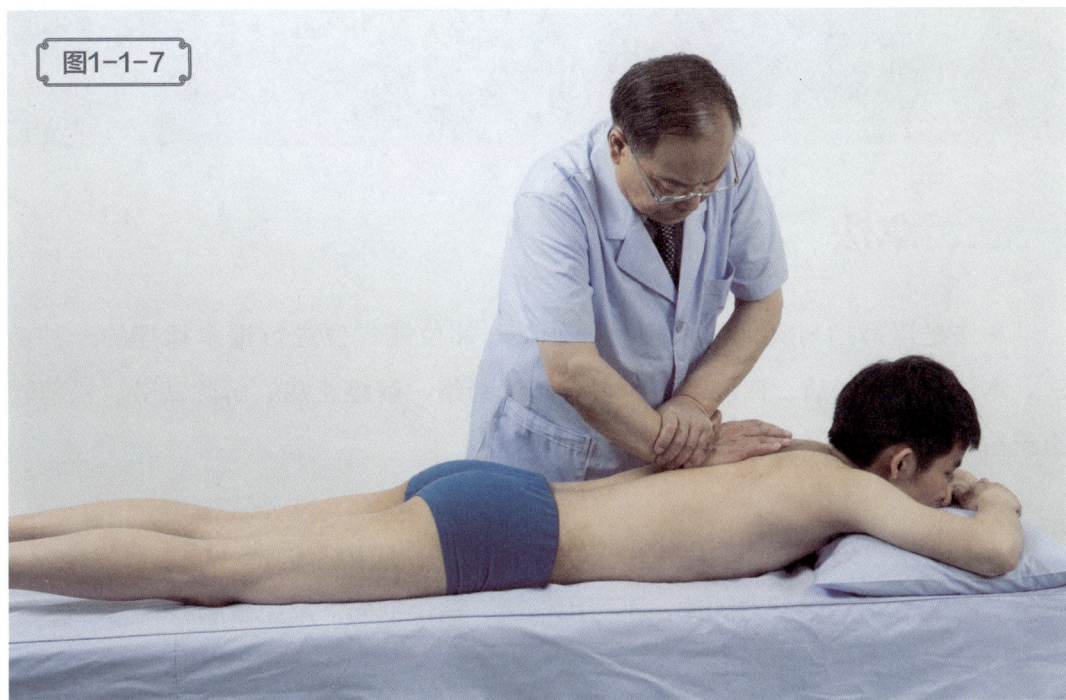

图1-1-7

医者屈肘，肘尖部着力于施术部位，以肩关节为支点，上臂主动施力，向前做较缓慢的单向直线推进，见图1-1-8。

图1-1-8

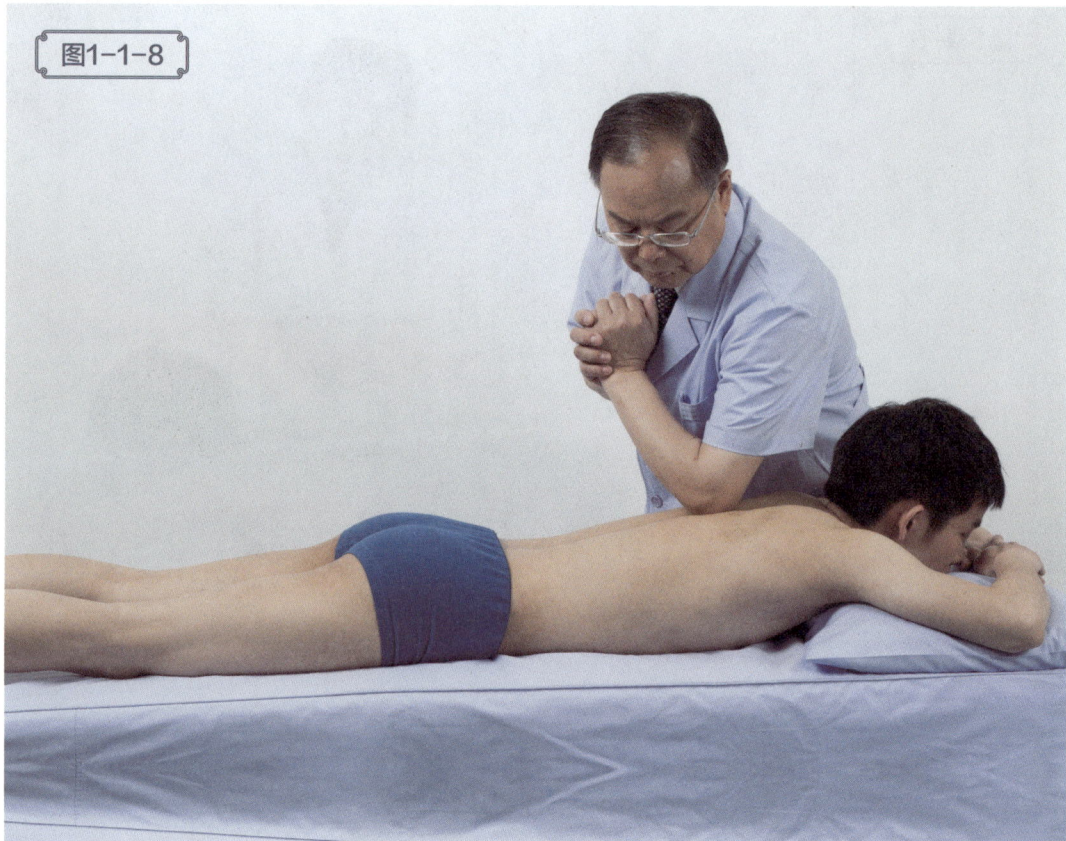

二、拿法

拿法是以拇指与其他四指相对捏住某一部位或穴位进行提拿揉捏的一种手法。本法适用于颈肩、四肢部位；具有疏通经络、解痉止痛、解除疲劳、松解软组织粘连的功效。

【注意事项】 操作时指间关节伸直或微屈，应边拿边提，提拿有弹性，逐渐加力，最后要把力卸掉，不可用指端、指甲抠掐。常见拿肩井，力应在拇指上，而不在其他四指。

医者腕部放松，以拇指与其他手指相对，指腹着力，用力将肌肉、韧带或穴位拿起后松手复原，一紧一松地拿捏，方向与肌腹或韧带垂直。在拿起皮肤、皮下、肌肉等组织后应稍待片刻再松手复原。操作应连绵不断，根据治疗部位的大小，可分别使用三指拿、四指拿、五指拿、来回进退，见图1-2-1、图1-2-2。

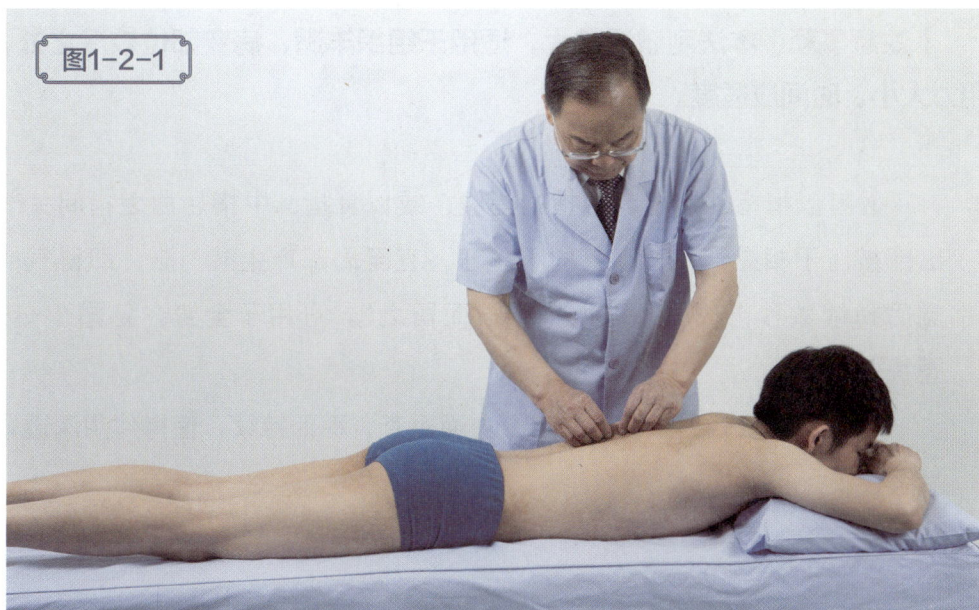
图1-2-1

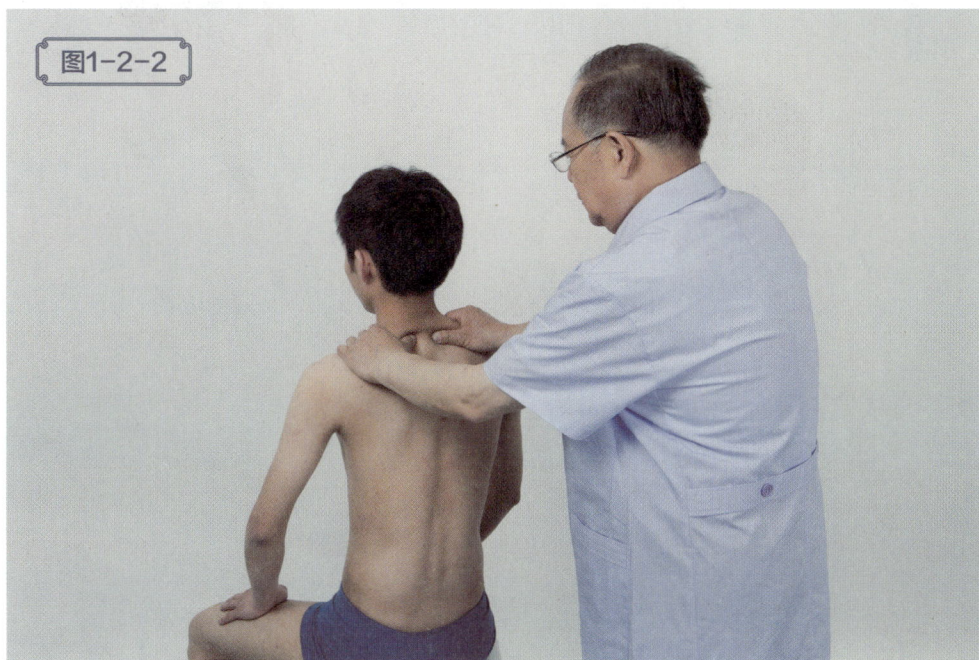
图1-2-2

三、按法

按法是用手指、手掌、肘尖、足部着力于体表某一部位，逐渐用力下压的一种手法。本法适用于颈部、肩部、腰背部、臀部、下肢；具有通经活络、解痉止痛、松解粘连的功效。

> **【注意事项】**本法刺激量较大，适用于组织丰满、病变部位较深之处，用力大小、时间应适度。

指按

医者以拇指、食指、中指的指腹，或以食指、中指屈曲之指间关节突出部按压于相应部位，垂直向下施压，直至局部产生酸、胀，即得气的感觉后持续数秒再放松，即所谓"按而留之"，可用于全身，见图1-3-1、图1-3-2。

按压力要由轻到重，方向与受力面垂直，稳而持续，使得作用深透，最后缓慢收力。

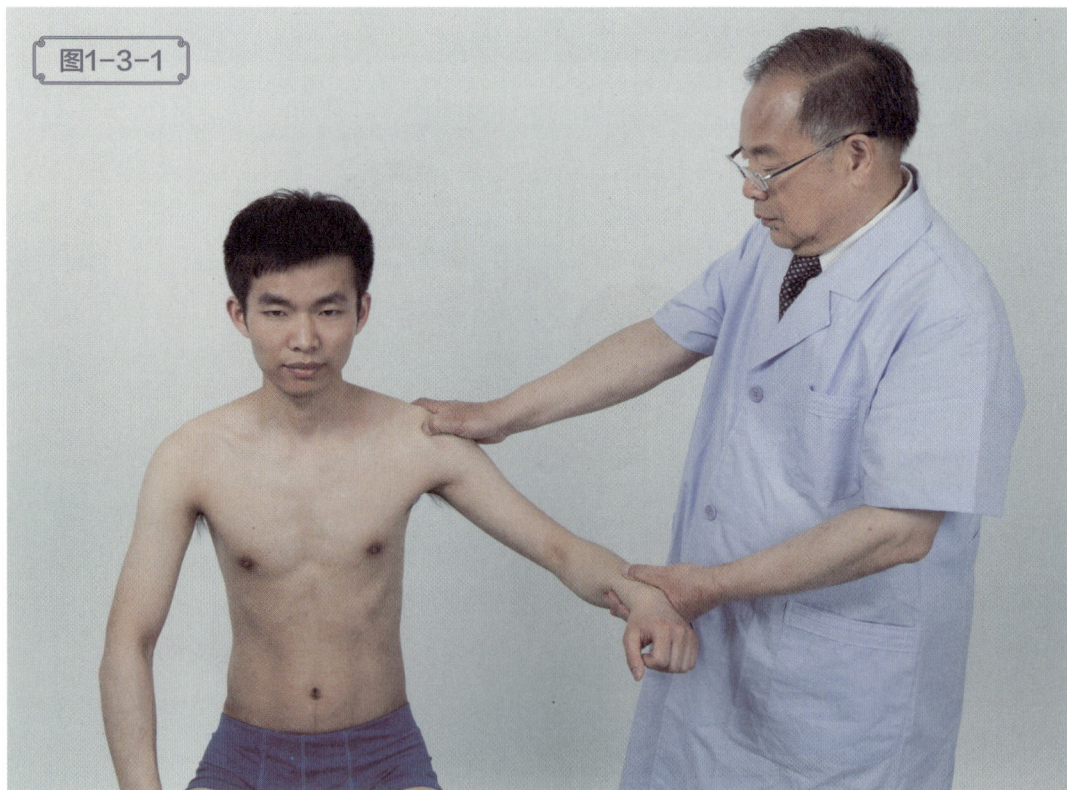

图1-3-1

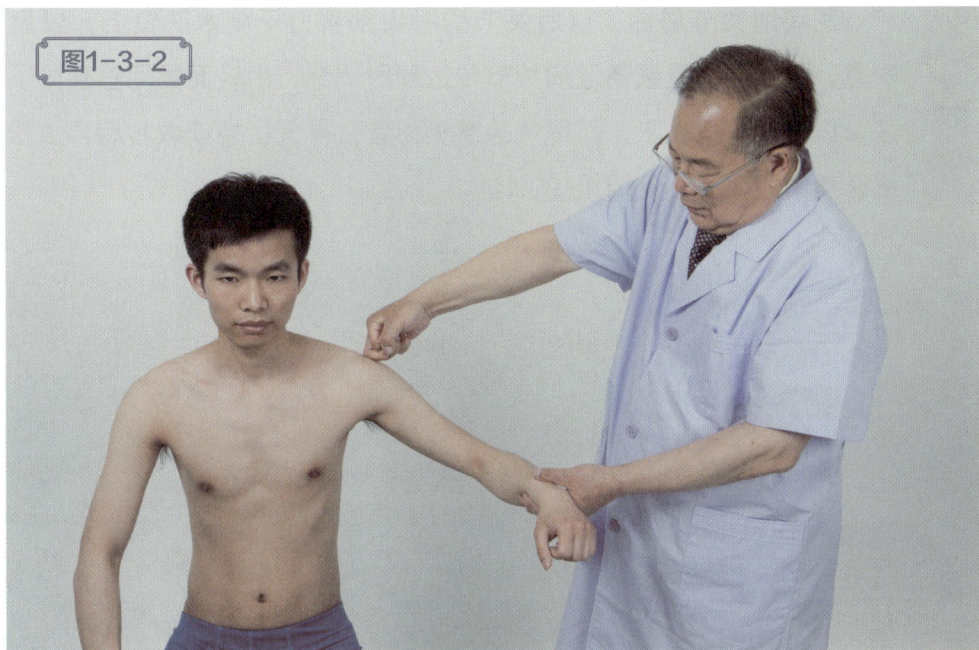

图1-3-2

掌按

　　医者上肢伸直，腕关节背伸，以掌根、鱼际、全掌或双掌重叠紧贴施术部位，以肩关节为支点，利用身体的重量，通过上臂、前臂、腕关节传至掌部，垂直向下按压。压紧片刻后可稍加重一下。本法特点是接触面大，刺激柔和。注意按压力要由轻到重，稳而持续，使作用充分透达到组织深部，用力大小以患者耐受为度，见图1-3-3。

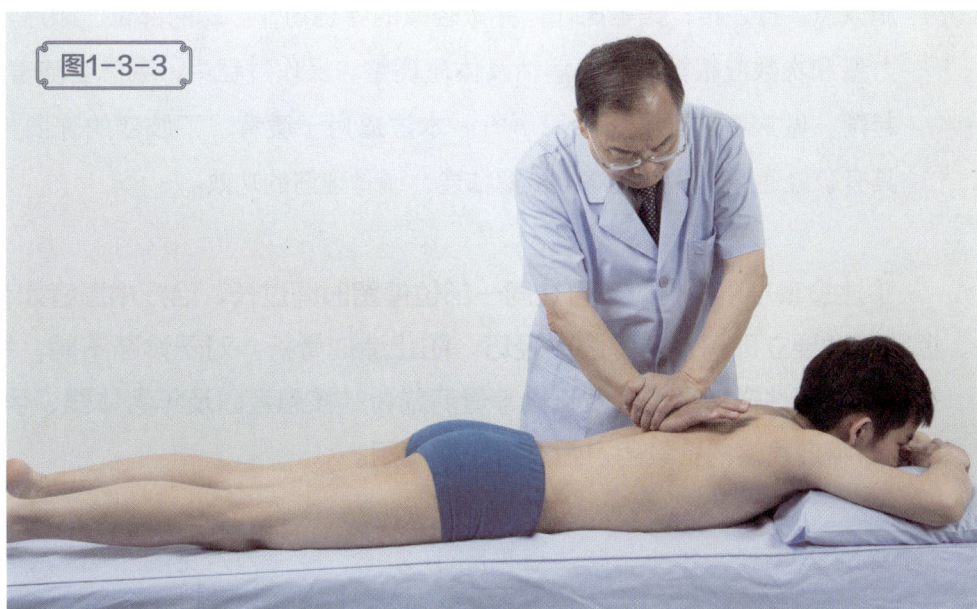

图1-3-3

肘按　医者肘关节屈曲，以肘关节的肘尖部着力于施术部位上，以肩关节为支点，将身体的重量通过肩关节传达到肘肩部，由轻而重地垂直向下持续按压，以局部有酸、胀，即得气的感觉为宜，得气后持续数秒后再放松，并可配合揉动或弹拨，见图1-3-4。

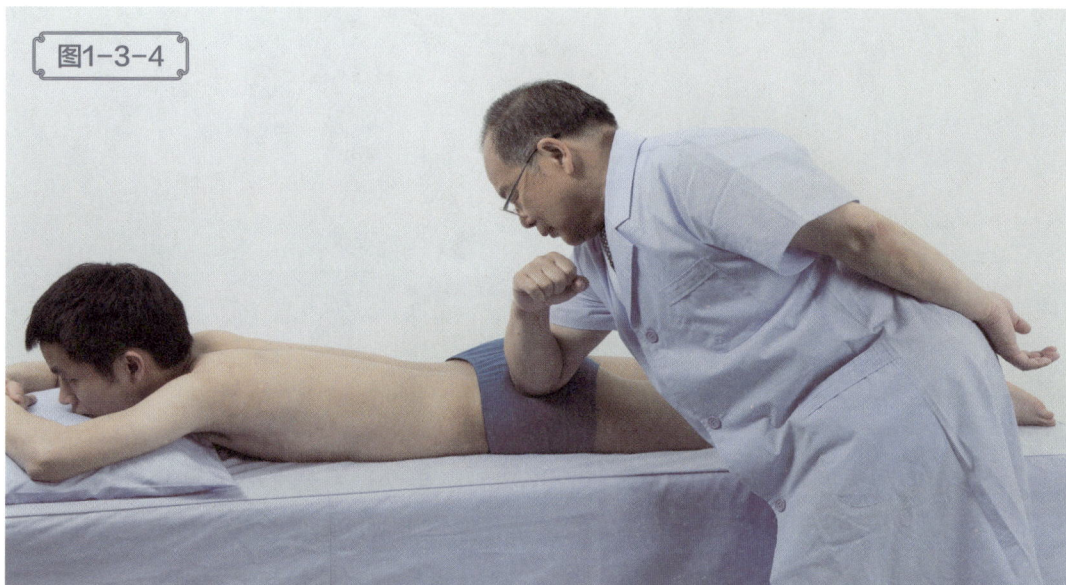

图1-3-4

跷法　患者身体下垫枕，医者双手扶持支架，以控制和调节自身体重和踩踏对治疗部位所施加的力量，可以单足或双足的足尖或足跟在不同部位、穴位上施以点、揉、推、搓等操作，并做轻微的弹跳动作。踩的部位、顺序、方法、力量和次数应根据患者的病情及体质调整。操作过程中，嘱患者随着踏跳的起落，做深呼吸配合，切忌屏气。本法适用于腰背、下肢部的陈旧性损伤；具有疏经通络，解痉止痛，松解粘连，调骨理筋的功效。

【注意事项】操作时不可在同一部位停留时间过长，治疗中患者如有心慌等不适要立即停止。弹跳要轻巧，防止造成骨折。对于诊断不明，特别是疑有强直性脊柱炎、骨质疏松等骨病或骨结核患者以及年老体弱、孕妇、严重心脑血管疾病者禁用。妇女月经期慎用。

全身跷法见图1-3-5，跷法点见图1-3-6，跷法外八见图1-3-7，跷法内八见图1-3-8，跷法推见图1-3-9，侧身跷法见图1-3-10。

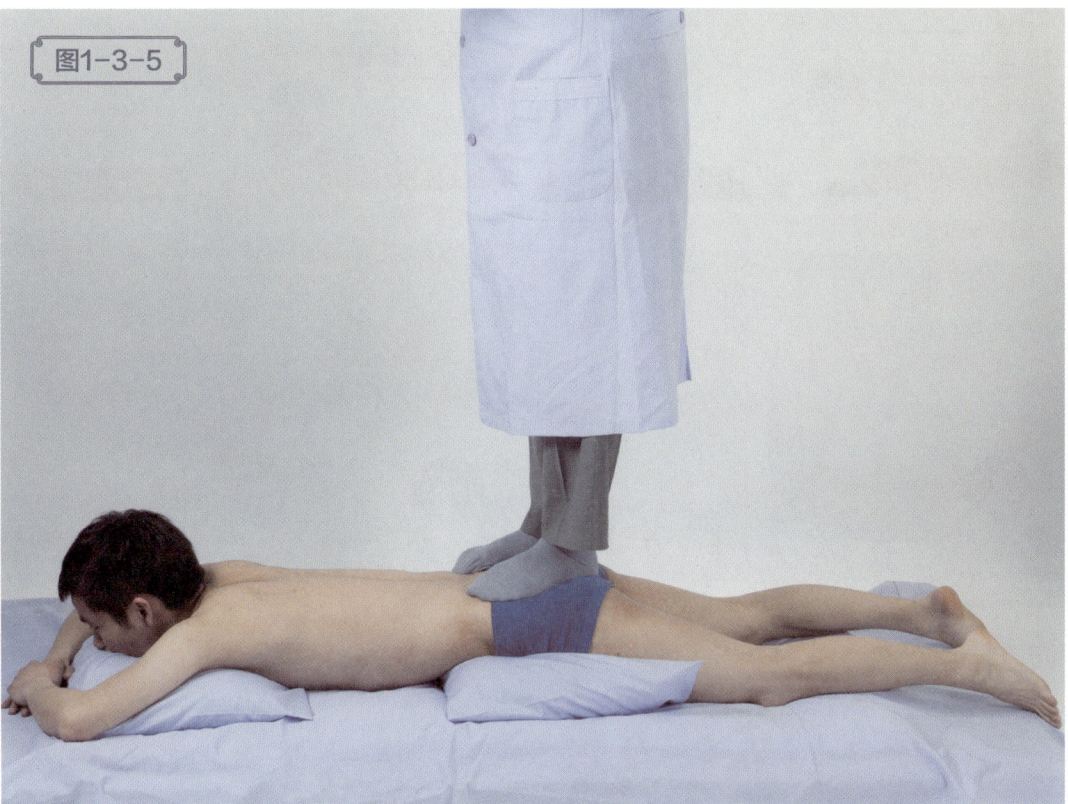

图1-3-5

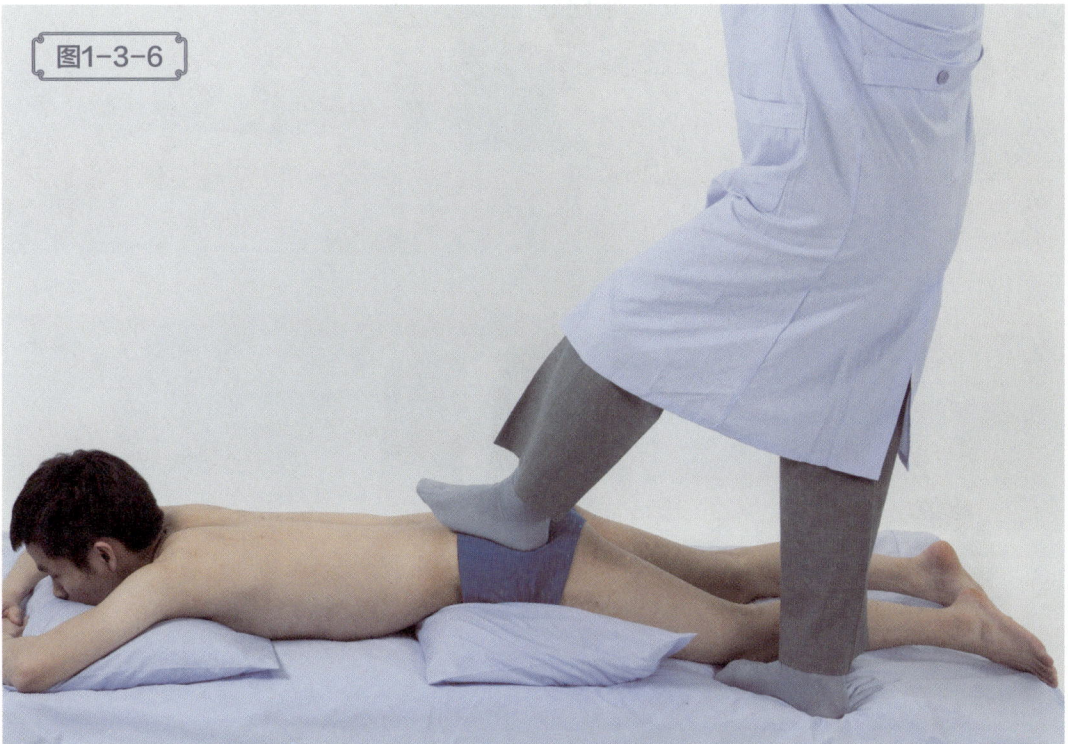

图1-3-6

一七

基本手法

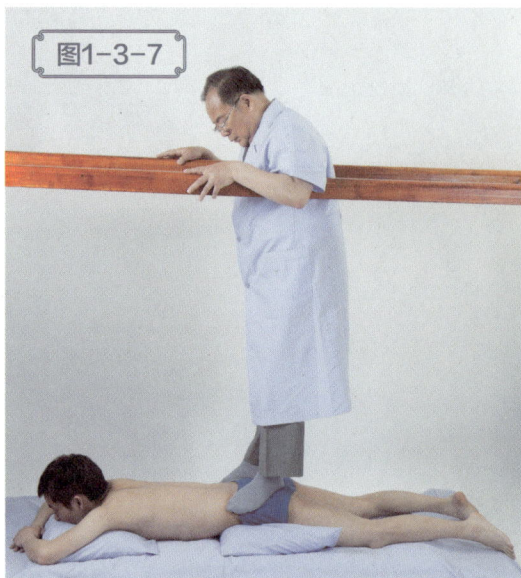

图1-3-7

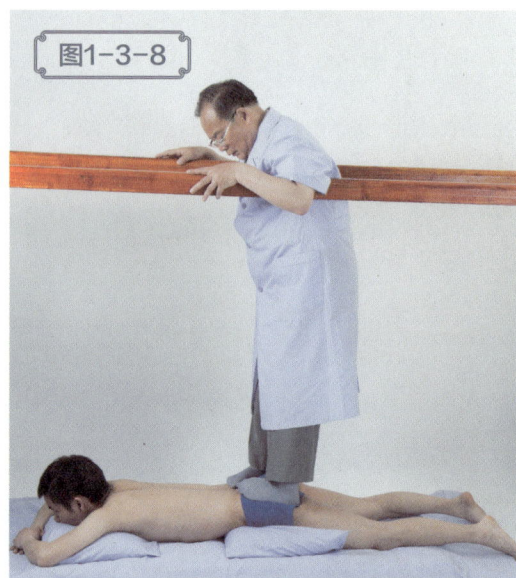

图1-3-8

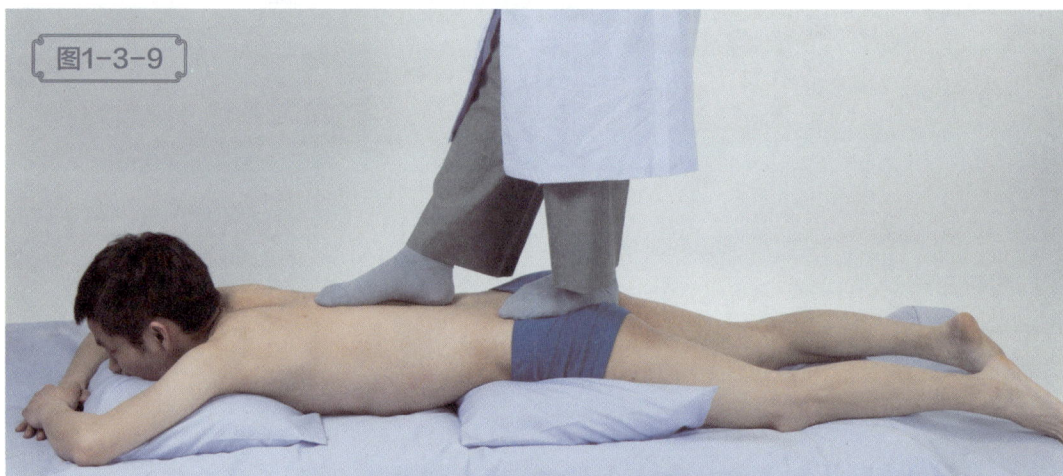

图1-3-9

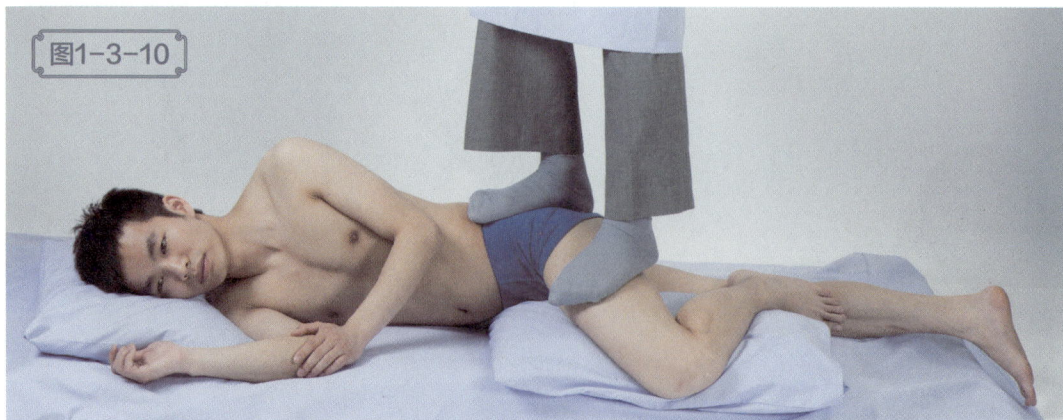

图1-3-10

四、摩法

摩法即用手指或手掌附在体表的一定部位，做环形而有节奏抚摩的一种手法。摩法基本都是补法，适用于全身各部位；具有活血消肿、舒筋散瘀、温经通络、缓急止痛、健脾和胃、消食导滞的功效。

【注意事项】抚摩时速度、力量要均匀，要做到皮动肉不动，即"轻不离皮，重不着骨"。

医者肘关节微屈，用手掌或食、中、无名指指腹置于施术部位上，行轻柔和缓、协调而有节奏的环形抚摩，依病情选取顺时针或逆时针方向，见图1-4-1、图1-4-2。

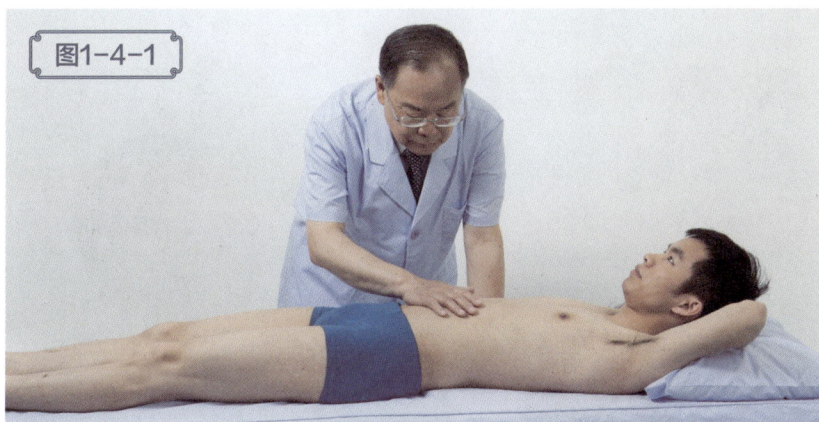

图1-4-1

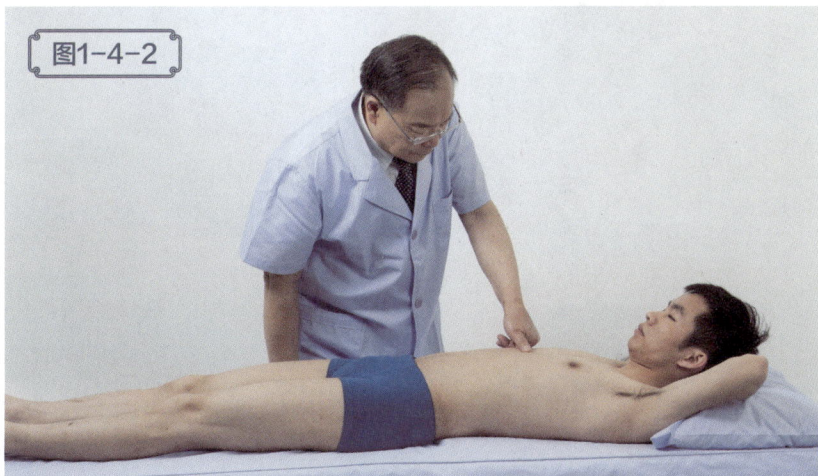

图1-4-2

五、点法

按而压之，戳而点之，谓之点法，是以手指着力于某一穴位逐渐用力下压的一种手法。本法适用于全身各部位；具有通经活络、宣通气血、调和脏腑、平衡阴阳的功效。

【注意事项】本法作用面积小，刺激量大，用力大小、时间应适度。

根据经络循行，以指代针，用拇指、食指、中指指端或指间关节突出部，施力于穴位或治疗部位，前臂与手指主动发力，逐渐用力下压，以患者感到局部有酸麻、胀痛为度。

点百会见图1-5-1；点风池见图1-5-2，点双风池时，不能从下向上用力，要沿乳突滑下后轻轻向上一推，再滑下来。

图1-5-1

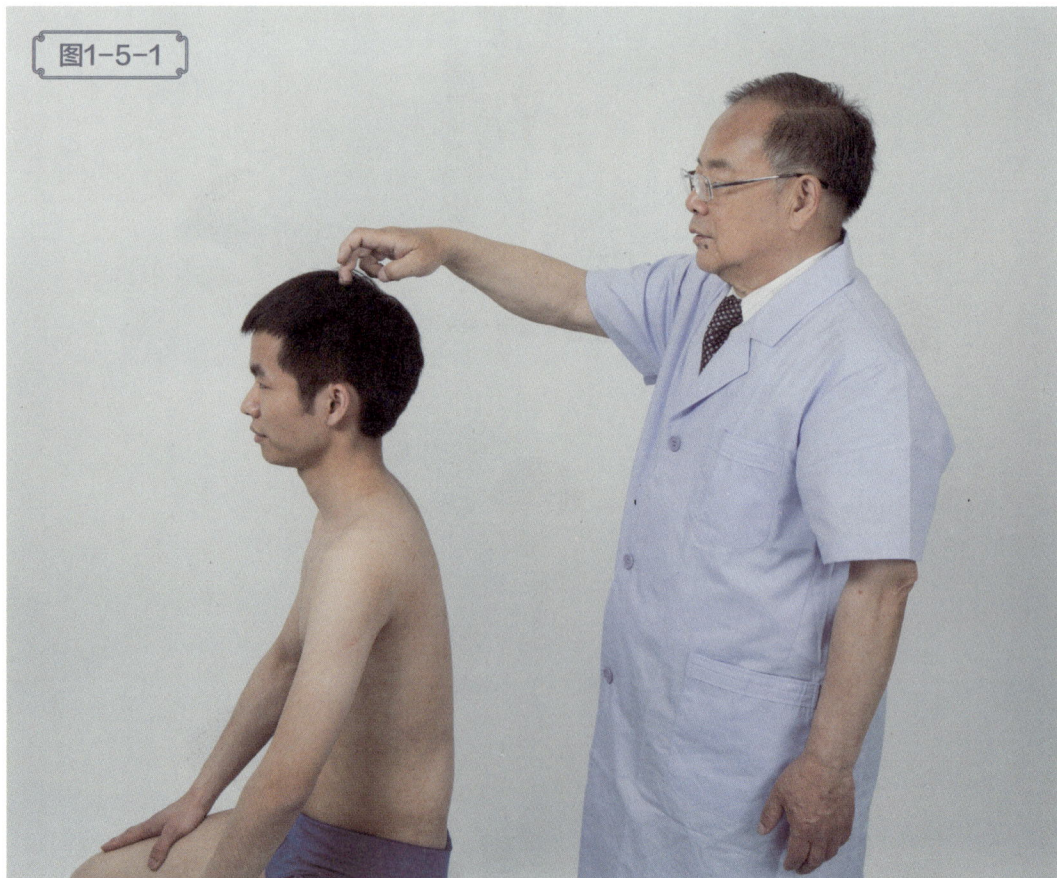

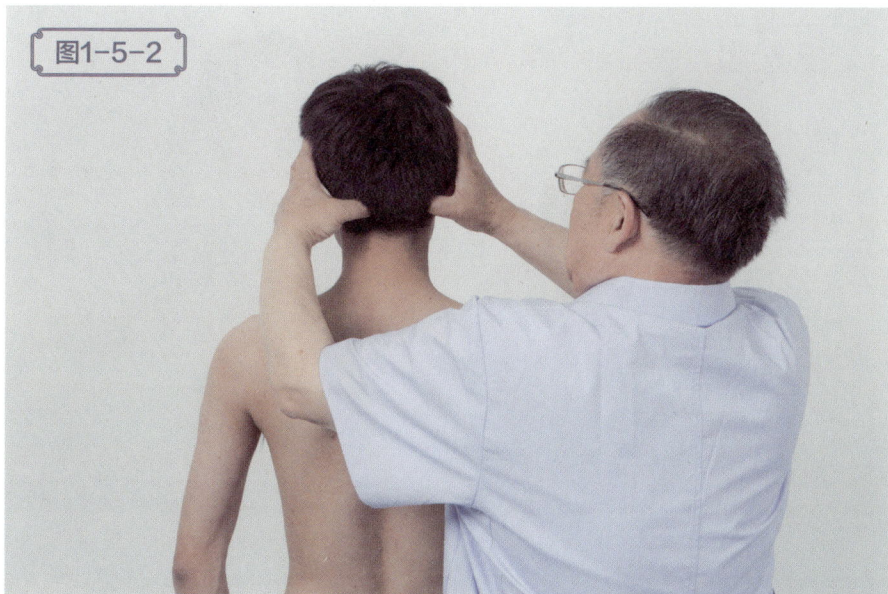

图1-5-2

点双肩井见图1-5-3；治疗肩周炎点肩临穴（肱二头肌腱、肱三头肌腱），见图1-5-4。点曲池、合谷见图1-5-5；点手三里、内外关见图1-5-6；点肾俞见图1-5-7；点膝关节六指穴（血海、阴谷、内膝眼、梁丘、膝阳关、犊鼻）见图1-5-8。

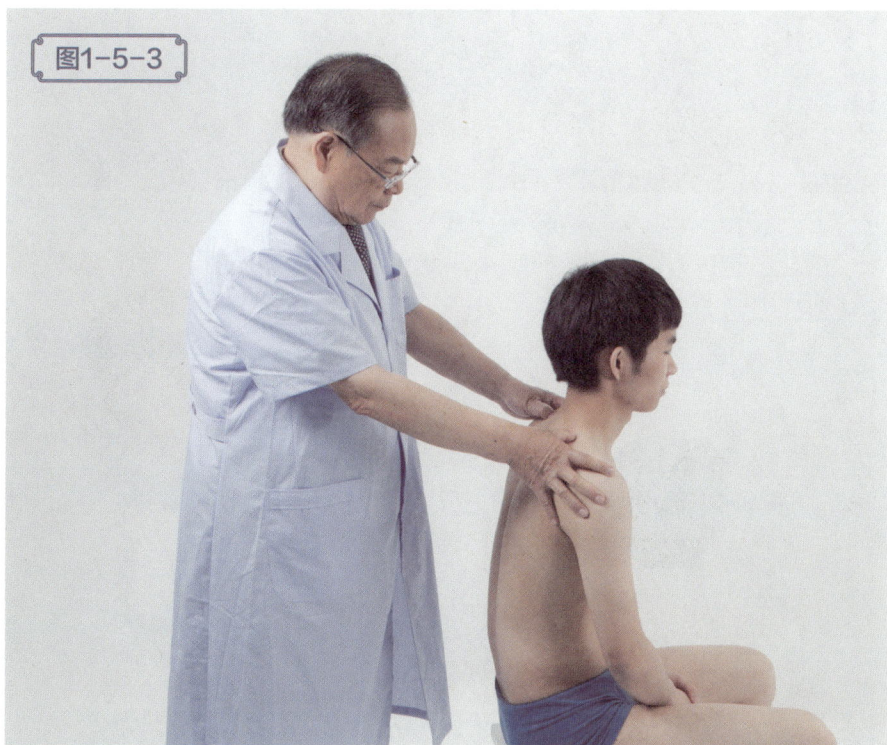

图1-5-3

图1-5-4

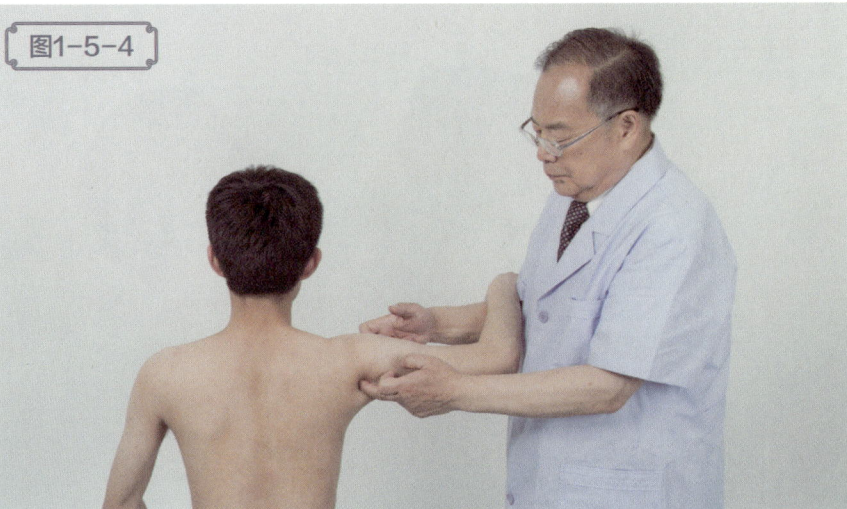

图1-5-5

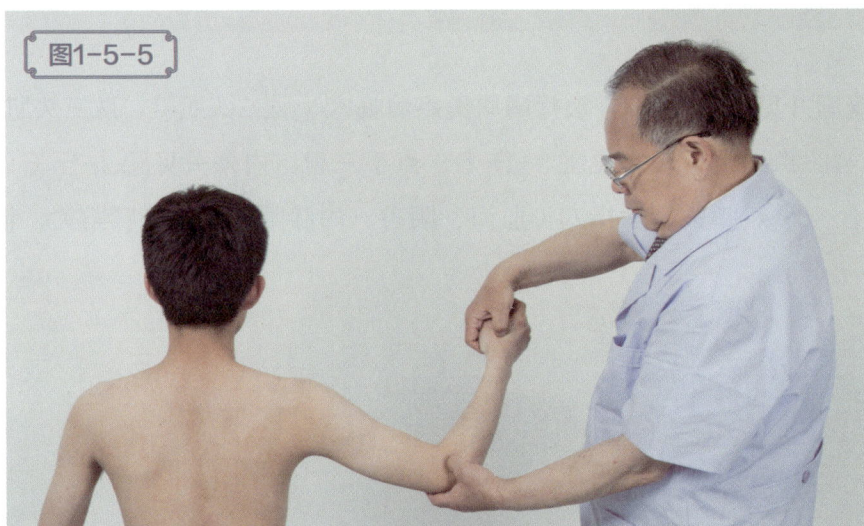

图1-5-6

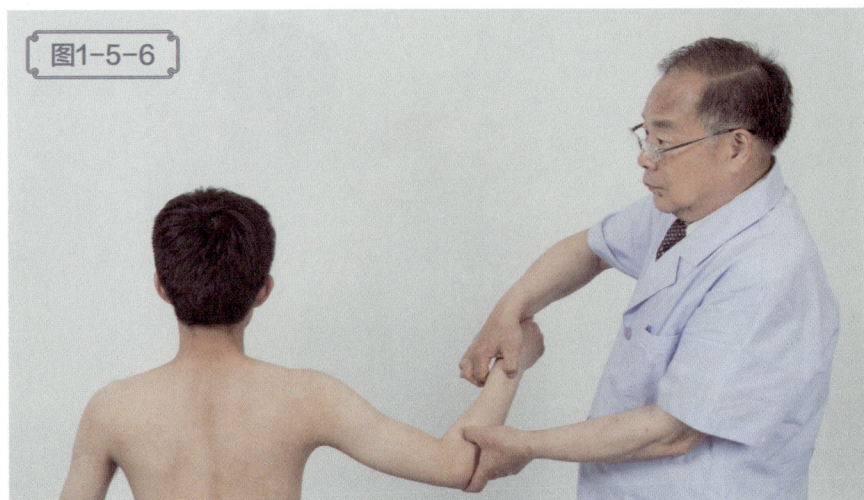

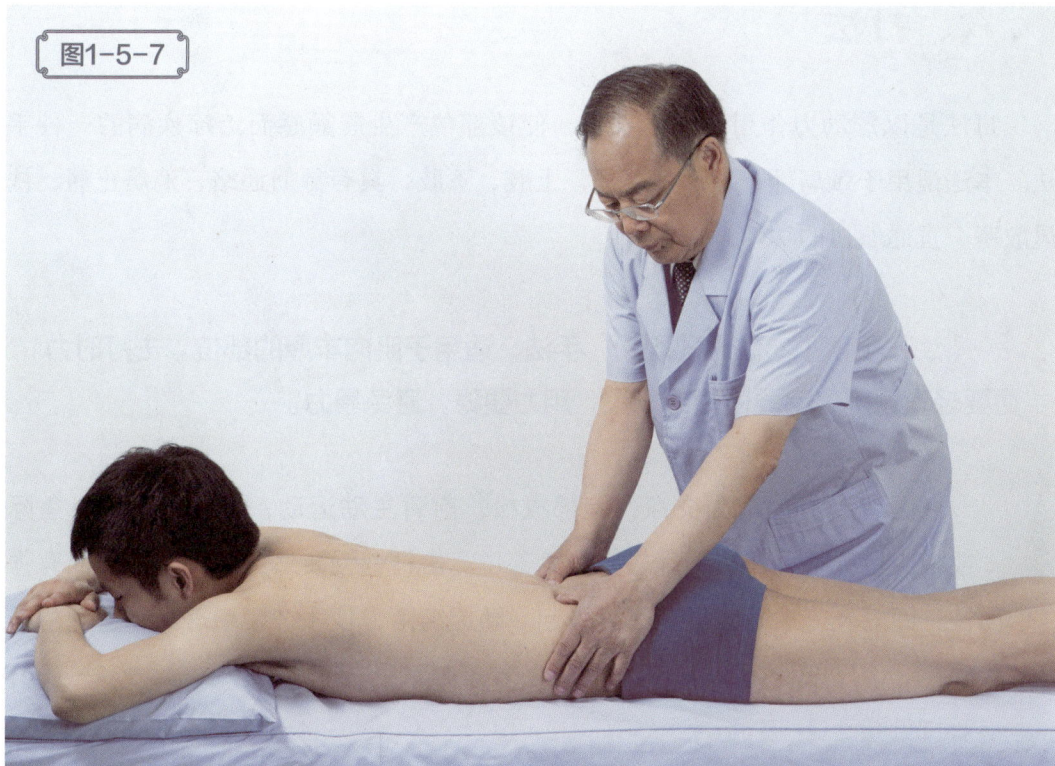

图1-5-7

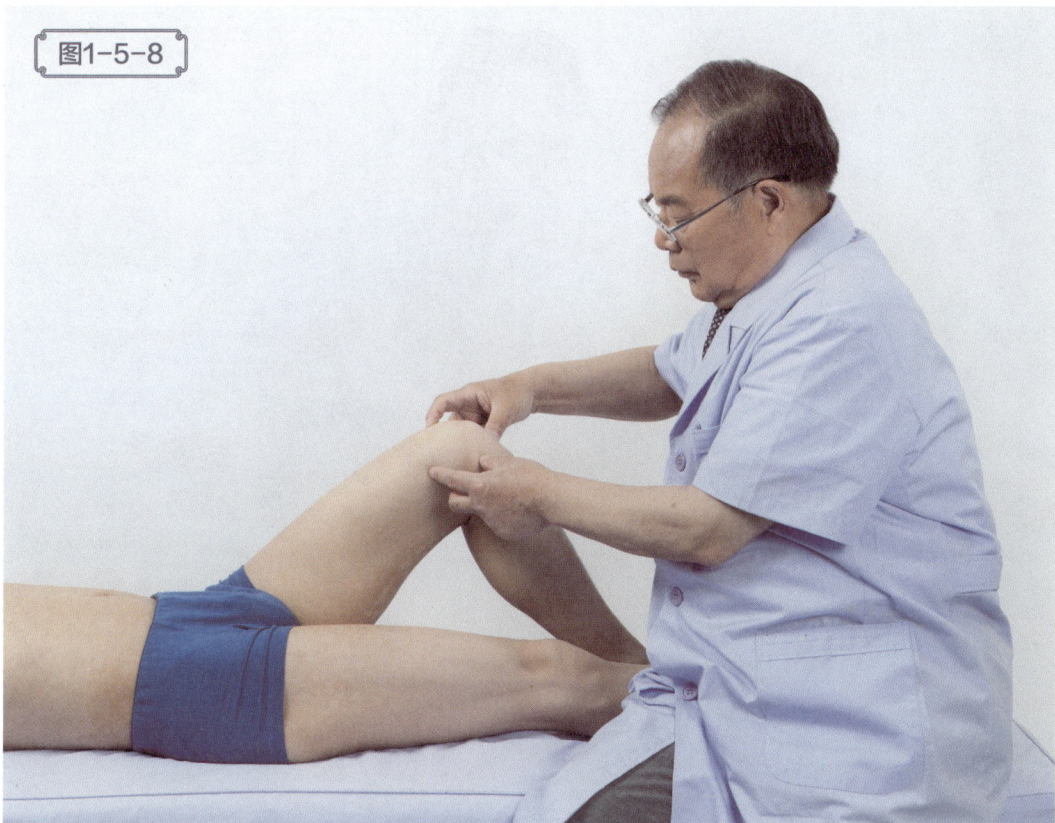

图1-5-8

六、打法

打法是以震动力作用于施术部位，使该部位产生震颤感而治疗疾病的一种手法。本法适用于颈肩部、背部、腰部、上肢、下肢；具有舒筋通络、消瘀止痛、祛风散寒、宣通气血的功效。

【注意事项】本法属"刚劲"手法，适用于肌肉丰厚的部位，击打时力量要轻巧适度，不要停顿或拖拉，用力要稳，避免暴力。

医者以肘关节为支点，腕部放松，前臂主动运动，以拳、掌、小鱼际或指尖有弹性、有节奏地击打施术部位。击打快慢要适中，用力轻巧而有弹性，即触及施术部位后要迅速弹起，随起随落，使手法刚中有柔，避免生敲硬打。拳打见图1-6-1，叩打见图1-6-2，掌根击打见图1-6-3、图1-6-4，劈打见图1-6-5。

图1-6-1

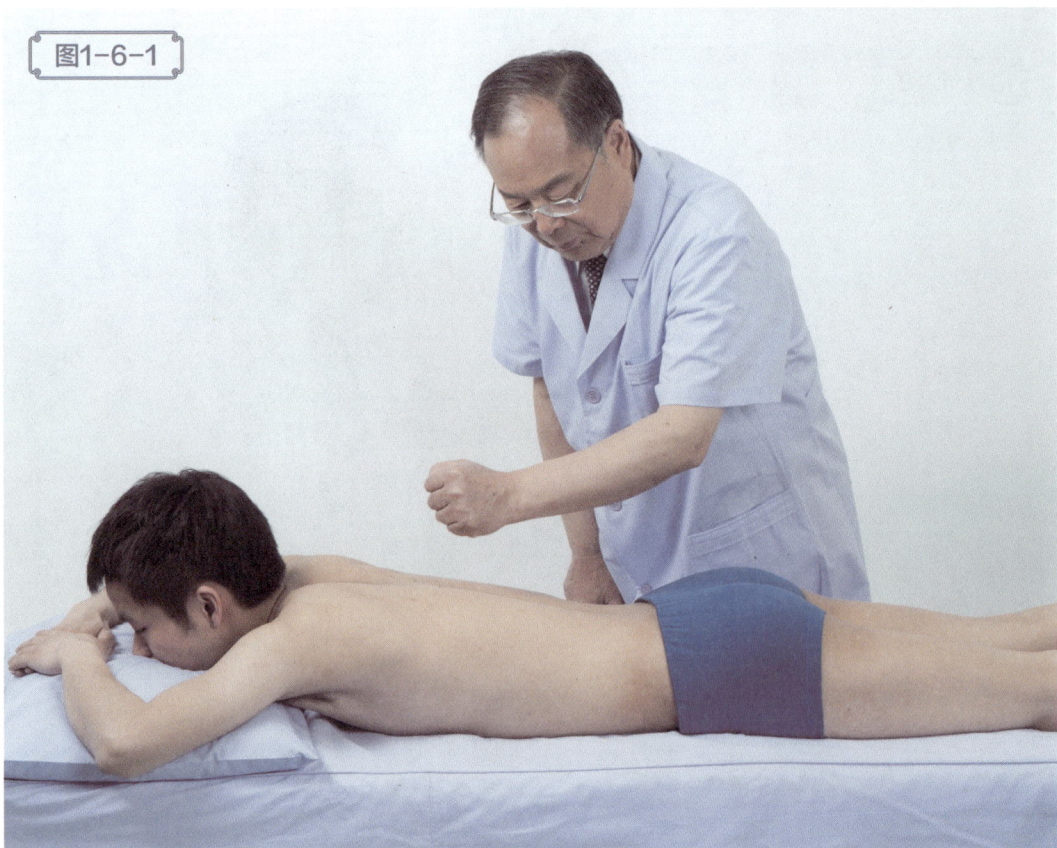

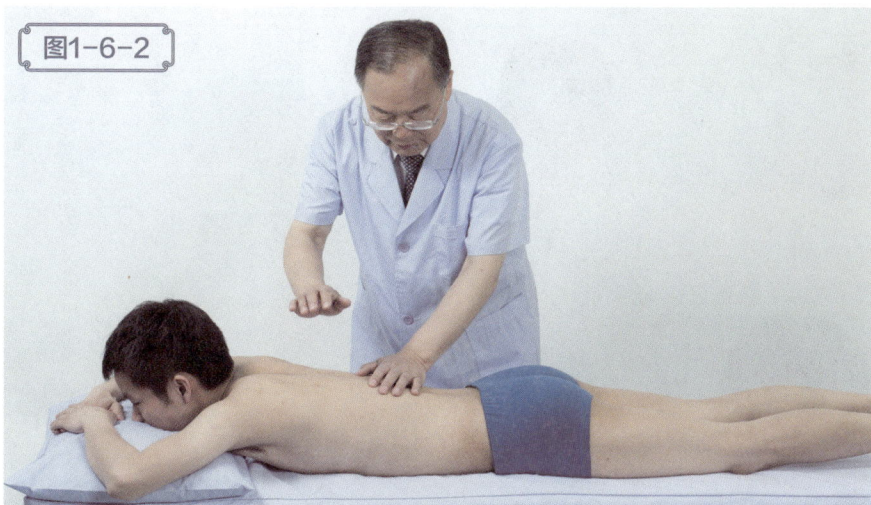

图1-6-2

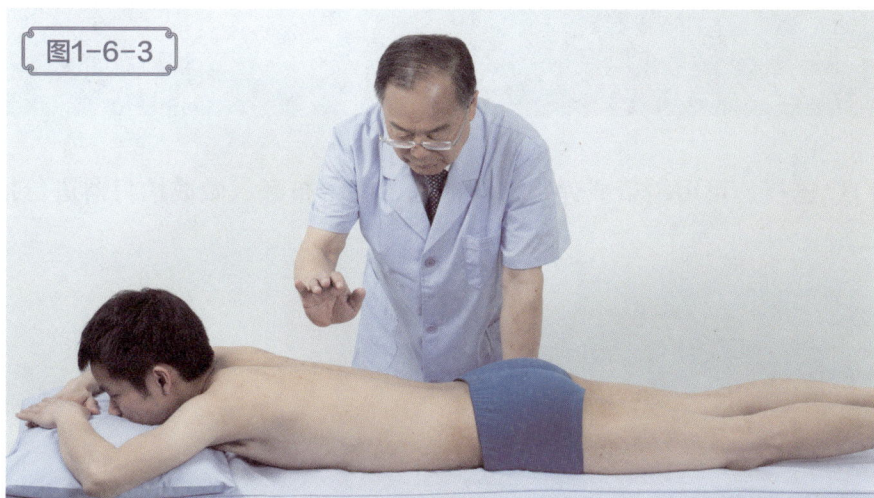

图1-6-3

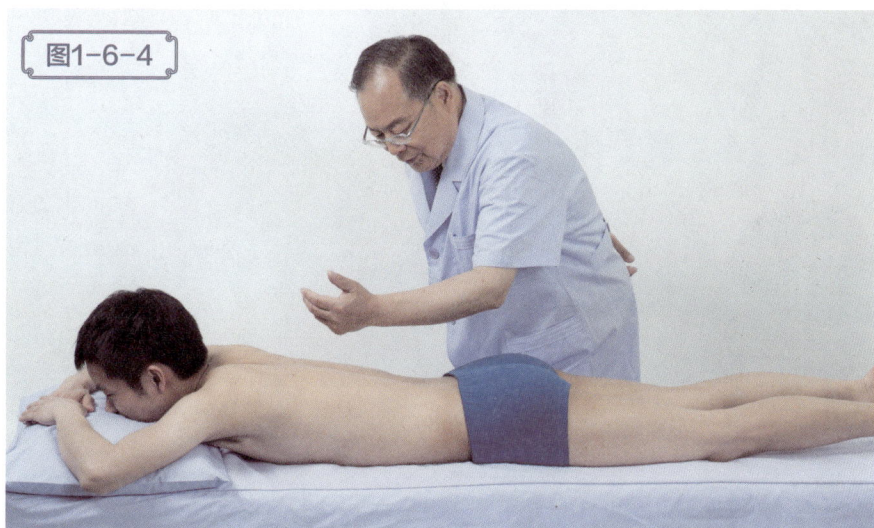

图1-6-4

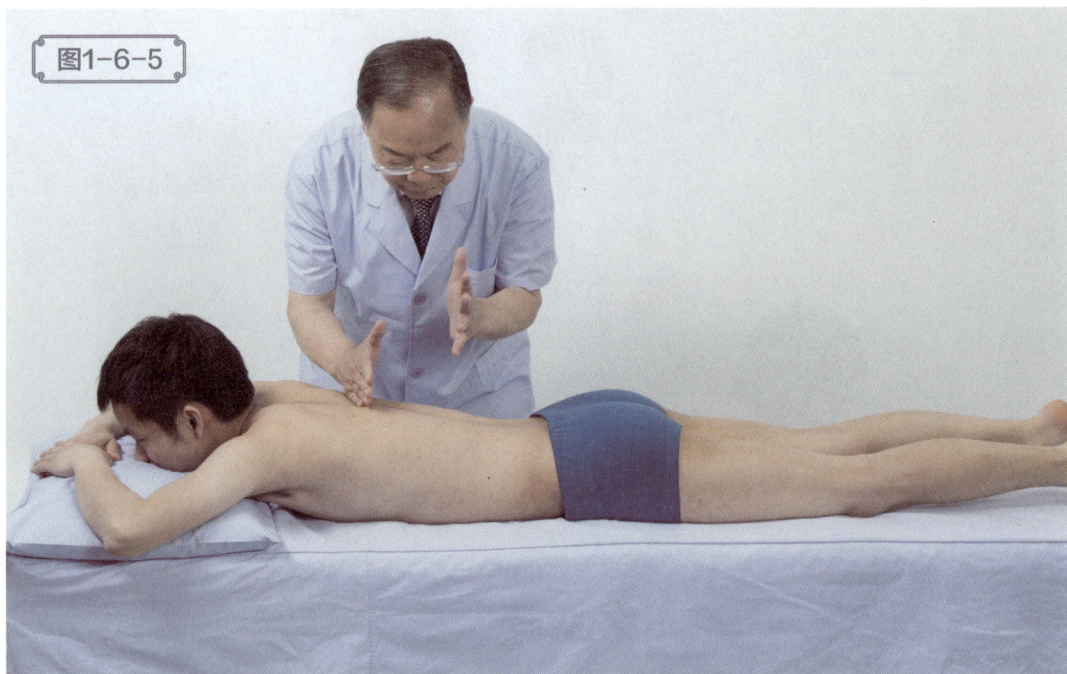

图1-6-5

拍打器击打：可用树条或弹簧钢丝捆起，缠上布条，做成拍打器进行拍打，见图1-6-6。

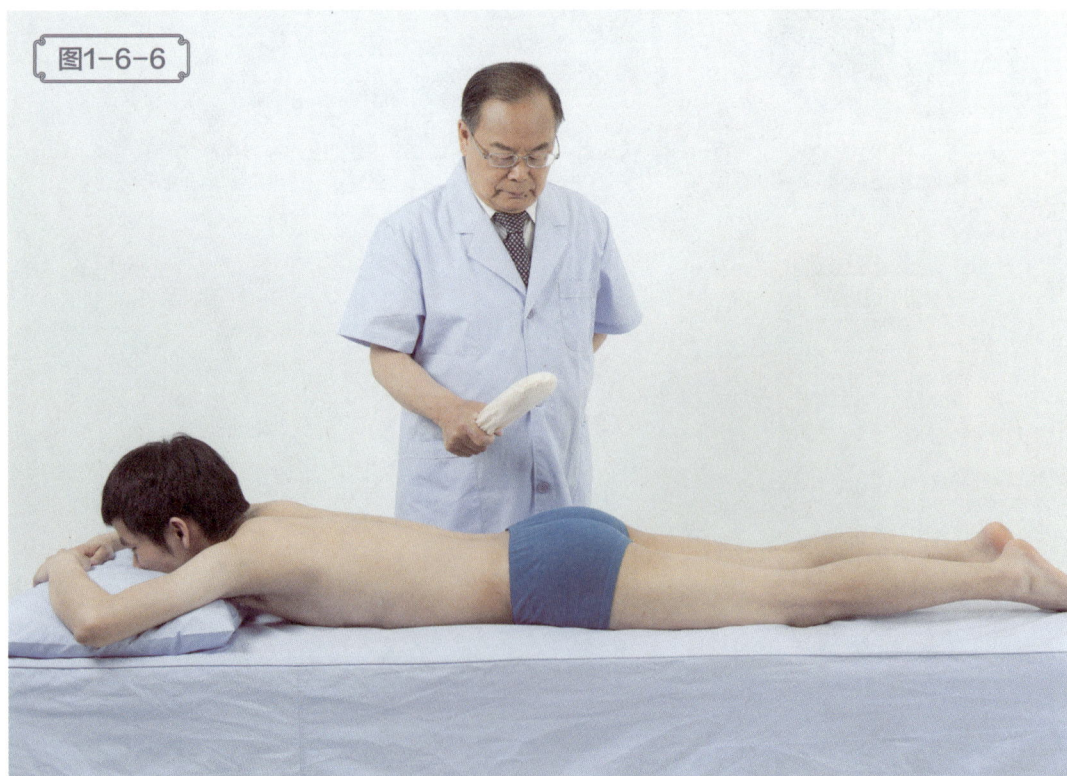

图1-6-6

七、揉法

揉法是医者用指腹、掌根或掌面作用于一定部位或某一穴位，带动皮下组织，按顺时针或逆时针方向进行的轻柔和缓的环旋运动的一种手法。施术时要寻找痛性结节或索条，即筋结病变部位，力量取刚刚感觉到手下有筋结的存在即可，要做到轻中有重、重中有轻。本法适用于全身各部位；具有温经祛寒、活血通络、松解粘连、解痉止痛的功效。

【注意事项】本法作用面大，刺激和缓舒适，操作时腕关节放松，前臂有推旋动作，往返移动时应在吸定的基础上，带动皮下组织一起滑动，切忌在体表形成摩擦动作。

指揉 医者腕关节微屈或伸直作为支点，以拇指或其他手指的腹侧面按于施术部位或穴位上，带动该处皮下组织，行小幅度连续不断的旋转揉动。本法作用力量深在，操作时手指要紧贴皮肤，不可仅在表皮形成摩擦动作，见图1-7-1。

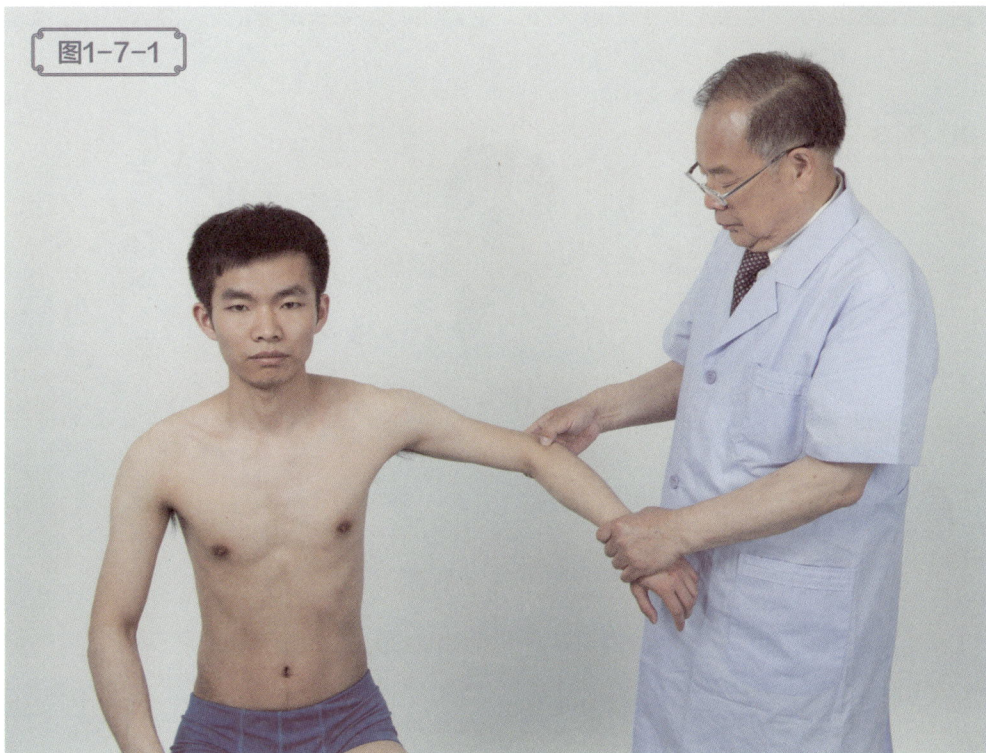

图1-7-1

掌揉

医者肘关节微屈作为支点，腕部放松并略背伸，掌根或大鱼际附着在施术部位，紧贴皮肤，以肘和前臂用力，带动腕关节做小幅度的回旋运动，使掌根或大鱼际在施术部位上行柔和、连续不断的旋转揉动，让作用力深达皮下组织和肌层。

掌揉背部见图1-7-2，掌揉腰部见图1-7-3。

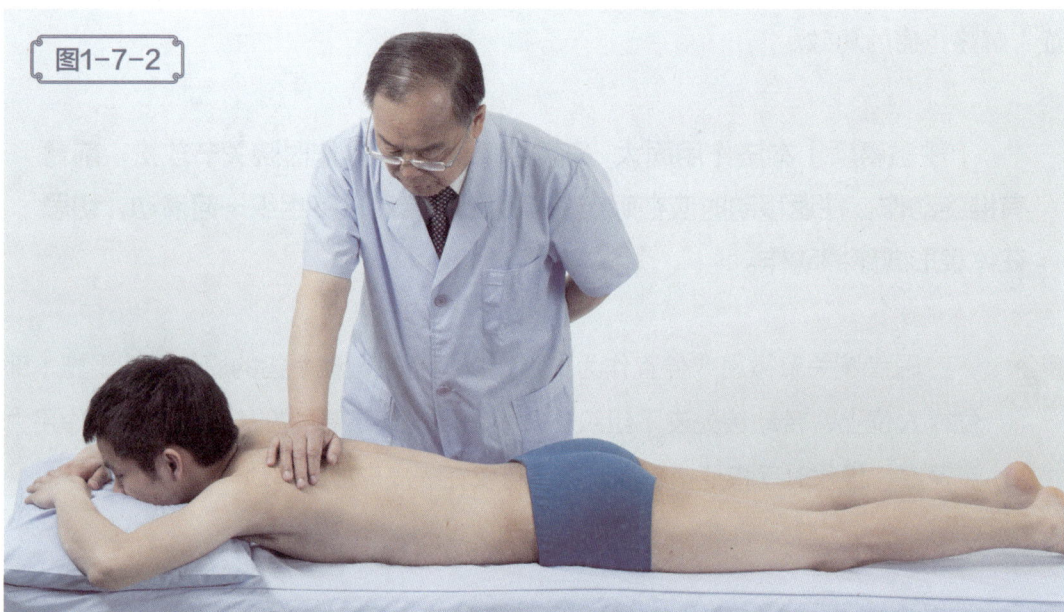

图1-7-2

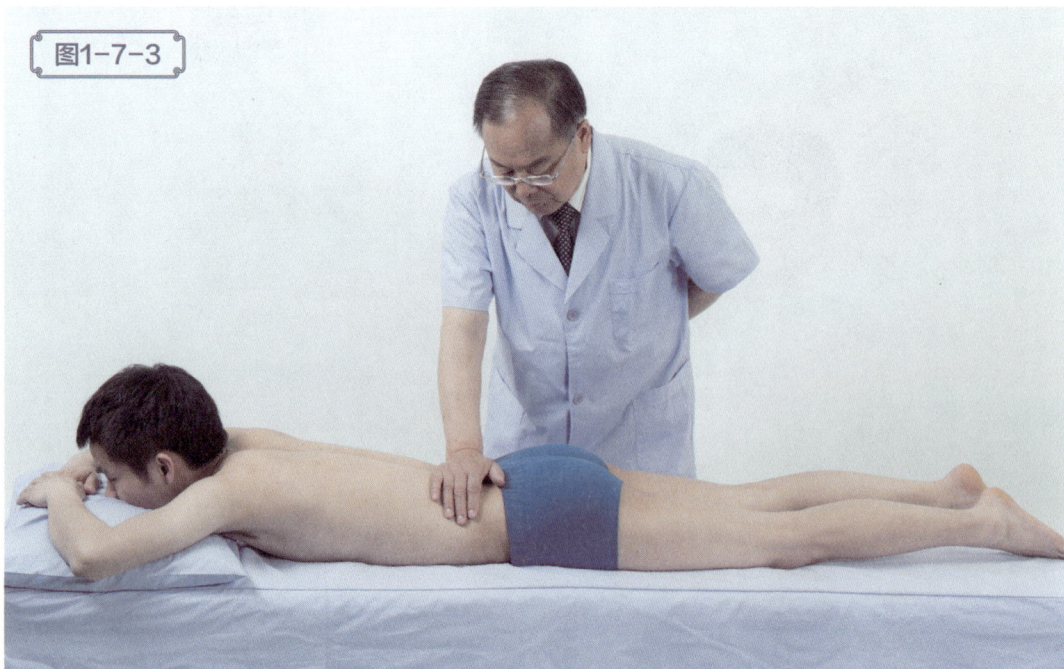

图1-7-3

八、搓法

搓法是以双手掌置于肢体两侧面，相对用力做方向相反的来回快速搓揉，或以拇指尺侧面及食指桡侧面在患部搓动的一种手法。本法适用于头部、胁肋部、腰部、上肢、下肢；具有舒筋通络、调和气血、解痉止痛、祛风散寒的功效。

【注意事项】搓法和散法有时很难截然分开，施以压力为搓，不施压力为散，搓和散可以结合运用。操作时动作要连贯、协调，搓时速度宜快。

指搓 医者腕部放松，掌略屈，拇指尺侧面与食指桡侧面放于头部，并给予一定压力，以腕关节的灵活摆动带动手部来回搓动。操作时动作要连贯、协调，搓宜快，移动位置宜慢，见图1-8-1。

图1-8-1

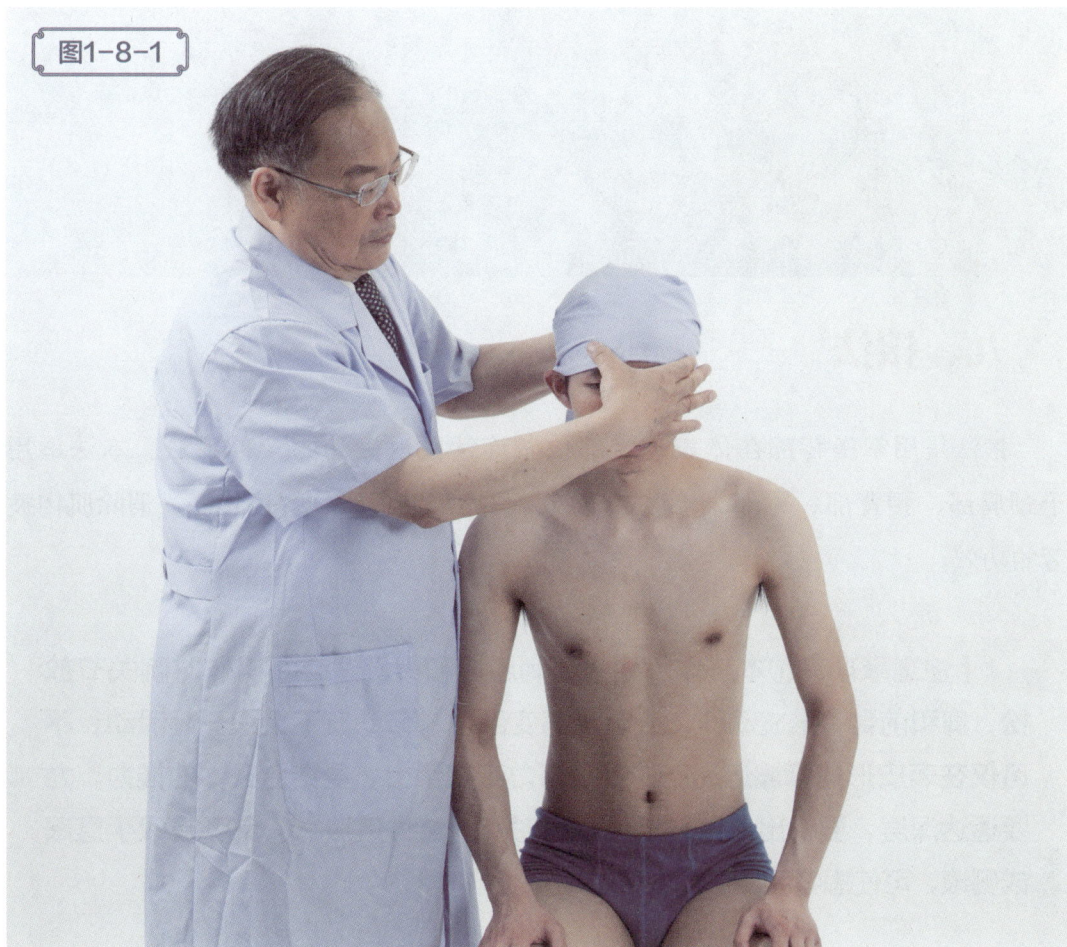

掌搓

助手抬起患肢，医者两手分别在上下或内外侧，对患肢施以一定压力，手掌相对交替快速搓动，见**图1-8-2**。

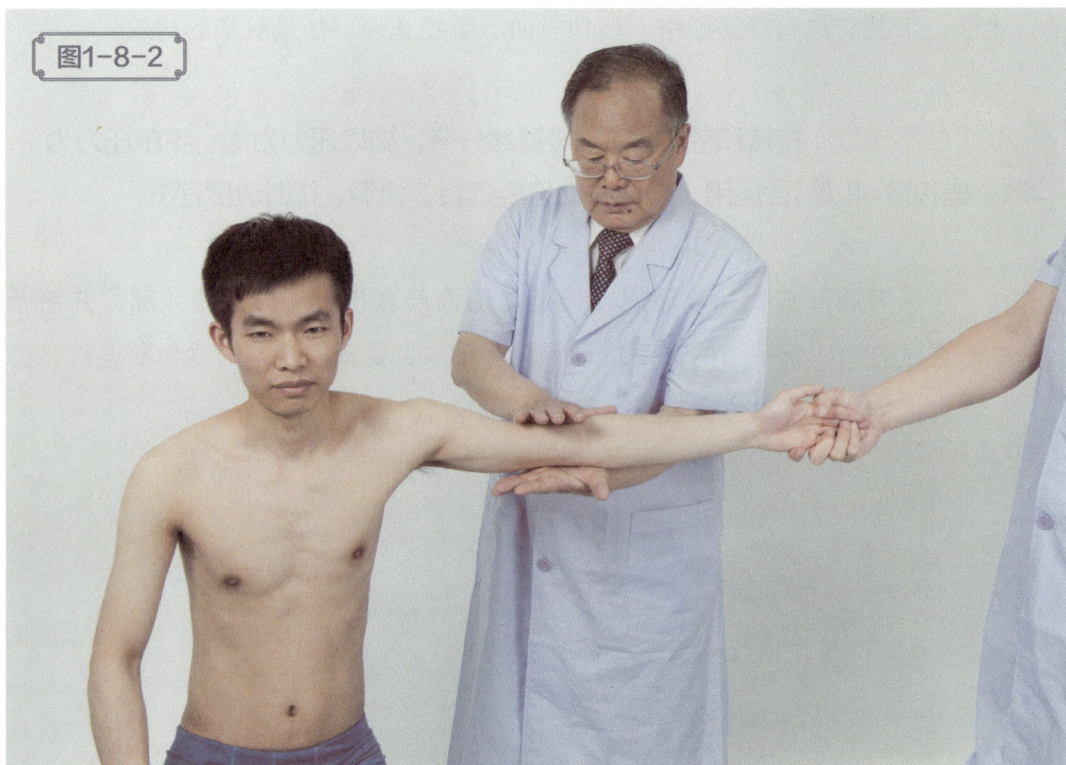

图1-8-2

九、搌法

搌法是用掌指背部在体表一定部位做连续往返滚动的一种手法。本法适用于颈肩部、腰背部、臀部、上肢、下肢；具有舒筋通络、解痉止痛、消除肌肉疲劳的功效。

【注意事项】①本法作用面大，刺激应和缓舒适。②操作时腕关节放松，肩和前臂有推旋动作，应吸定病变部位，带动皮下组织一起滑动，不可仅在表皮形成摩擦运动。③主要用力不在手上，要结合身体的推力，力要透达深层，要找出痛点及筋结，针对点、结做搌法。④单手或双手直滚或侧滚，可使患者感觉局部发热。

医者肘关节微屈，手呈半握拳，使手背掌指关节贴紧患处，腕关节带动掌指关节摆动。直㨰腰见图1-9-1，侧㨰腿见图1-9-2。

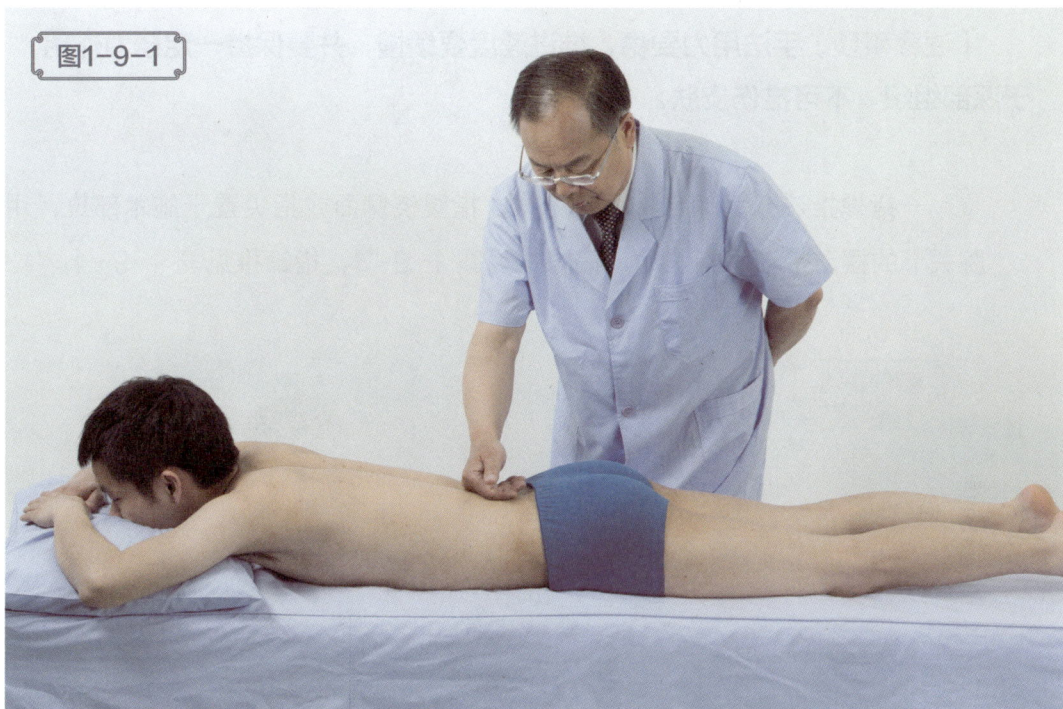

图1-9-1

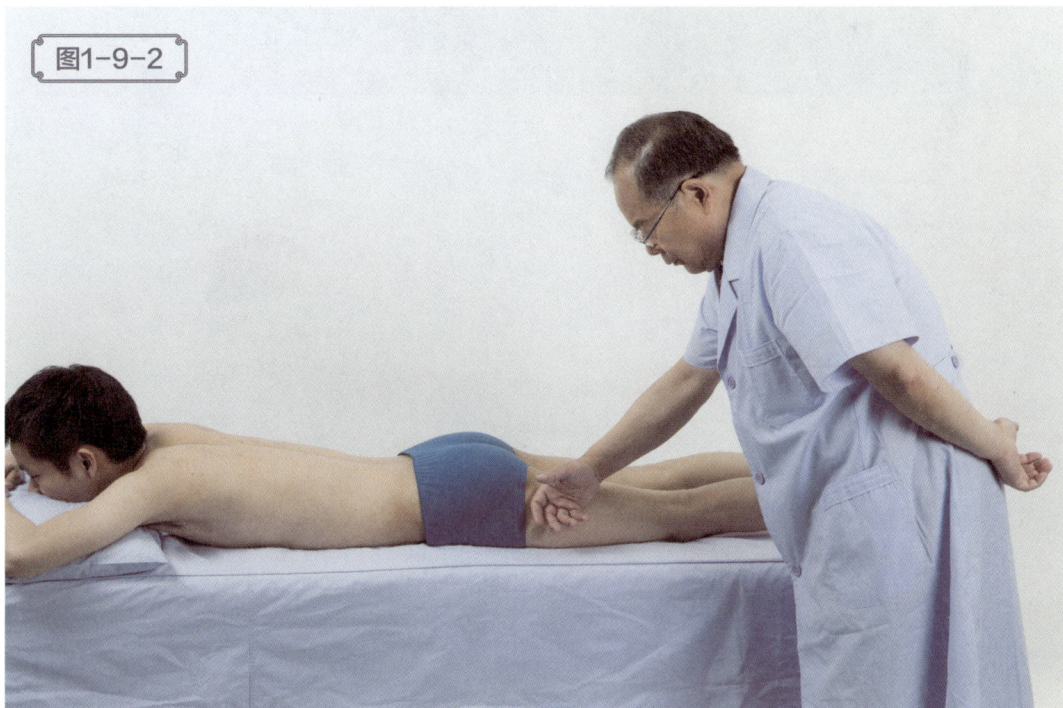

图1-9-2

一指禅推法： 本法适用于全身（头面部用得较多），具有疏经通络、消瘀散结、活血止痛、缓解痉挛的功效。

【注意事项】手法用力要稳，推进速度要缓慢，并要保持一定压力作用于深部组织，不可推伤皮肤。

一指禅推法分为偏锋推、指锋推，指腹桡侧面或指尖置于施术部位，用腕关节的摆动带动手指滚动。偏峰推见图1-9-3，指锋推见图1-9-4。

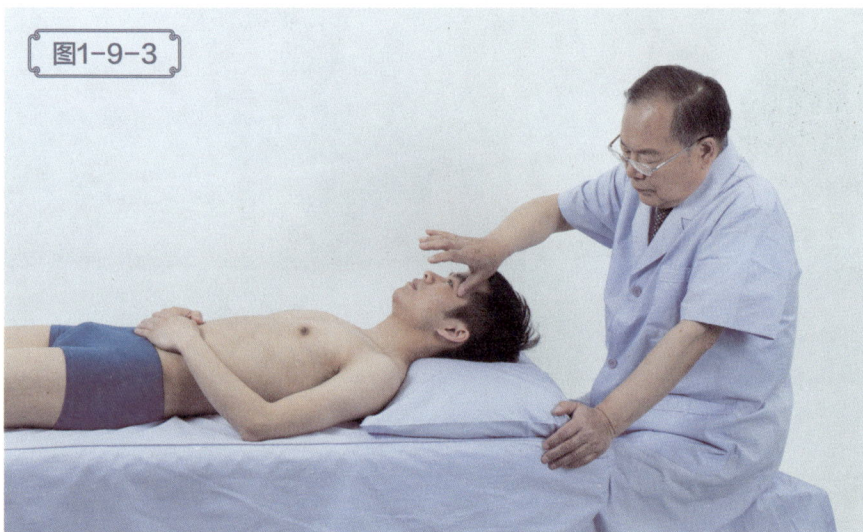

图1-9-3

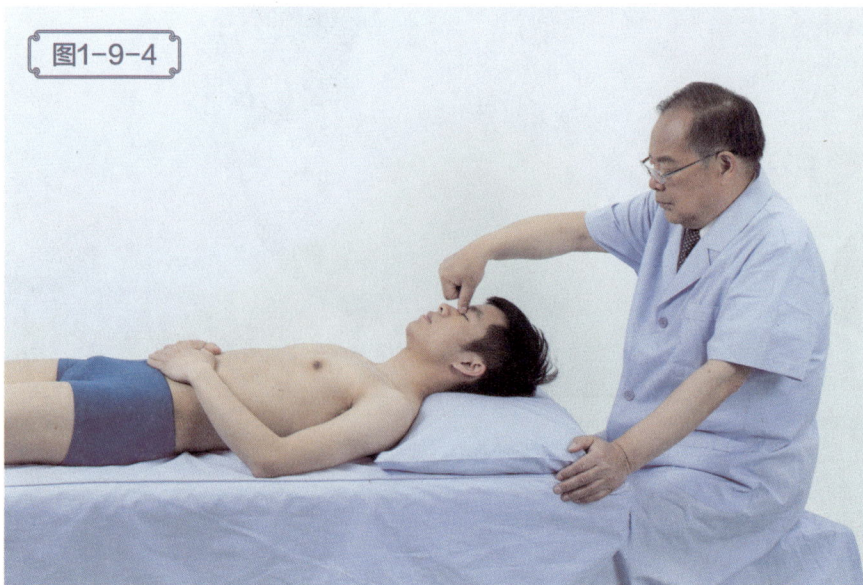

图1-9-4

十、摇法

摇法是以关节为轴，在牵引力作用下被动环转摇动关节的一种手法。摇法适用于全身各关节，可有单手摇和双手摇；具有舒筋活血、滑利关节、松解粘连、增加关节活动度的功效。

【注意事项】操作时，根据关节选择恰当体位。摇的动作要稳，幅度由小到大，速度不宜过快，摇动幅度不要超越关节的生理活动范围，对于关节功能障碍者，摇的幅度要适当，速度宜缓慢，一定要在牵引力下操作。

一手托在腕关节处，另手拇指、食指放在肩部，在牵引力作用下摇动，见图 1-10-1。另一方法为患者屈肘，医者一手托住患者肘关节，另一手压住肩关节，抬肩进行慢慢梳头动作。

肩关节摇法

图1-10-1

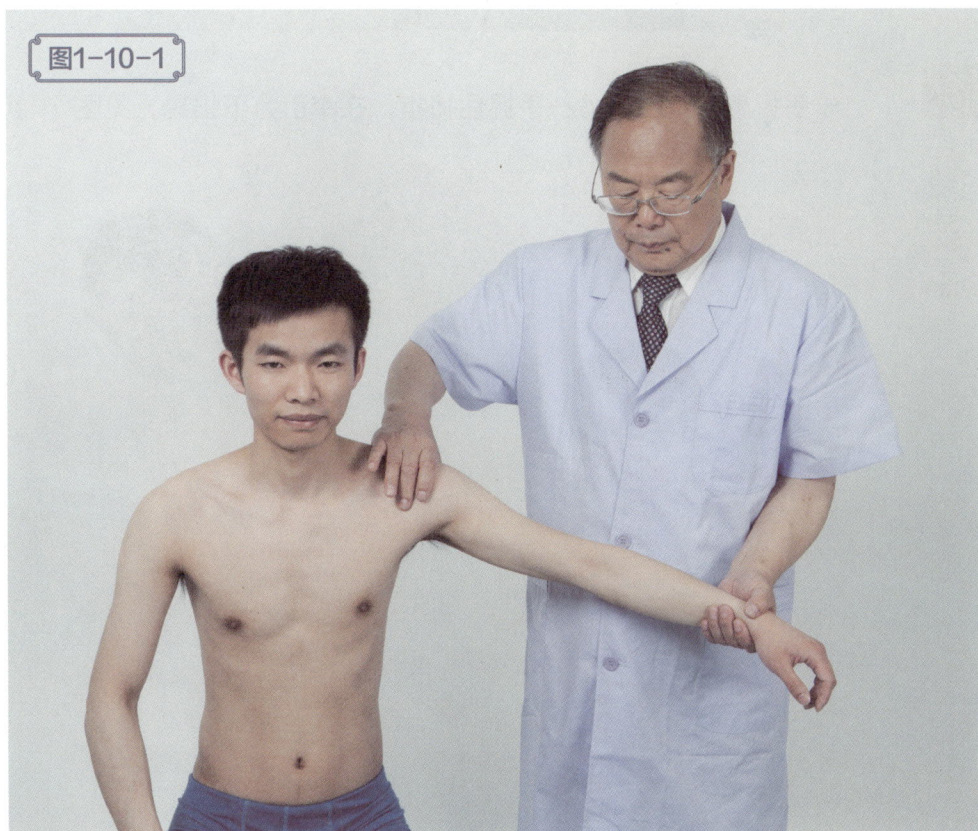

助手做对抗牵引，双臂压住患者上臂，医者双手握患者腕部做画圆动作，边牵引边摇，见图1-10-2。

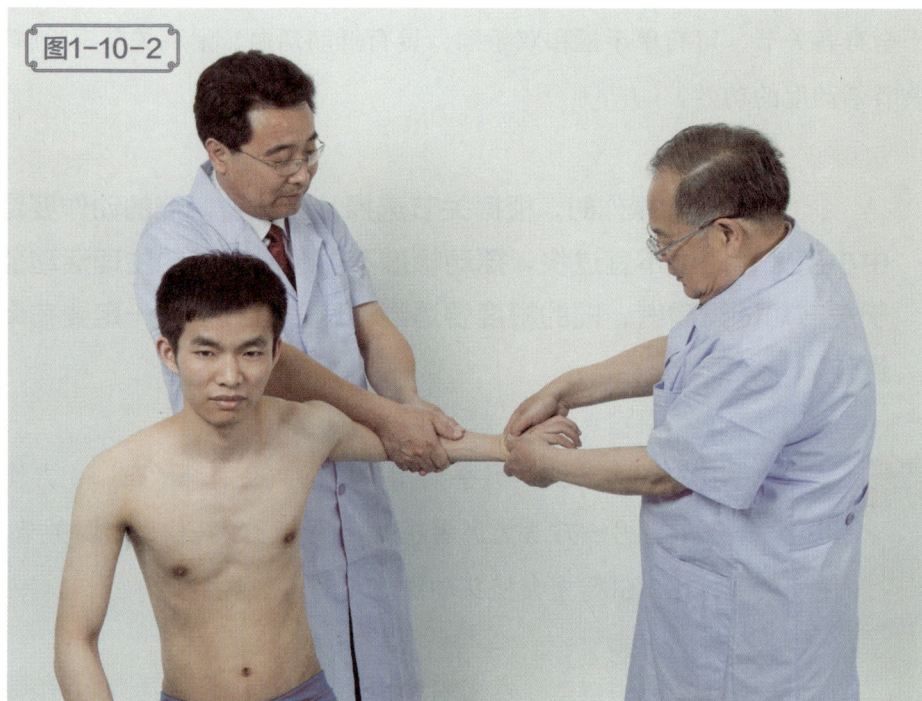

图1-10-2

拇指摇法

一手握患者腕部，另一手握住拇指，在牵引力下摇晃，见图1-10-3。

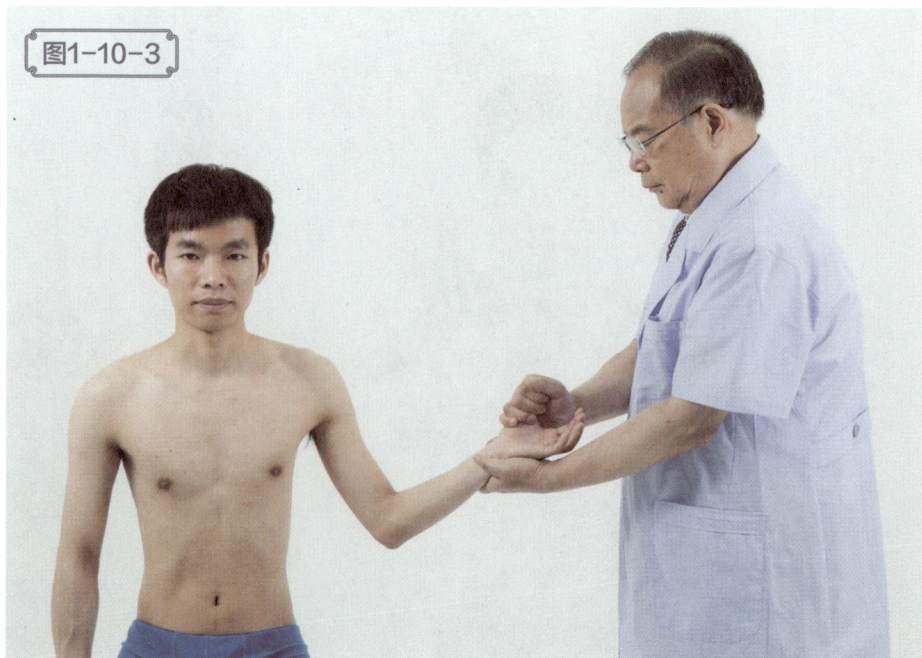

图1-10-3

助手做对抗牵引固定，医者双手握住足部，边牵引边摇，见图1-10-4。

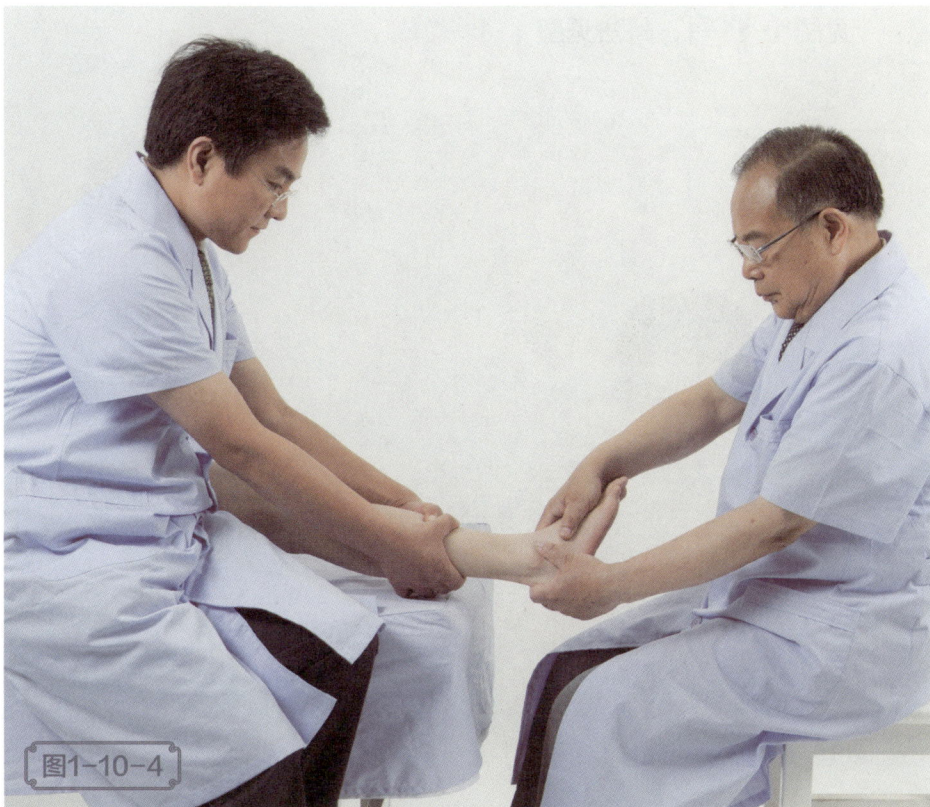

图1-10-4

十一、捋法

捋法是以手掌着力于肢体，做上下往返运动的一种手法。从肢体远端推向近端称为捋法，反之称为顺法，两法往往同时运用。本法适用于上肢、下肢；具有理筋通络、解痉止痛的功效。

【注意事项】操作时手掌要施一定压力，推动力量要和缓；注意捋的线路应与肌腱、骨缝或脊柱的走向一致。

医生手掌或拇指紧贴患者皮肤，沿着肢体肌腱、骨缝或脊柱两侧做上下（或前后）来回推动。手法用力均匀，仅有向心和离心方向上的区别。顺法见图1-11-1，捋法见图1-11-2。

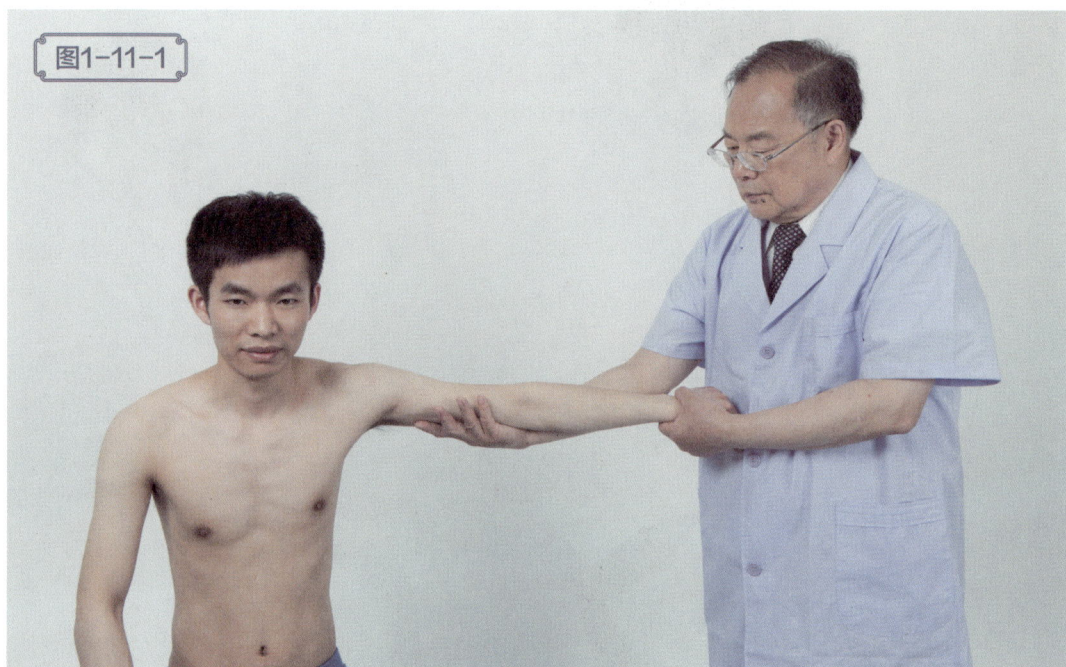

图1-11-1

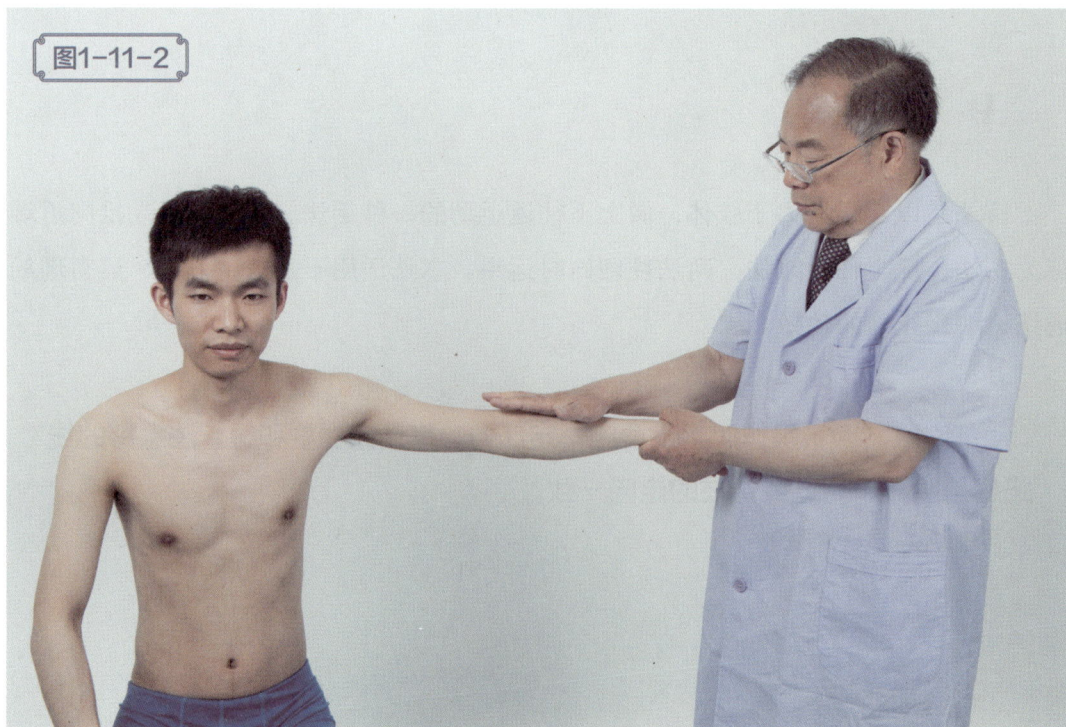

图1-11-2

十二、抖法

抖法是用双手或单手握住患肢远端，在牵引力下做小幅度的上下连续颤动，使关节有舒松感的一种手法。本法适用于上肢、下肢、腰部；具有舒筋活络、解痉止痛、纠正错位、滑利关节的功效。

【注意事项】在牵引下抖动，幅度要小，速度要快，抖腰力量要大。

抖上肢法 使患者肩臂部充分放松后，医者位于患者前外侧，身体适度前倾，两手握住患者腕部，抬起患肢将肩外展，在一定牵引力下行连续小幅度的上下抖动，频率逐渐加快，使患肢呈波浪样起伏，让抖动的力量达到肩部，见图1-12-1。

图1-12-1

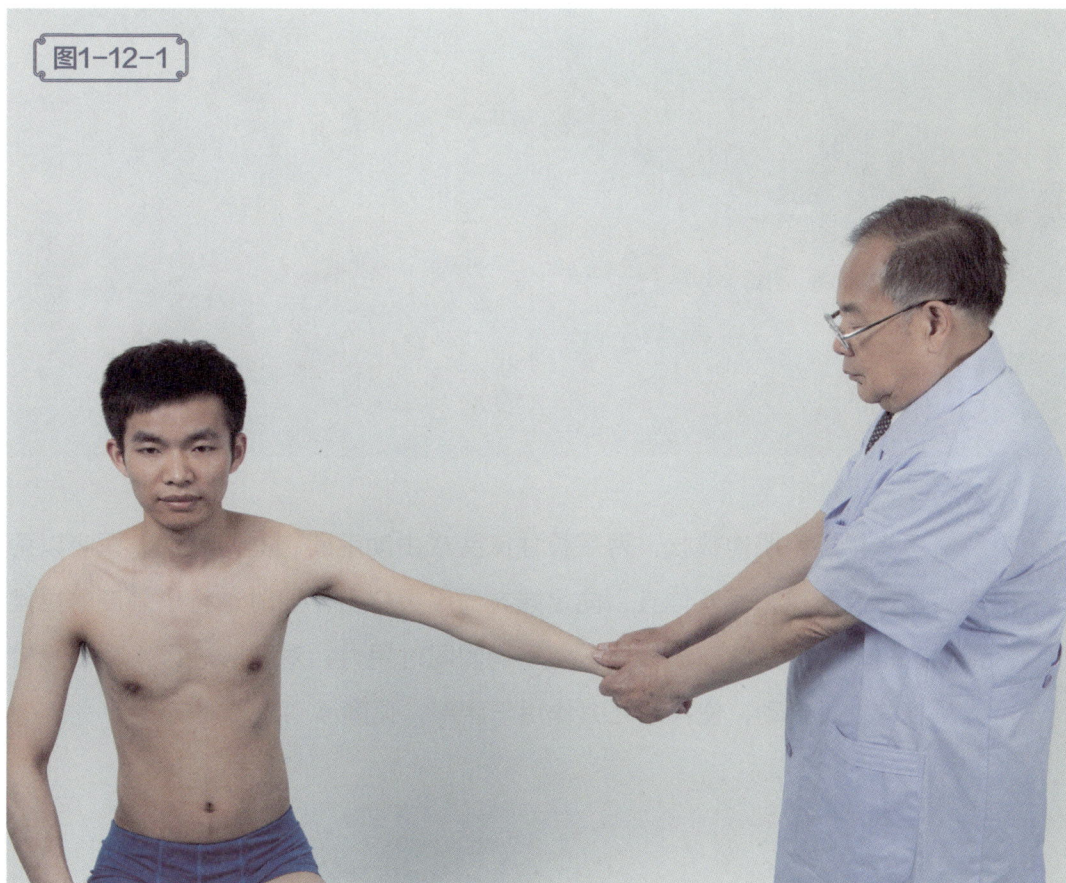

抖下肢法

　　患者卧位，下肢放松，医者站在患者足端，双手握住患者踝部，将下肢抬离床面。医者两臂伸直，缓缓牵引，做连续的上下抖动，抖动幅度由小到大，频率逐渐加快，使其下肢及髋部有舒松感。可双下肢同时操作，亦可单独抖一侧下肢，见图1-12-2。

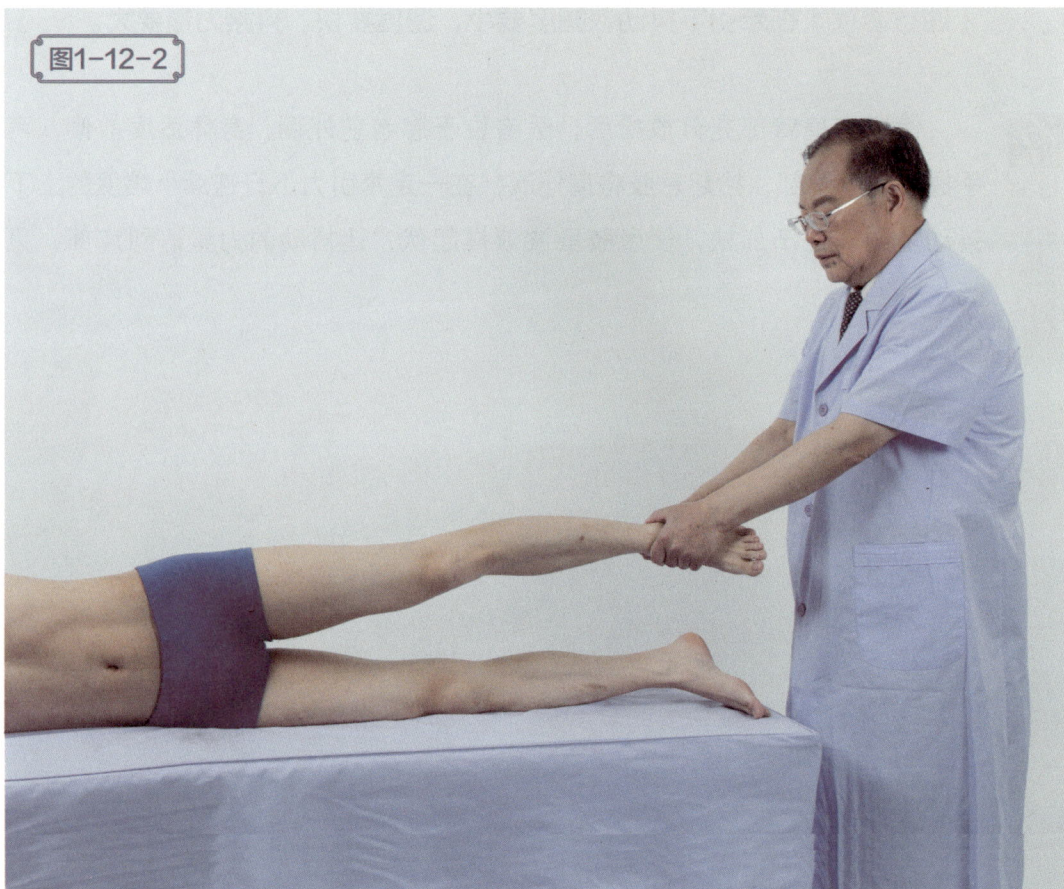

图1-12-2

抖腰法

　　患者俯卧，肌肉放松，两手拉住床头或由助手固定其两腋部。医者以两手握住患者两踝，两臂伸直，向足端方向缓缓牵引，同时进行小幅度的摇摆或快速抖动，待其腰部放松后，两手瞬间同时用力，对腰部进行1～3次较大幅度的上下抖动，使抖动之力作用于腰部，见图1-12-3。

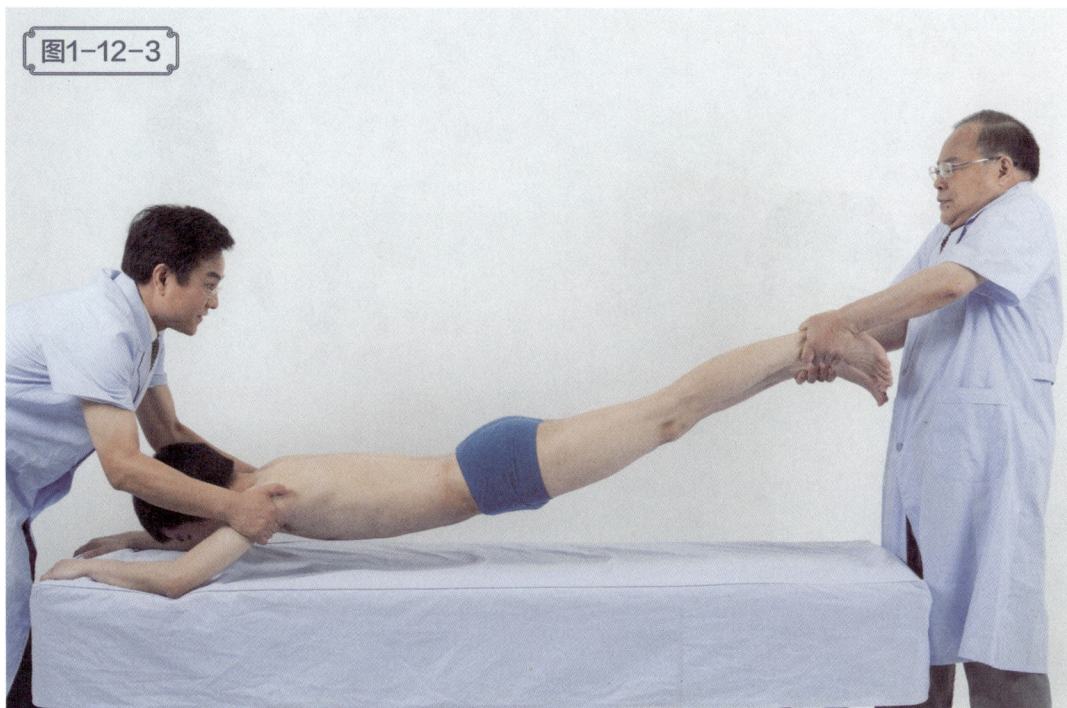
图1-12-3

十三、伸法

伸则拔伸牵拉，屈则屈曲折返，是帮助活动受限制的关节伸展或屈曲的一种被动运动手法。本法适用于全身各部位关节；具有松解关节粘连、解除软组织痉挛或关节内组织的嵌顿、滑利关节的功效。

【注意事项】使用轻柔缓慢、均衡、持续的力量，徐徐加大其可能的活动范围，绝不可使用暴力或蛮劲，以避免加重肌肉的损伤，甚至骨折、脱位的发生。

医者站于患侧，一手握住患侧关节，另一手握住远端，在施手法之前，应首先了解关节的正常功能活动度，对于功能受限关节，要充分估计其可能增大的幅度，在幅度内做轻柔活动，活动幅度逐渐加大，伸法见图1-13-1，屈法见图1-13-2。

图1-13-1

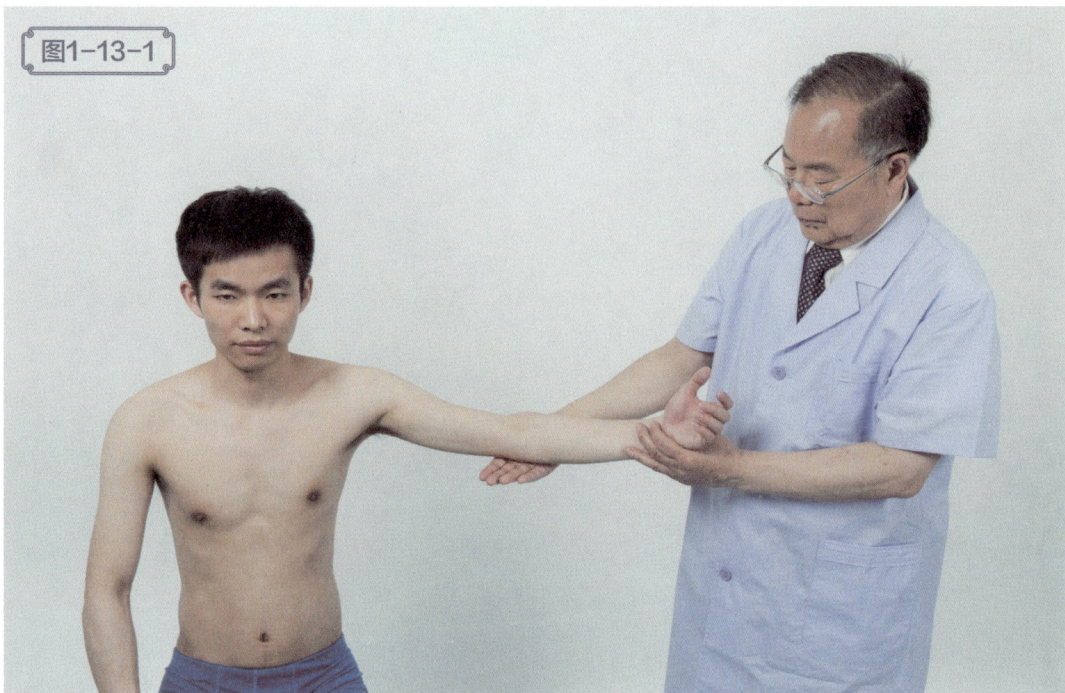

图1-13-2

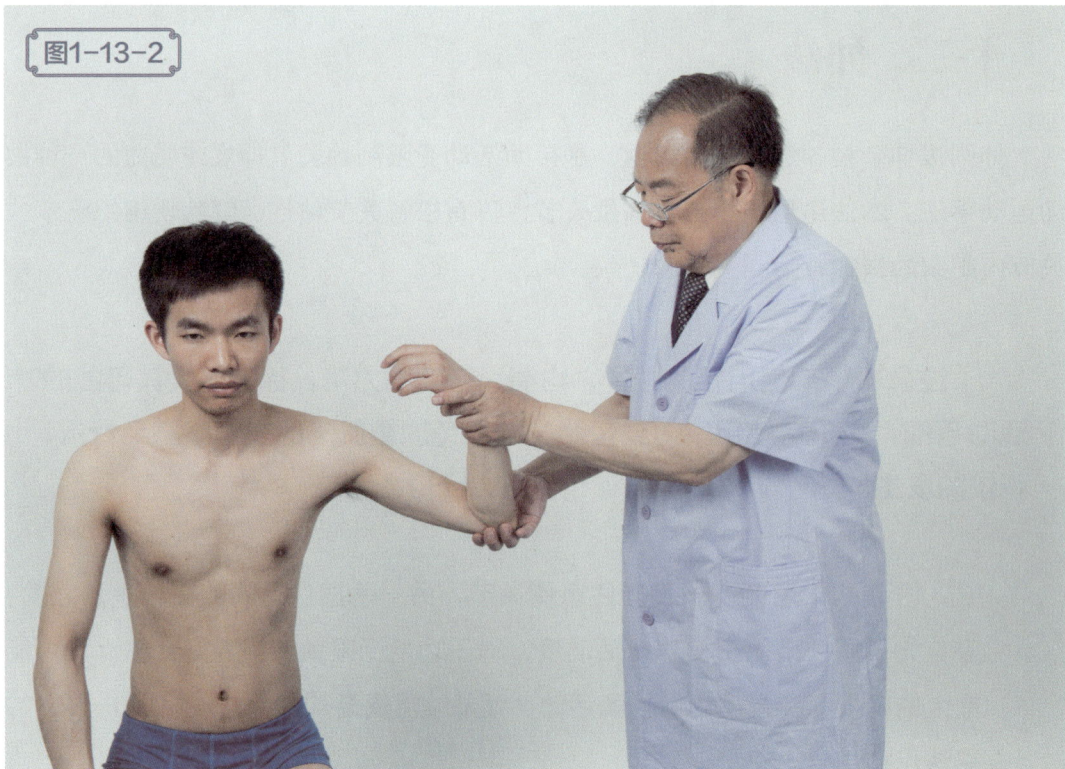

十四、振法

振法是以震动力作用于损伤部位，使该部位产生震颤感而治疗疾病的一种手法。本法多用于腹部；具有调理气机、镇静安神、宽胸理气的功效。

【注意事项】操作时前臂肌肉放松，动作要轻快、柔和、持续，不可时断时续。

医者掌心按压于一定施术部位或穴位上，以拳快速而连续地击打术者手背，使施术部位有振动的感觉，见图1-14-1。

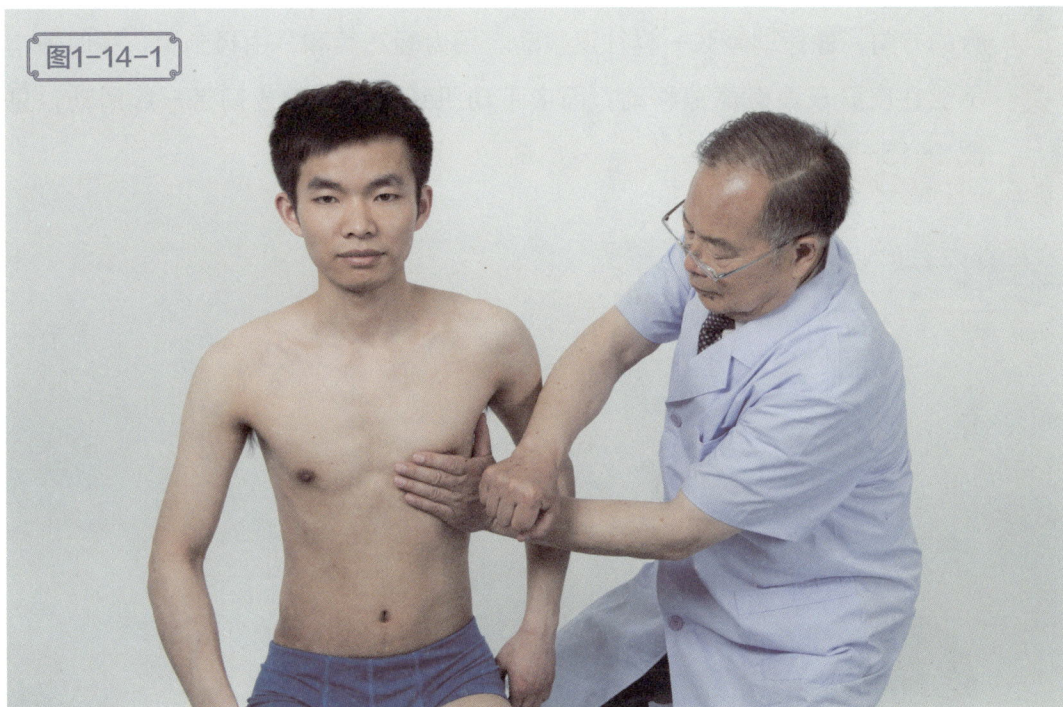

图1-14-1

十五、弹拨法

拨法，是以指端置于肌肉、肌腱等组织一侧，做与其走行垂直方向的滑动的一种手法。弹法，是用拇指和食指指腹相对提捏肌肉或肌腱再迅速放开使其弹回的一种手法。二者可单独使用，也可综合应用。本法适用于全身各部位；具有舒筋活血、解痉止痛、消瘀散结、松解粘连的功效。

【注意事项】用力要由轻到重，不要在皮肤表面摩擦移动。

拇指拨法

以拇指指腹或指尖按于肌束、肌腱、韧带、筋结等的一侧，适当用力下压至一定深度，待有酸胀感时，按照垂直于肌束、肌腱、韧带、筋结等走行的方向，像拨动琴弦一样往返拨动。用力轻巧柔和，由轻到重，拨时拇指不能在皮肤表面有摩擦移动，而应带动肌纤维、肌腱或韧带一起滑动，见图1-15-1。

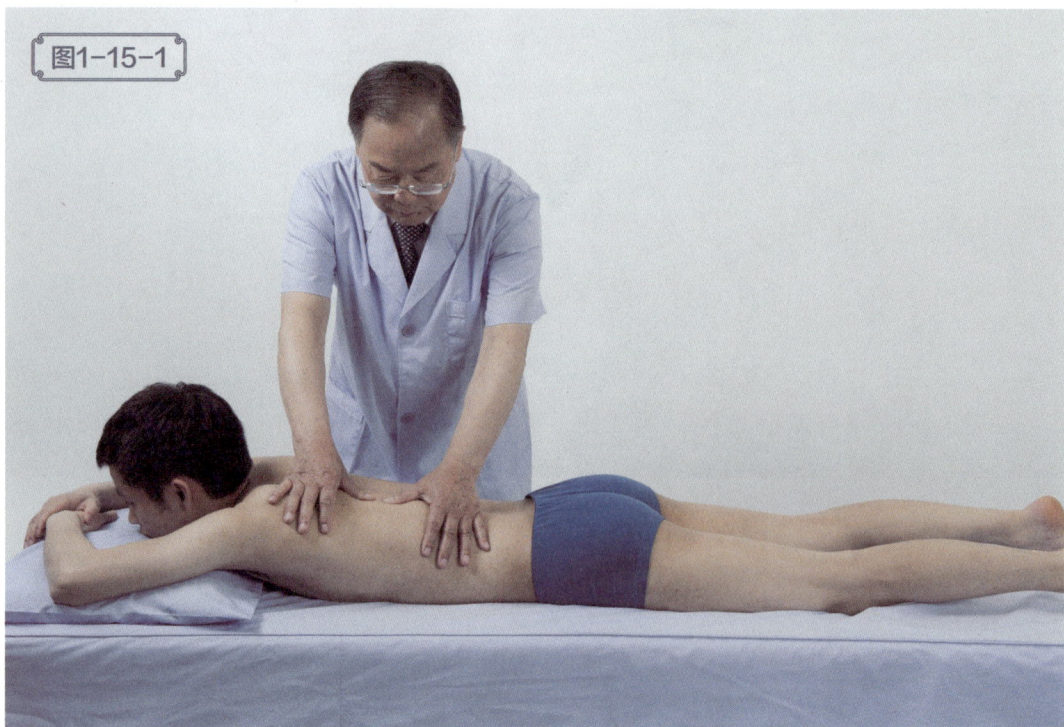

图1-15-1

肘拨法

　　医者以肘部着力于施治部位，逐渐用力下压至一定深度，待有酸胀感时，按照垂直于肌腱、肌腹的方向，进行前后或左右往返用力拨动，见图1-15-2。

图1-15-2

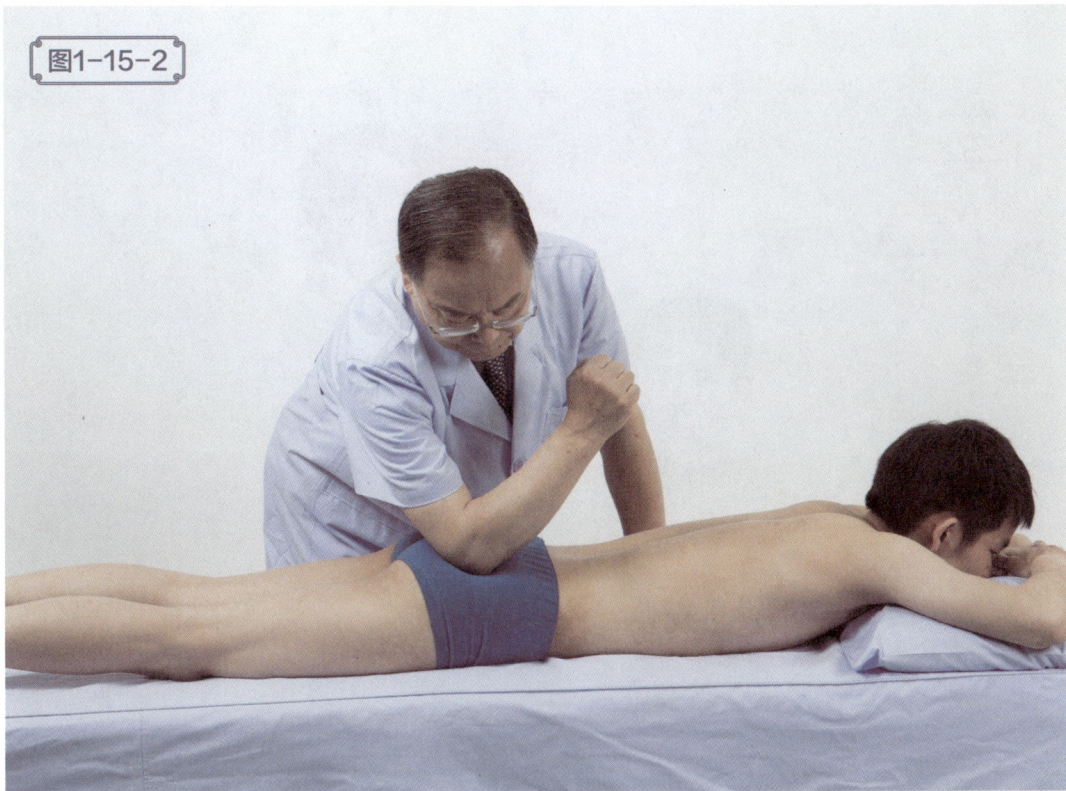

十六、转法

　　转法是向相反方向用力，被动旋转身体的一种手法。本手法适用于颈部、腰部，可分为一般旋转法、快速旋转法和定位旋转法；具有舒筋通络、松解粘连、消瘀散结的功效。

　　【注意事项】诊断不明的脊柱外伤或有脊髓受损体征者禁用。老年人伴有严重骨质增生或骨质疏松者慎用。手法治疗时患者需保持放松状态。

快速旋转法

　　患者取坐位。医者站在患者侧方，一手掌扶在枕后或头顶，一手掌托在颌下，令患者放松。轻轻旋转摇晃3～4次，使颈项部肌肉充分放松，见图1-16-1，医者双手向相反方向用力，使头部向一侧快速旋转，同时医者迅速撤除双手，让患者头部自然弹回，见图1-16-2。

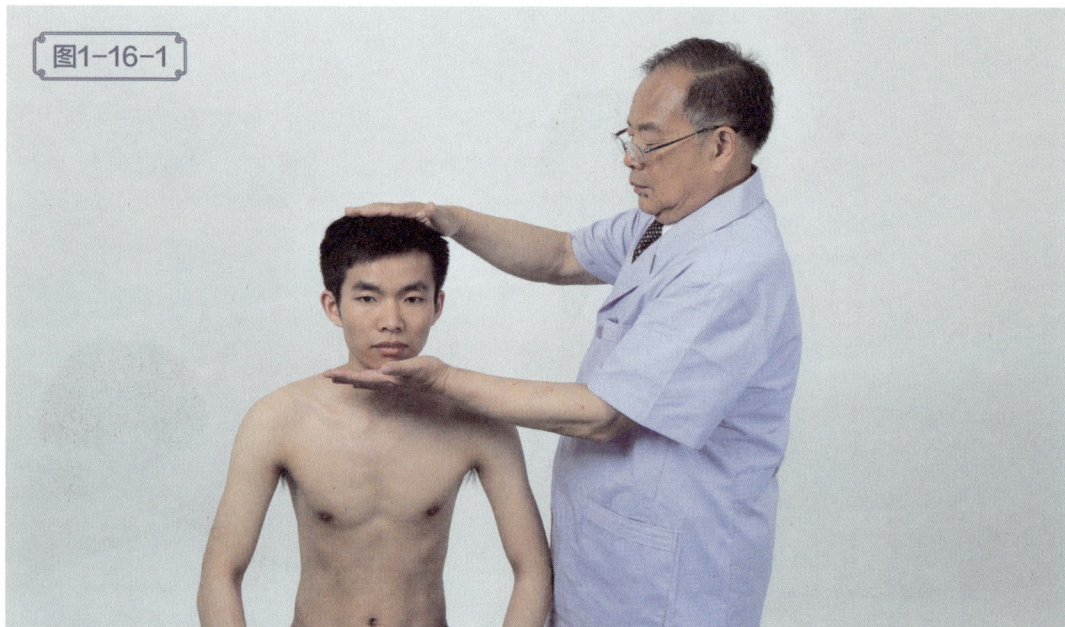

图1-16-1

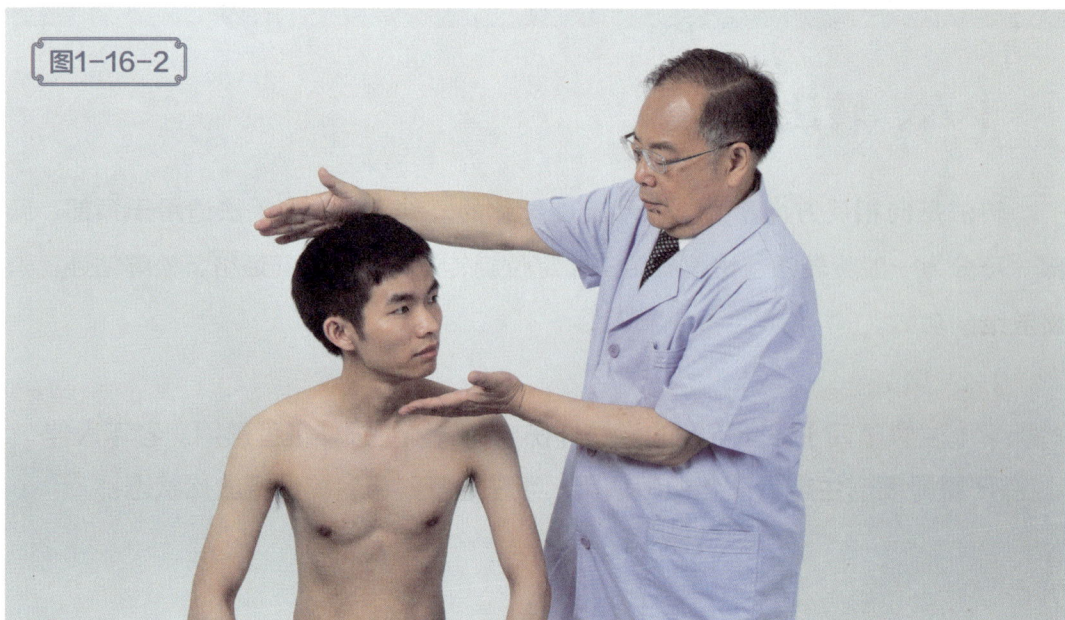

图1-16-2

基本手法

　　患者取坐位，颈部放松。医者站于患者后方，肘部托住患者下颌，另一手扶患者枕部，在牵引力下轻轻摇晃数次，使患者颈部肌肉放松。保持牵引力，使患者头部转向一侧，当有固定感时，在牵引力作用下向同侧用力，此时可闻及"咯嗒"的一声或多声弹响（为关节弹响声）。本法可旋完一侧再旋另一侧，见图 1-16-3、图 1-16-4。

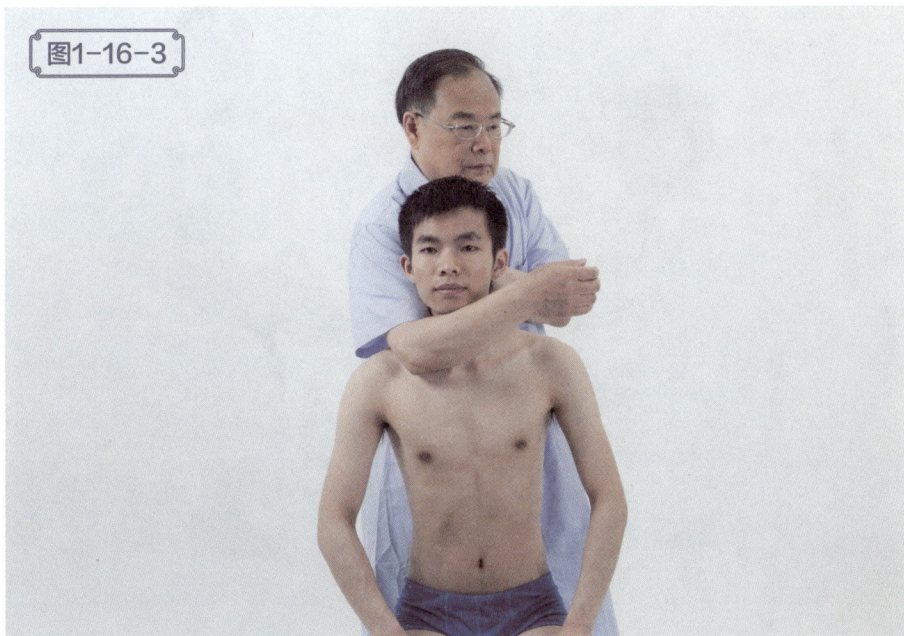

图1-16-3

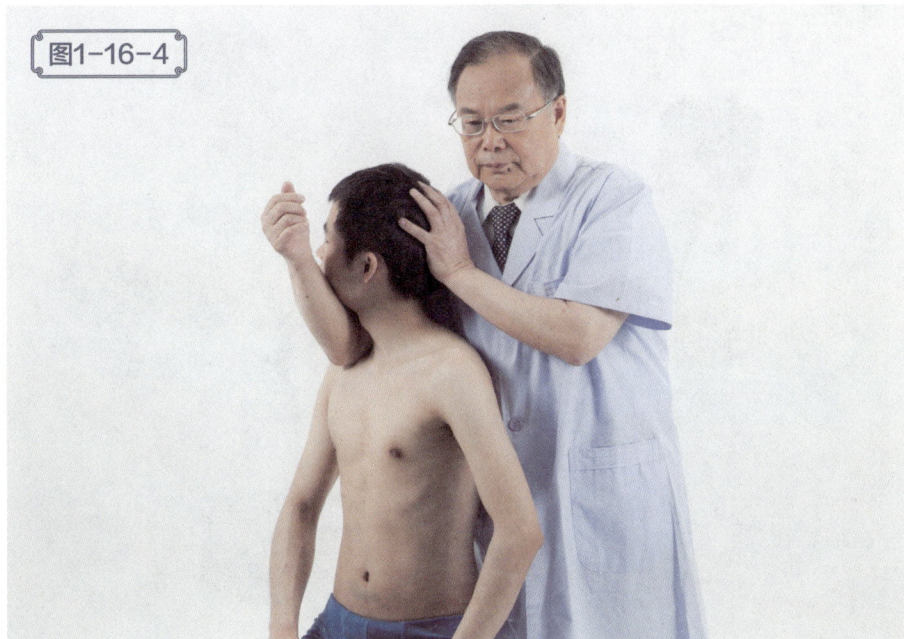

图1-16-4

以右侧为例。患者取坐位，双手抱头，助手于患者前方按住双侧大腿以固定下肢，医者坐于患者后方，左手拇指找到病变处，右手从患者腋下抱住其颈后方。医者右手用力使躯干上部向前向右旋转，左手用力向左前方推按棘突，此时医者手下常感到椎体滑动并出现"咯嗒"声响，见**图1-16-5**、**图1-16-6**。

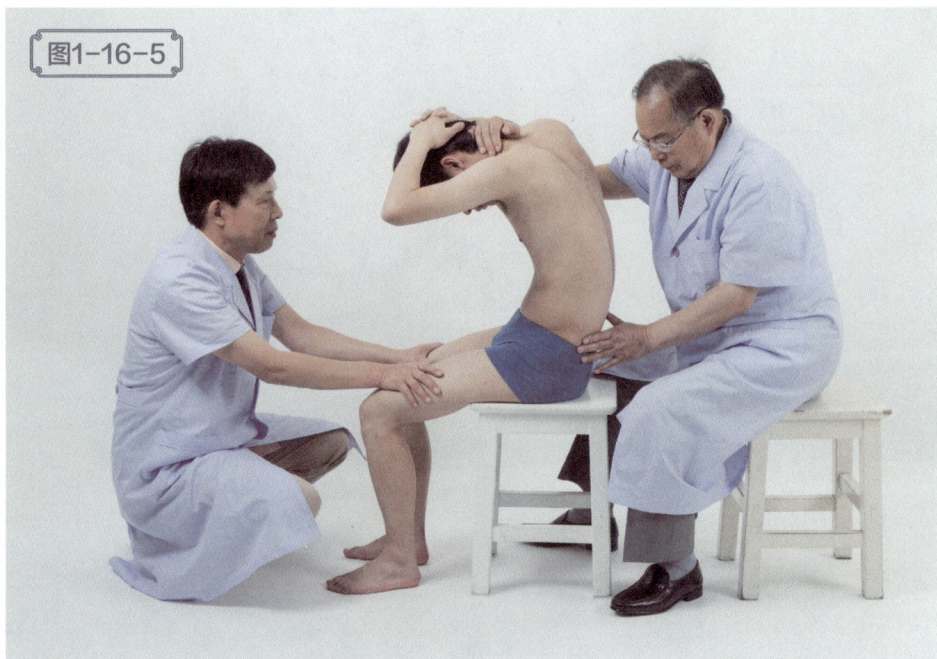

图1-16-5

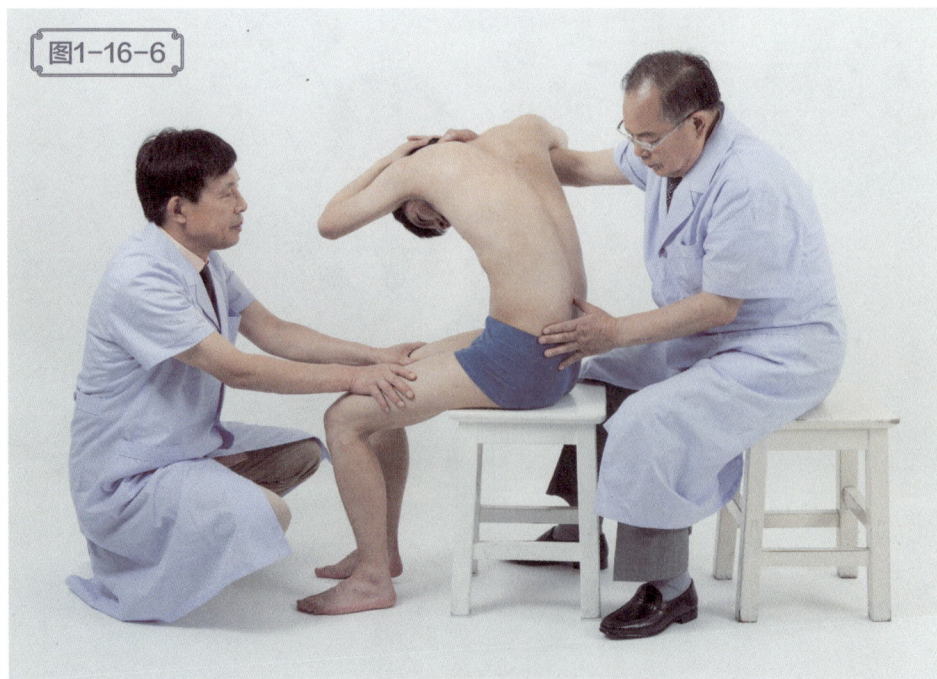

图1-16-6

十七、戳法

戳即戳按之意，戳法是用手指或手掌在施术部位快速按压的一种手法。本法适用于肩部、腰部、骶尾部、手、足等部位，具有疏通经络、滑利关节、纠正错位的功效。

【注意事项】施戳法时，部位要准确，按到一定深度后注意做小幅度滑动。

医者用手指或手掌在施术部位快速按压，当按压到一定深度时，同时进行小幅度滑动。戳骶部见图1-17-1，戳踝部见图1-17-2，戳腰部见图1-17-3，戳腕部见图1-17-4。

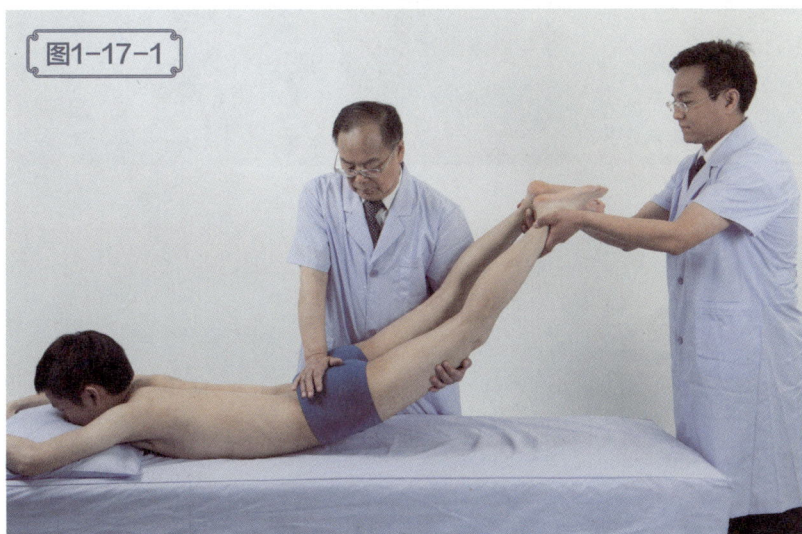

图1-17-1

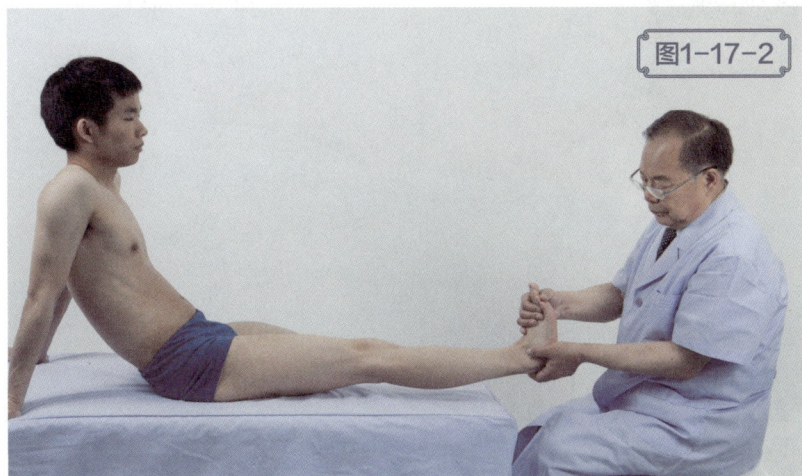

图1-17-2

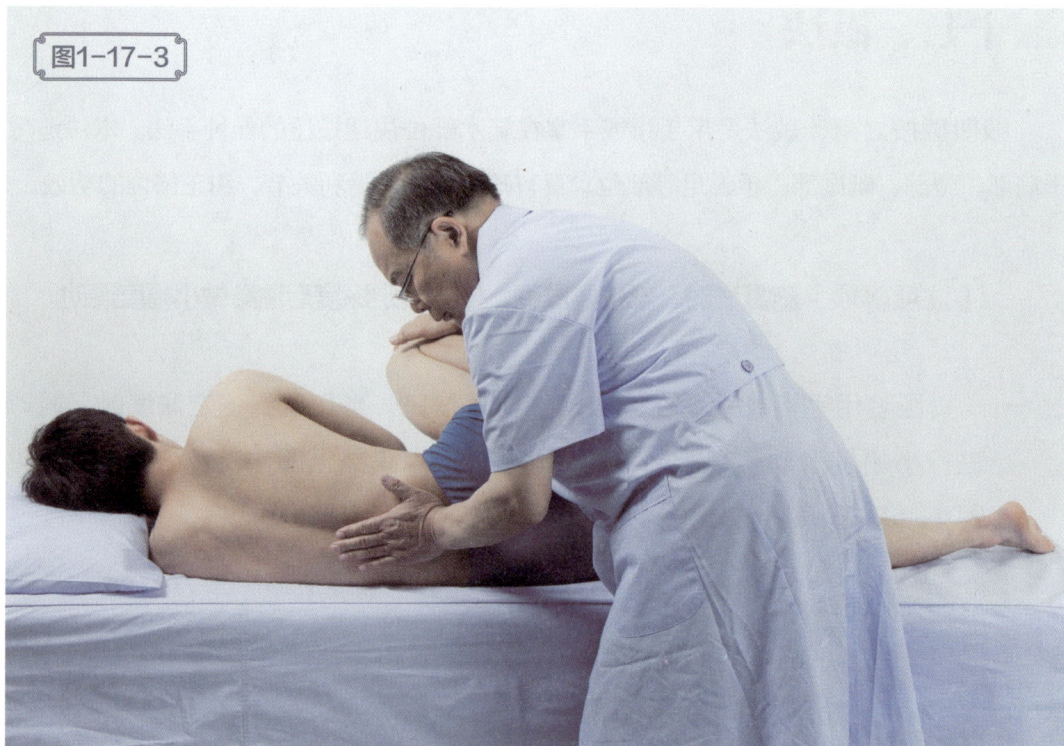

图1-17-3

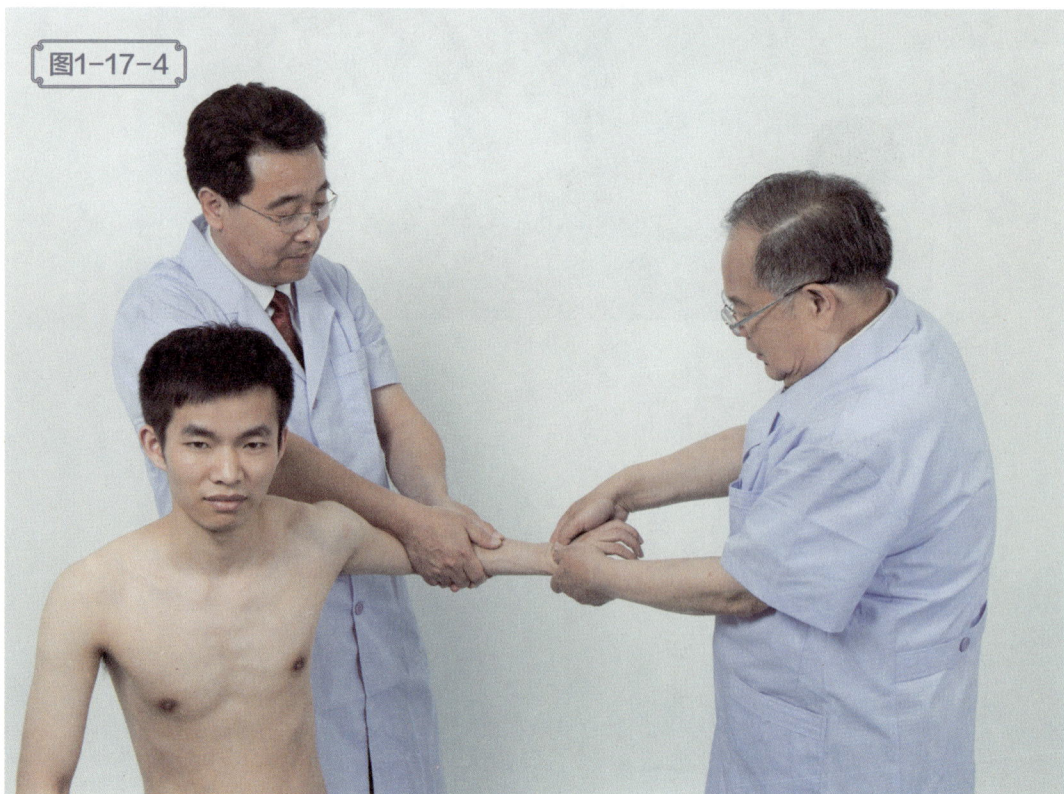

图1-17-4

十八、扳法

扳法是向同一方向或相反方向用力，使关节得以伸展、被动活动的一种手法。本法适用于肩、腿、腰部，具有松解粘连、矫正错位、舒筋通络、解痉止痛的功效。

【注意事项】在患者充分放松配合下进行扳动，要顺应关节的运动规律，尤其不可使用暴力和蛮力。

患者取俯卧位，医者站于患者身后，一手扳起患者肩部，另一手推住肩后侧，同时向前推按，见图1-18-1。

扳肩

图1-18-1

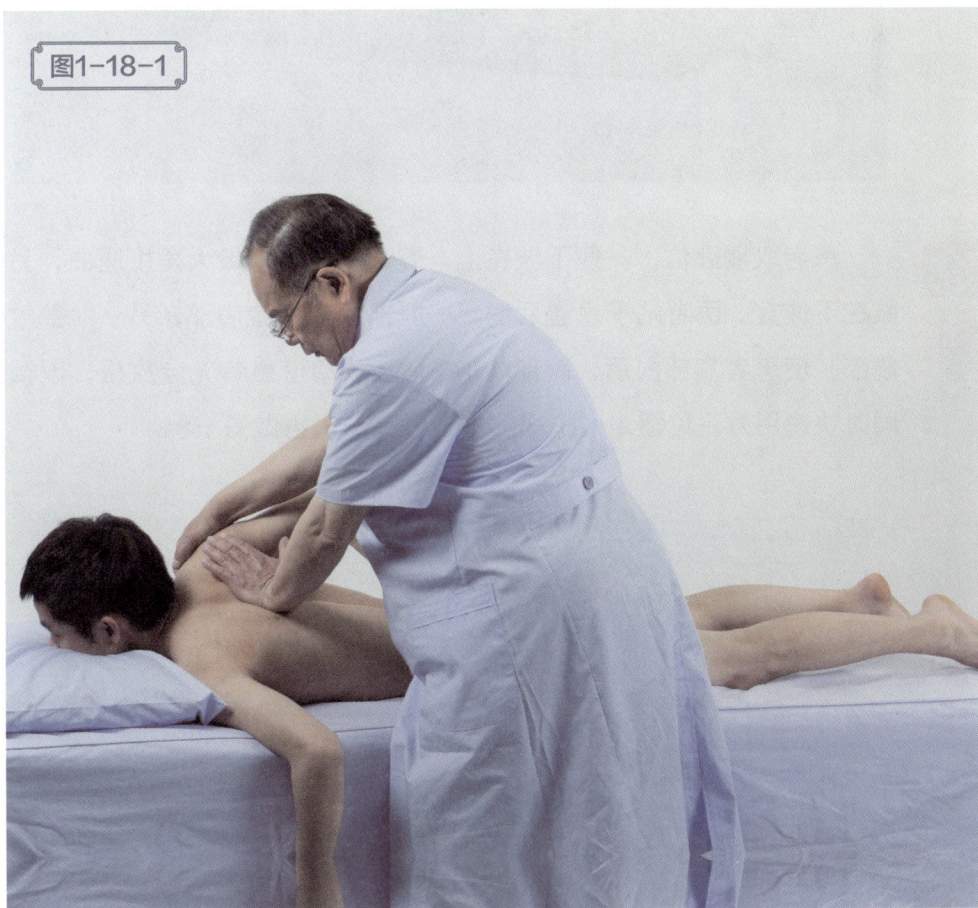

扳腿

患者取俯卧位，医者站于健侧，一手搬起患侧大腿向上方扳拉，另一手置于髋部，同时向下推按，见图1-18-2。

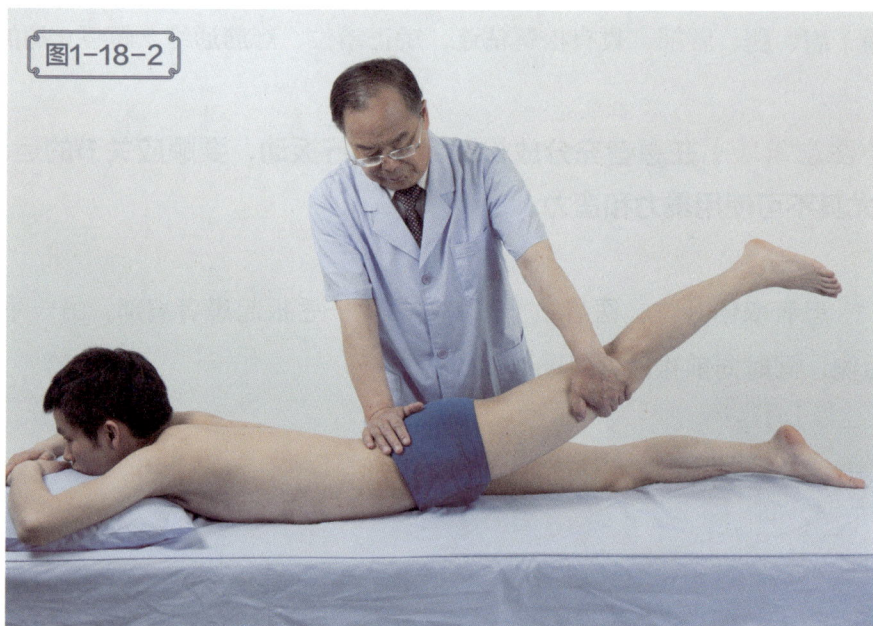

图1-18-2

斜扳

患者取侧卧位，一侧下肢在上，髋、膝关节以最大角度屈曲，另一侧下肢在下伸直。医者站于患者后侧，一肘部放在患者肩部，另一肘部放在患者髋部，使患者肩部向后，髋部向前，稍加活动使患者充分放松，以相反方向同时快速用力，见图1-18-3。本法做完一侧再做另一侧。

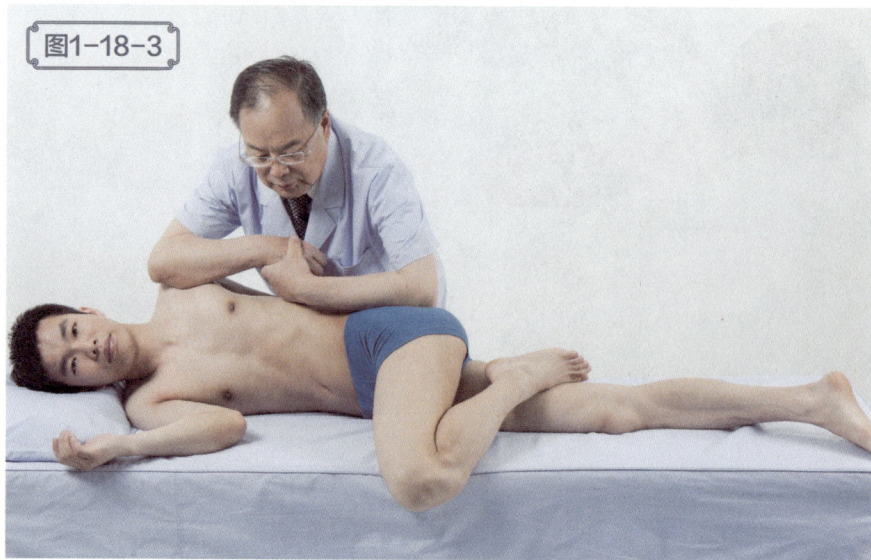

图1-18-3

十九、归挤法

归挤即归合相挤之意，归挤法是以双手掌或双侧拇食指施力于患处，对称用力向中间挤合的一种手法。本法适用于掌、跖间关节，具有消散筋结、舒筋止痛的功效。

【注意事项】以患者能耐受为主，不可粗暴用力。

一手的拇指和食指或两手拇指的指腹或指端置于施术部位的皮肤，然后对称性地用力向中央挤按。肩部归挤见图 1-19-1。腕部归挤见图 1-19-2，掌部归挤见图 1-19-3。

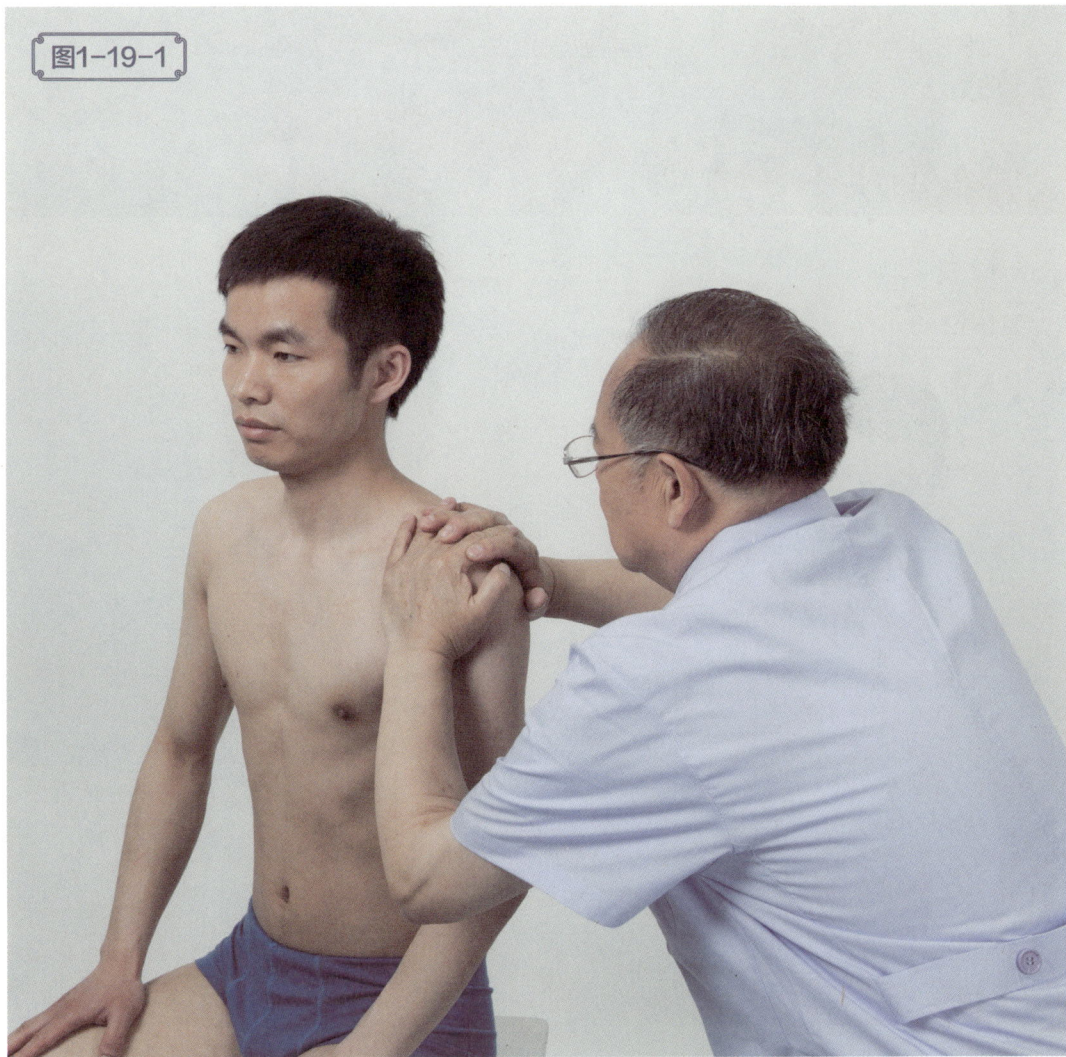

图1-19-1

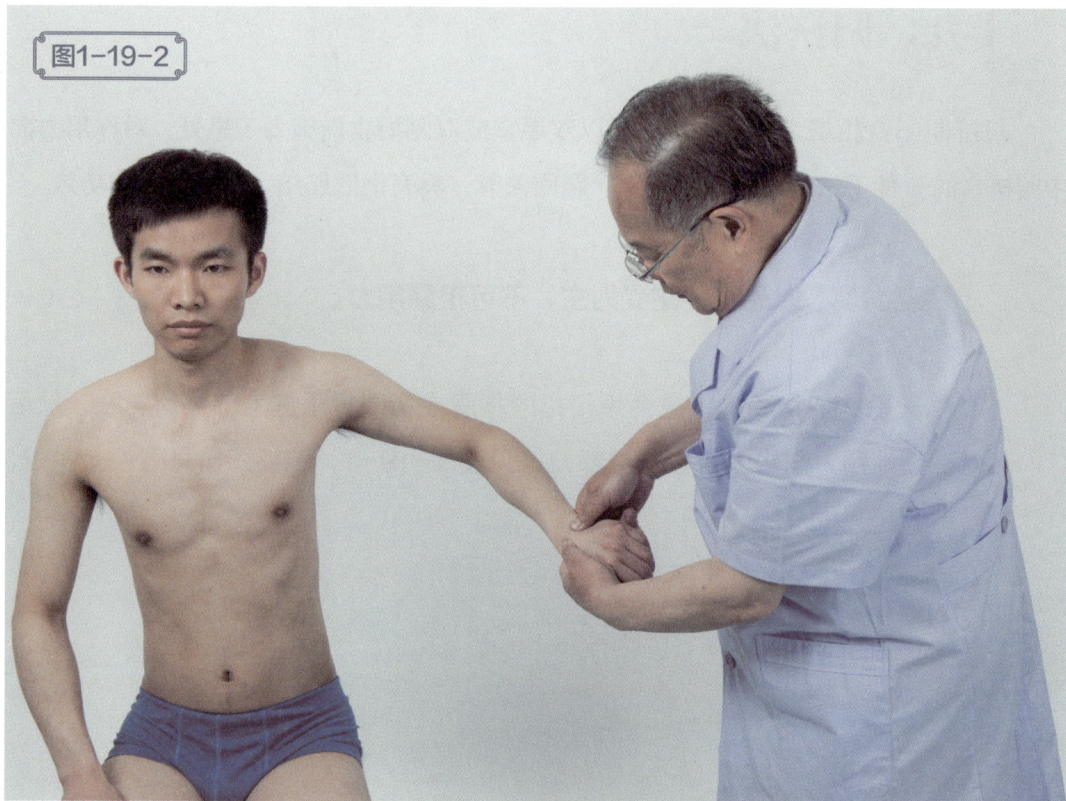

图1-19-2

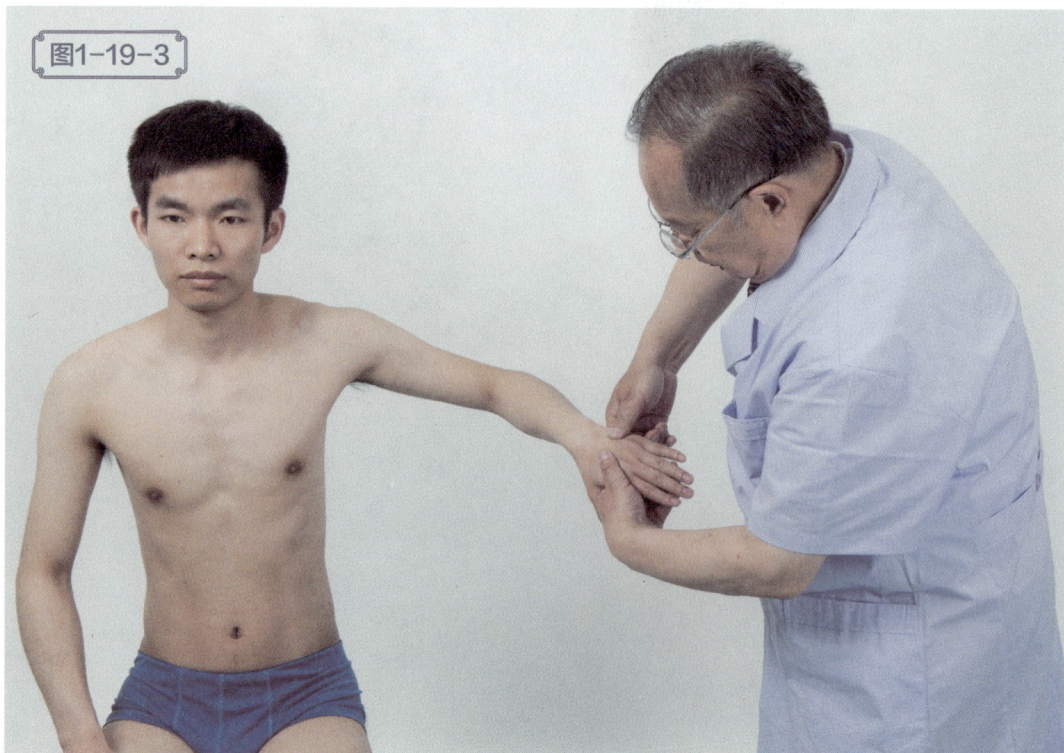

图1-19-3

二十、散法

散法是以掌根部着力于体表，腕部做快速左右摆动推进动作的一种手法。本法适用于全身，具有散瘀消肿、解痉止痛的功效。

【注意事项】操作时掌根紧贴皮肤，以手腕快速抖动完成动作，不可在表皮搓擦。

医者以掌根部着力于施术部位，略施压力，腕部用力快速左右摆动，可同时向前推进。速度由慢渐快，反复数遍，腰部散法见图 1-20-1，背部散法见图 1-20-2。

图1-20-1

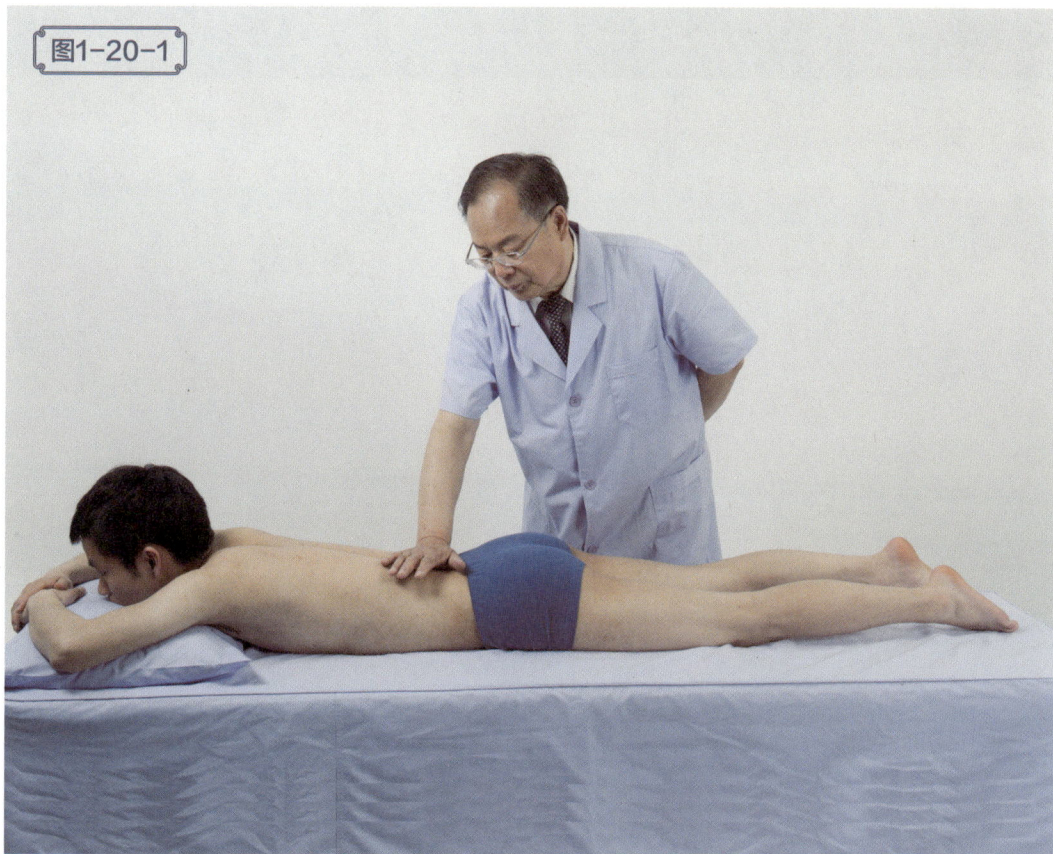

图1-20-2

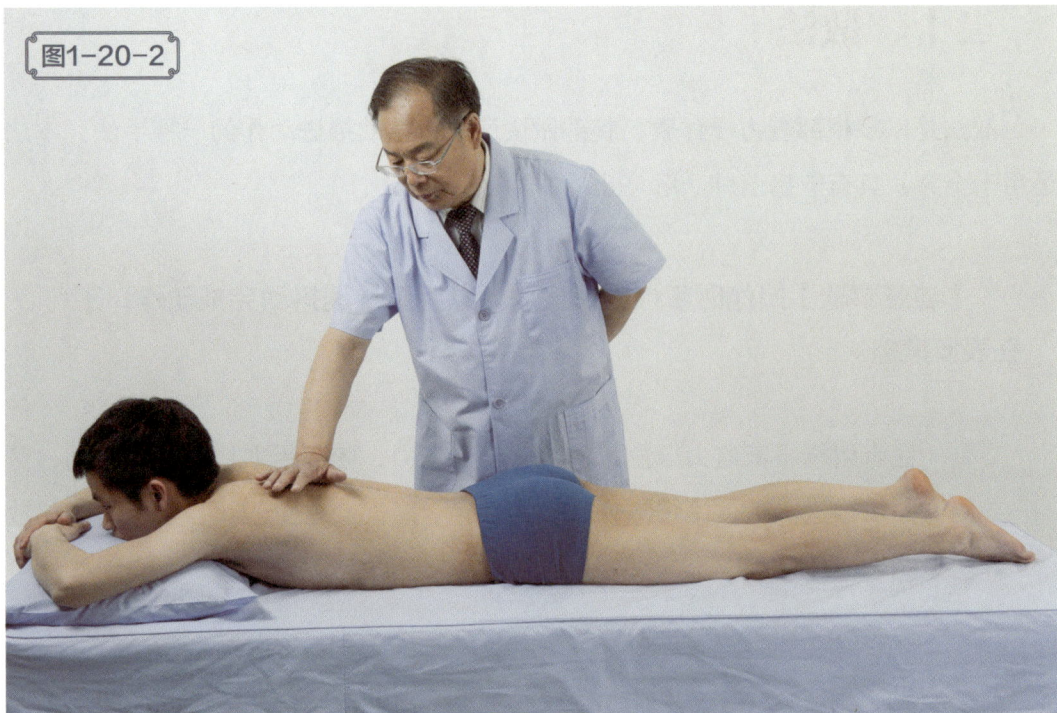

分部手法

一、头面颈项部手法

（一）头部手法

头部手法以推、揉、点、按、掐组成，通过刺激头部穴位，起到通经络和气血、祛风解表、调整神经功能的作用。头痛分为前部、后部、两侧疼痛。疼痛区域不同，病症也不同。头部手法可用于治疗感冒、高血压、失眠、健忘、精神紧张等引起的头痛和偏头痛。对由于颈项部疾患引起的头痛，除可使用颈项部手法外，加用头部手法效果更好。

【注意事项】施术时手法应轻柔和缓，以腕部带动手部运动，切忌在皮肤上来回搓擦。对于颅内占位性病变、脑脓肿、脑血管病急性期、脑挫裂伤等器质性病变者不宜使用手法。

手法一

【体位】患者取坐位或仰卧位，医者站在患者身后或坐于患者头前方。

操作步骤

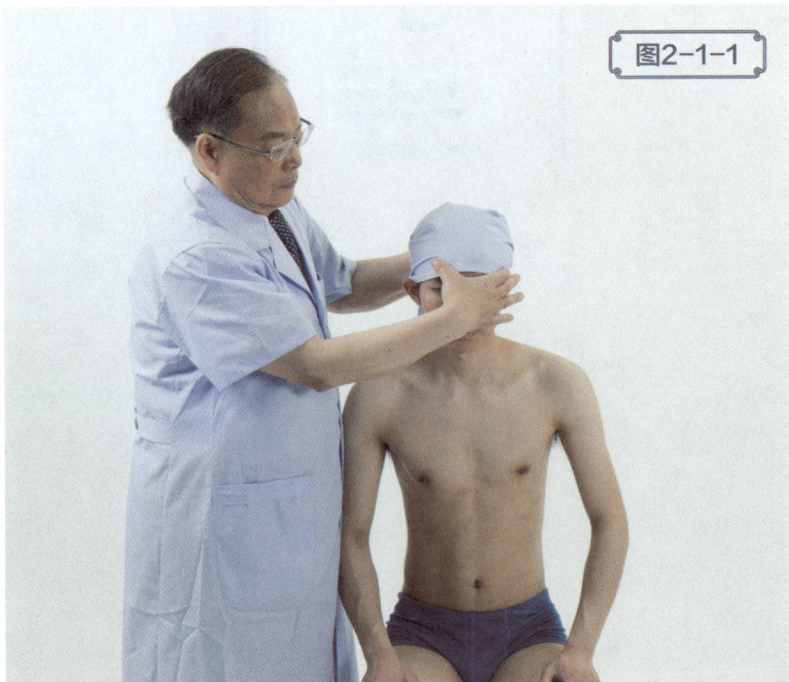

图2-1-1

① 医者用一块治疗巾将头部兜起，一手在头部抓紧布端，另一手拇指、食指分开，用指腹在治疗巾上来回搓之，见图2-1-1。

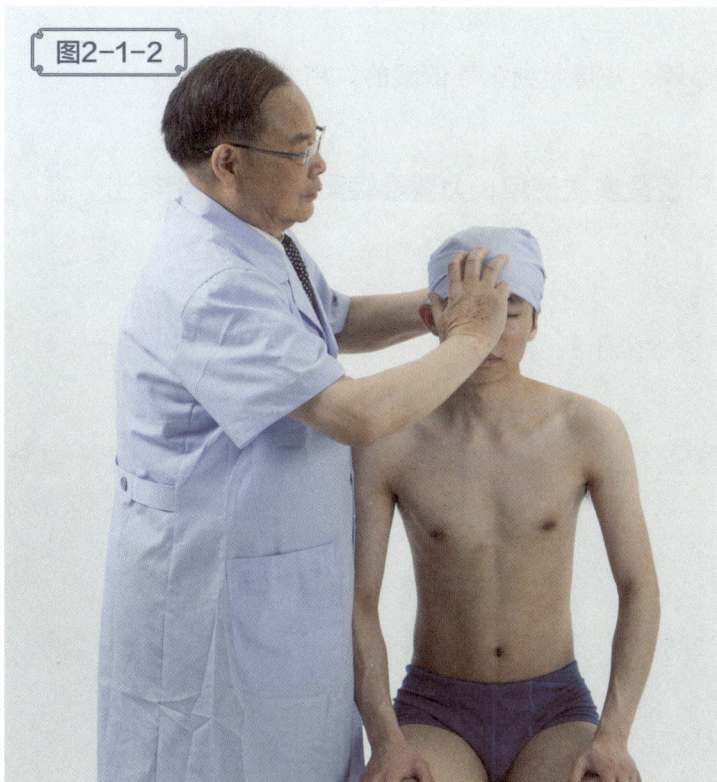

图2-1-2

② 医者一手食指、中指、无名指三指分开，自头前推向后，见图2-1-2。

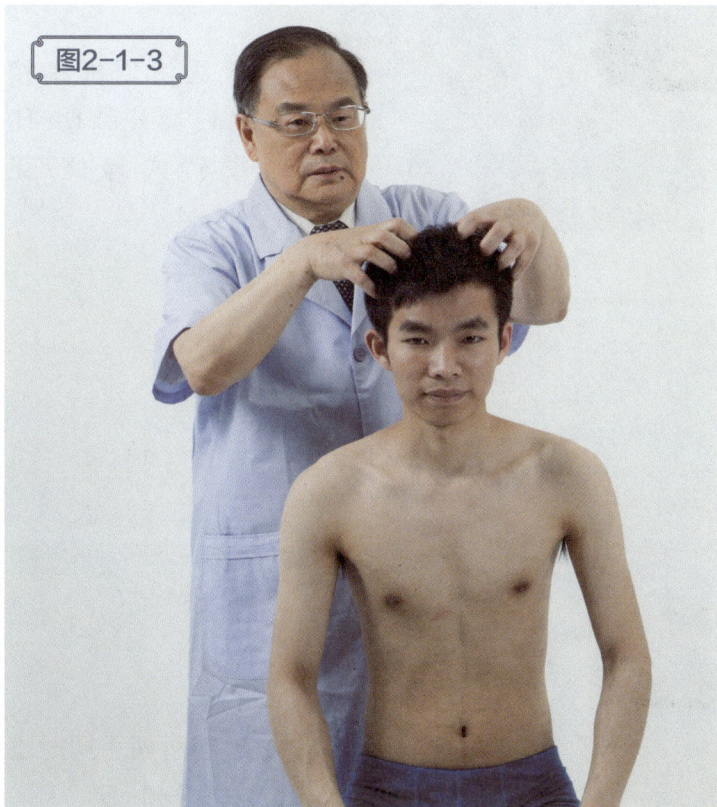

图2-1-3

③ 去掉治疗巾，医者站在患者身后，双手五指分开，用指肚无规律地交替掐头部发迹线内部位，先轻后重，见图2-1-3。

手法二

本手法对各种头痛都有疗效，并可起到镇静催眠的作用。

【注意事项】本手法可反复多次使用，力量要轻柔。手法运用得当，患者当时即可入睡。

【体位】患者取仰卧位，医者坐于头前方。

操作步骤

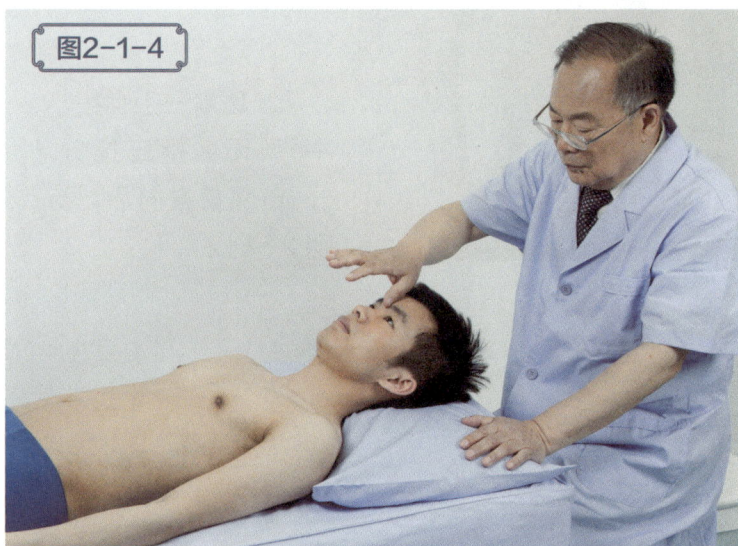

图2-1-4

① 医者用拇指桡侧面擦、揉外睛明、印堂、攒竹穴等处，见图2-1-4。

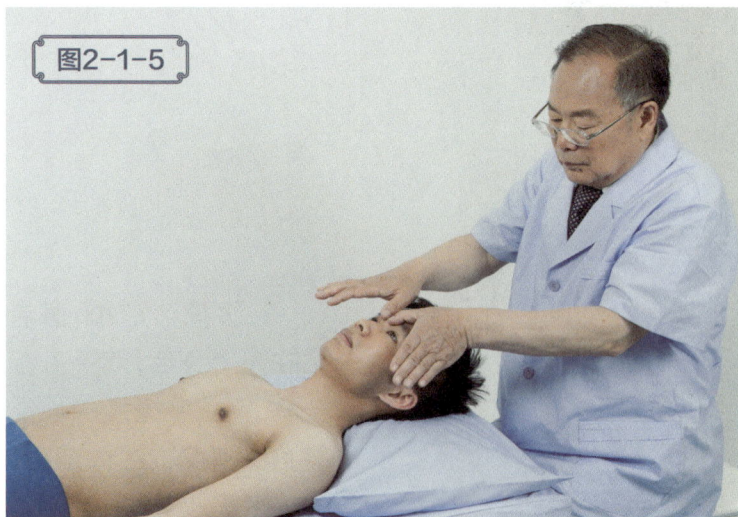

图2-1-5

② 也可两手同时进行，见图2-1-5。

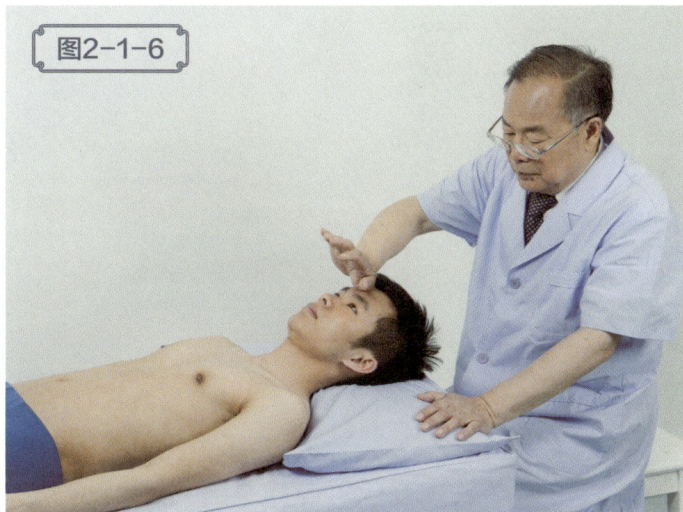

图2-1-6

③ 医者用大鱼际和第一掌骨桡侧面擦揉额部,见图2-1-6。

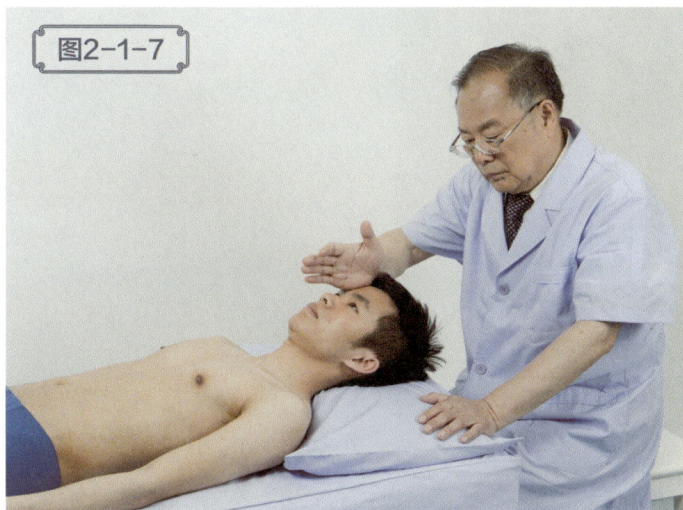

图2-1-7

④ 用小鱼际和第五掌骨尺侧面擦揉额部,见图2-1-7。

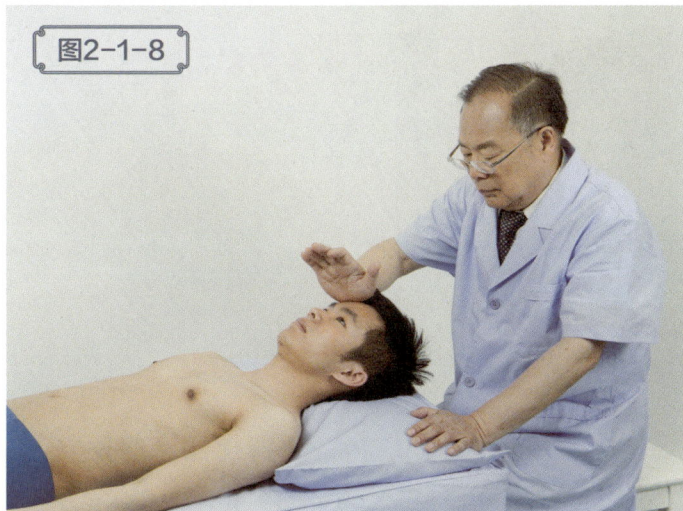

图2-1-8

⑤ 用掌根部在额部擦揉,见图2-1-8。

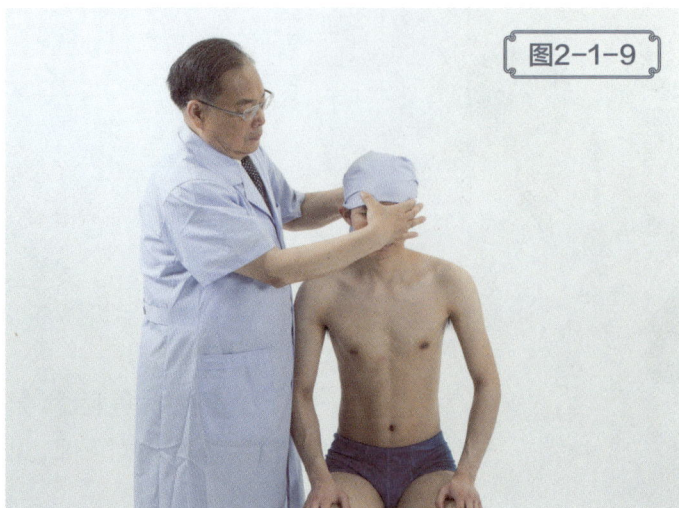

图2-1-9

⑥ 两手中指点按外睛明穴，见图 2-1-9。

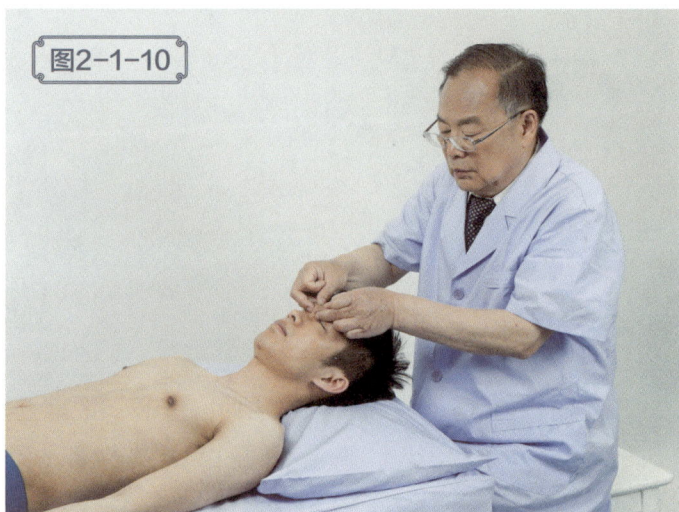

图2-1-10

⑦ 两手拇指、中指拿睛明穴、攒竹穴、印堂穴、鱼腰穴，可反复多次，见图 2-1-10。

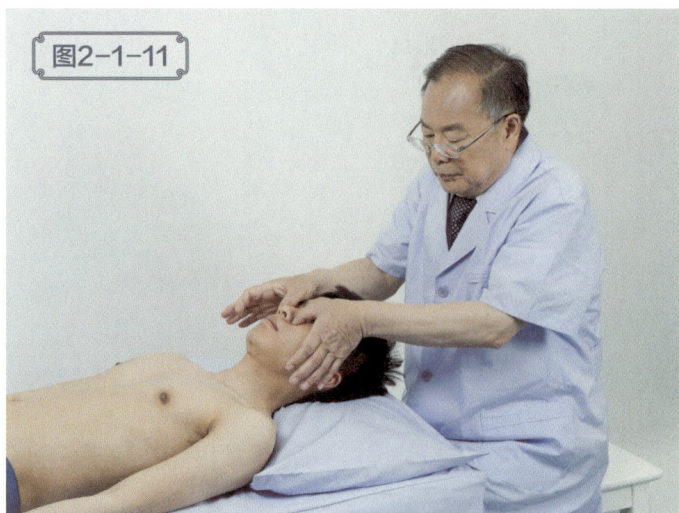

图2-1-11

⑧ 拇指揉捻迎香穴，见图 2-1-11。

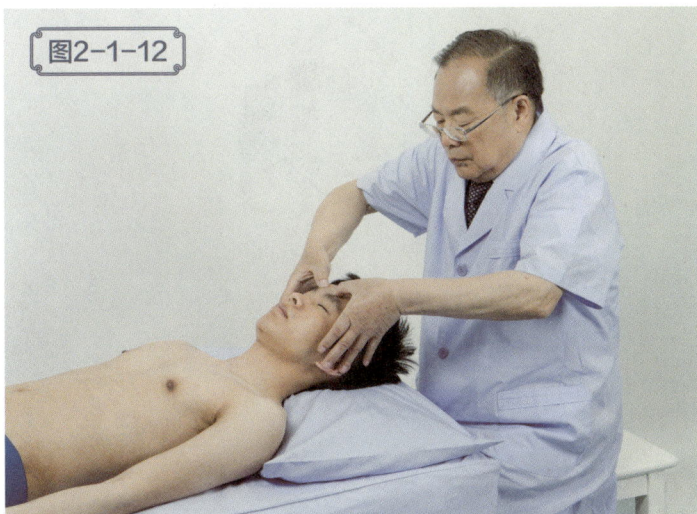

图2-1-12

⑨ 双手拇指在眉上用分推法，推3～5次，见图2-1-12。

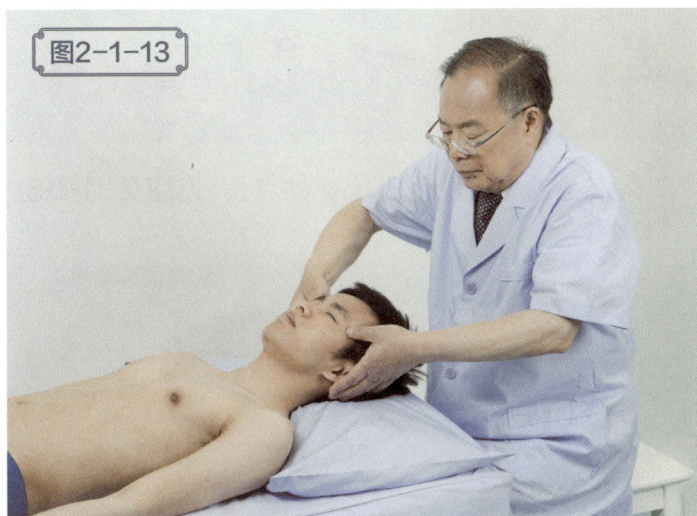

图2-1-13

⑩ 双手拇指由印堂穴分推到太阳穴，在局部揉捻、点穴，见图2-1-13。

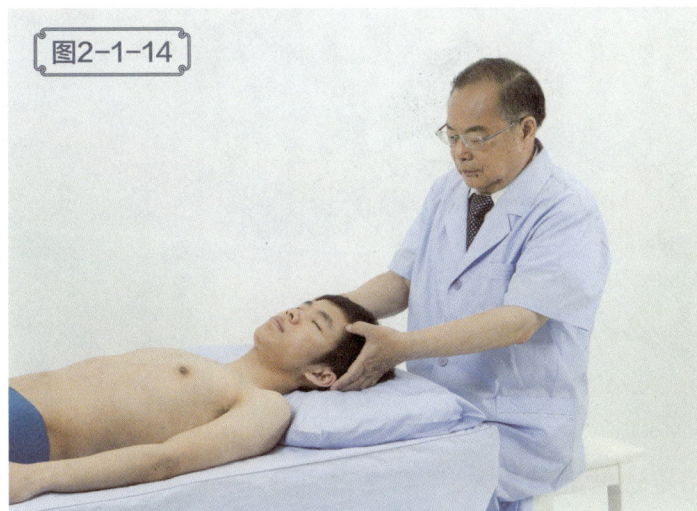

图2-1-14

⑪ 双手拇指由太阳穴推到头维穴，此过程中揉捻、点穴，见图2-1-14。

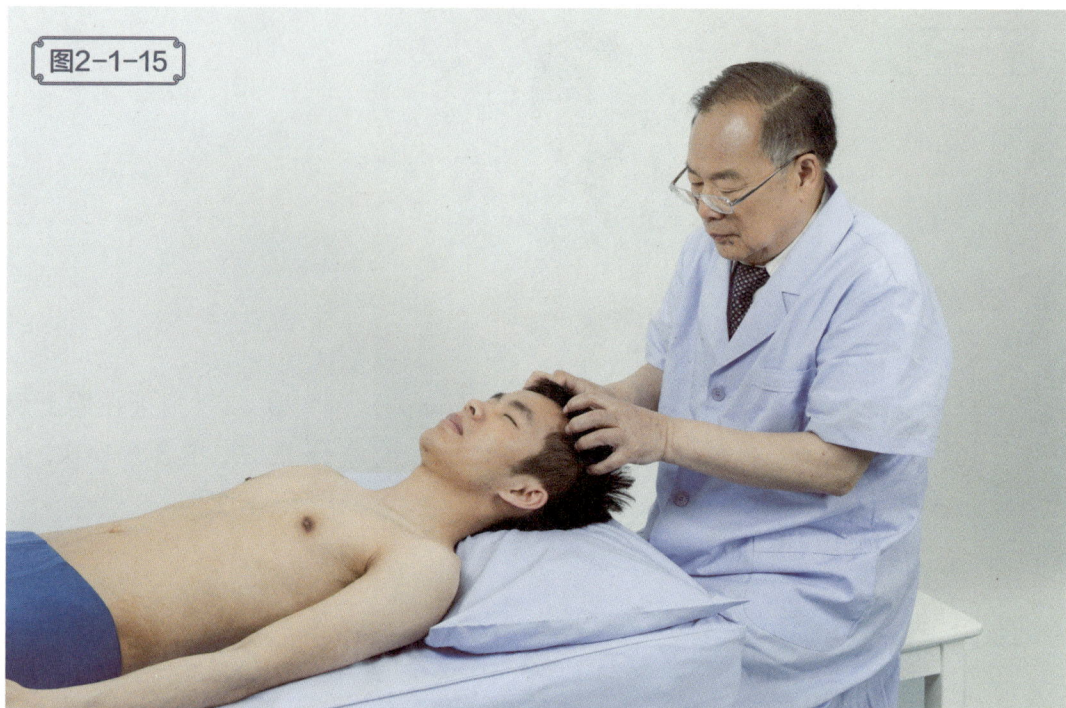

⑫ 双手指点按督脉诸穴，余四指在头部做广泛而无规律的点按，见**图 2-1-15**。

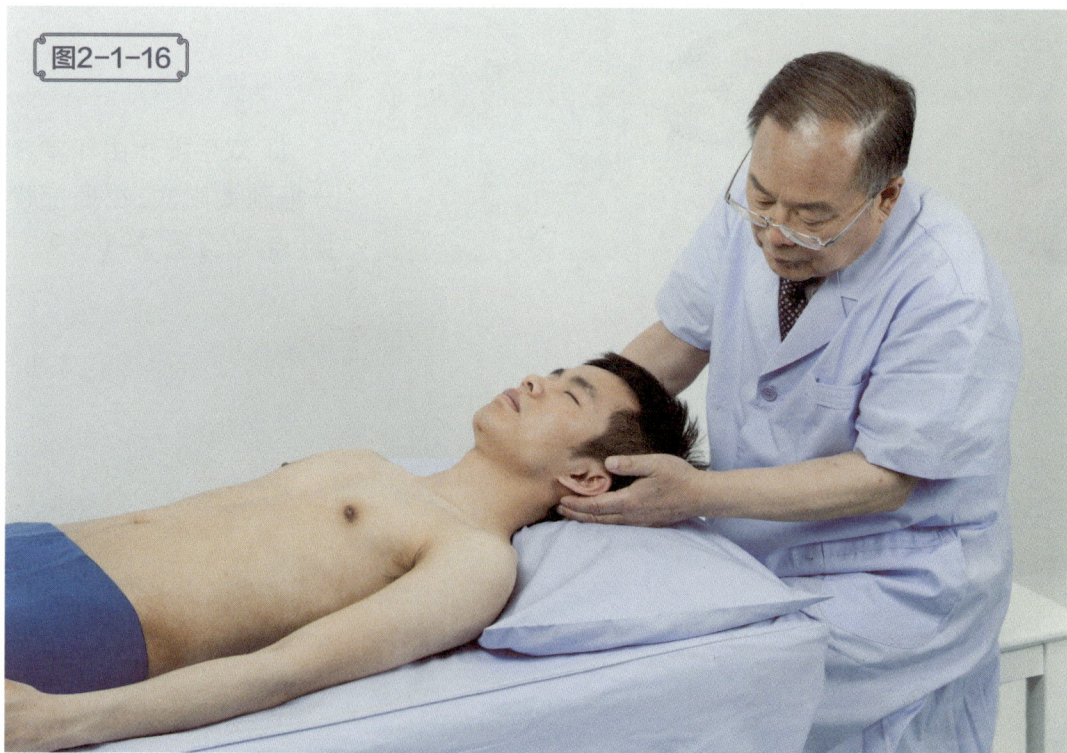

⑬ 双手食指、中指在耳后用推法推至风池穴，见**图 2-1-16**。

（二）颞颌部手法

颞颌部手法包括揉捻、勾摇、归挤等。本套手法具有松解粘连，使轻度移位的关节软骨盘和髁状突恢复原位，促进局部炎症吸收的作用，适用于颞颌关节紊乱症，张口时弹响或张口困难。

【注意事项】 手法要求轻稳柔和，力量不可过大。患者张口时尽量张大。

【体位】 患者取坐位，医者用一手掌托其下颌，一拇指放在颞颌关节处。

■ 操作步骤

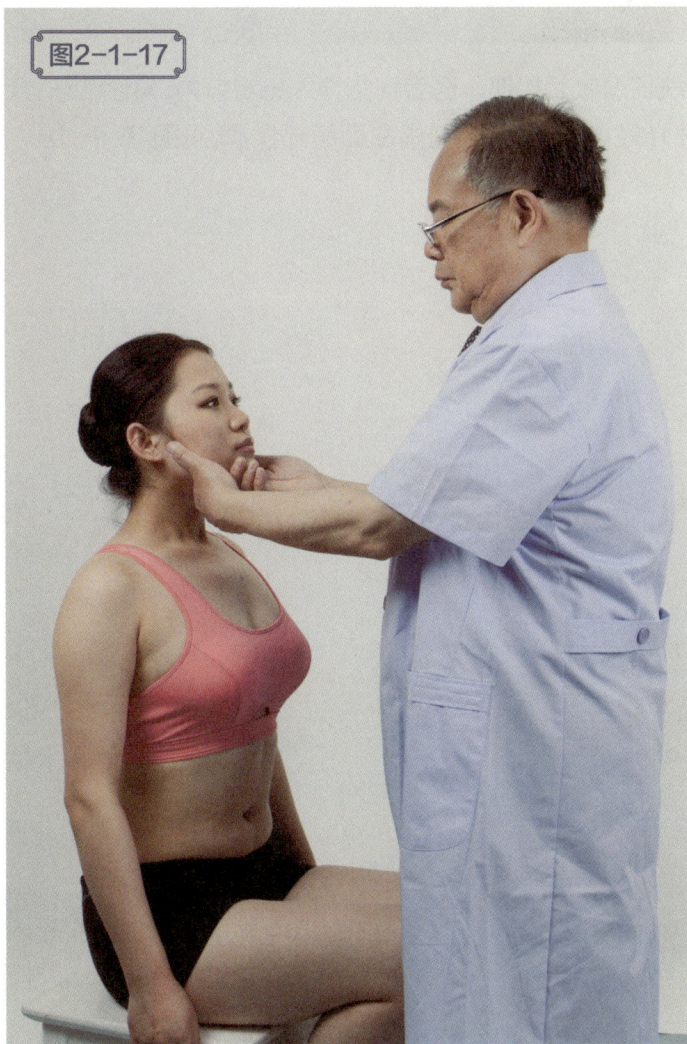

图2-1-17

① 医者拇指在颞颌部轻轻揉捻，见图2-1-17。

图2-1-18

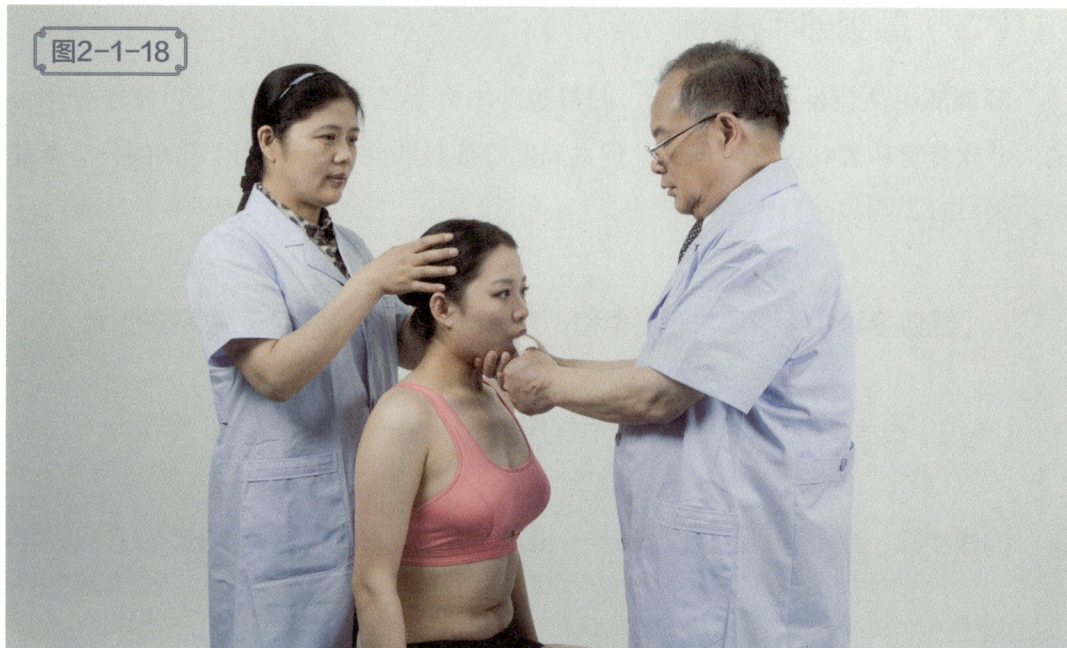

② 助手站在患者身后，用手扶住患者后枕部。医者拇指伸入患者口内，勾住下牙，余四指拿住下颌，向前下方拔伸，并轻轻摇动，另一手拇指在颞颌部揉捻，见图 2-1-18。

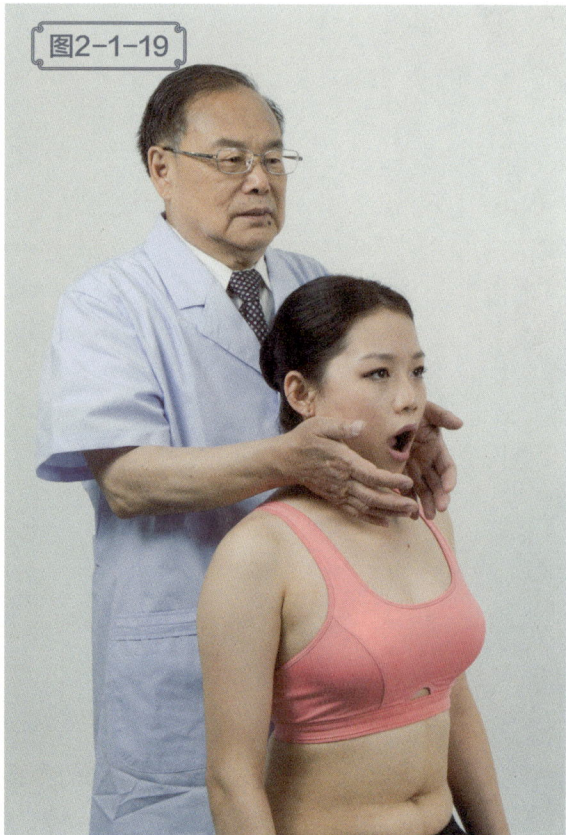

图2-1-19

③ 医者站在患者后方，双手掌放在双侧颞颌关节部，令患者做张口、闭口动作，见图 2-1-19。

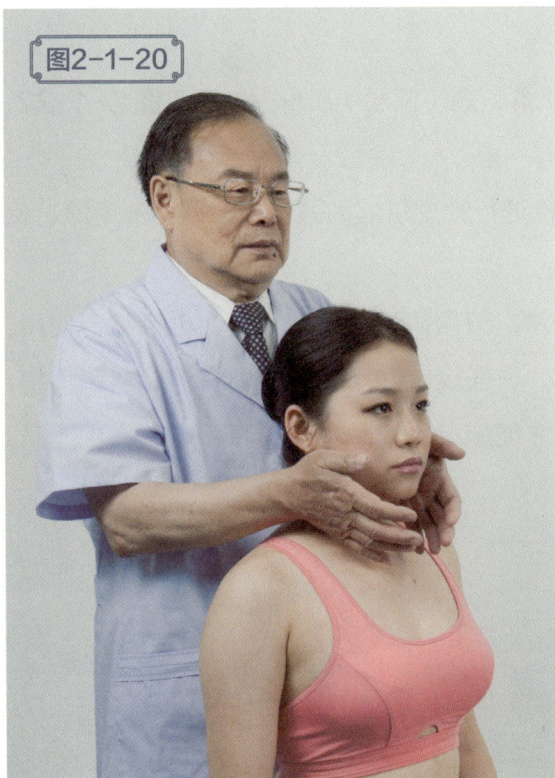

图2-1-20

④患者闭口时医者两手归挤，见图 2-1-20。

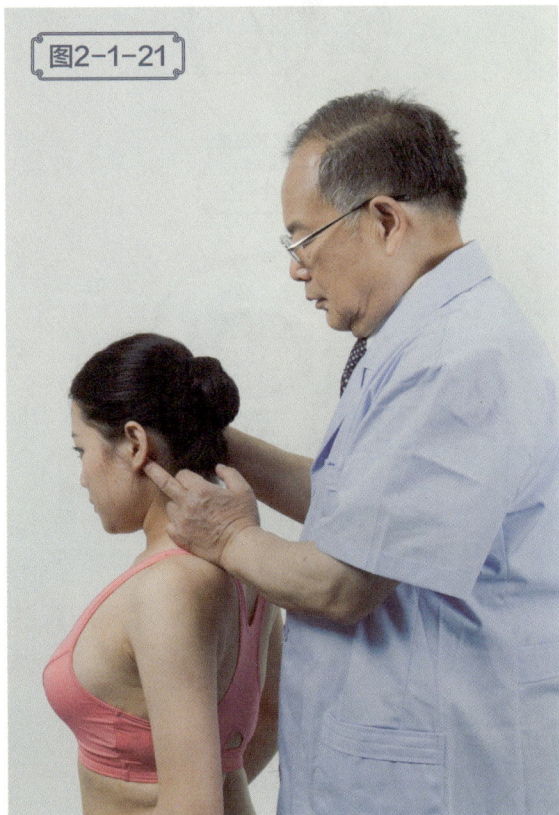

图2-1-21

⑤ 医者一手中指在耳后揉捻放松，见图 2-1-21。

（三）颈项部手法

头颈浅肌群、斜方肌、颈（中层）肌群、颈（深层）肌群解剖图见**图2-1-22**、**图2-1-23**、**图2-1-24**。

颈项部常见疾患有颈肌筋膜炎、颈椎退行性变引起的颈椎病、肩颈部受凉、颈肌痉挛引起的落枕等。

现介绍应用于颈项部疾患的基本手法，依据病情可单独使用，也可结合使用。需注意颈项部是神经、血管的重要通路，一些旋转性手法应在患者消除紧张情绪，肌肉放松的情况下，并给予一定牵引力才能施行。切忌生扳硬转，以免发生危险。颈部有病理性改变时禁忌手法。

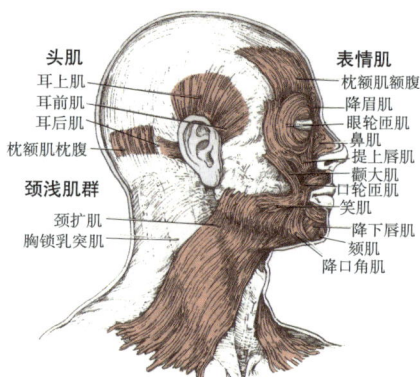

头颈浅层肌群

图2-1-22

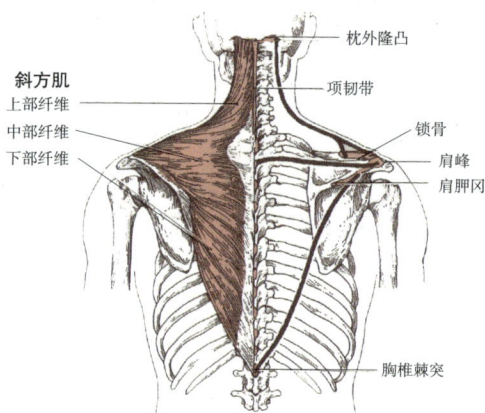

斜方肌及其起止点

图2-1-23

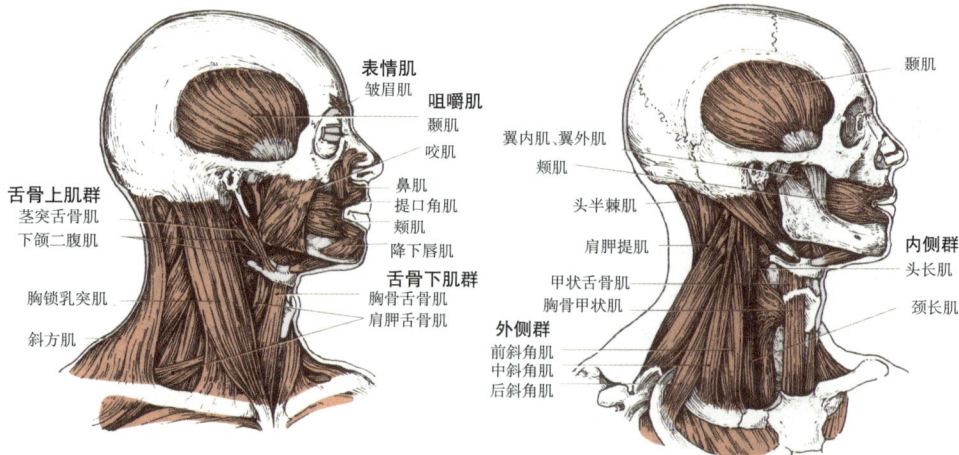

颈（中层）肌群

图2-1-24

颈（深层）肌群

本图引自《运动解剖学图谱》(顾明德、缪进昌主编．人民体育出版社，2006.)

揉捻法见**图2-1-25**，搓法见**图2-1-26**，拿法见**图2-1-27**，劈打法见**图2-1-28**，叩打法见**图2-1-29**，归挤法见**图2-1-30**，散法见**图2-1-31**。

【注意事项】寻找痛点（即痛性结节）十分重要，操作时应先用揉捻、搓法、拿法、散法等使痛点（痛性结节）变软消失。神经根型颈椎病病变多在颈5~6椎，胸锁乳突肌的后缘和颈横纹的交界处可触及结节，结节多较小如豆粒大；病变在颈7~胸1椎表现尺侧症状时，在同侧腋下可找到结节，该结节较大，呈松散状。椎动脉型颈椎病多在第3颈椎横突处触及一个硬结节，结节较大。慢性咽炎在右侧胸锁乳突肌下1/3处有结节，局部压痛。类冠心病症状在左侧胸锁乳突肌下1/3处有硬结节，局部压痛。

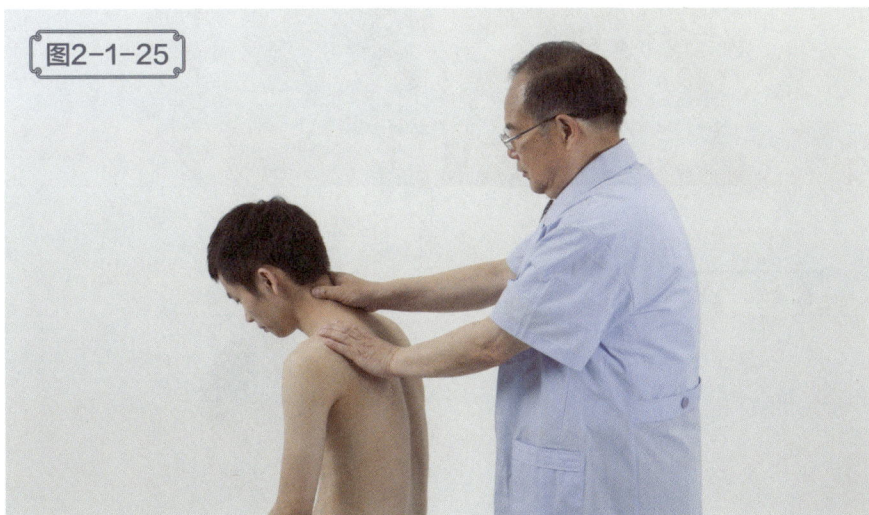

图2-1-25

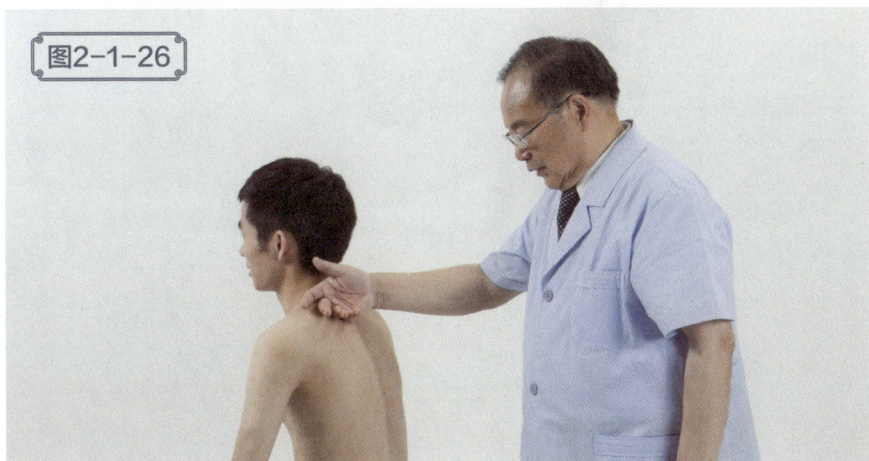

图2-1-26

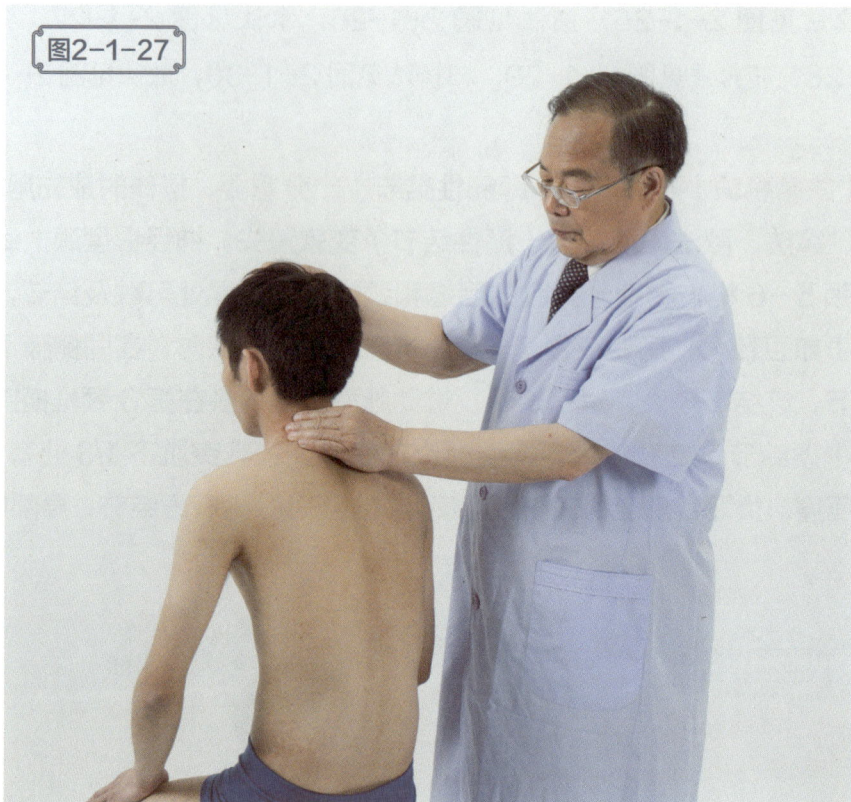

图2-1-27

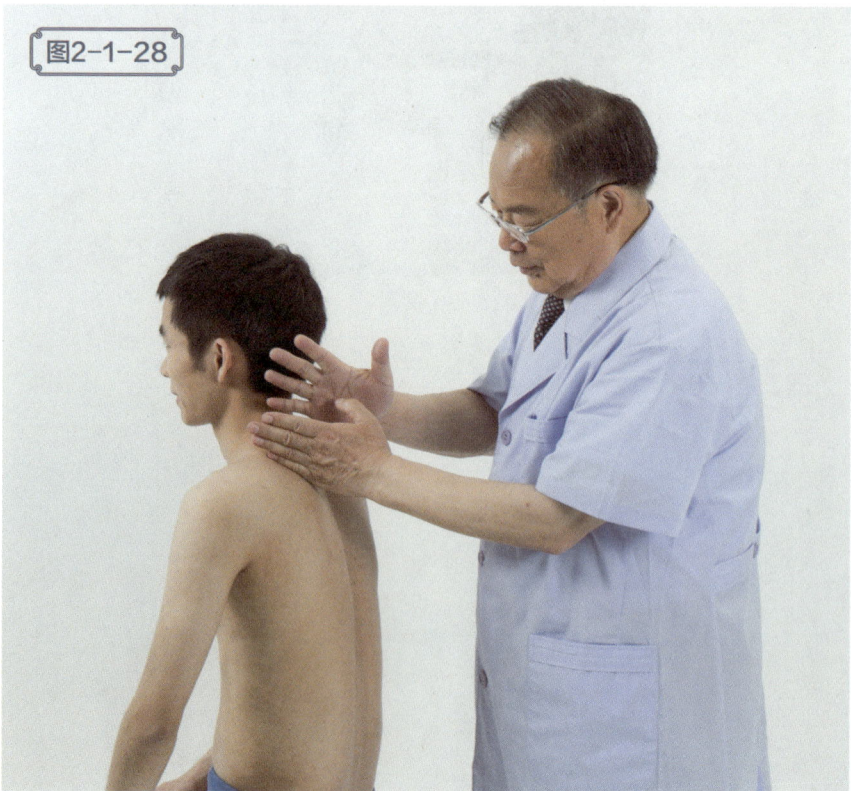

图2-1-28

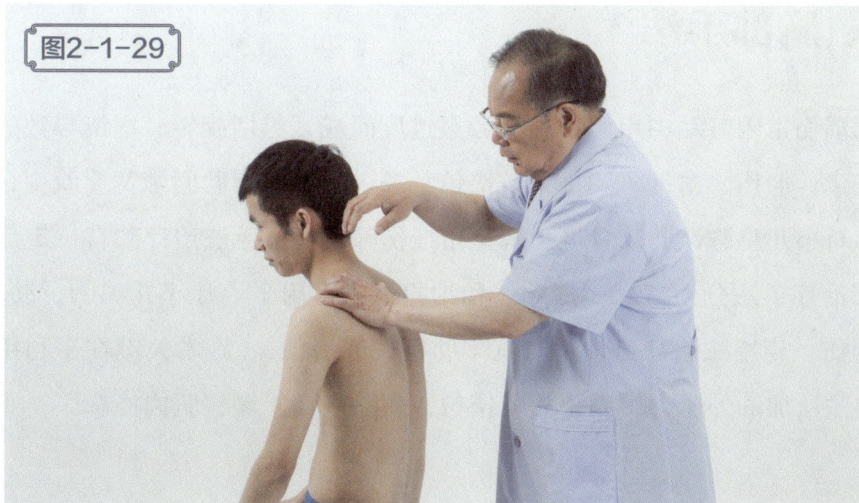

图2-1-29

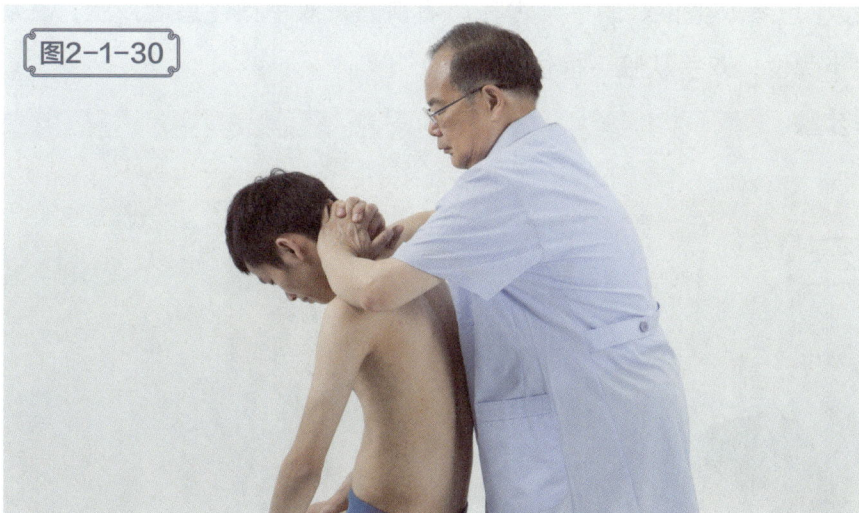

图2-1-30

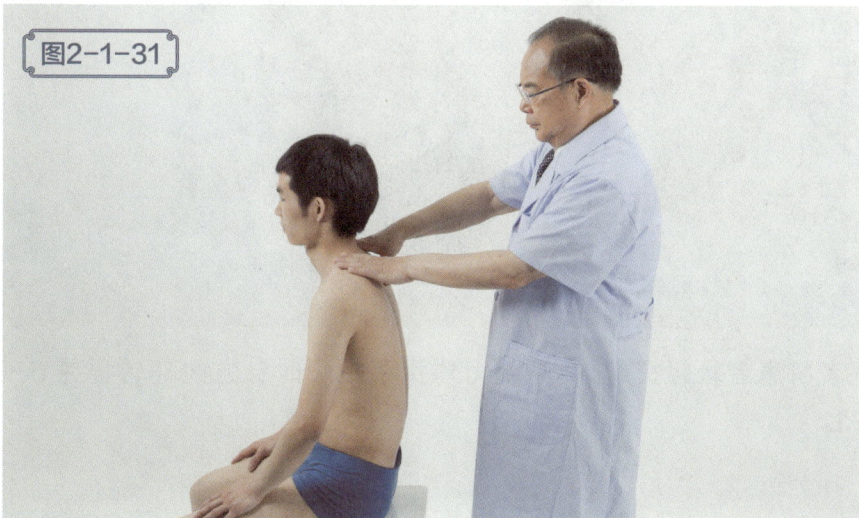

图2-1-31

二、胸部手法

胸部损伤常因劳动中用力不当或劳累过度而成，包括旋转、扭错导致的胸壁固有肌肉痉挛，努伤、岔气（肋椎关节错位）等，患处可有肋间隙宽度改变，局部压痛明显。对小儿鸡胸、肋软骨炎、胸壁扭挫伤等疾病，手法治疗都有一定疗效。

胸部治疗手法分为三套：提端法和拍打法，常用于治疗小儿鸡胸、肋软骨炎、胸壁扭挫伤；旋扭法治疗努伤、岔气（肋椎关节错位）。施术关键在于利用胸腔内压力与手法所加的外压力，调整关节错位，解除嵌顿，缓解肌肉痉挛。

1. 提端法

【体位】患者取坐位。助手半蹲在患者前方，双手按住患者双腿，医者站在患者身后呈半蹲位，双手从腋下抱住患者。

███ 操作步骤 ███

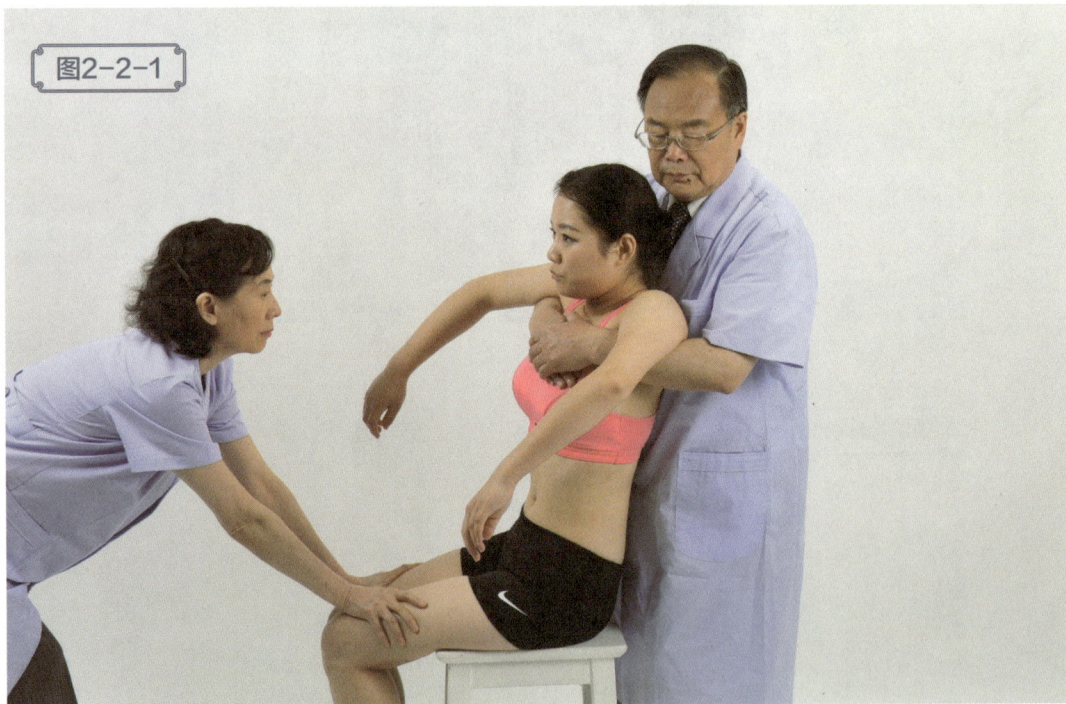

图2-2-1

① 医者将患者轻轻提起，在牵引力作用下按顺时针方向环转摇晃6~7次，见图2-2-1。

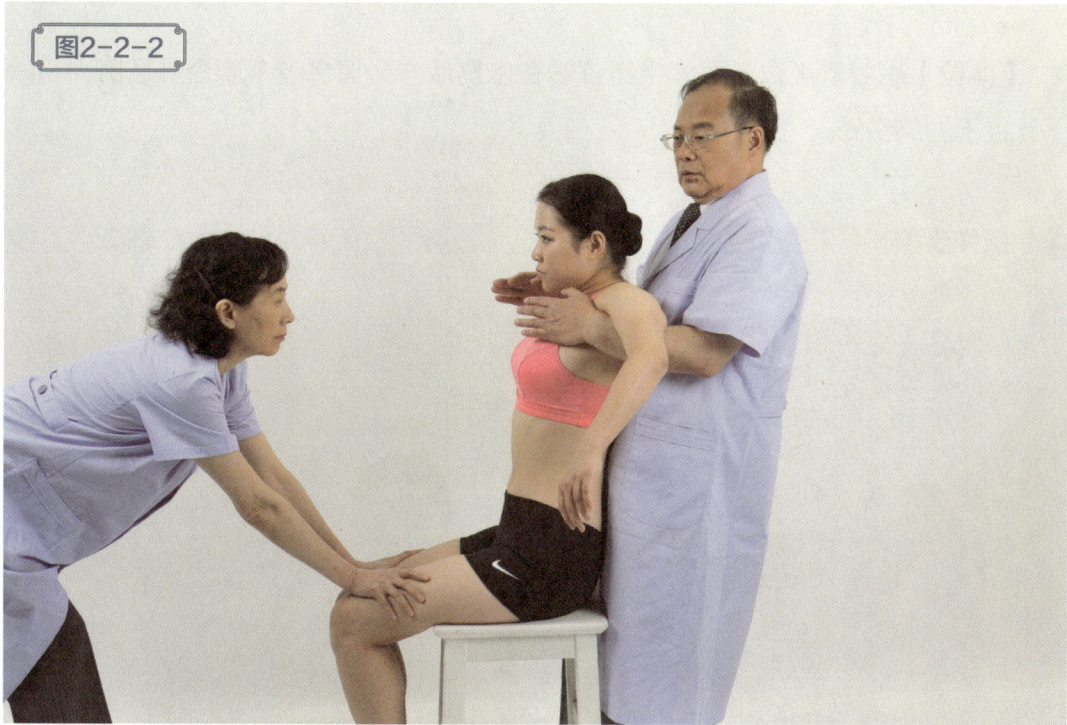

② 大力上提的同时，令患者吸气，使其胸廓隆起，见图 2-2-2。

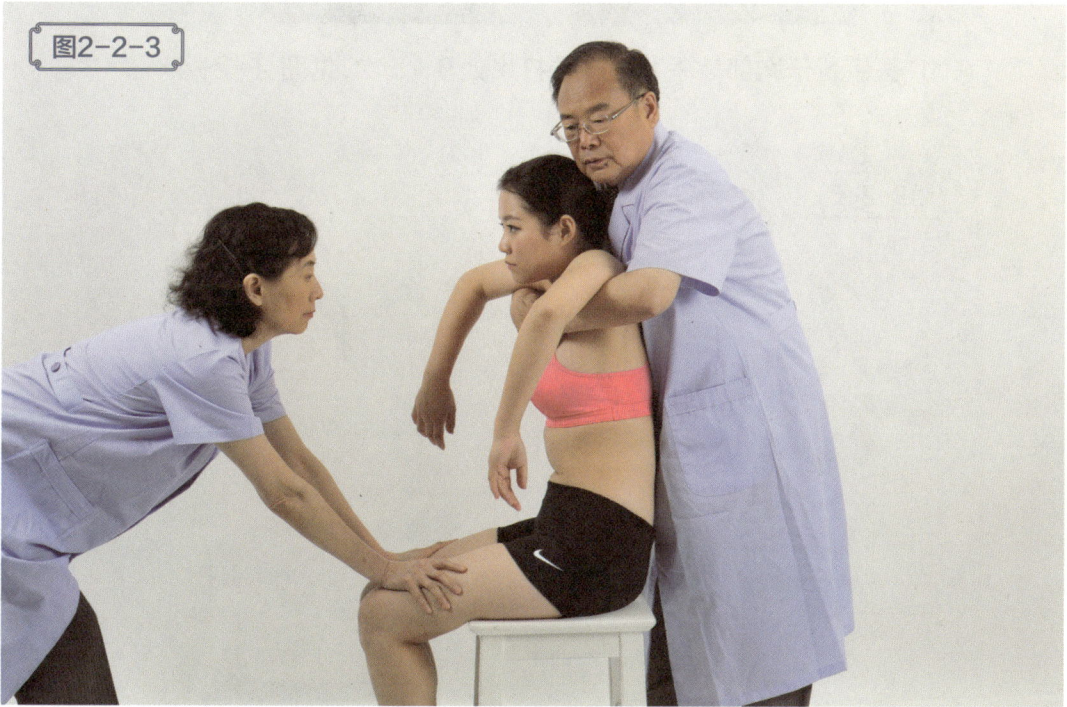

③ 令患者身体前屈呼气，同时医者以胸压挤患者之背，双手迅速转放至患处戳按，见图 2-2-3。

图2-2-2

2. 拍打法

【体位】患者取坐位。医者半蹲位站在患侧后方，握患者手腕令其屈肘，另一手背置于胸部伤处。

■ **操作步骤**

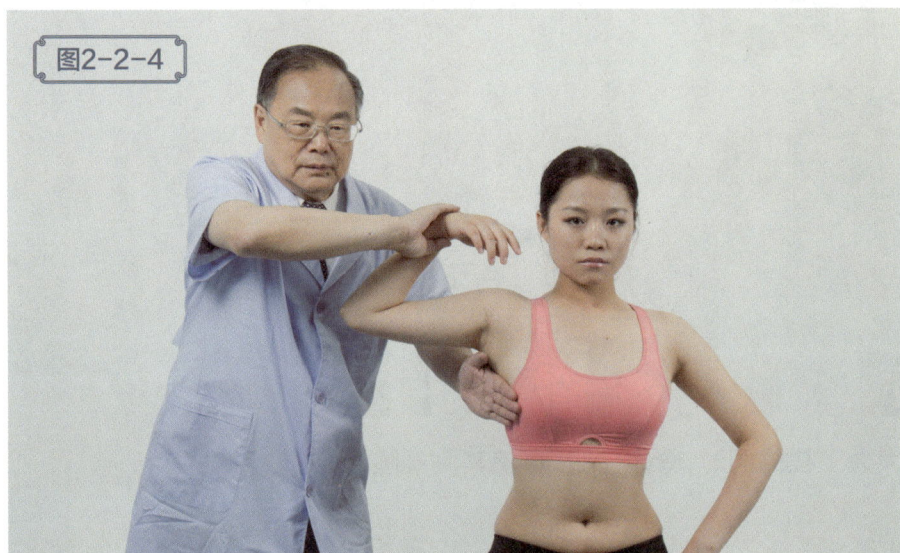

① 医者置于胸部之手背轻轻拍打患处3~5次，见图2-2-4。

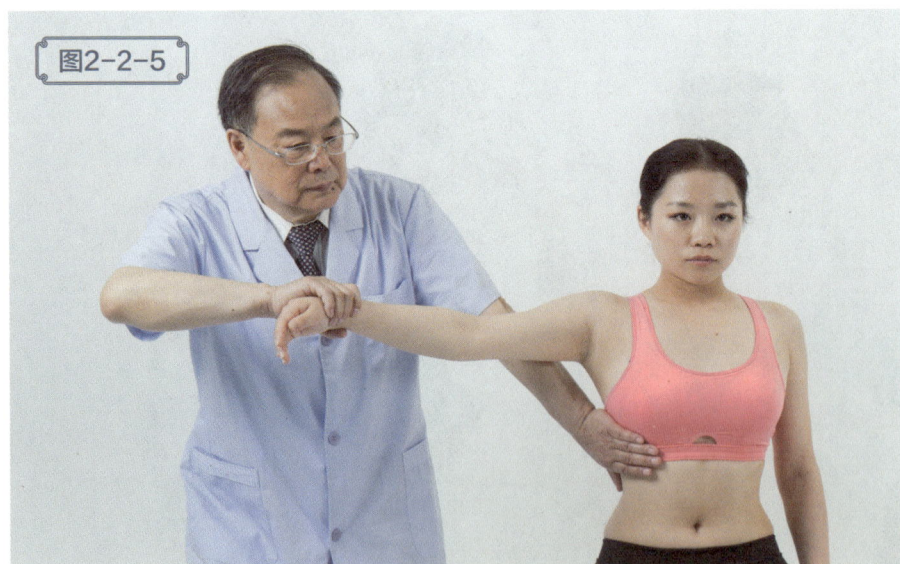

② 医者牵拉上肢快速上提的同时，置于胸部之手迅速反转以手掌面击打患处，见图2-2-5。

3. 旋扭法

本法具有调整关节错位、解除滑膜嵌顿、缓解肌肉痉挛的作用。

【注意事项】在诊断上应注意与心肺疾患引起的胸痛症状相鉴别，遇有此类患者应慎用。

【体位】以左侧为例。患者取坐位。助手半蹲在患者前方，双手按压患者双腿，医者站在患者身后，右手持毛巾一块，双手从腋下抱住患者。

操作步骤

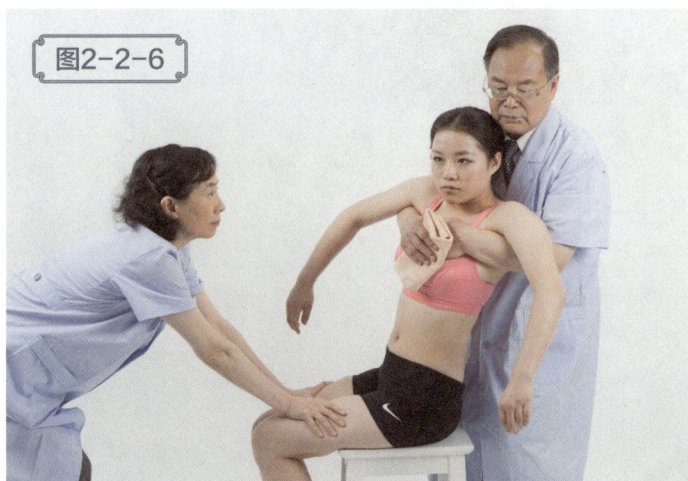

图2-2-6

① 医者将患者轻轻提起，牵引环转摇晃6~7次，见图2-2-6。

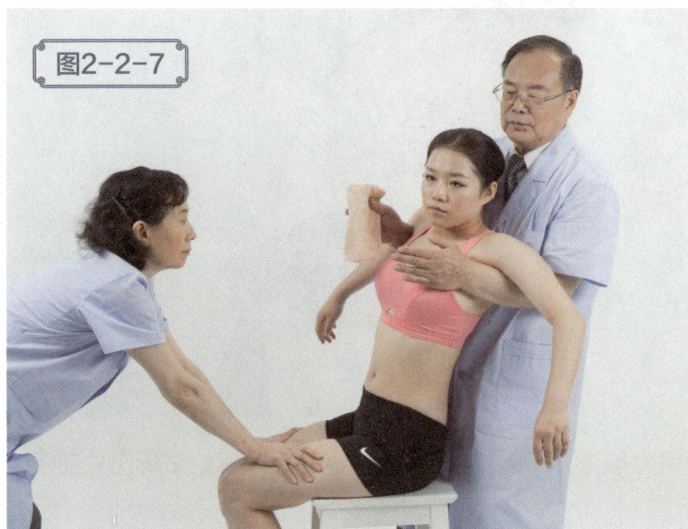

图2-2-7

② 嘱患者挺胸深吸气，并使患者身体向右倾斜，见图2-2-7。

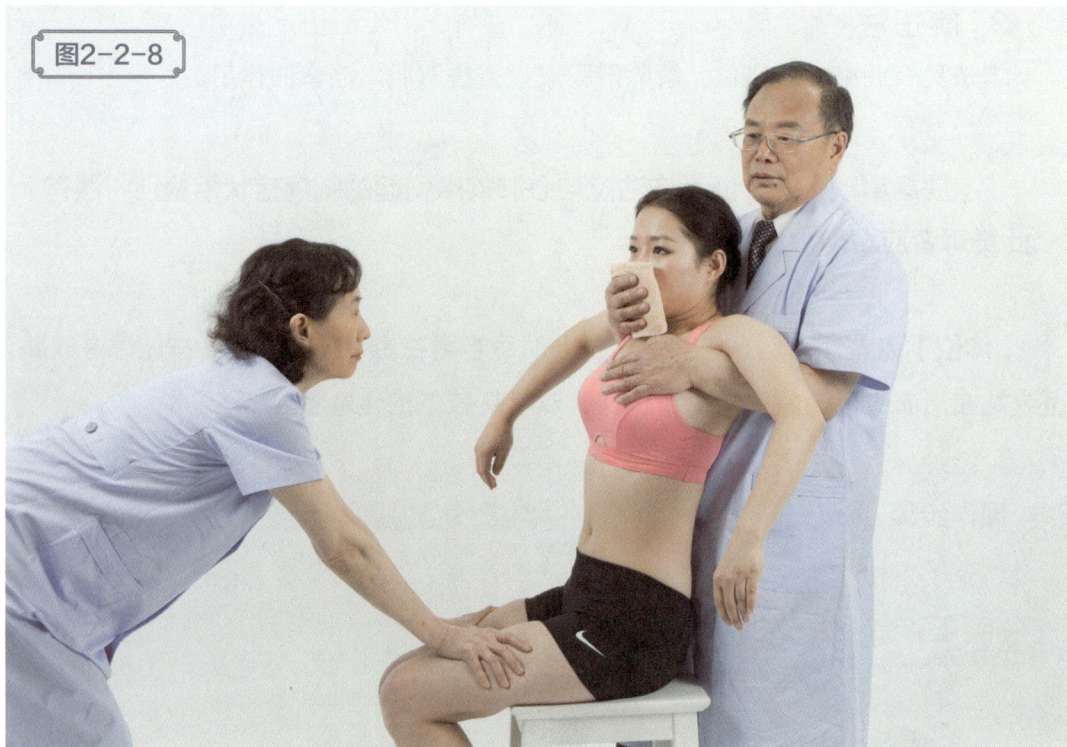

③用毛巾捂住患者口鼻,见图 2-2-8。

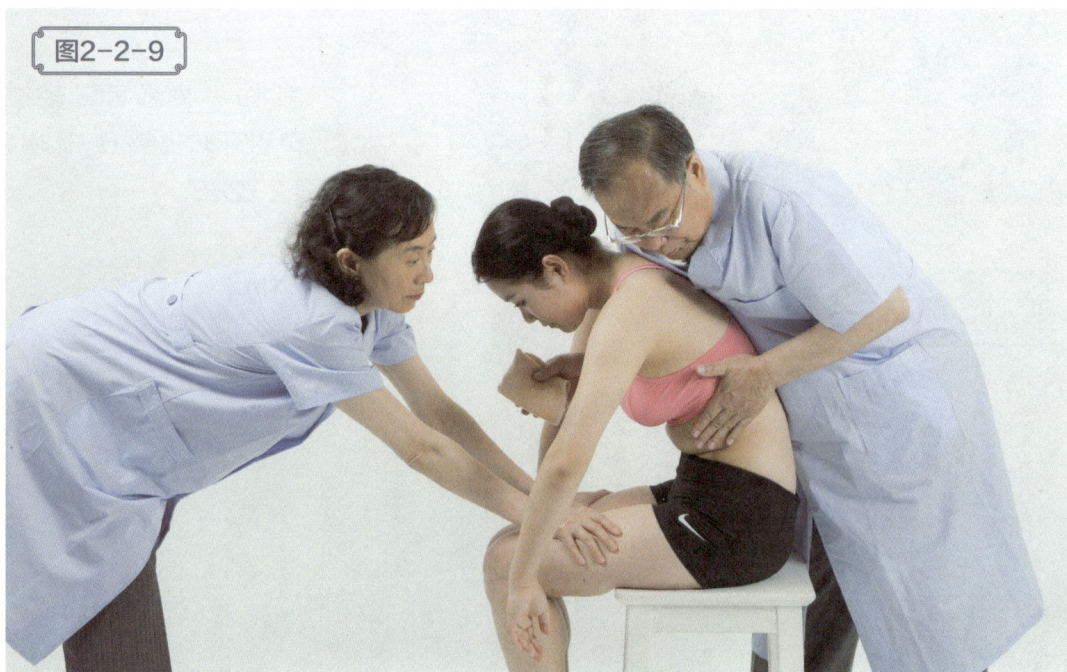

④令患者身体前屈并右倾,用力咳嗽,同时撤去毛巾。医者右手改按在伤处拍打、捋顺,见图 2-2-9。

三、腰背部手法

腰背部作为直立行走的支柱及躯干运动的枢纽，在人体活动中起着重要的作用，背浅层肌、背中层肌和深层肌解剖图见**图2-3-1、图2-3-2**。腰背部结构复杂，承担着复杂的运动和人体二分之一的重力，因此发病率较高。有因外伤者，如急性腰扭伤，损伤后失治、误治，转成劳损，也有因受风寒湿及劳动姿势和生活习惯影响而致者，还有为数不少的患者是因骨关节、椎间盘及韧带的退行性变所致。颈椎和腰椎疾病占骨伤科疾病的八成。此外还有一些脊柱相关疾病在腰背部常出现反应点或反应区，手法治疗这些部位的反应点或反应区也可以起到很好的治疗效果。

腰背部手法分为基本手法和套路手法两部分。在治疗腰背部、腰腿部急慢性疾病中有着很好的疗效。对常见的外伤性、功能性、劳损性及退行性变引起的腰背、腰腿痛患者，均可采用。

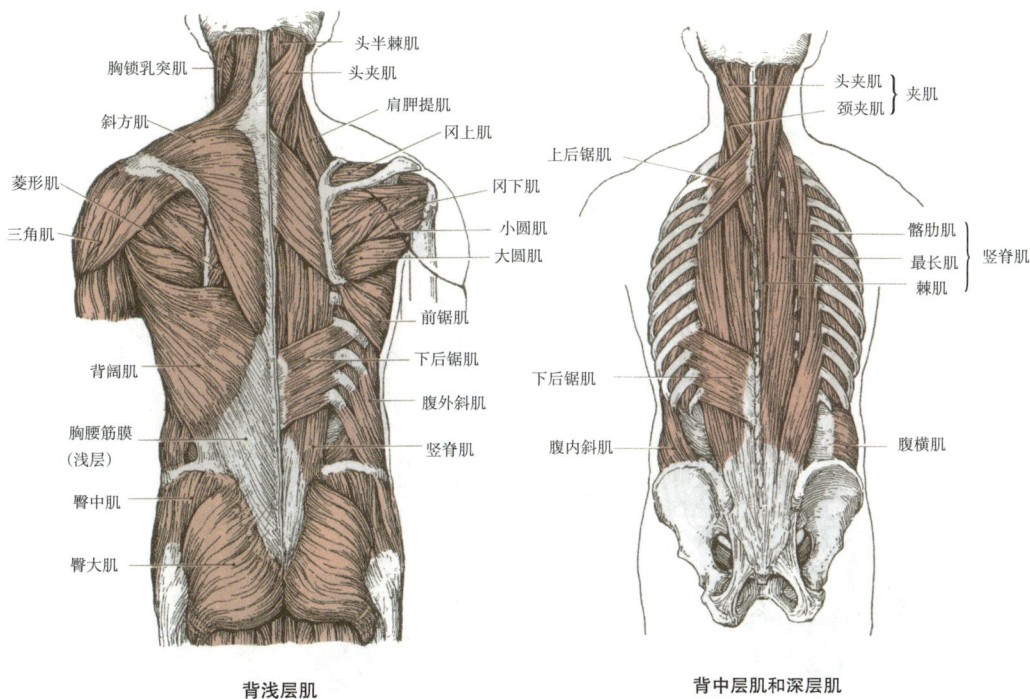

背浅层肌

图2-3-1

背中层肌和深层肌

图2-3-2

本图引自《运动解剖学图谱》(顾明德、缪进昌主编．人民体育出版社，2006.)

（一）基本手法

揉法见图 2-3-3，指揉法见图 2-3-4，掌揉法见图 2-3-5，按压法见图 2-3-6，掌推法见图 2-3-7，打法见图 2-3-8，劈打法见图 2-3-9，叩打法见图 2-3-10，摩法见图 2-3-11，散法见图 2-3-12。

【注意事项】①基本手法中以揉法临床应用最多。②督脉和膀胱经上有很多穴位，与脊柱相关疾病有很大关系。背部、督脉和膀胱经的穴位和现代解剖学的神经节段分布十分相似，产生的症状也类似，这些部位出现异常，可有内脏相似症状出现，内脏的病症在这些部位也常有反应点。如心脏有症状者，在第 5 胸椎棘突周围仔细触摸，常有很细的索条，按之患者感觉很痛；急性胃肠炎在第 7 胸椎棘突周围常触及索条，按之锐痛等。用轻手法揉捻、弹拨，阳性反应物消失后用散法，可有手到病除的效果。③腰背部手法的操作除注意一般禁忌证外，对于经期、妊娠期患者应慎用或禁用。

图2-3-3

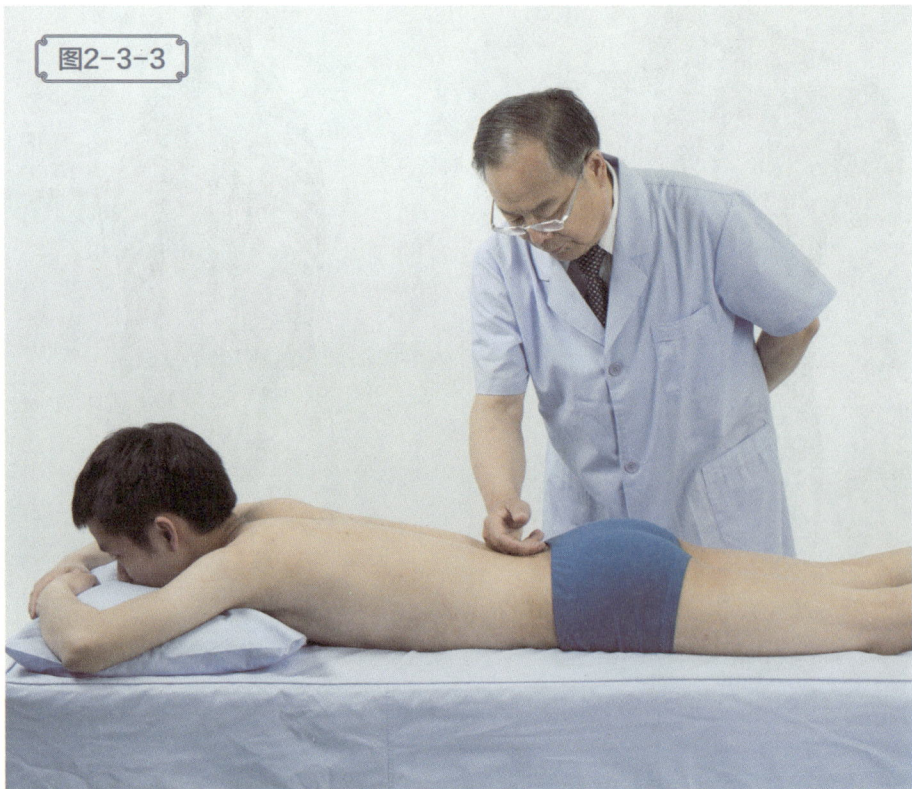

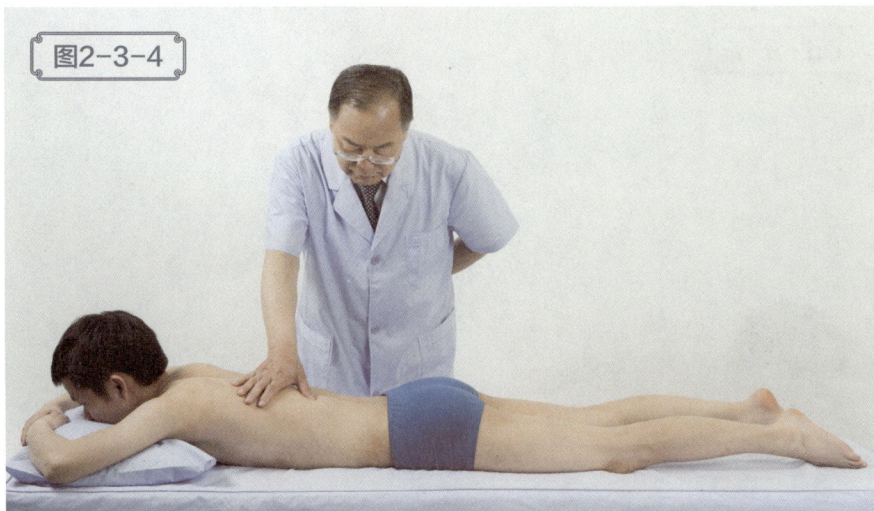

图2-3-4

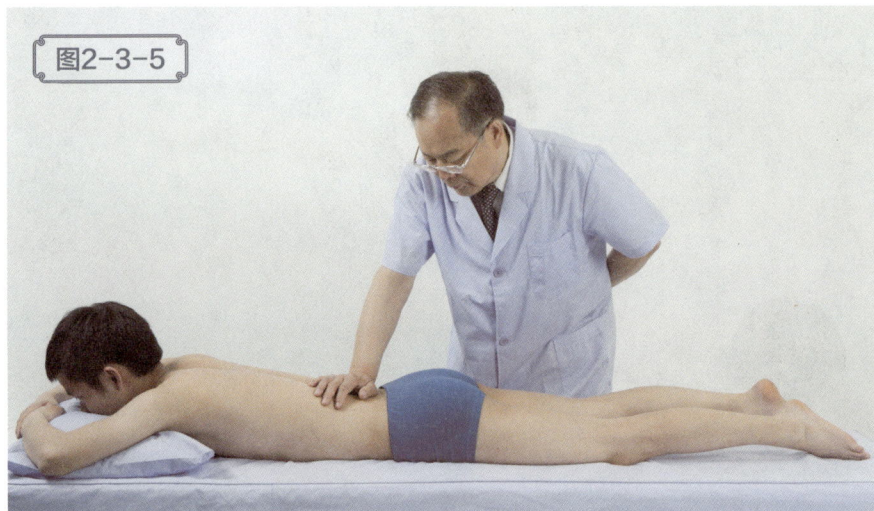

图2-3-5

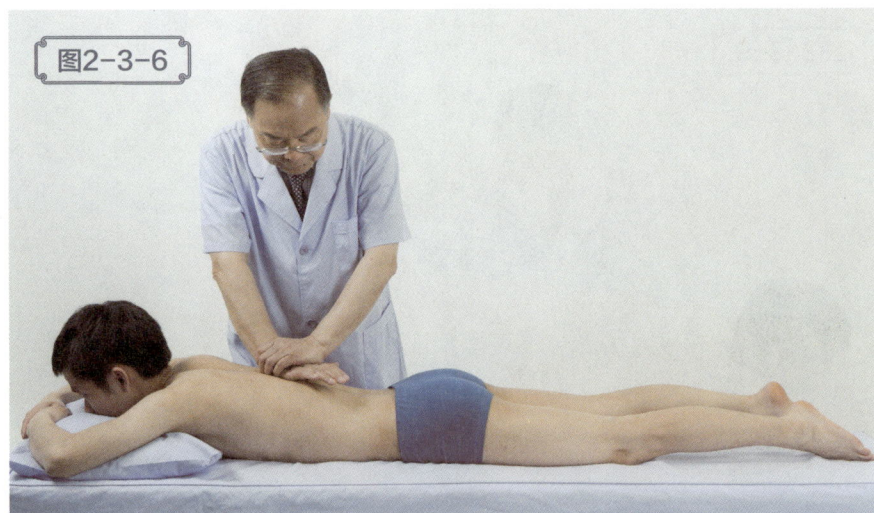

图2-3-6

分部手法

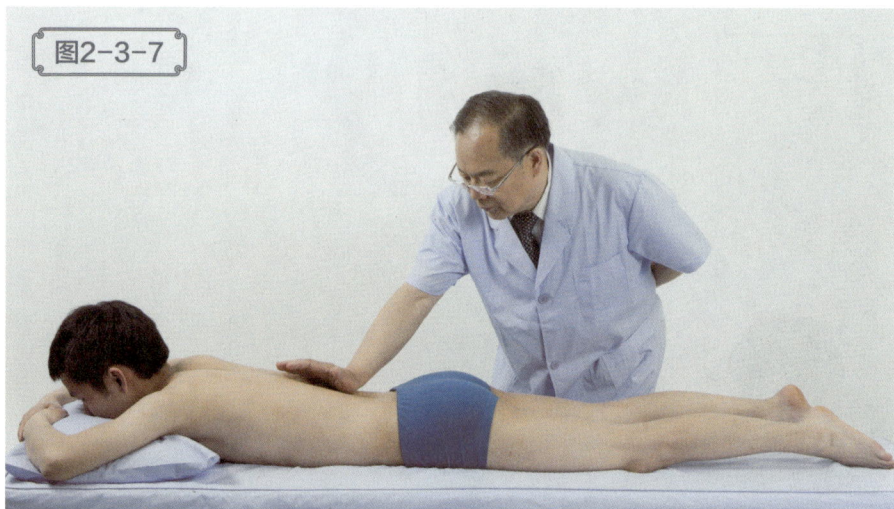

图2-3-7

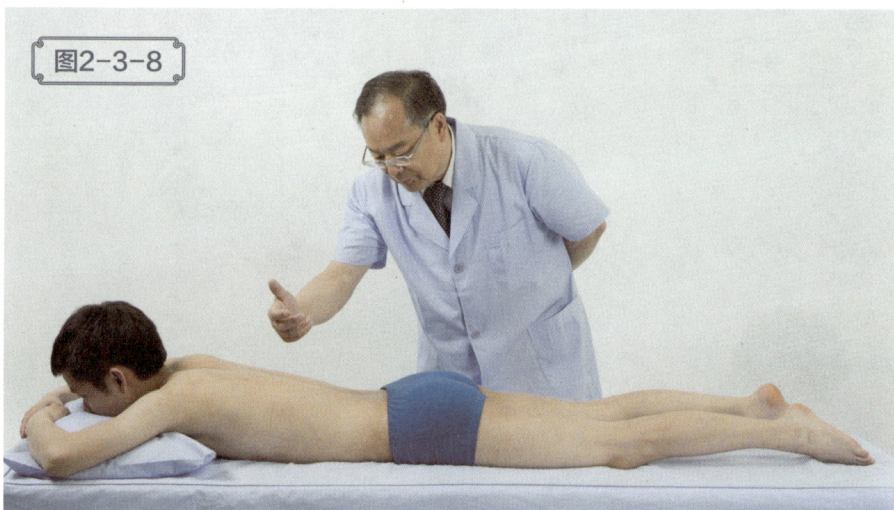

图2-3-8

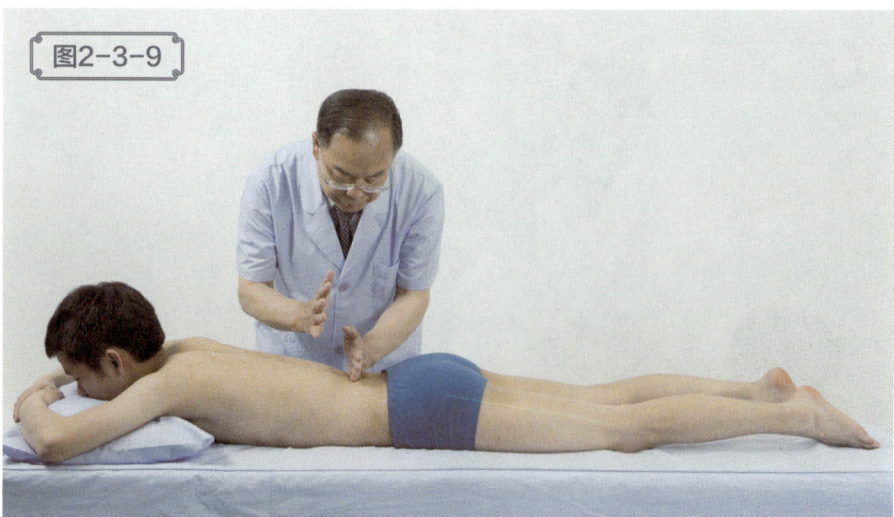

图2-3-9

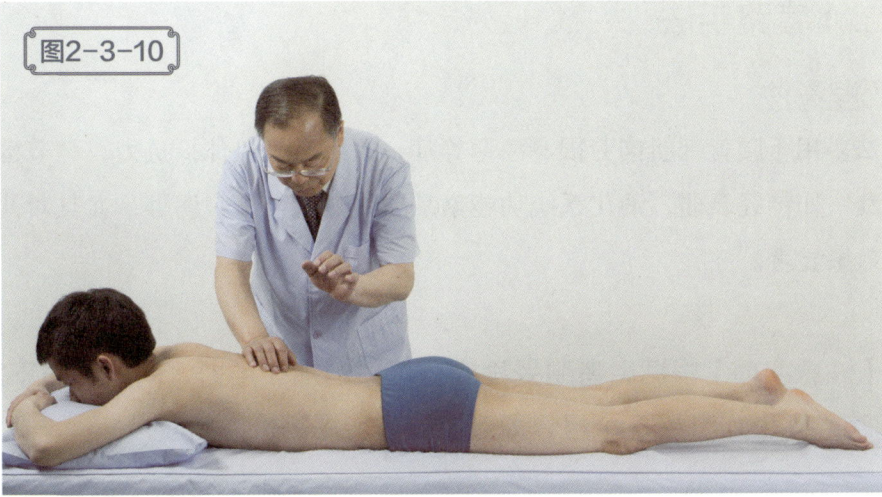

图2-3-10

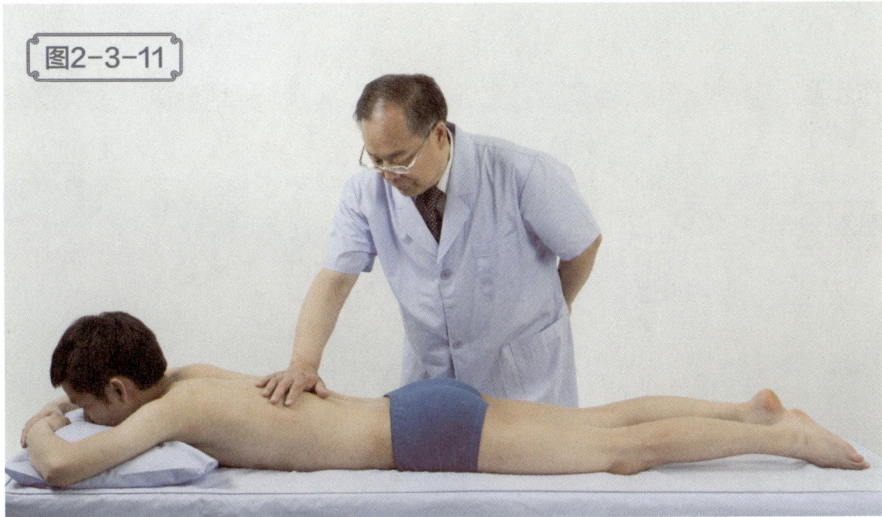

图2-3-11

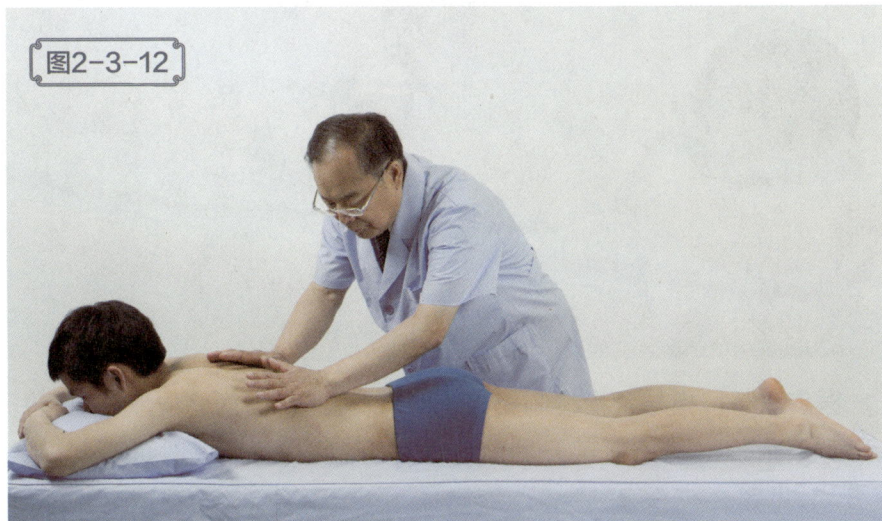

图2-3-12

（二）套路手法

1. 捏脊法

本法多用于腰背部肌肉劳损、痉挛等症，并可增强机体抵抗力，调节植物神经功能紊乱，如神经衰弱，消化系统功能紊乱所致的便秘、腹泻等，尤其对儿童消化不良症效果显著。

【注意事项】根据患者耐受程度，可适当加大用力，向上提时不宜追求弹响声。小儿出生 5 个月，即可做捏脊，提高机体免疫力。

【体位】患者取俯卧位，医者站于床边。

操作步骤

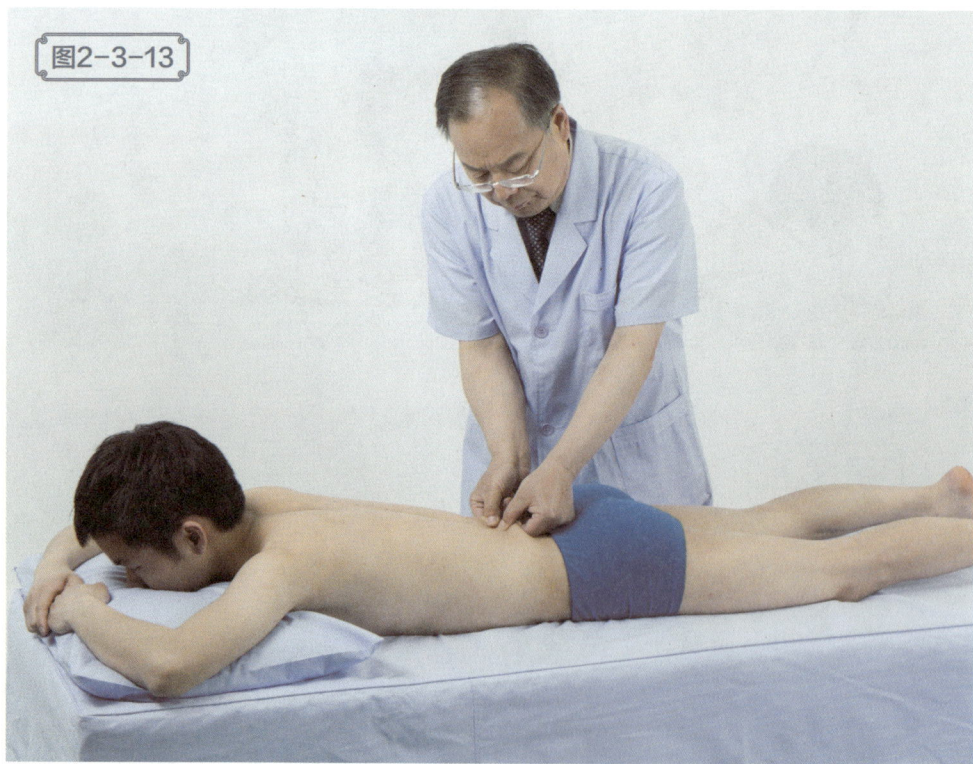

图2-3-13

① 医者双手拇指与食指桡侧面相对，分别捏起棘突两旁皮肤，拇指位于棘突上，随捏随向上提，由骶部开始向前推进至大椎，向上提时可听到弹响声。重复 3 次，见图 2-3-13。

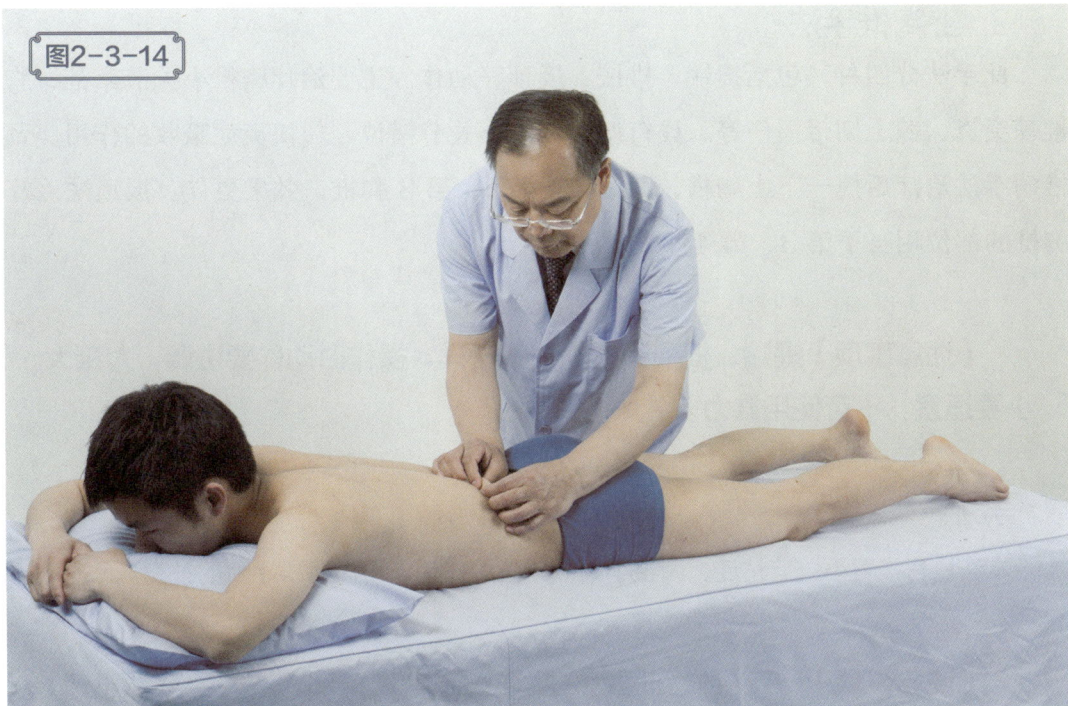

図2-3-14

② 医者双手拇指、食指沿双侧骶棘肌自下而上,相对提起皮肤,各操作3次,见图2-3-14。

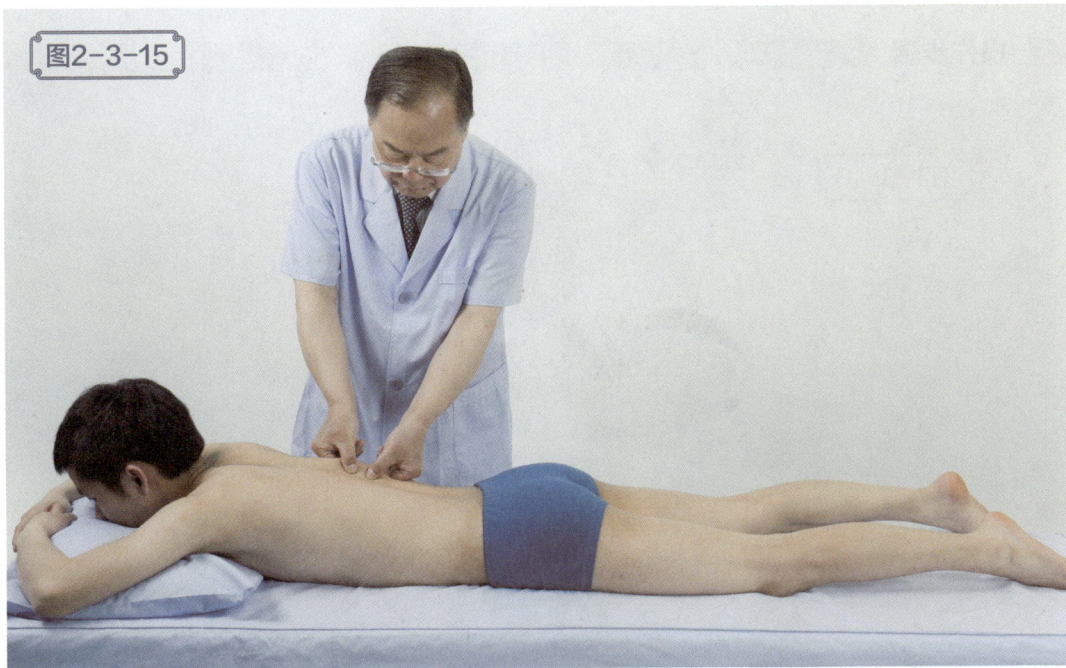

図2-3-15

③医者双手拇指、食指相对,提捏骶棘肌侧皮肤,自上而下横捏3遍,见图2-3-15。

2. 上胸椎手法

此手法分四种，包括提端、推按、扳顶等动作。主要治疗胸椎小关节紊乱、胸椎棘突炎、棘上韧带损伤等。具有调整胸椎小关节错位、加快炎症吸收的作用。颈椎病手法治疗后提一下上胸椎，即第1、第2、第3胸椎，效果更佳。扳顶法治疗胸椎的部位相当于第3、第4、第5胸椎。

> **【注意事项】**提端、扳顶受力部位不一样，操作时动作要协调，力量大小要适宜，不可使用暴力。

手法一

本法具有松解小关节粘连、调整小关节错位的作用，可做颈椎手法的补充。

> **【注意事项】**一定要做到医者之胸紧贴患者之背部，发力要突然迅速，力量作用于上胸椎。

【体位】患者取坐位，双手抱头。医者在患者身后略下蹲（骑马蹲裆式）。

操作步骤

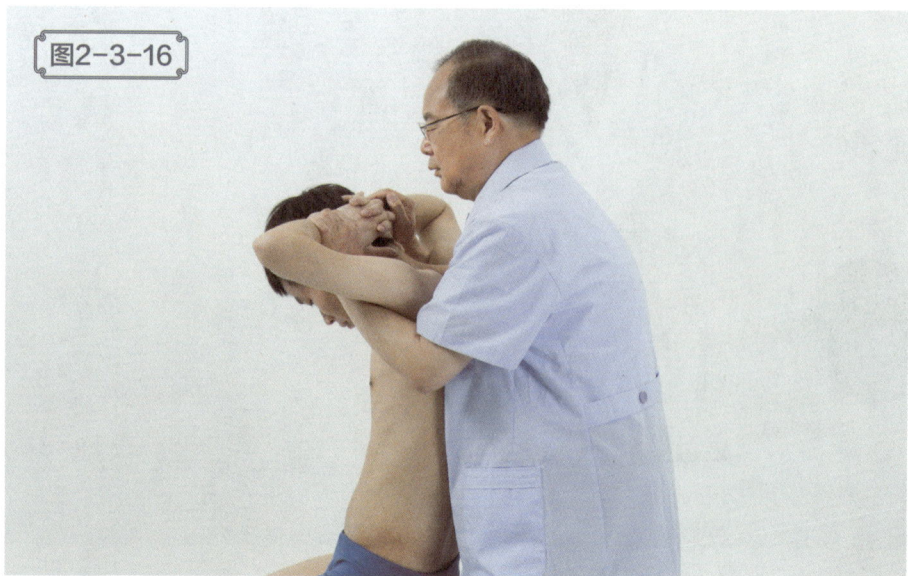

图2-3-16

① 医者双手从患者腋下穿过，在其颈项部交叉握住，见图2-3-16。

图2-3-17

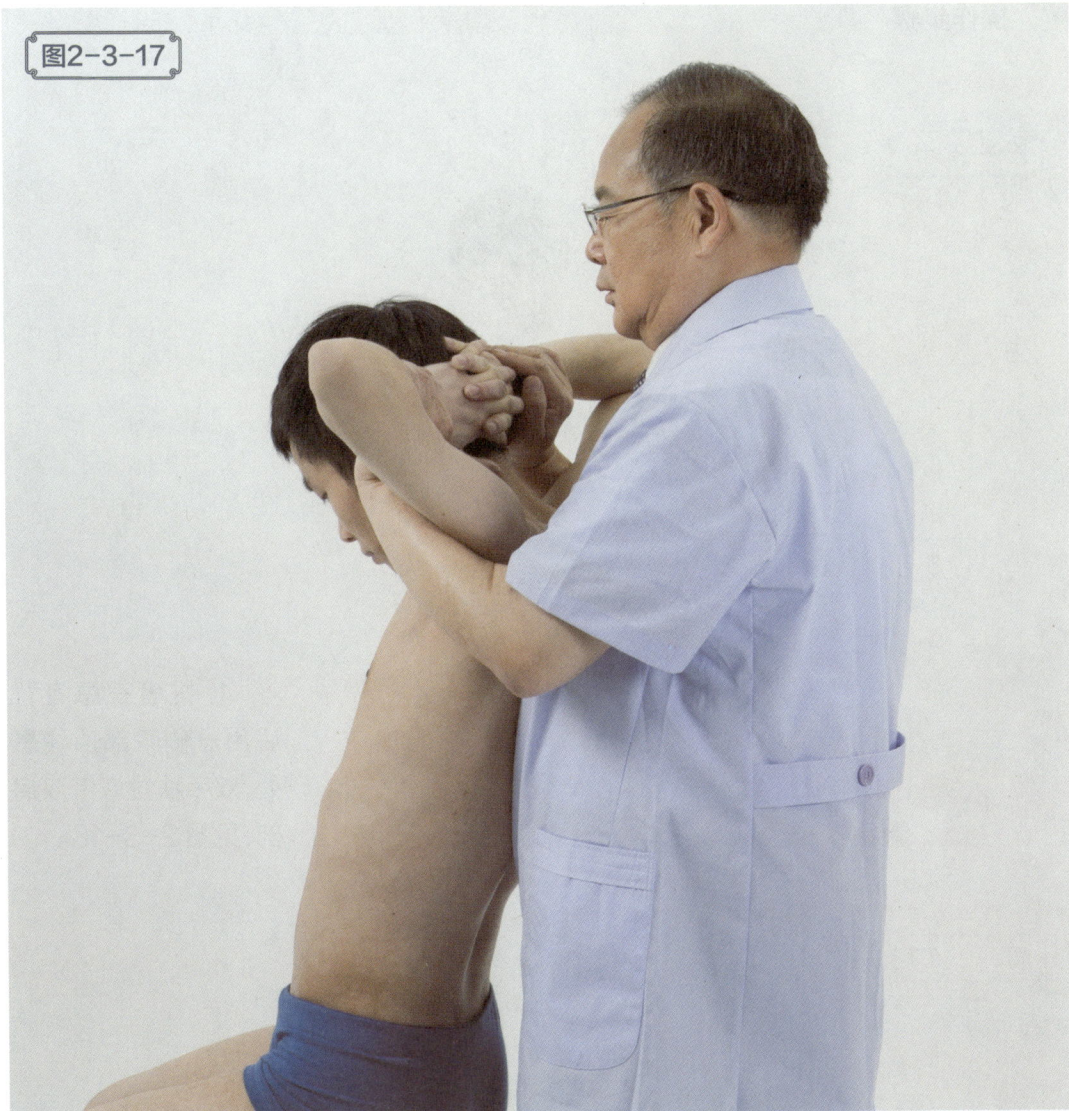

② 医者胸部贴紧患者背部,待患者充分放松,外展上提患者双肩,使患者挺胸,医者有固定感时突然发力外展上提,此时可听到胸椎部的弹响声,见图2-3-17。

手法二

本法具有松解胸椎小关节粘连、调整小关节错位的作用。

【注意事项】医者向后扳肩时一定要在患者完全放松时发力,力量主要作用于膝部所顶的第3、第4、第5胸椎。

【体位】患者取坐位,双手抱头,尽量放松。

图2-3-18

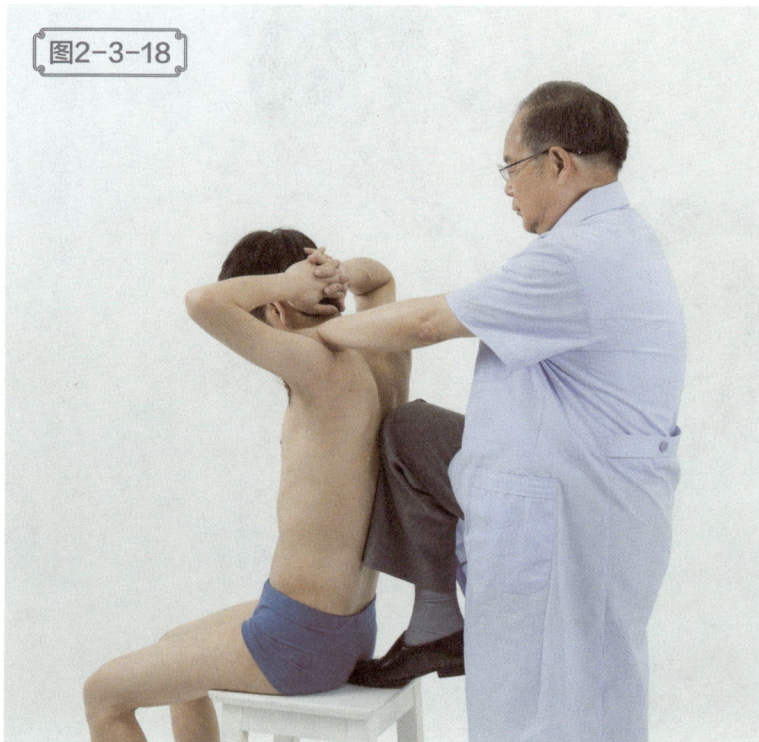

① 医者在患者背后用一侧膝部顶住患处，双手扶拉患者双肩部，见图 2-3-18。

图2-3-19

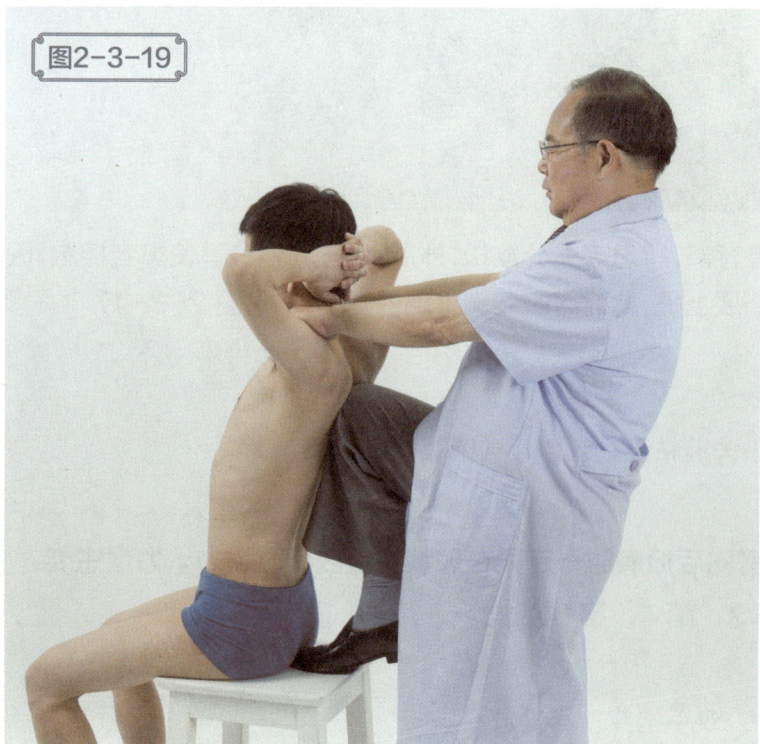

② 医者在向后扳肩待有固定感时，突然发力向后扳拉患者双肩，同时膝部对患处顶按，见图 2-3-19。

手法三

本法具有松解胸椎小关节粘连、调整小关节错位的作用。

【注意事项】患者应充分放松，配合手法进行。医者发力要迅速。

【体位】患者取坐位，身体上部后倾，医者站在患者身后。

操作步骤

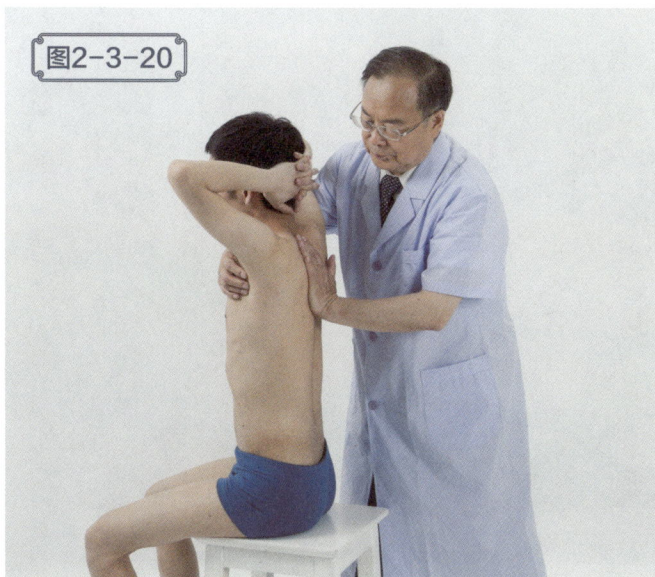

图2-3-20

① 医者一手从前方扶患者对侧腋部，另一手掌根按在胸椎患处，见图 2-3-20。

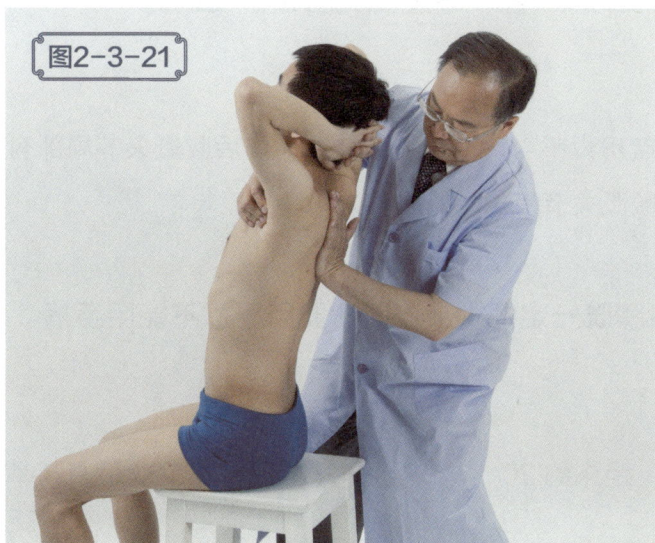

图2-3-21

② 利用患者后倾之力，医者突然以掌根部推按患处，见图 2-3-21。

手法四

本法具有松解胸椎小关节粘连、调整小关节错位的作用。

【注意事项】医者双手应上下交错压在棘突上、下方，注意发力要迅速，如棘突骨膜炎，可双手交叉重叠压在棘突上。

【体位】患者取俯卧位，医者站于床边，先找准伤处痛点。

操作步骤

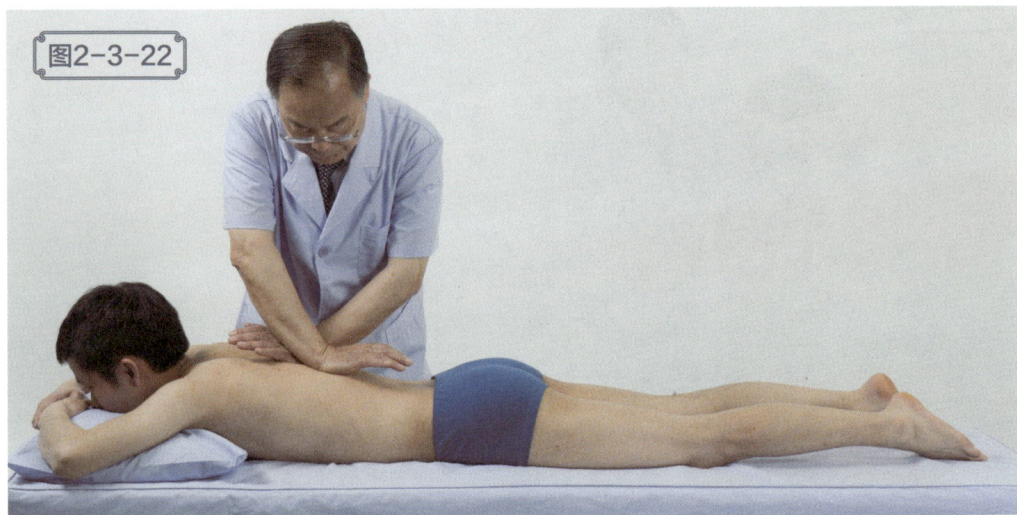

图2-3-22

医者双手交叉，掌根部置于患处，突然用力向下按压，见图2-3-22。

3. 推拍弯腰法

患者搬持重物腰部站立位时若用力不当，常损伤腰骶部，伤后腰骶关节局部有压痛，腰前屈受限。本法可纠正腰骶关节错位。

【注意事项】施术时患者膀胱一定要排空，医者要用平掌不能用手指直推。

【体位】患者背对床边站立，距床约20cm，双足分开与肩等宽，双手高高举起。医者面对患者，丁字步站立。

操作步骤

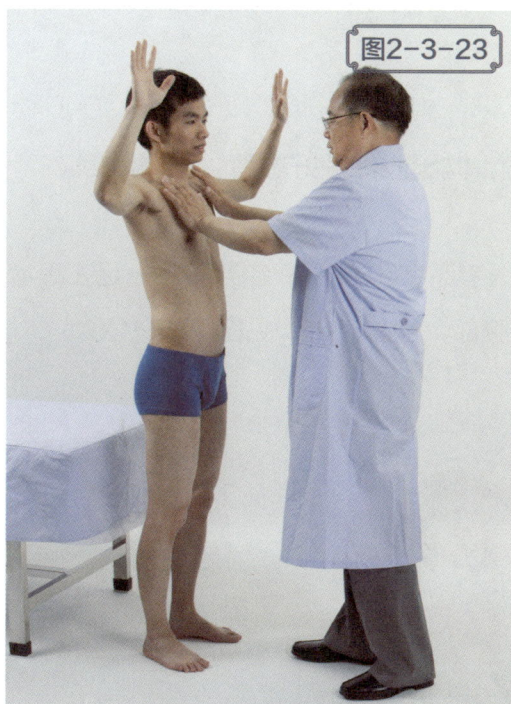
图2-3-23

① 医者以双手掌轻轻推拍患者胸部 3~5次,使患者处于站立不稳状态,见图2-3-23。

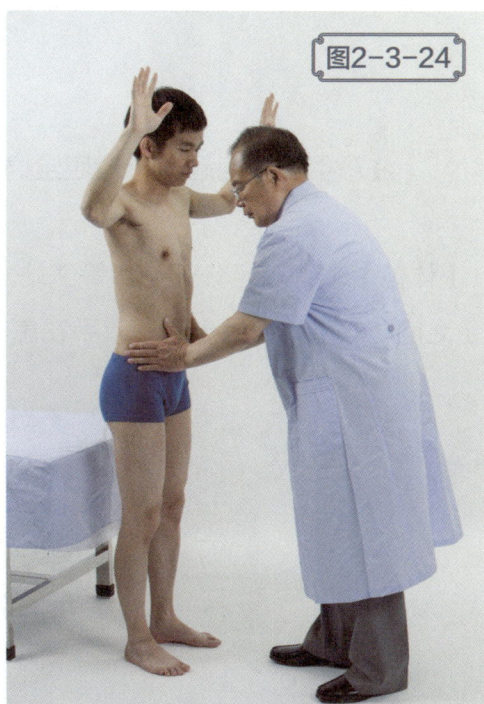
图2-3-24

② 在患者充分放松没有防备时,医者突然平掌猛推患者双髂骨前部,见图2-3-24。

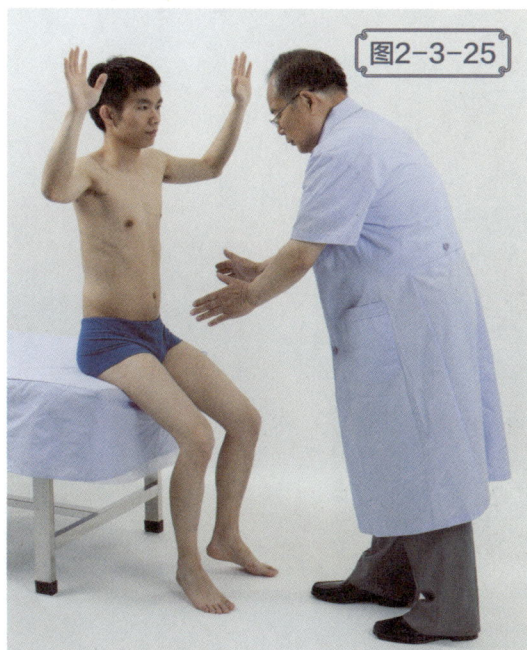
图2-3-25

③ 使患者跌坐于床上,见图2-3-25。

4. 弯腰挺立法

本法可纠正腰骶关节错位，同样用于治疗腰部损伤后，腰骶关节扭伤致前屈功能受限者。

【注意事项】抱起时患者应全身放松，抛出时保护好患者，不要跌倒。

【体位】患者双足分开与肩等宽站立。医者丁字步立于患者身后，一足在患者两足之间，双手臂绕过患者，双手在患者下腹部，抱着患者，见图 2-3-26。

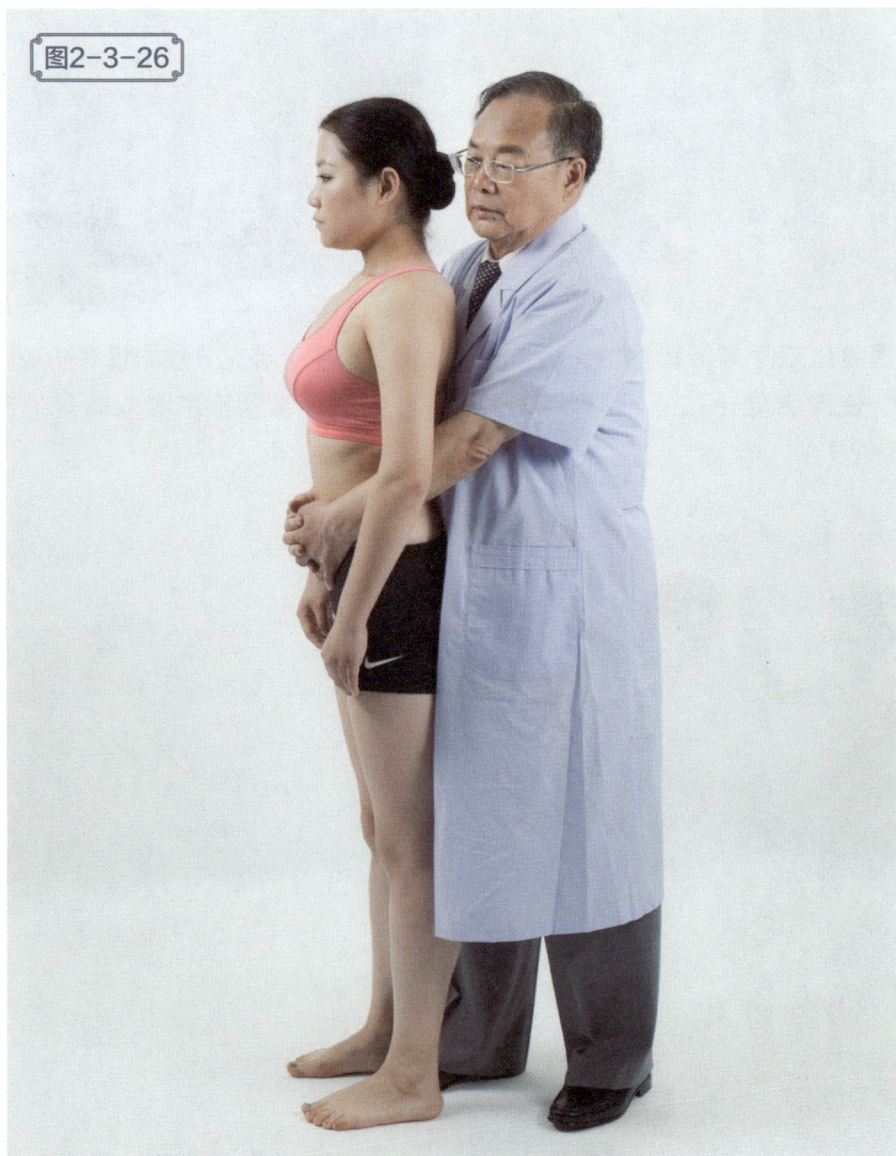

图2-3-26

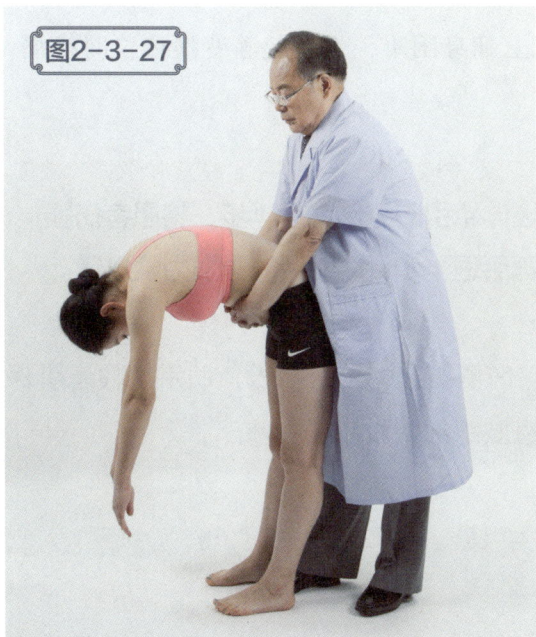

图2-3-27

① 令患者尽量向前弯腰,见图2-3-27。

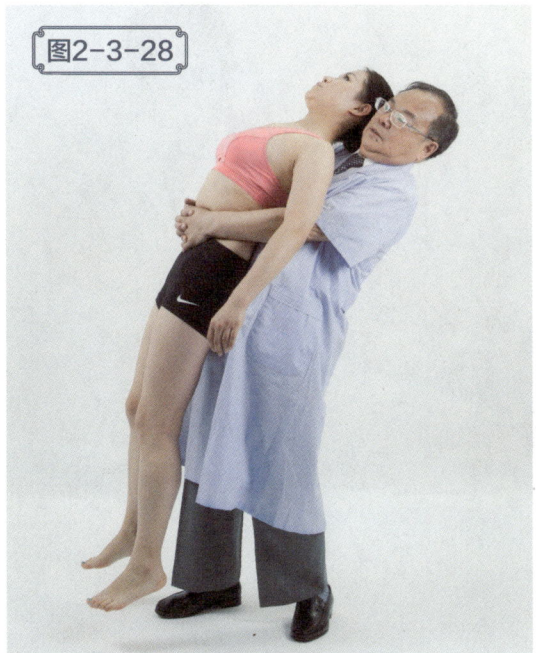

图2-3-28

② 再嘱患者缓缓伸直腰部并向后伸,轻轻靠在医者身上,全身放松,医者用力将患者抱起,见图2-3-28。

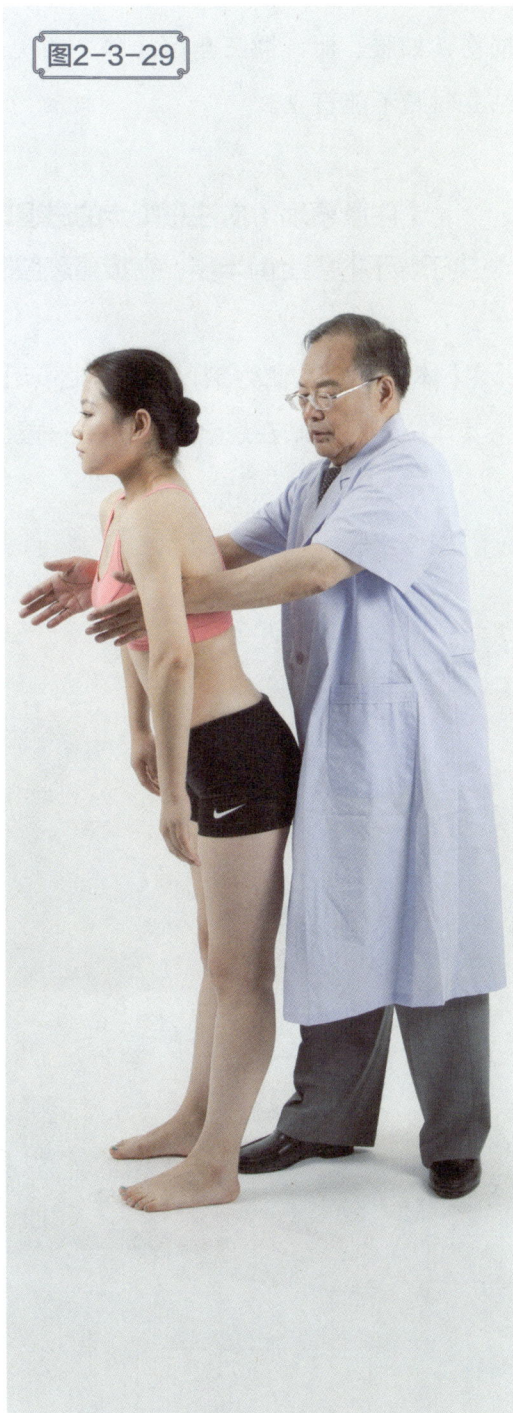

图2-3-29

③ 突然将患者向上抛出,待其双足落地时,医者双手前伸至患者腋下,保护患者防止其向前跌倒,见图2-3-29。

5. 拔伸屈按法

本法可纠正骶髂关节错位，用于患者搬持重物腰斜位或两膝用力不均匀造成的损伤，如腰、骶、髂三角区压痛，可见床上翻身困难，坐、起等变换体位时疼痛，站立时腰不能直立。

【注意事项】应注意脚步的进退，拔伸牵引时身体向后半步，将患者伤腿夹于腋下时要上前半步，在拔直患肢时再后退半步，屈髋屈膝时发力要迅速。

【体位】以左侧为例，患者侧卧床上，伤侧在上，全身放松，助手扶住患者保持其体位，医者站在患者身后，左手握住患肢踝部，右手扶在髋部。

操作步骤

图2-3-30

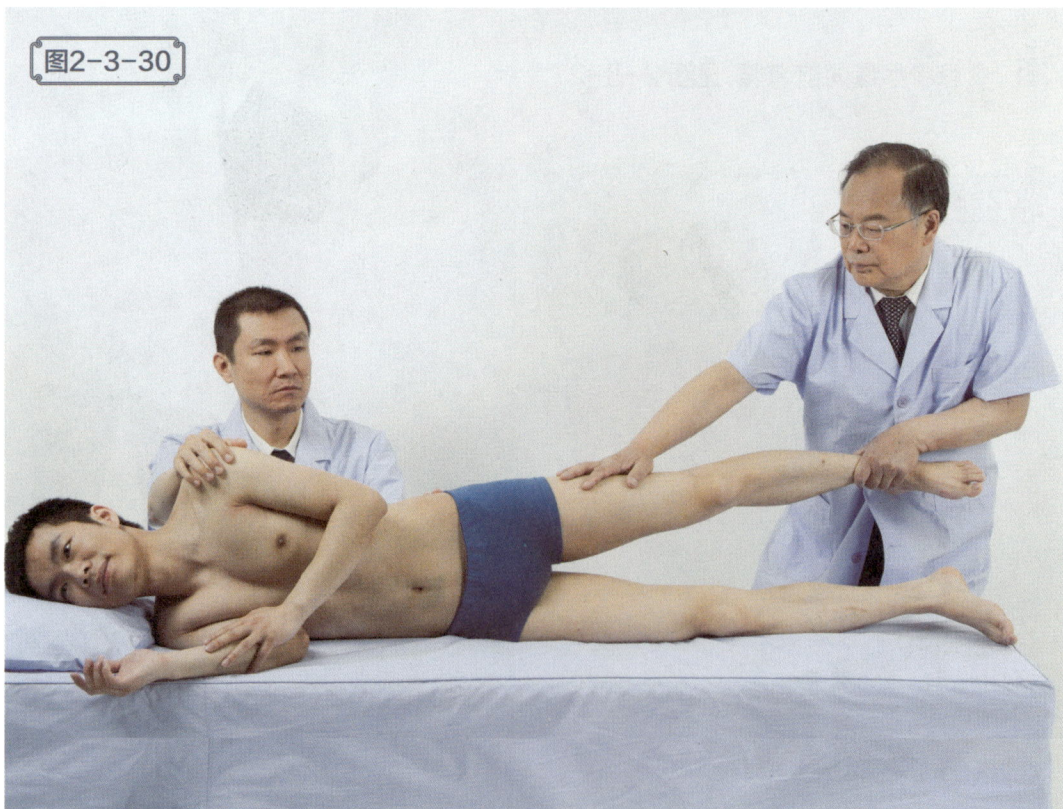

① 医者身体向后倾，在牵引力作用下摇晃患者下肢 6~7 次, 幅度不宜过大, 见图 2-3-30。

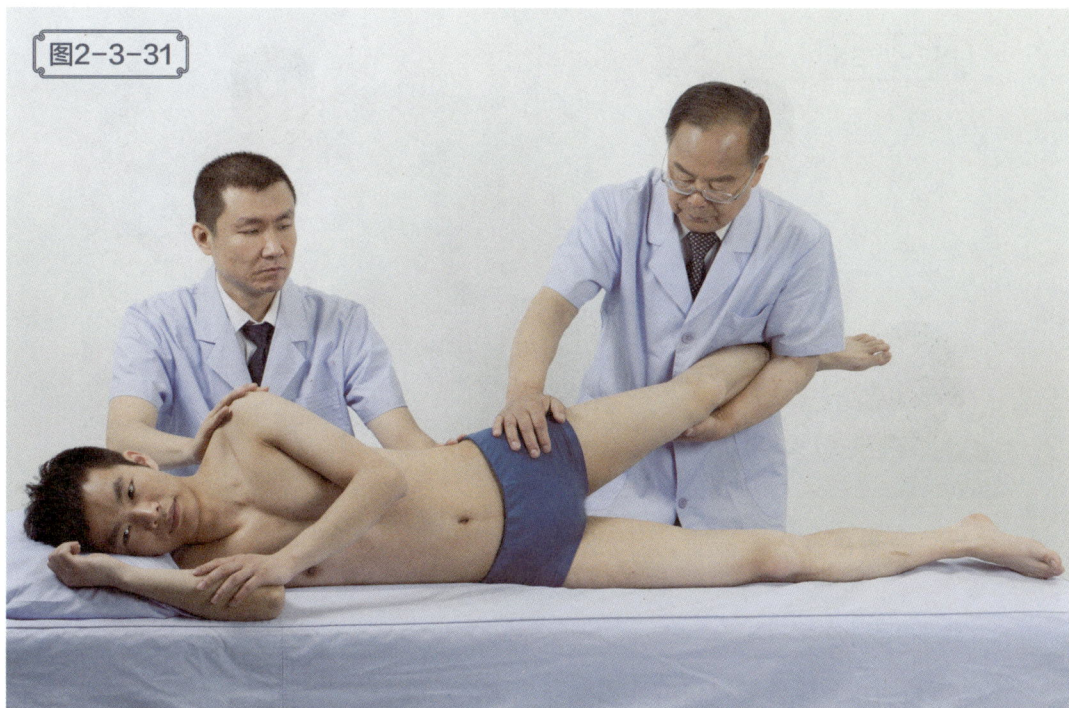

图2-3-31

② 医者向前走半步，将患肢小腿夹于腋下，再大力拔伸患肢，见图 2-3-31。

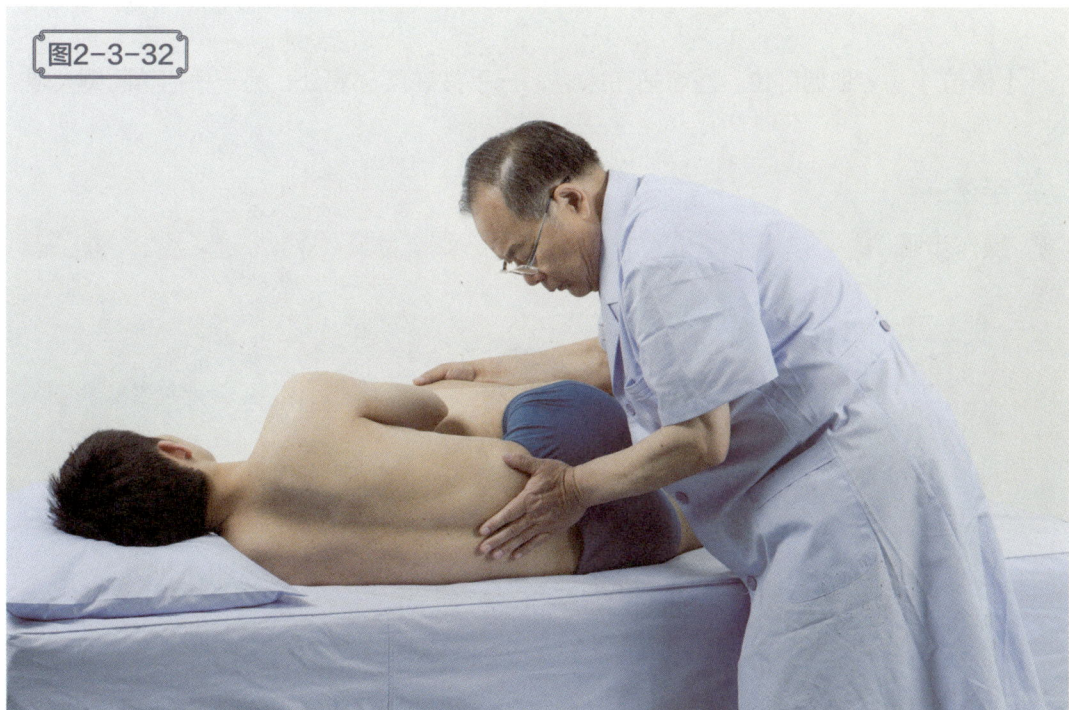

图2-3-32

③ 令患者快速屈膝屈髋，医者身体随之向前，使患者膝部尽量靠近胸部，同时医者左手改在患处戳按，见图 2-3-32。

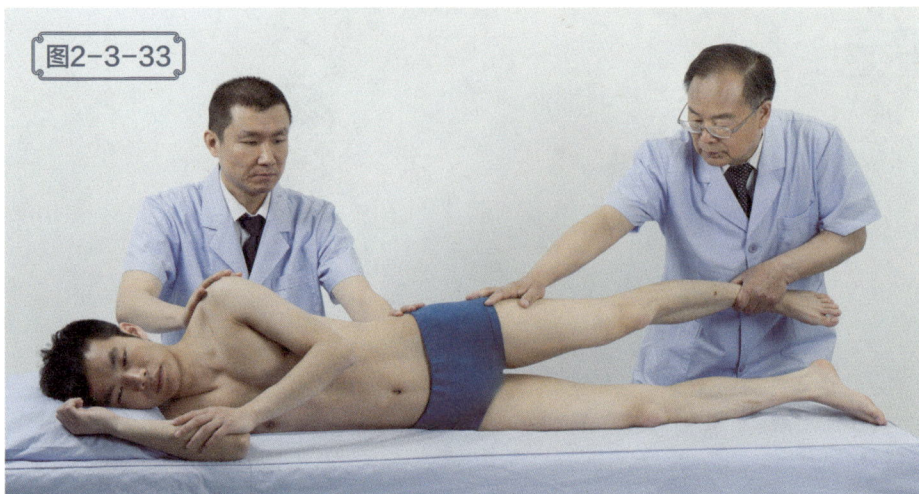

图2-3-33

④ 医者再将患肢拔直，见图 2-3-33。

6. 摇腿戳按法

本法具有纠正腰骶关节错位的作用，多用于治疗腰骶关节部的扭挫伤及微细错位。

【注意事项】戳按时用力应柔和，不可暴力硬按。

【体位】患者取俯卧位。医者站在床边，一手按在腰部患处，另一手抱着同侧大腿。

手法一

操作步骤

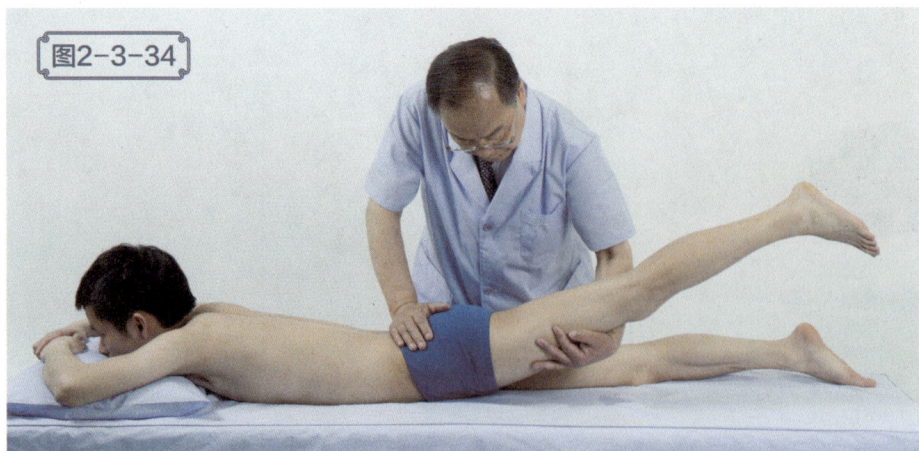

图2-3-34

① 医者用抱大腿之手扳起大腿，并摇晃下肢 6~7 次，见图 2-3-34。

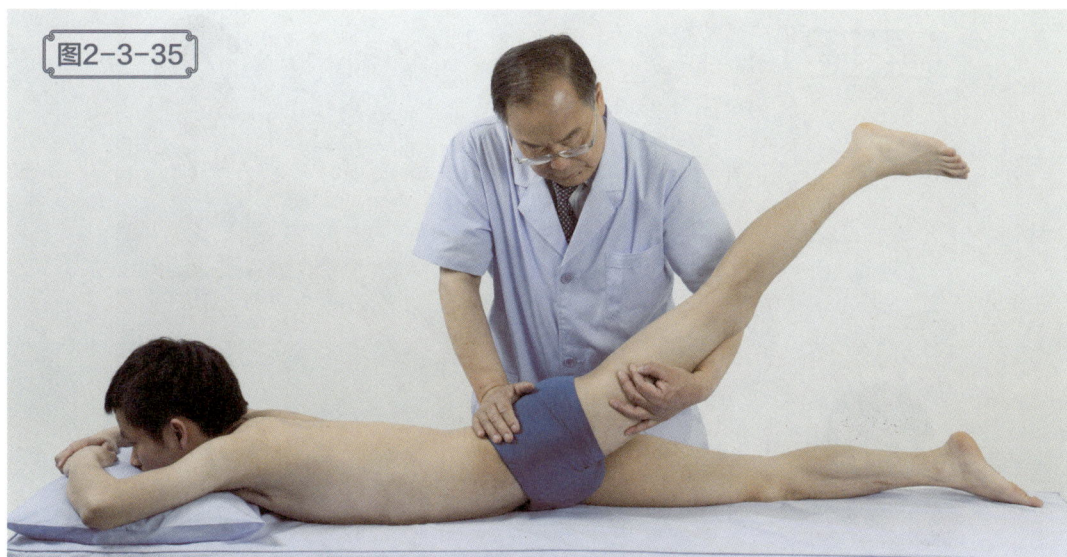

图2-3-35

② 医者将下肢向斜上方扳,同时一手戳按患处,见图 2-3-35。

手法二

操作步骤

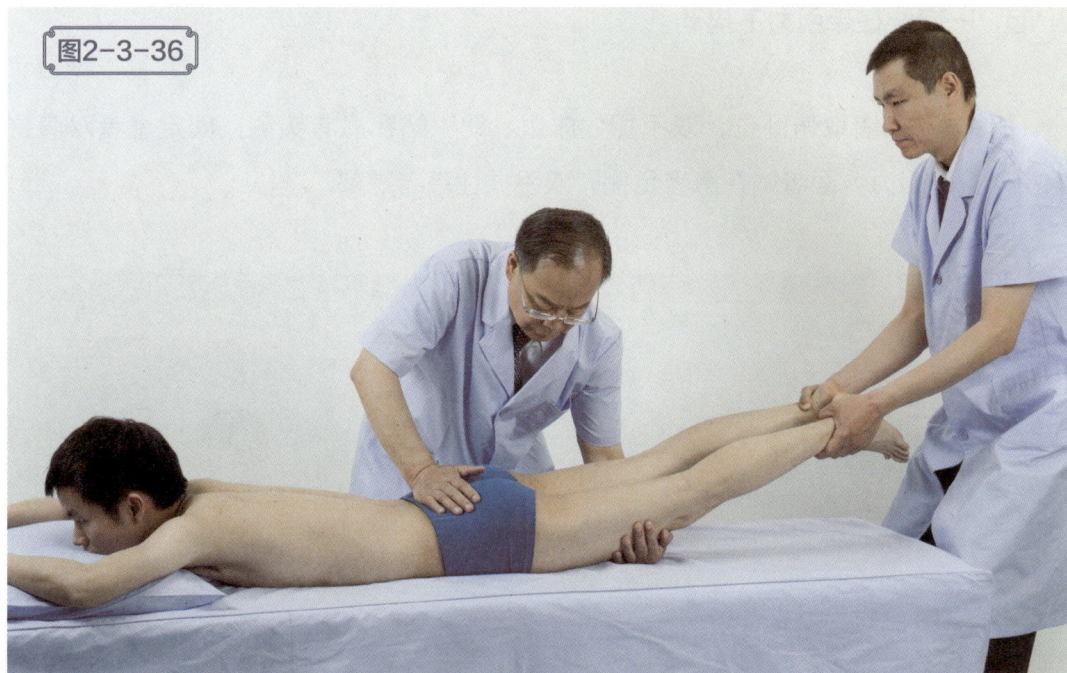

图2-3-36

体位同上法。医者扳起患者大腿,助手握住患者两踝,协助医者在牵引下摇晃6~7次,见图 2-3-36。医者与助手同时用力,将双下肢向斜上方拔伸,同时医者之手在伤处戳按,见图 2-3-37。

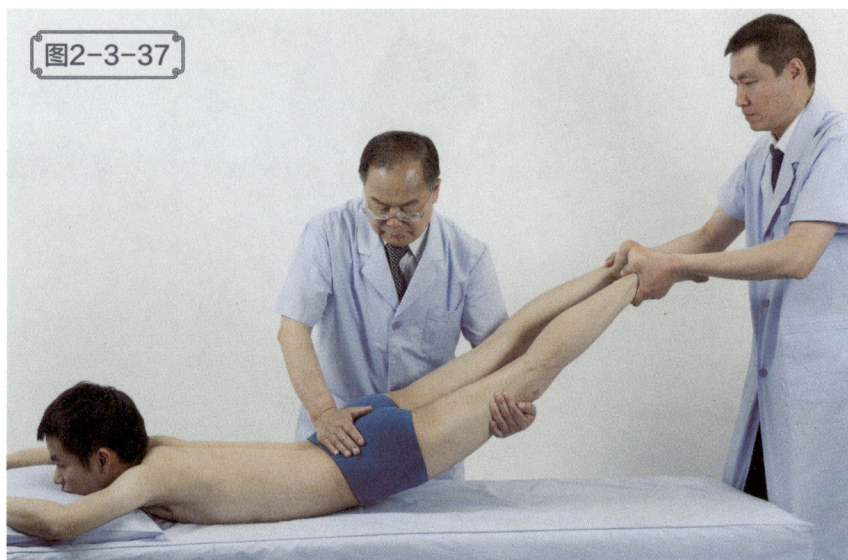

图2-3-37

7. 抖腰法

快速抖动牵拉，使腰部肌肉放松，松解小关节的交锁、粘连，调整其错位。

【注意事项】该手法是大力手法，要求医者双臂有足够力量能将患者抖起，一定要在牵引力下抖动。

【体位】患者取俯卧位，双手抓住床边。助手站在患者头侧，固定患者双肩并保持对抗牵引力。医者站在患者足侧，双手握住患者踝部。

■ 操作步骤

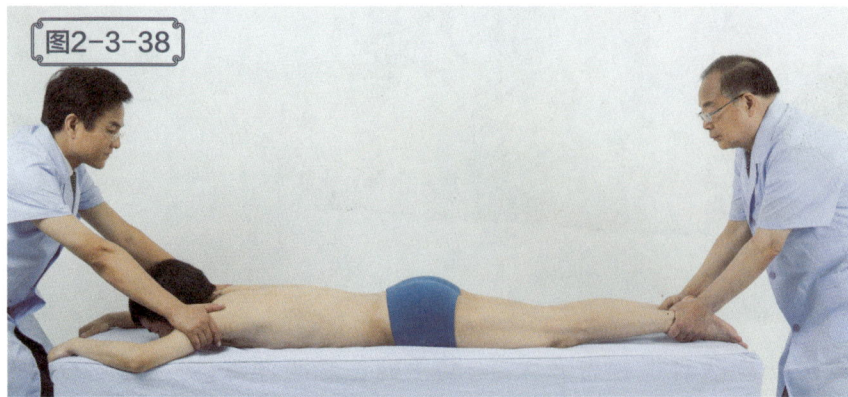

图2-3-38

① 医者与助手做对抗牵引,见**图2-3-38**。

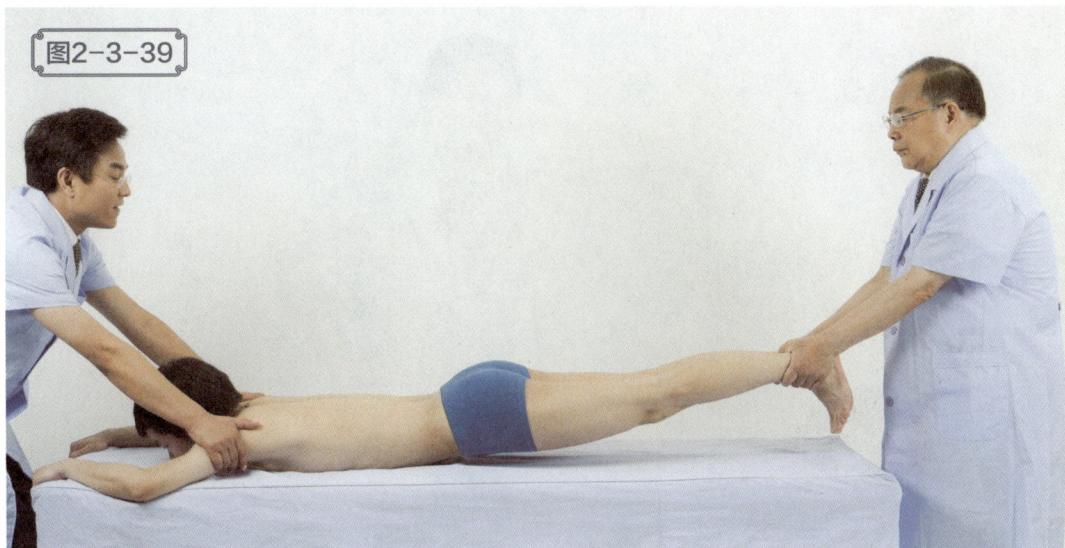

② 医者提起患者踝部,轻轻上下左右摇摆抖动 3~5 次,见图 2-3-39。

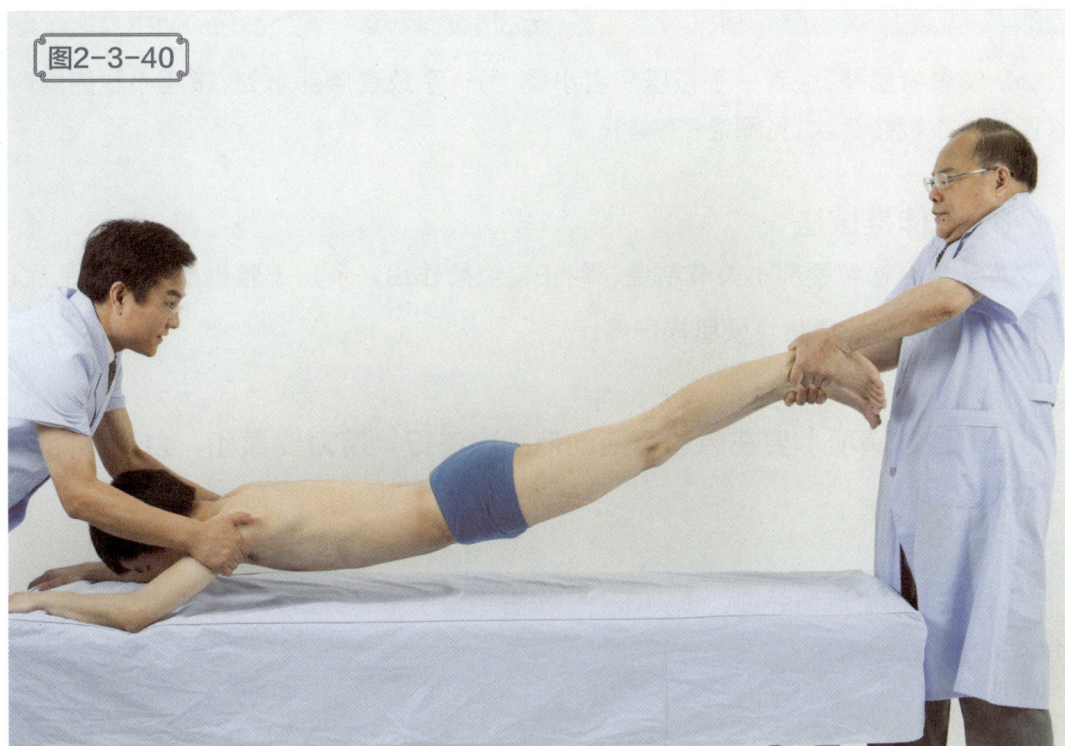

③ 再将患者在牵引力下快速抖动 2 次,见图 2-3-40。

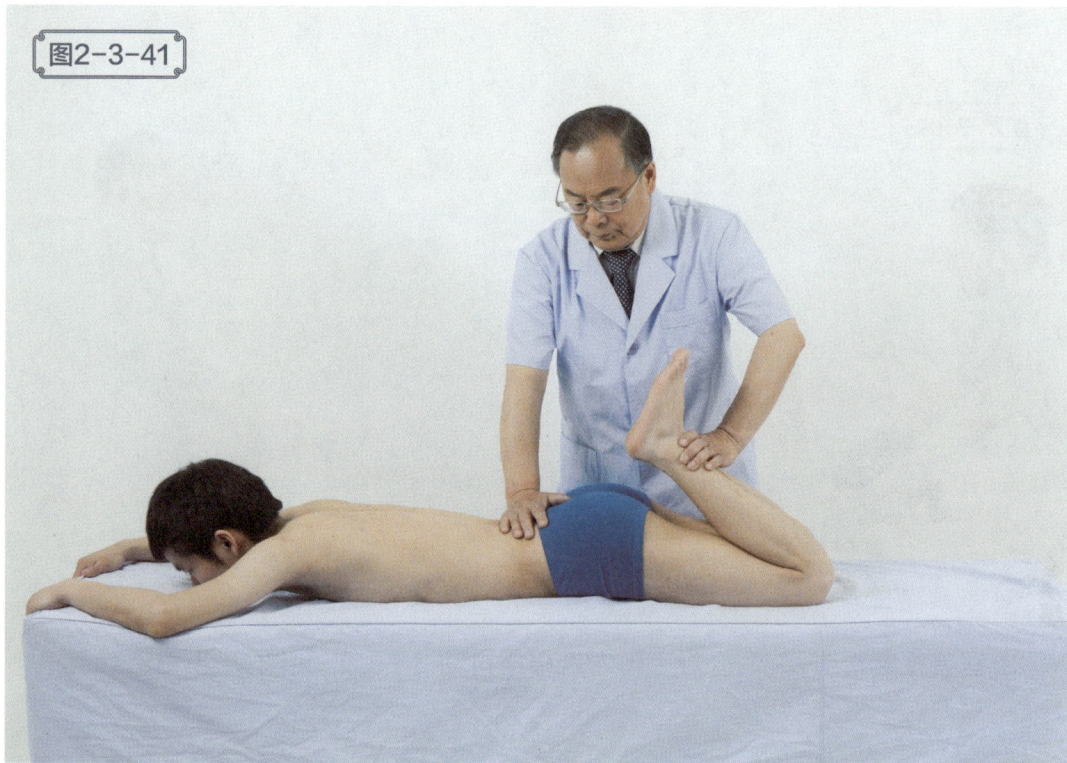

图2-3-41

④ 使患者屈膝,医者一手按压患者小腿,另一手放在腰部患处,按压小腿的同时在腰部之手戳按3次,见图2-3-41。

8. 过伸推按法

本法具有松解腰部小关节粘连、纠正错位的作用,多用于腰椎小关节紊乱症、腰椎间盘突出症、急慢性腰肌损伤等。

【注意事项】要在患者可活动范围内进行,用力要柔和,力量不能太大。

【体位】患者取侧卧位,患侧在上。医者半蹲于患者身后,一手握患侧之踝部,另一手按在腰部伤处。

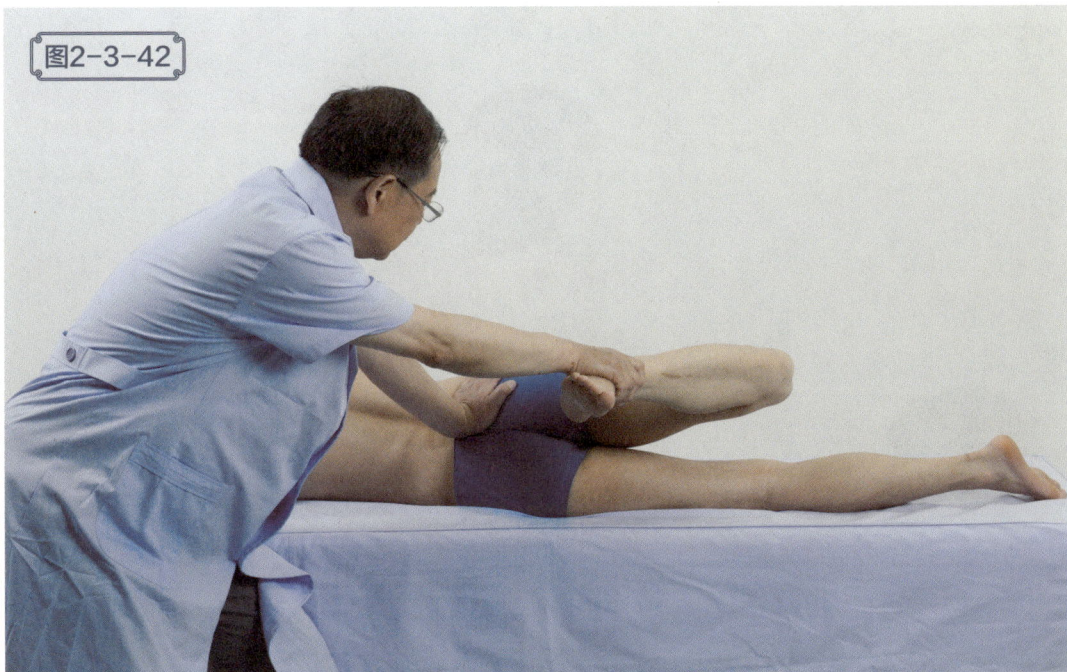

图2-3-42

将患侧下肢向后牵拉,同时一手向前推按腰部,似拉弓状,牵拉3~5次,见图2-3-42。

9. 屈膝戳按法

本法可松解肌肉痉挛、纠正小关节错位,适用于治疗急性腰扭伤、急慢性骶髂关节、腰骶关节的扭挫伤。

【**注意事项**】屈膝屈髋角度要尽量加大。

【**体位**】患者取侧卧位。医者站在患者身后,一手用前臂托住患侧膝部,另一手按在伤处。

操作步骤

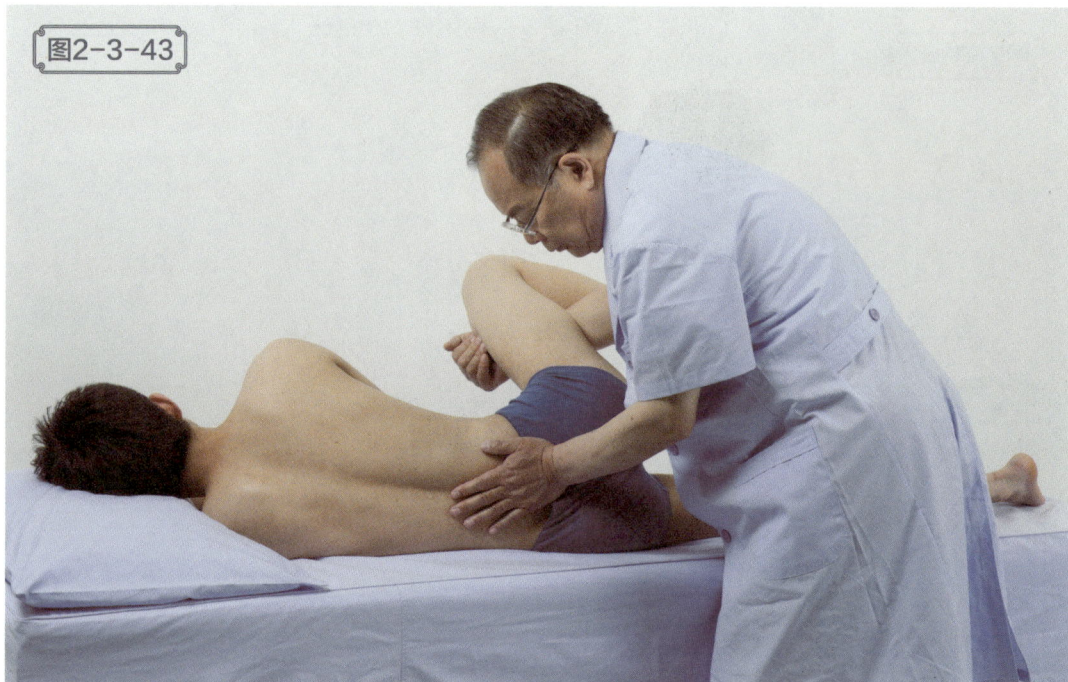

图2-3-43

① 屈膝屈髋位下,医者托患侧膝部做环转摇晃 6~7 次,见图 2-3-43。

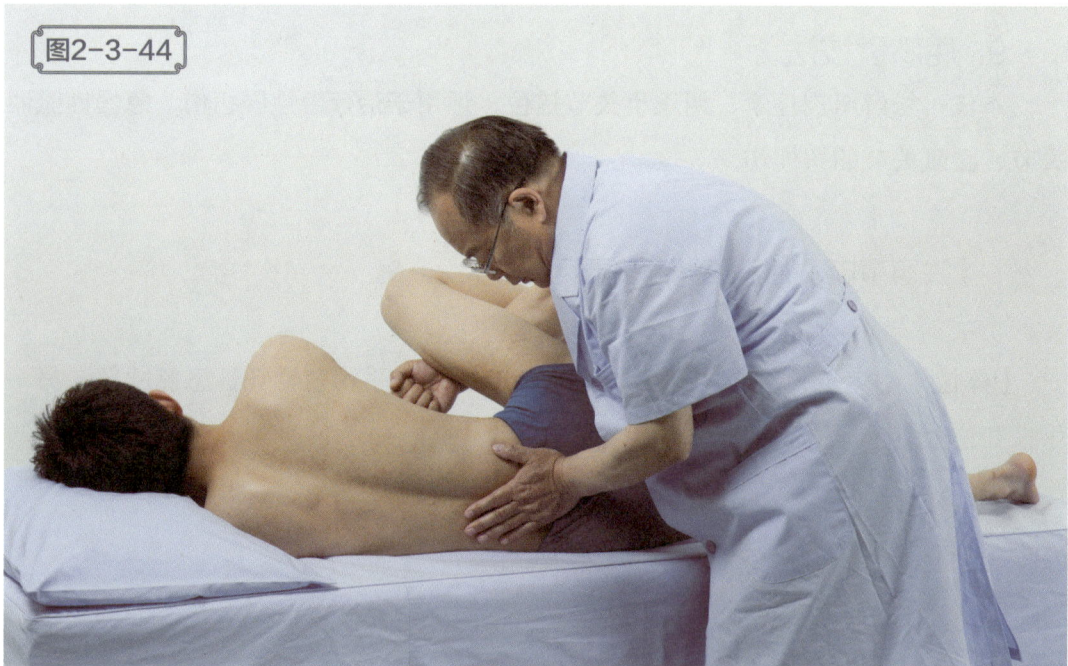

图2-3-44

② 医者托患侧膝部,使其尽量屈膝屈髋,同时戳按伤处,见图 2-3-44。

10. 仰卧晃腰法

本法具有松解腰部肌肉痉挛和粘连的作用；多用于腰骶髂关节损伤、腰前屈功能受限者，也用于腰部其他手法作善后用。

【体位】 患者取仰卧位，医者站在患者侧方。

操作步骤

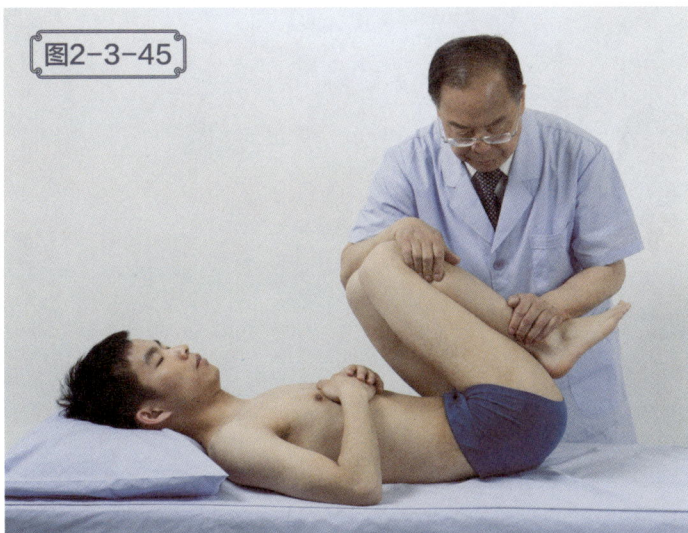

图2-3-45

① 嘱患者屈膝屈髋，医者双手置于患者小腿部，在按压力下做环转摇晃6~7次，见图2-3-45。

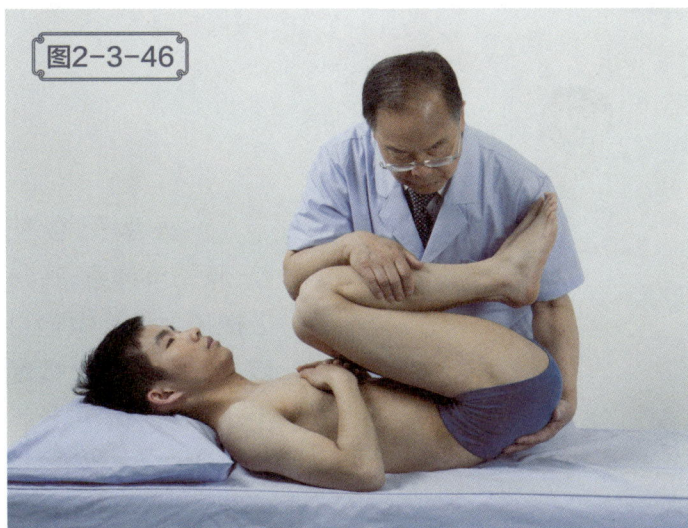

图2-3-46

② 医者继续用力按压小腿，使之极度屈膝屈髋，再将患者下肢伸直，见图2-3-46。

11. 伸膝蹬空法

本法具有牵拉坐骨神经、促进神经根血运恢复、松解局部粘连的作用，用于治疗腰椎间盘突出症、坐骨神经痛。

【注意事项】医者注意保护膝关节。在患者伸屈的同时稍加一点力量，以助患者加大伸展幅度。

【体位】患者取仰卧位。医者以一手臂托扶小腿，另一手放于膝关节上方保护膝部。

■ 操作步骤

图2-3-47

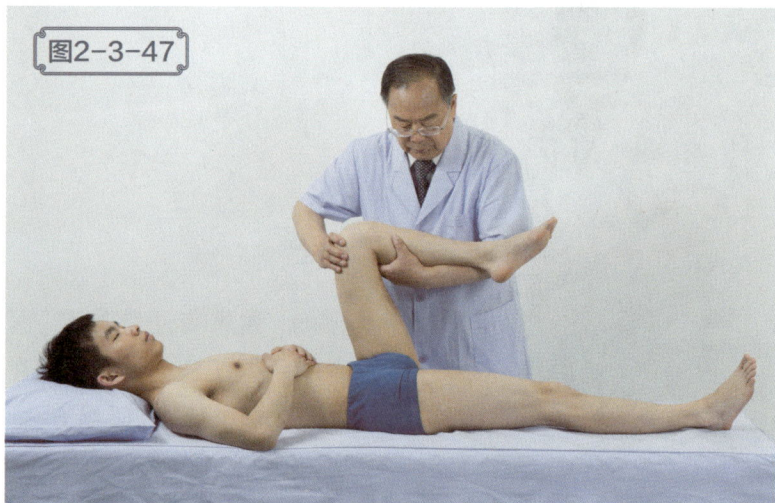

① 医者令患者屈膝屈髋，见图2-3-47。

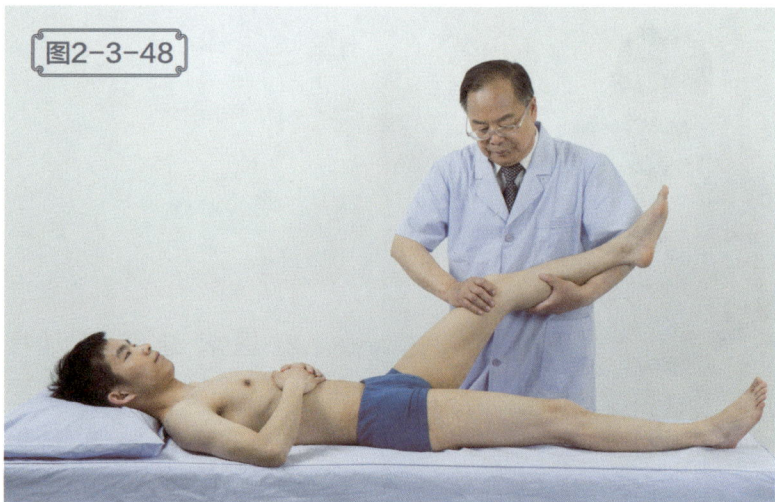

图2-3-48

② 医患配合使髋、膝关节伸直，在向上提拔力量下做伸屈髋、膝关节动作，幅度由小到大，以患者能忍受为限，可做6~7次，见图2-3-48。

12. 坐位摇晃法

本法具有松解腰部肌肉痉挛、纠正小关节错位的作用，多用于治疗腰部急性扭挫伤坐立困难、腰部后伸疼痛并受限者。

【注意事项】牵引、旋转力量要大。

【体位】患者取坐位。助手蹲在患者前方，双手固定患者双下肢；医者站在患者身后，双手从腋下抱住患者，医者胸部贴紧患者背部。

操作步骤

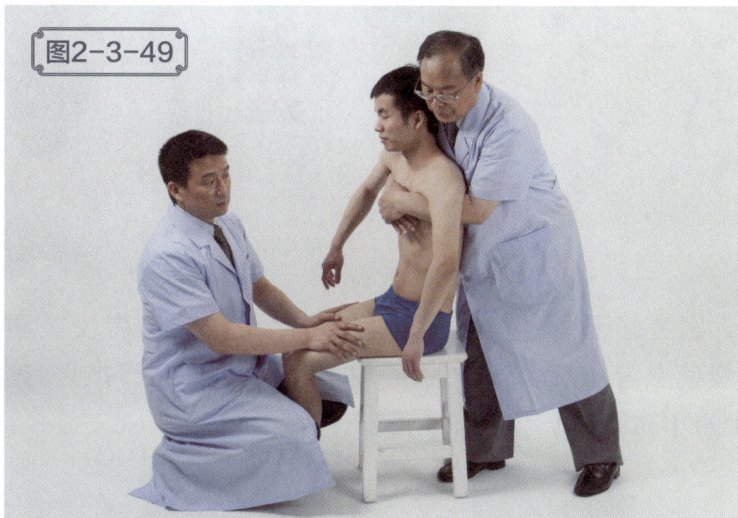

图2-3-49

① 医者在牵引力下摇晃腰部6~7次，见图2-3-49。

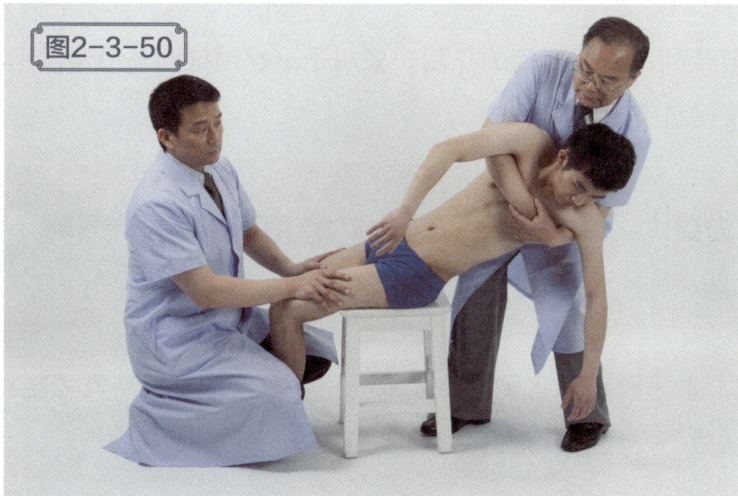

图2-3-50

② 医者将患者向后上方提起，在保持牵引力下向斜后方做左右旋转各1次，见图2-3-50。

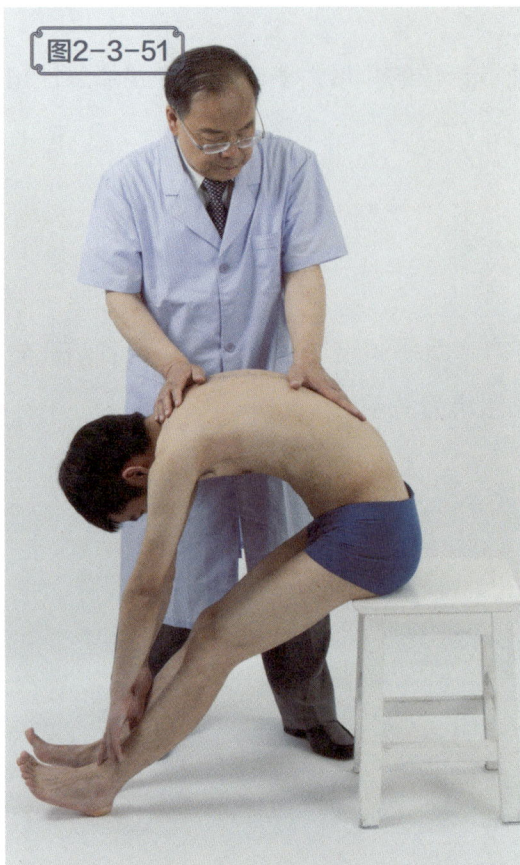

图2-3-51

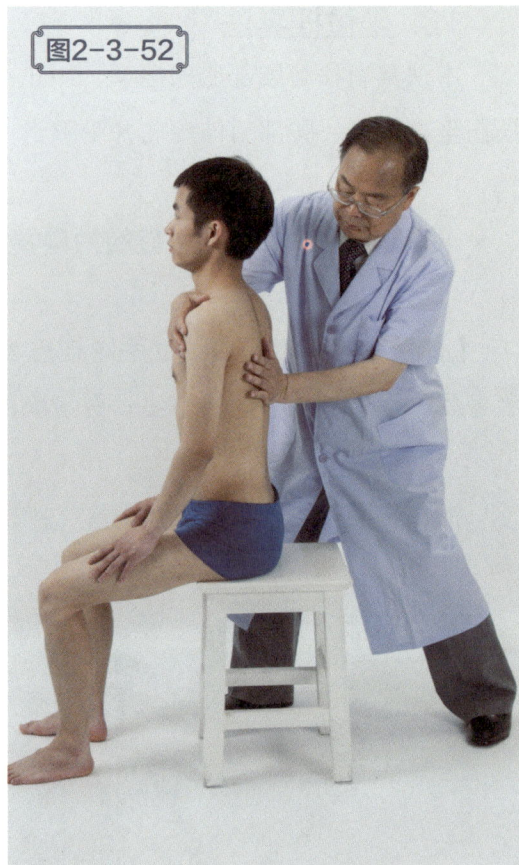

图2-3-52

③ 嘱患者将双腿伸直。医者站于患者侧方，一手按住背部，尽量使患者向前屈曲，另一手掌沿脊旁由上至下推之，见图2-3-51。

④ 医者按背之手扶起患者使其腰部挺直，同时另一手掌在背部推之，见图2-3-52。

13. 滚床法

本法具有纠正椎间关节紊乱、松解粘连的作用，多用于治疗因椎间关节紊乱所致的脊柱功能性侧弯、腰椎间盘突出症等。

【注意事项】牵引力要大，全部手法均在牵引力作用下操作，一气呵成，转完一侧再转另一侧。

【体位】患者坐在床边。助手蹲在患者侧前方，双手抱住患者双小腿将其固定；医者站在患者身后，双手从腋下抱住患者，见图2-3-53。

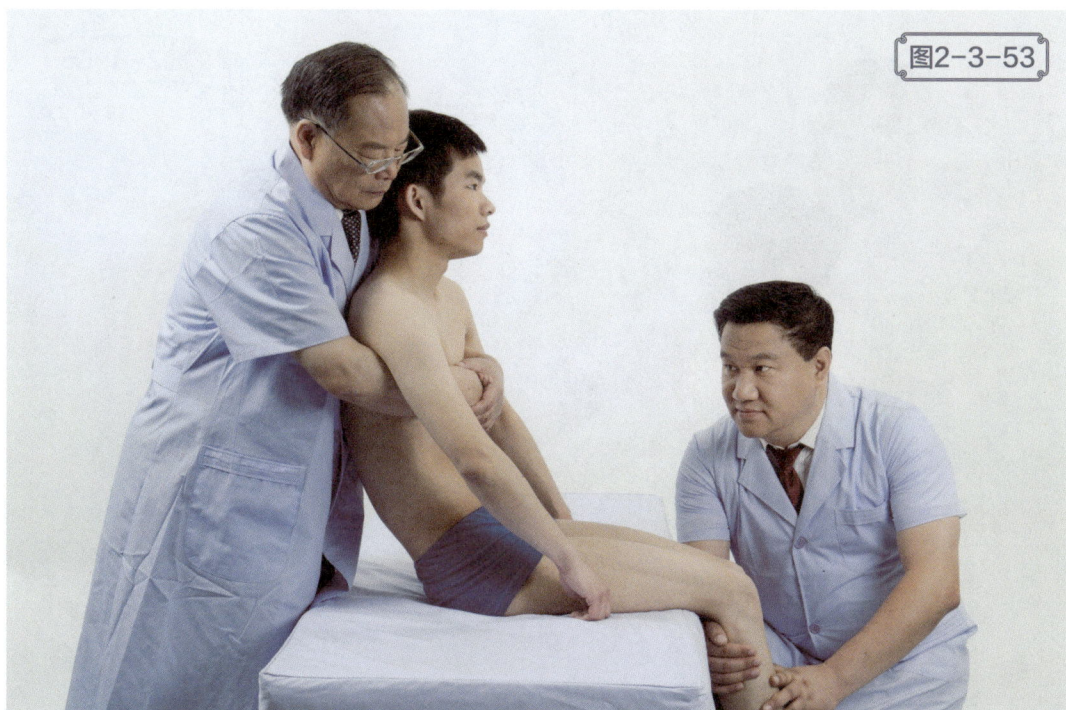
图2-3-53

操作步骤

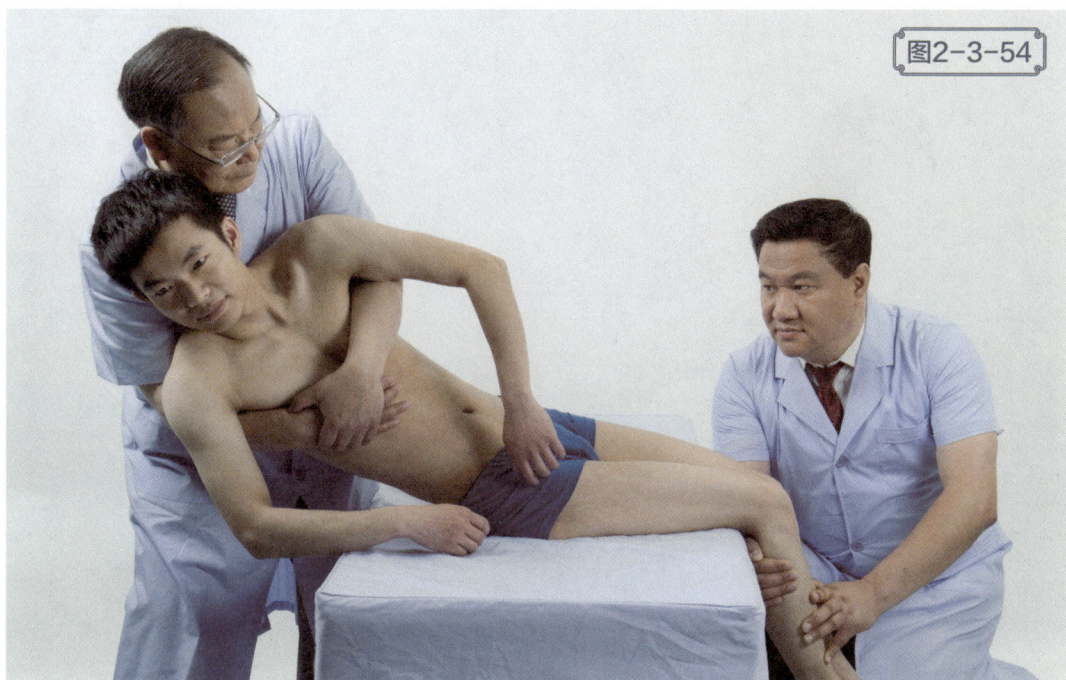
图2-3-54

① 医者直腰将患者提起,在牵引力作用下环转摇晃腰部 6~7 次,保持大力拔伸的同时,使患者腰部尽量向健侧旋转,见图 2-3-54。

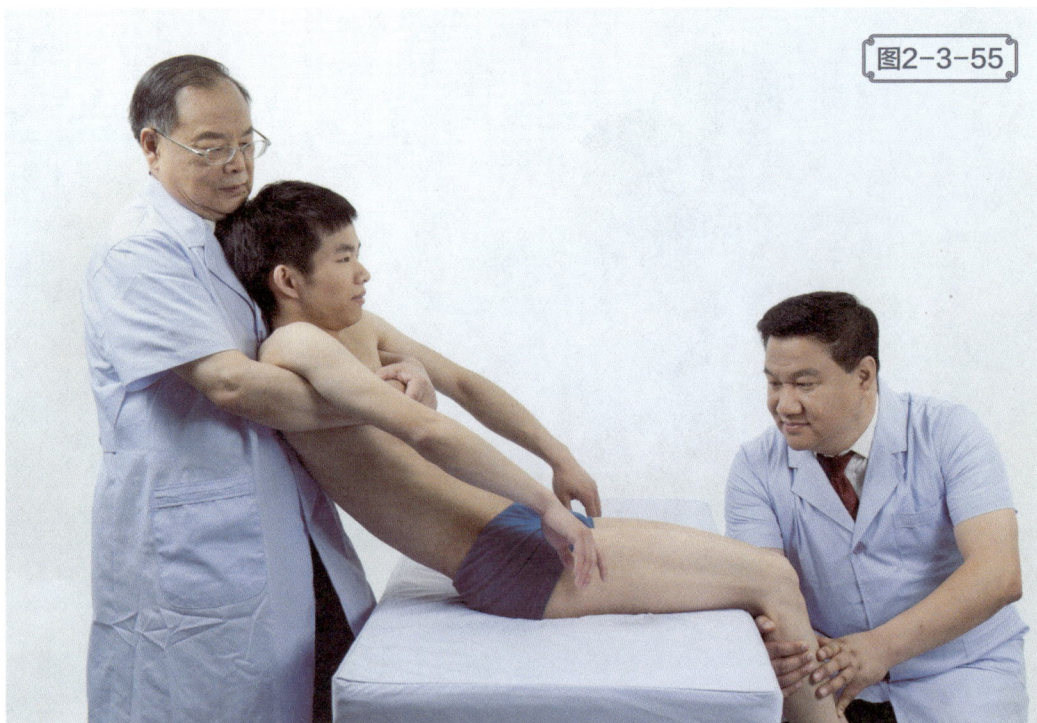

② 转回原位,医者再大力向后上方拔伸牵引腰部,见**图 2-3-55**。

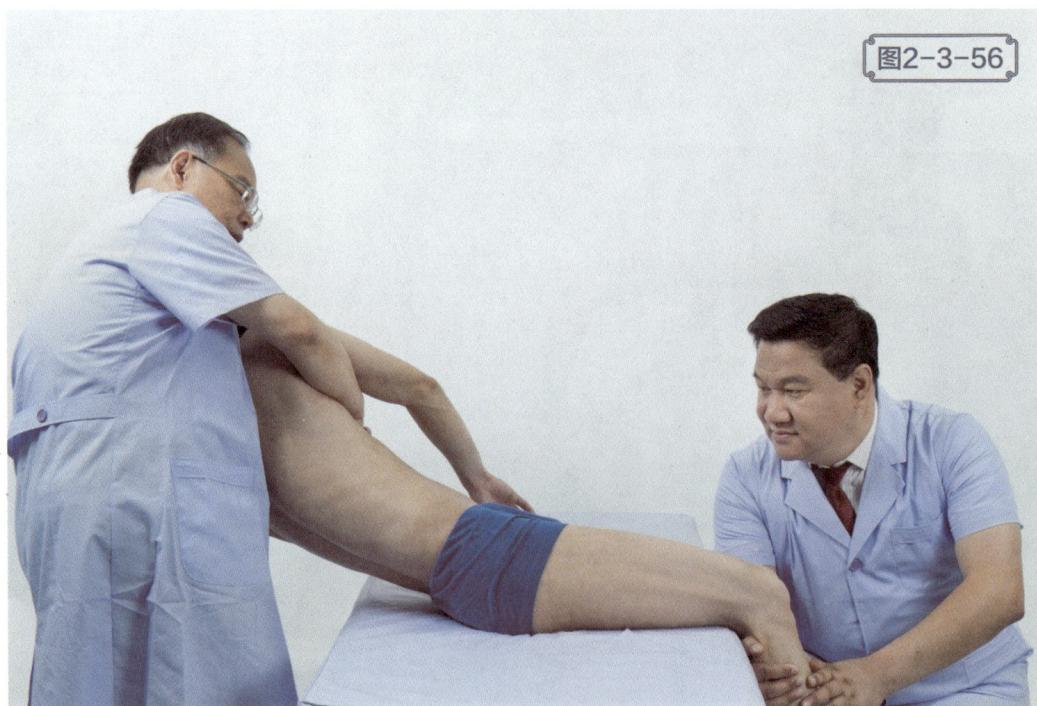

③ 保持大力拔伸的同时,使患者腰部尽量向患侧旋转,再转回到原位,并大力向后上方拔伸牵拉腰部一下后放松,见**图 2-3-56**。

14. 直立晃腰法

本法具有松解腰部肌肉痉挛、纠正小关节错位的作用，用于治疗急性腰扭伤后伸受限者。

【注意事项】此手法轻巧柔和，借力使力，用的是四两拨千斤之力。

【体位】患者站在床前，双足分开，与肩等宽，双手扶床边；医者站在患者侧方，一手掌放在患者腹部（气海穴），另一手掌按在患处。

操作步骤

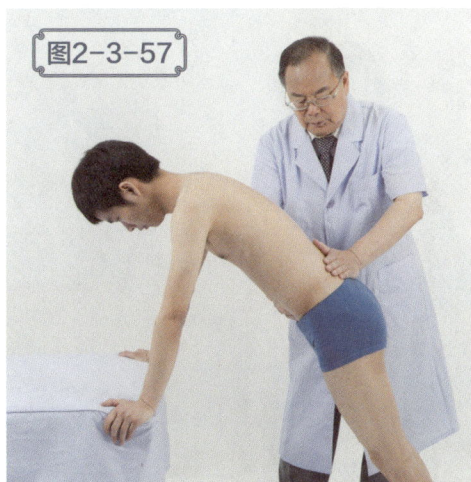

图2-3-57

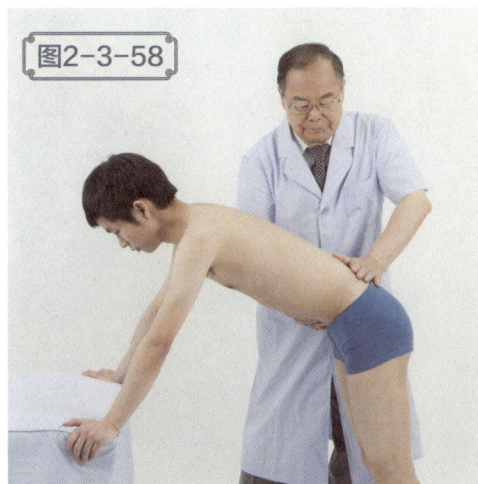

图2-3-58

① 医者将环转摇晃患者腰部6~7次（方向随意），见图2-3-57。

② 医者放在腹部之手向后推，使腰前屈，见图2-3-58。

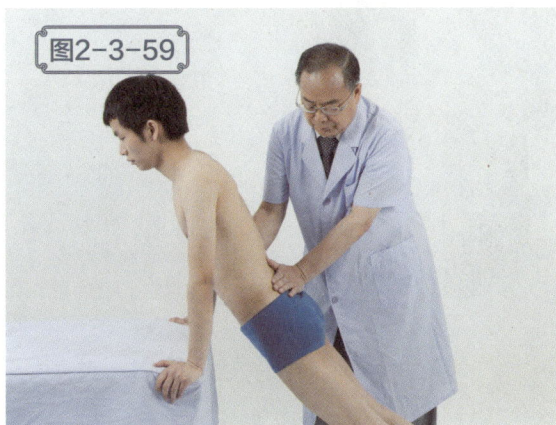

图2-3-59

③ 再快速使腰前伸，同时医者按伤处之手向前用力戳按后揉按伤处，见图2-3-59。

15. 挎打法

本法具有松解腰部肌肉痉挛的作用，用于治疗腰部损伤侧弯受限者。

【注意事项】将患者抛出时尽量向高处抛，推按的双手出手要迅速，在患者落地前推之，注意保护患者不要跌伤。

【体位】 以伤在左侧为例，患者取站立位；医者站于患者右侧，与其并排，双足分开，医者从其身后揽住患者腰部，并用右手握住患者右腕，使其右臂搭于医者肩上。可有一助手在患者左侧保护，见图2-3-60。

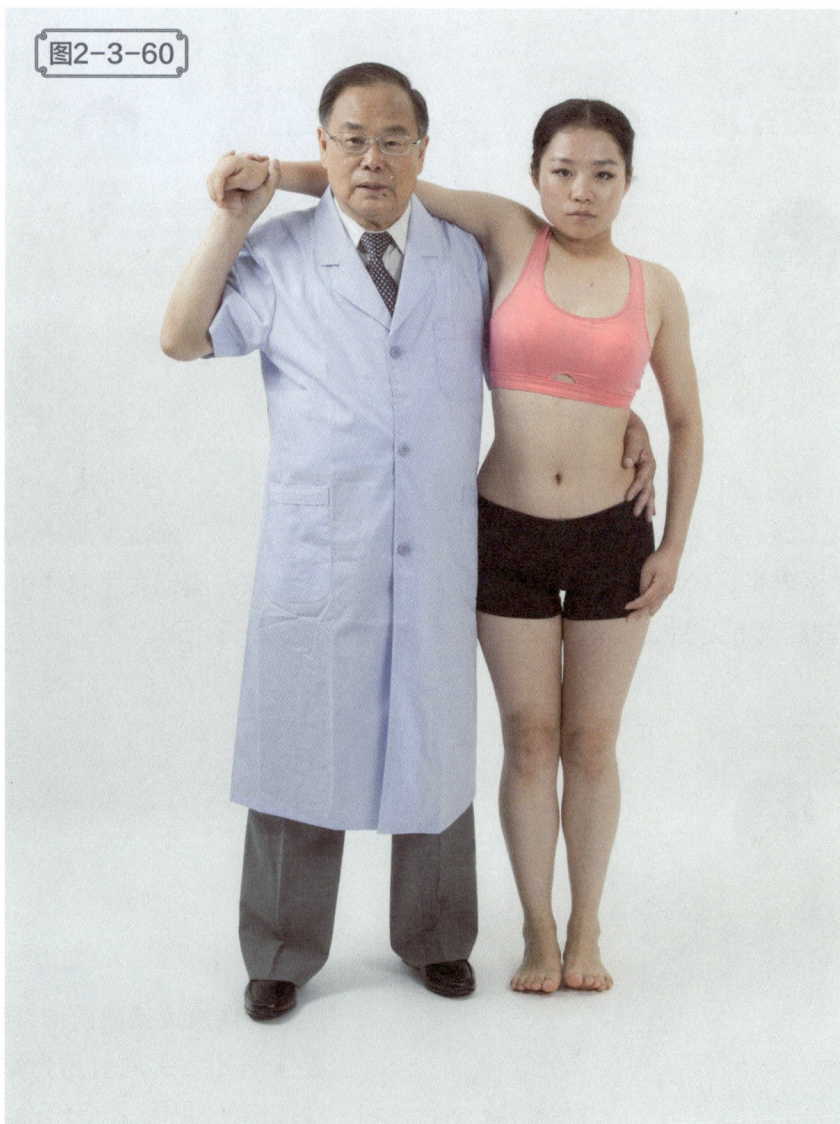

图2-3-60

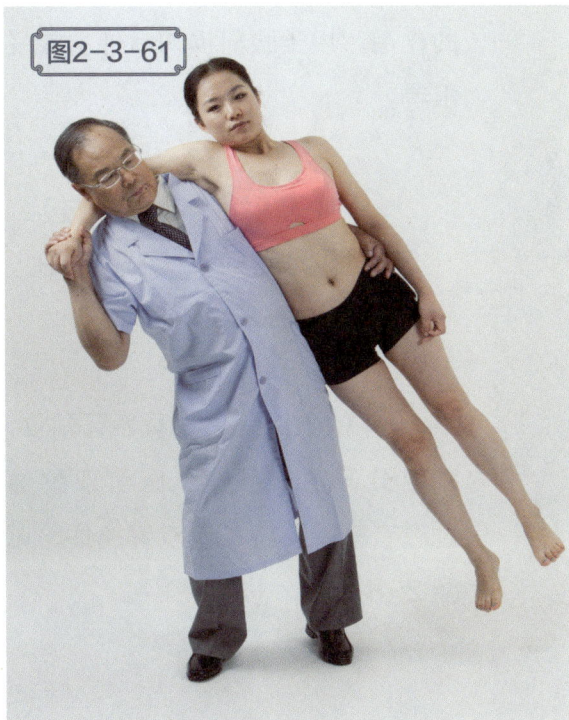

图2-3-61

① 令患者全身放松,医者身体向右侧屈,用大力将患者提起,见图 2-3-61。

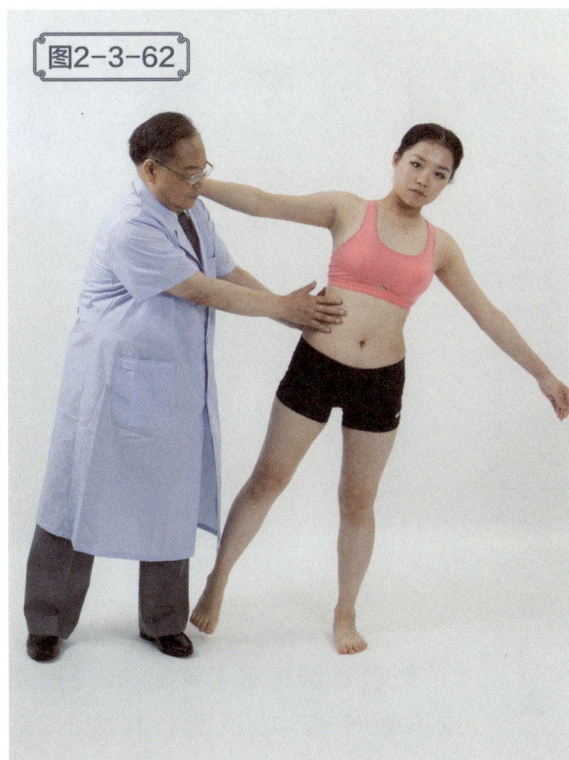

图2-3-62

② 医者腰部用力,迅速将患者向左斜上方大力抛出,并用双手掌推按患者右侧髋部,让患者自由下落。可有助手保护,见图 2-3-62。

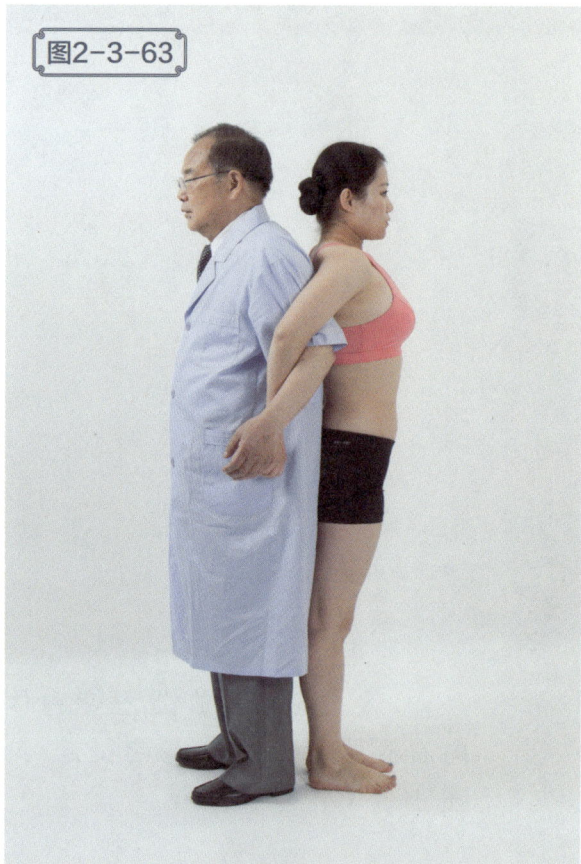

图2-3-63

16. 背挎法

本法具有松解腰部小关节粘连的作用，用于腰部损伤后伸功能受限者。

> 【注意事项】医者背起后振颤要轻柔，力量不要过大过猛。

【体位】医者患者背靠背站立，双足分开与肩等宽。医者双臂通过患者腋下，将患者双臂揽住，见图2-3-63。

操作步骤

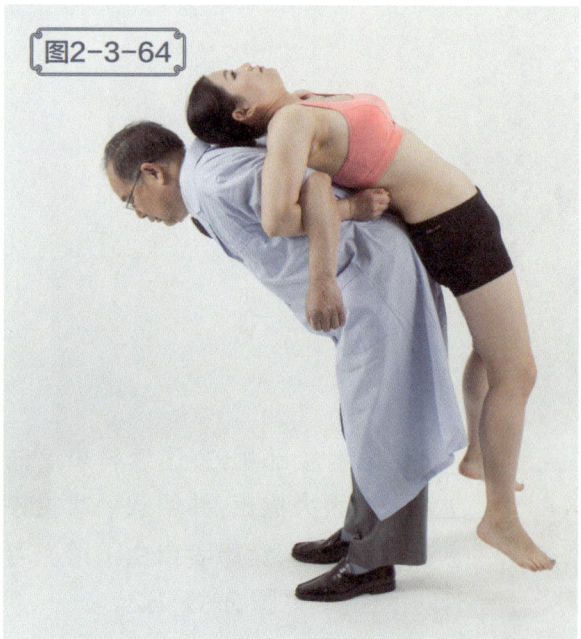

图2-3-64

医者弯腰将患者背起，轻轻摇动或振颤6~7次，然后将其放下，见图2-3-64。

17. 摇床法

本法具有松解腰部肌肉痉挛和粘连的作用，用于腰部扭挫伤、腰椎间盘突出、腰肌痉挛等症。

【**注意事项**】摇时注意患者体位，尽量保持中立位。

【**体位**】患者取仰卧位，屈膝屈髋，双手抱住膝部；医者站在患者一侧，一手扶在患者小腿上，另一手护在患者肩背部，抱着患者。

操作步骤

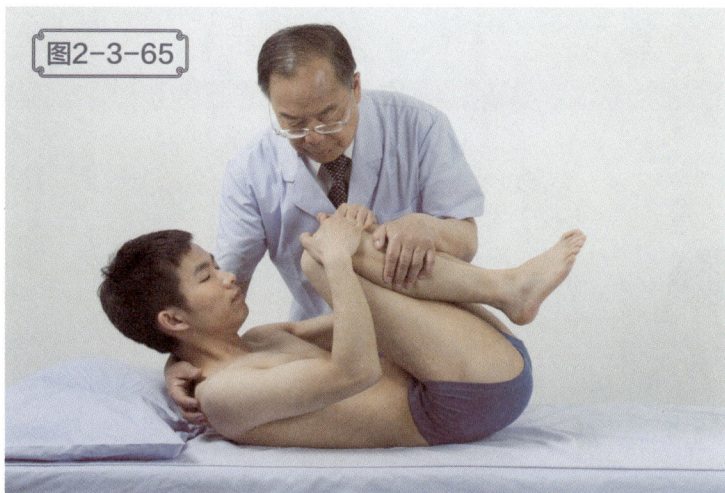

图2-3-65

① 患者尽量前屈并屈膝屈髋，见图2-3-65。

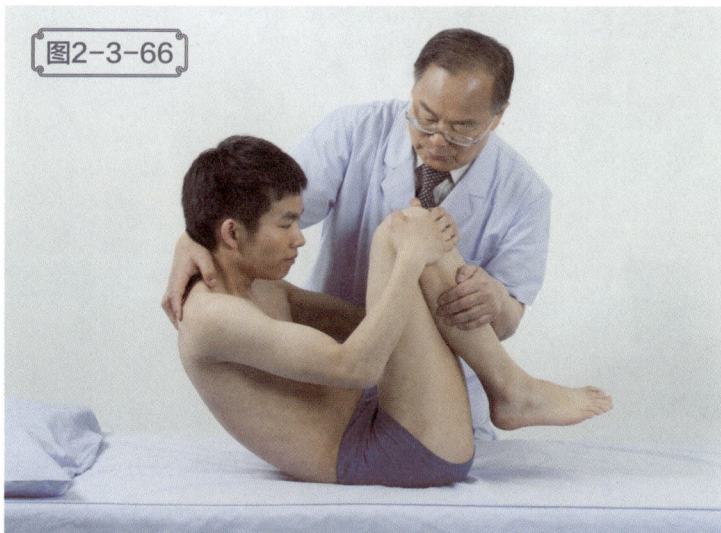

图2-3-66

② 使患者坐起再躺下，状如摇篮，反复6~7次，见图2-3-66。

18. 跷法

本法是医者扶持双杠站在患者身体上，运用足和身体的重力治疗腰背部疾病的一种方法，具有松解腰肌痉挛、调整小关节错位的作用。一般适用于身体强壮的腰背痛、腰腿痛患者。

【注意事项】力量大小的掌握，全在于医者扶杠之手。站的部位一定要准确，在患者身体能承受的部位，避免引起不应有的损伤，如骨盆上，推、揉和点、按的位置一定要准确。对年老体弱、心肺功能不全，或骨肿瘤、结核等患者禁用。

【体位】患者取俯卧位，腹部应垫以枕头。医者借双杠支撑身体，站在患者身上。

操作步骤

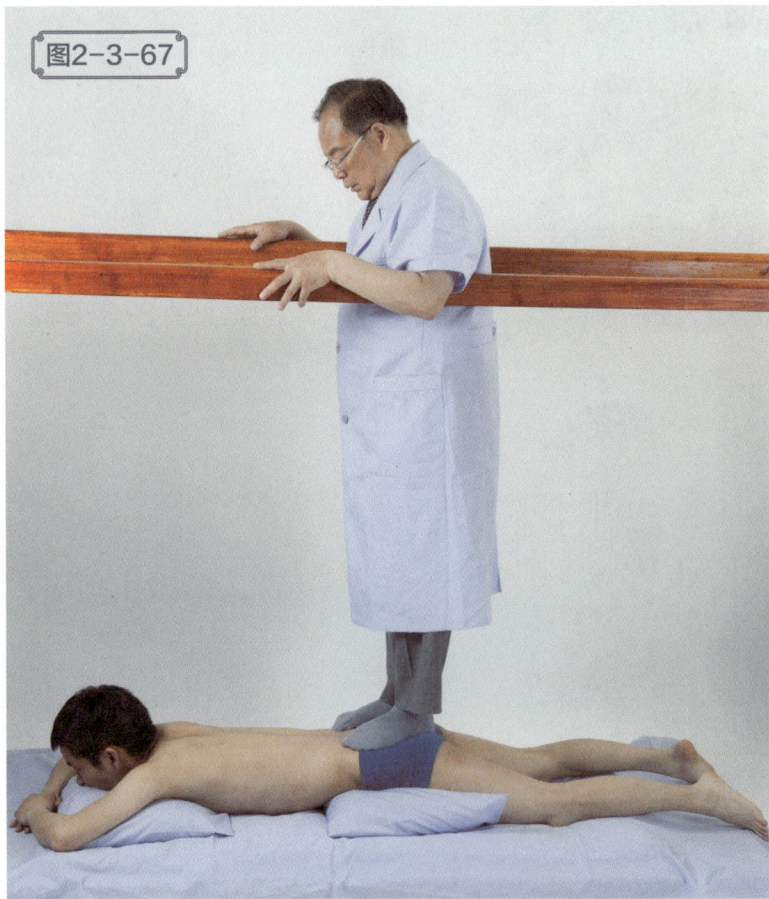

图2-3-67

① 医者以双杠支撑身体，双足站在患者臀部，见图2-3-67。

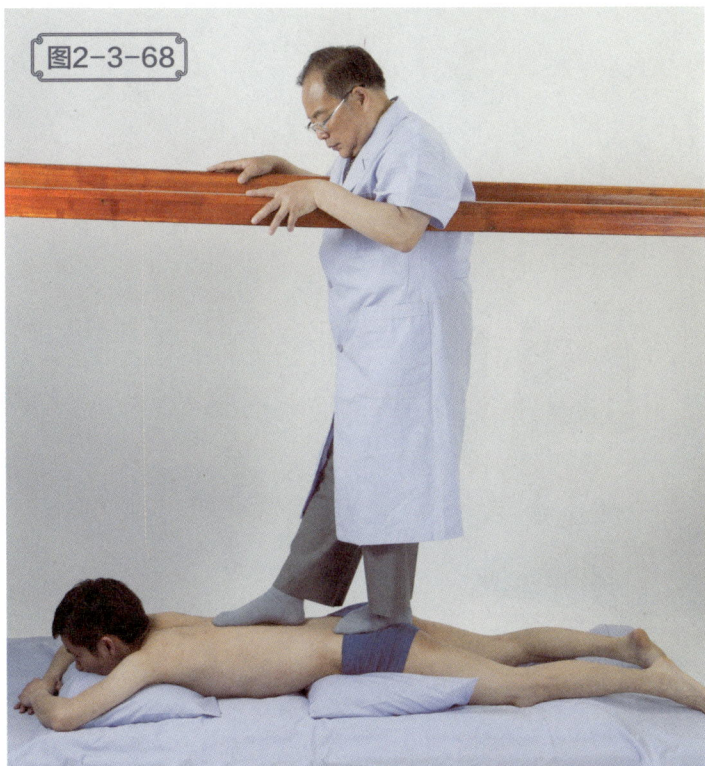

图2-3-68

② 医者一足站于臀部，另一足沿骶棘肌自下而上做推法，见图 2-3-68。

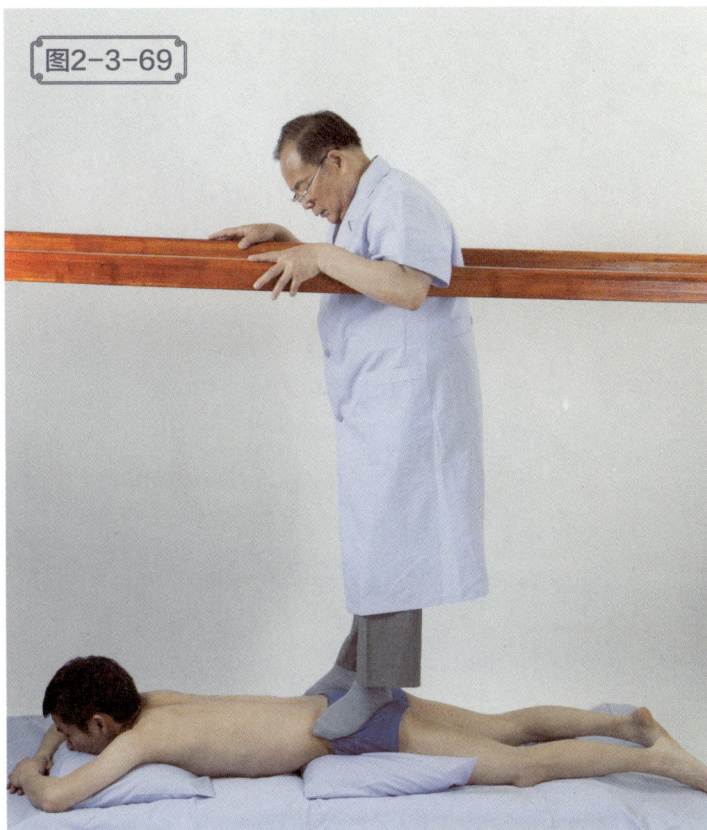

图2-3-69

③ 医者双足在腰骶部做分推法、合推法，见图 2-3-69。

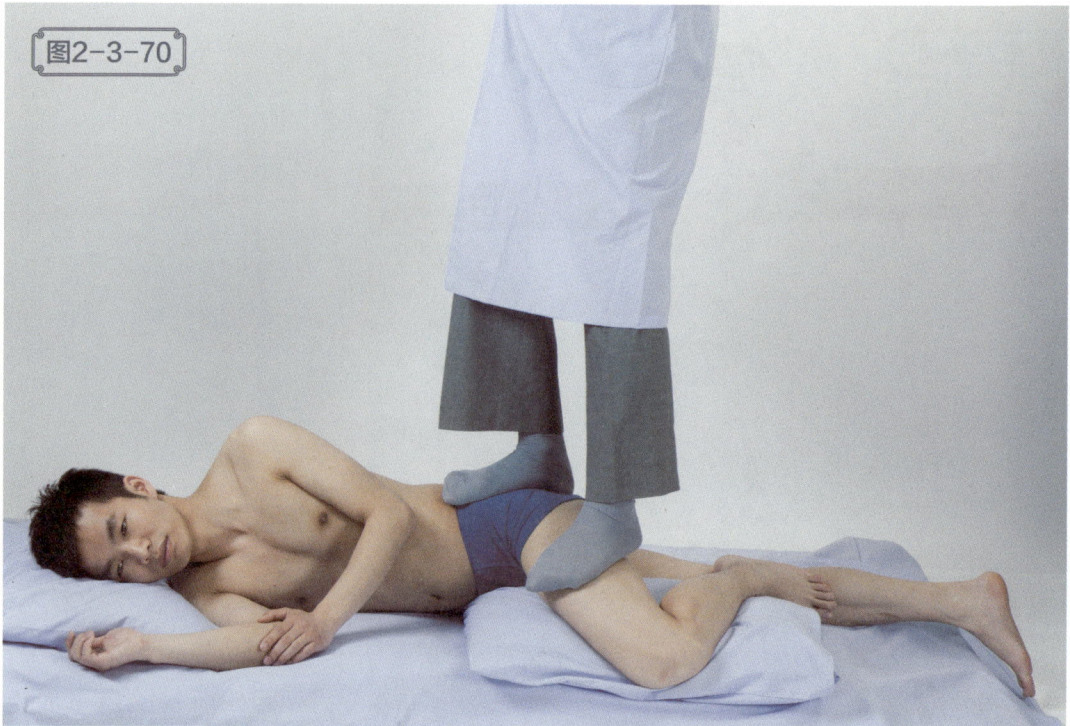

图2-3-70

④ 患者取侧卧位。医者一足站在臀部,另一足沿大腿外侧做推法,见**图2-3-70**。

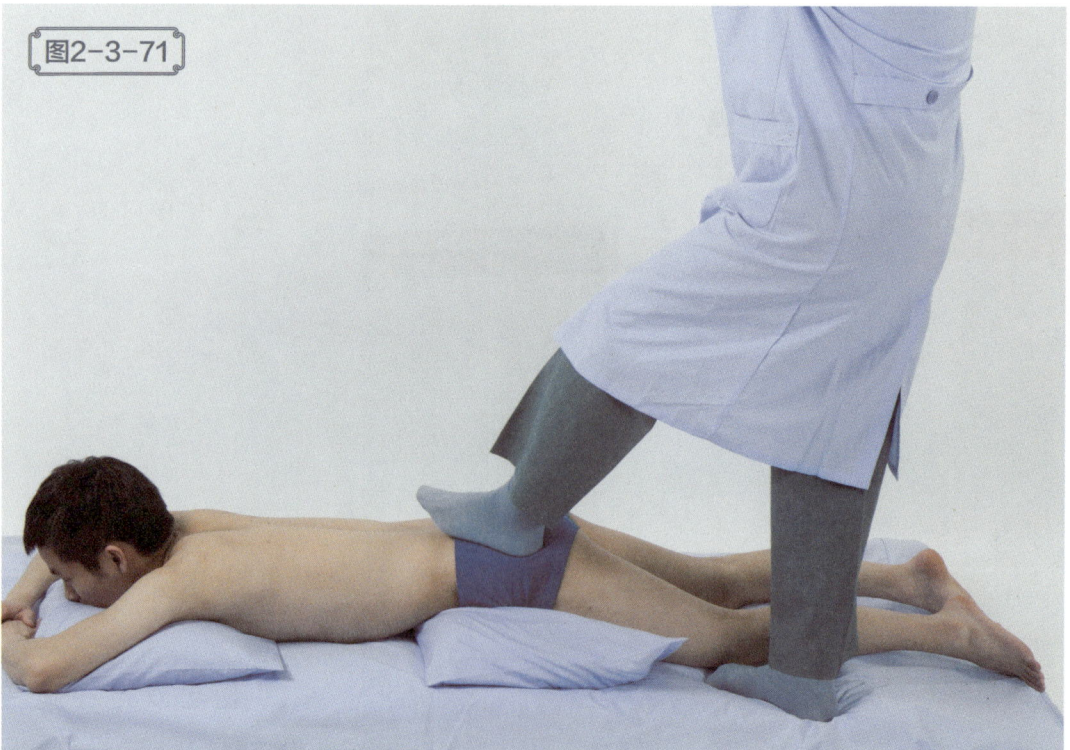

图2-3-71

⑤ 医者站在床上,用足尖或足跟点按环跳穴,见**图2-3-71**。

四、肩部手法

肩关节由肩肱、肩锁、胸锁、肩胛胸壁四大关节群组成，肩和上臂前群浅层肌、深层肌解剖图见图2-4-1、图2-4-2。肩关节是人体活动幅度最大的多轴关节，因此受伤机会也较多，以牵拉伤和关节结构紊乱最为常见；并易受风寒侵袭，而形成肩关节周围组织的无菌性炎症等，可牵涉颈背部和上臂部。在肩部诸病中，肱二头肌肌腱炎、冈上肌肌腱炎、肱三头肌肌腱炎较为常见。中老年人以肩关节周围炎为代表，主要表现为疼痛和功能受限，疼痛特点为烦痛、夜间较重而影响睡眠，十分痛苦。也可以出现肩颈综合征。

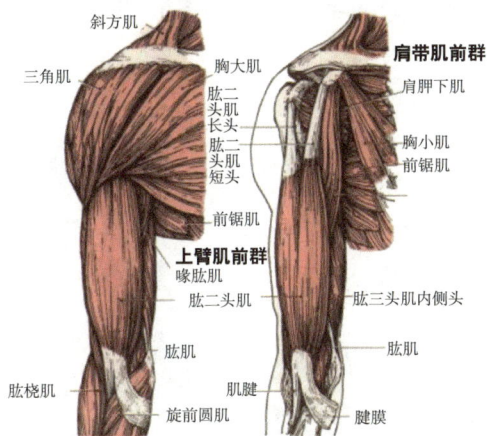

斜方肌
三角肌
胸大肌
肱二头肌长头
肱二头肌短头
前锯肌
上臂肌前群
喙肱肌
肱二头肌
肱肌
肱桡肌
旋前圆肌

肩带肌前群
肩胛下肌
胸小肌
前锯肌
肱三头肌内侧头
肱肌
肌腱
腱膜

肩和上臂前群浅层肌　　**肩和上臂前群浅层肌**
（胸大肌与三角肌已去掉）

图2-4-1

斜方肌
三角肌
胸大肌
前锯肌
喙肱肌
肱二头肌
肱肌
肱桡肌
旋前圆肌

肩胛下肌
大圆肌
喙肱肌
肱肌

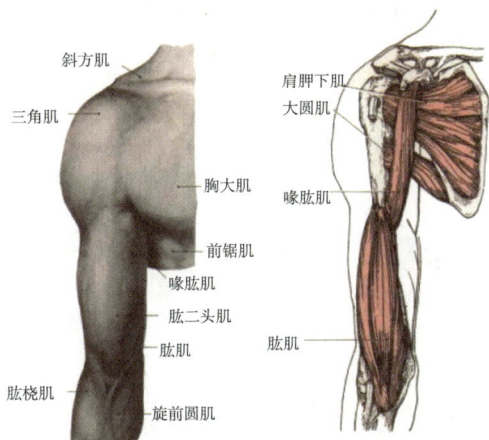

肩和上臂肌体表投影　　**肩和上臂前群深层肌**

图2-4-2

本图引自《运动解剖学图谱》（顾明德、缪进昌主编．人民体育出版社，2006.）

肩部手法包括基本手法和套路手法两部分。基本手法主要作用是镇痛、舒筋、缓解痉挛；套路手法主要作用是通过综合手法调节关节间的紊乱，恢复关节运动幅度。临床一定要明确病症部位，按病情的轻重，灵活应用。

（一）基本手法

揉捻法见图2-4-3，㨰法见图2-4-4，屈肘摇肩法1见图2-4-5，屈肘摇肩法2见图2-4-6，提拉法1见图2-4-7，提拉法2见图2-4-8，归挤法见图2-4-9，顺法见图2-4-10，散法见图2-4-11。

【注意事项】使用㨰法时应半握拳，肘关节半伸直状态，作用力在深部。

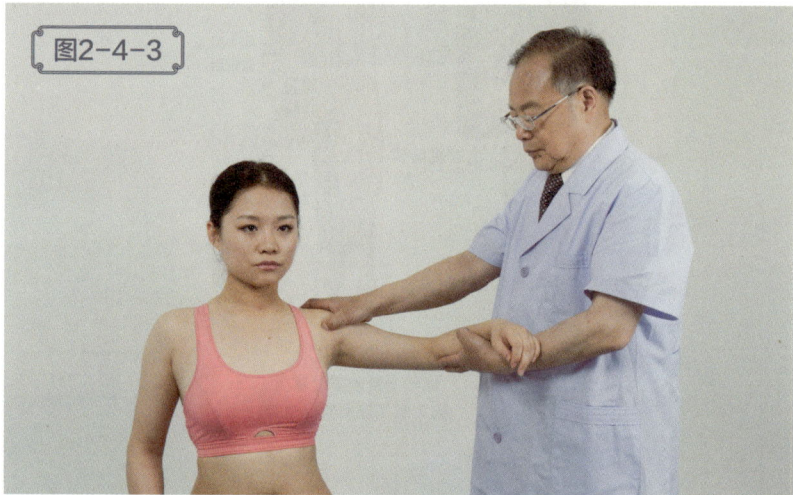

图2-4-3

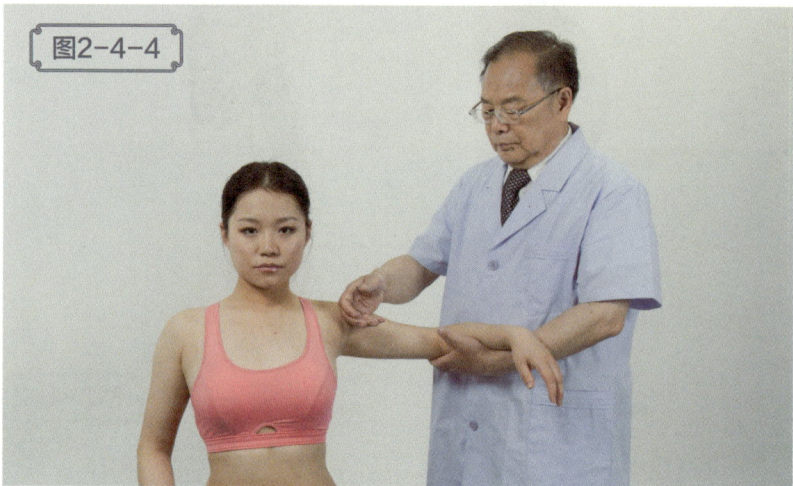

图2-4-4

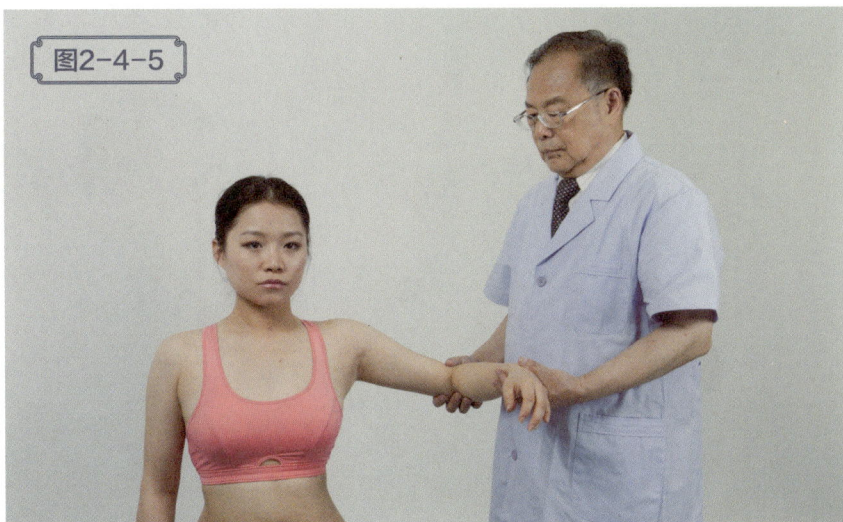

图2-4-5

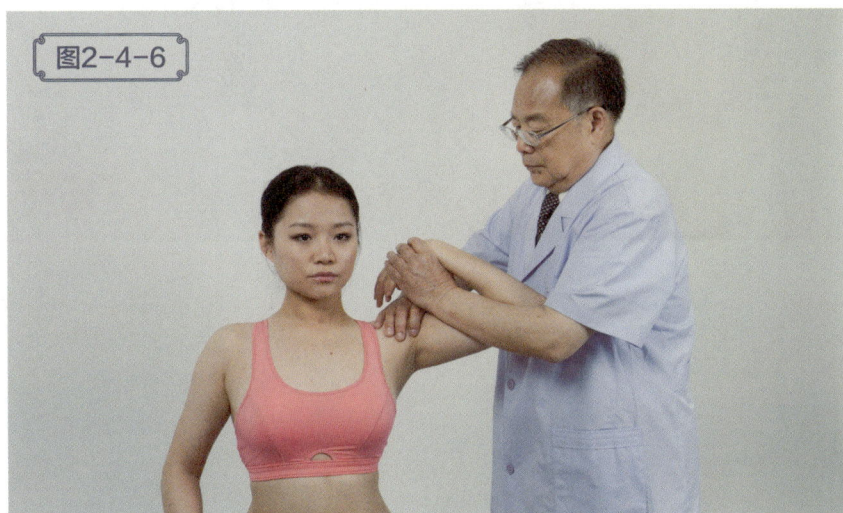

图2-4-6

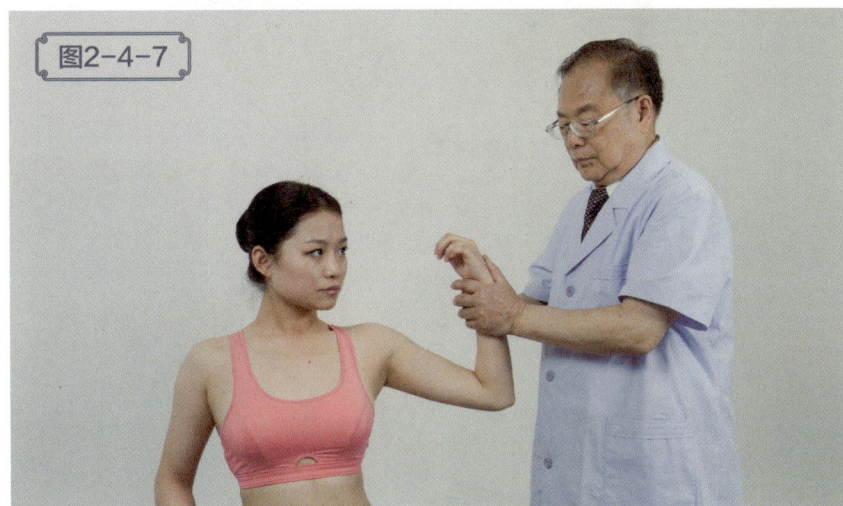

图2-4-7

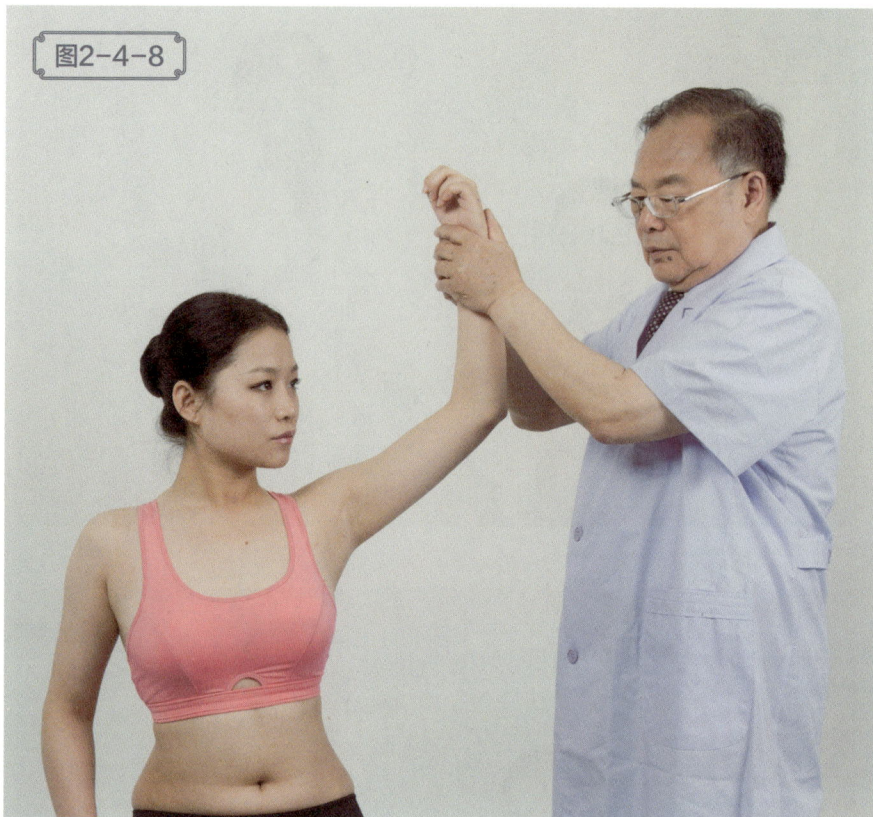

图2-4-8

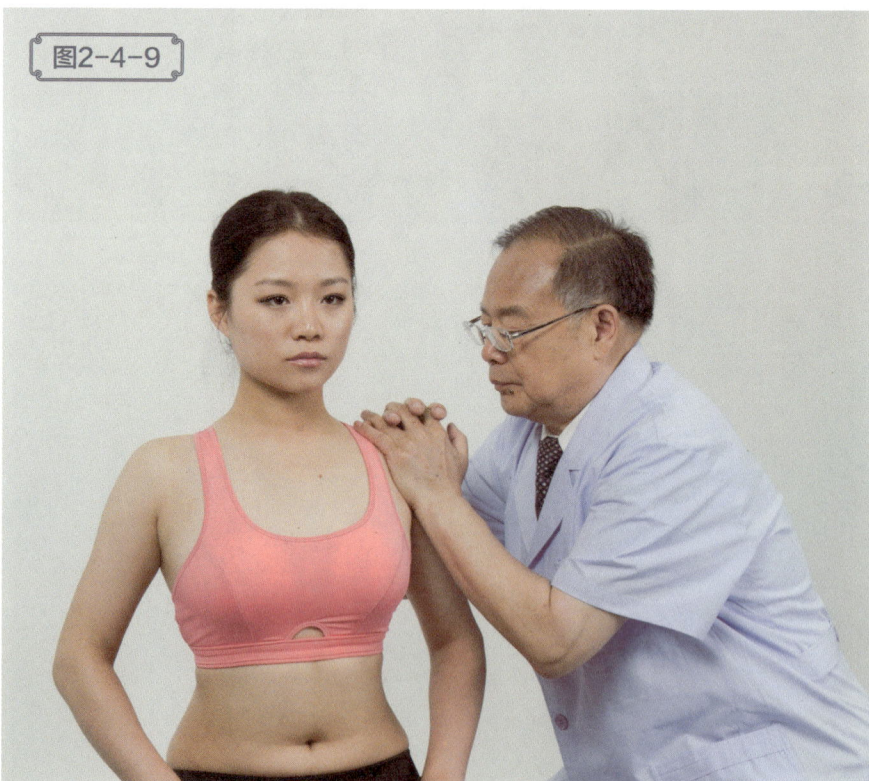

图2-4-9

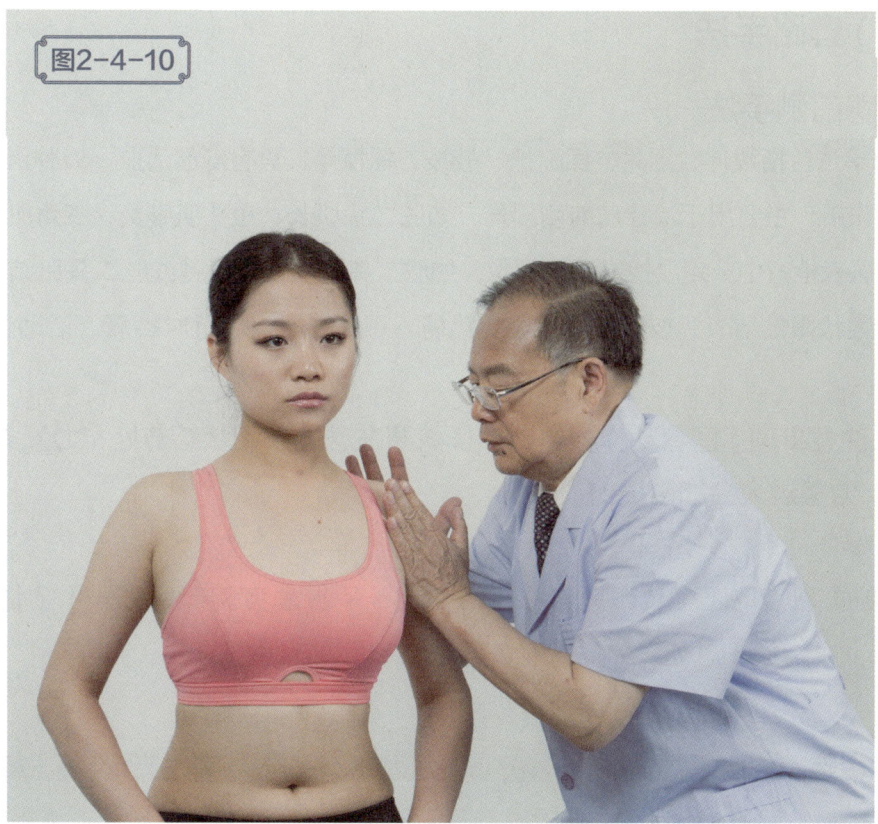

图2-4-10

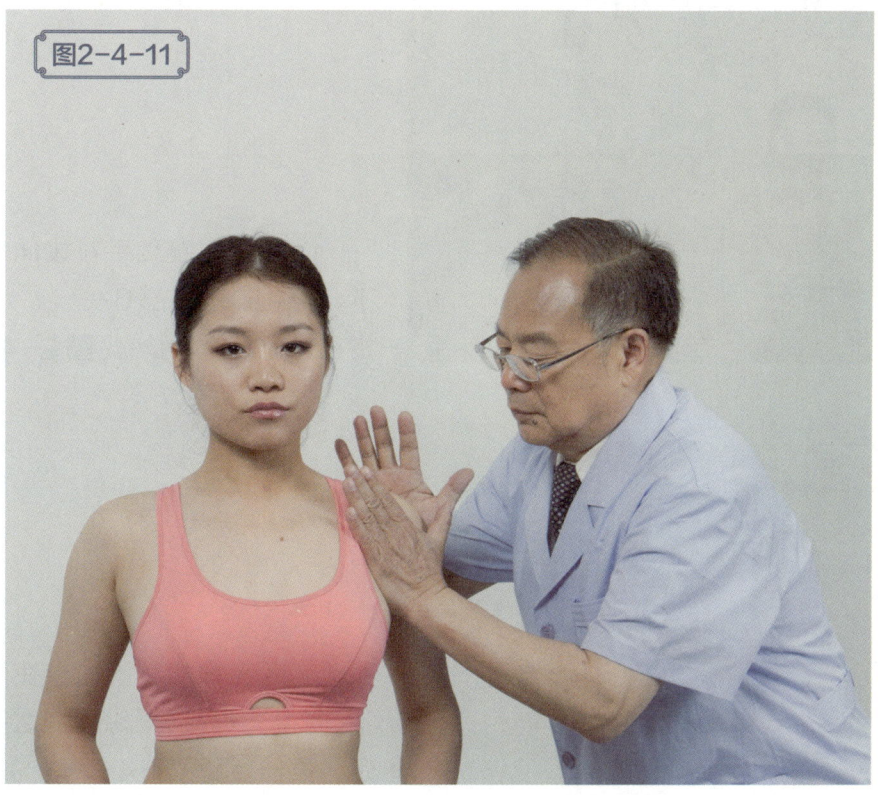

图2-4-11

（二）套路手法

1. 肩前侧手法

本套手法包括拔伸、摇晃、揉、捻、戳按、摇摆等，具有舒筋活血、消肿止痛、解除粘连的作用；主要用于治疗肩前侧损伤，如肱二头肌长、短头肌腱炎，三角肌前束的损伤等。医者检查中一定要找准受伤部位，如肱二头肌损伤，肌腱或肱二头肌结节间沟可触及条索状阳性结节，按压时患者感觉疼痛，患肢屈肘、后背时疼痛，活动受限。

【注意事项】医者动作要熟练，揉捻要在患处条索状结节处，力量柔和适中。力量过大会加重损伤。

【体位】患者取正坐位，医者站于患侧，一手握患者腕部，另一手拿住肩部，四指在前，中指放于患处，即局部有条索状结节之痛点。

■ 操作步骤

图2-4-12

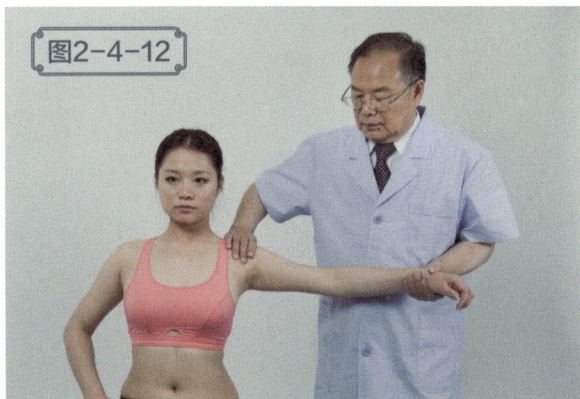

① 医者握腕之手在拔伸牵引力下，环转摇晃肩部6~7次，同时中指在患处轻轻揉捻，见图2-4-12。

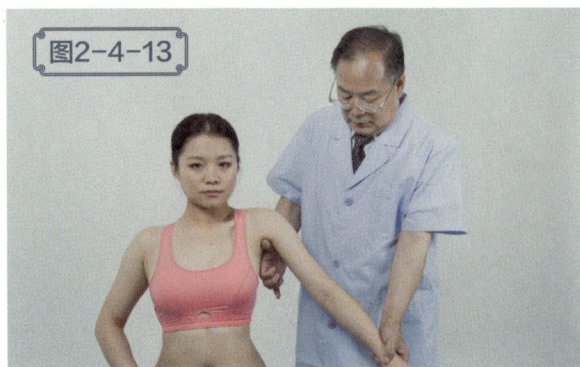

图2-4-13

② 医者拿肩之手改放在患肢腋下，向上方提拉，同时握腕之手向斜下方拔伸，见图2-4-13。

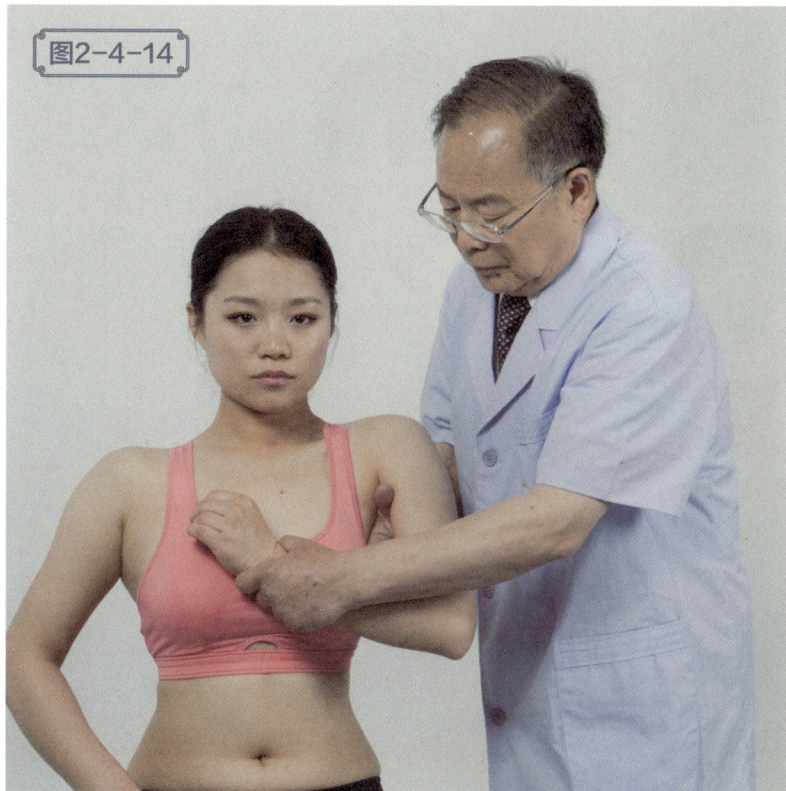

图2-4-14

③ 医者以握腕之手，令患者屈肘，见**图 2-4-14**。

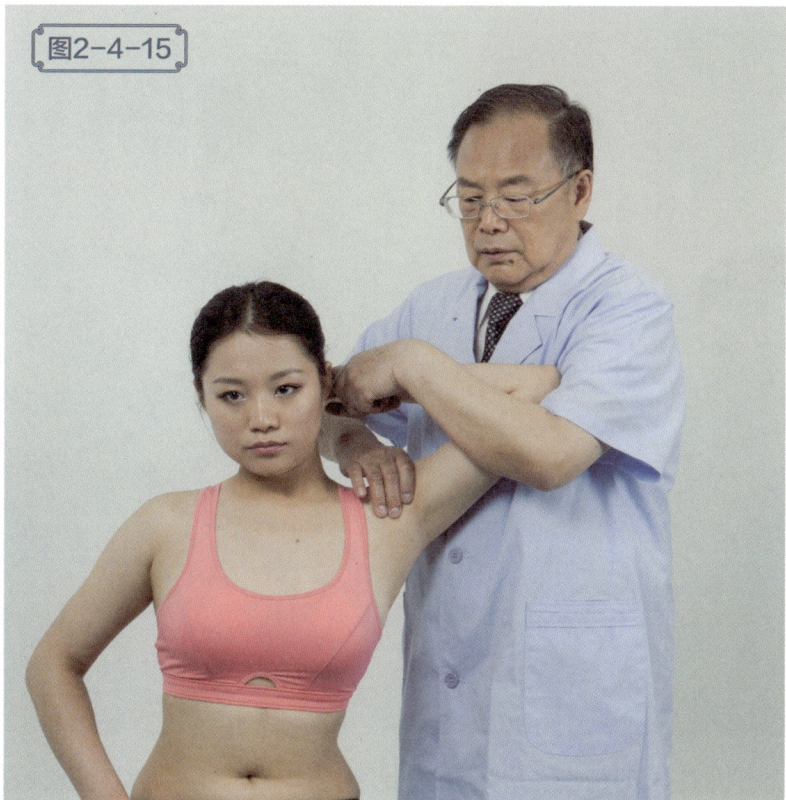

图2-4-15

④ 患者抬肩，手绕过头，放在头后，医者腋下之手改放在肩部，中指在患处揉捻，见**图 2-4-15**。

图2-4-16

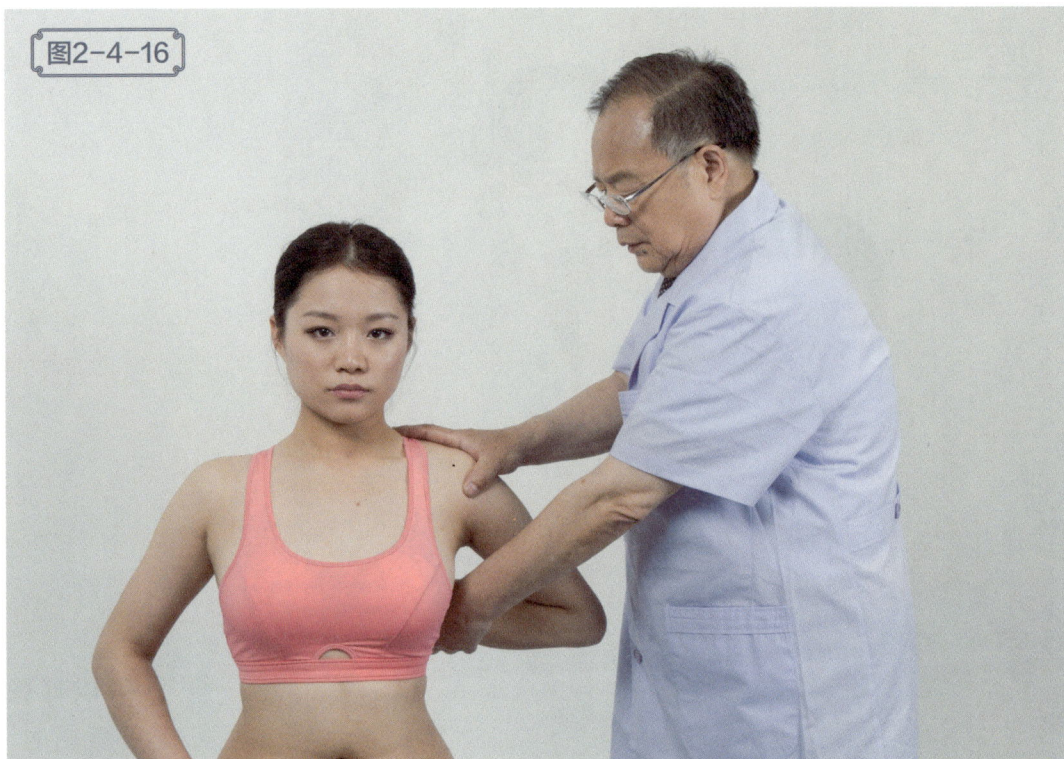

⑤患者垂肩屈肘,使上臂尽量后伸。医者用拇指在患处揉捻,见**图2-4-16**。

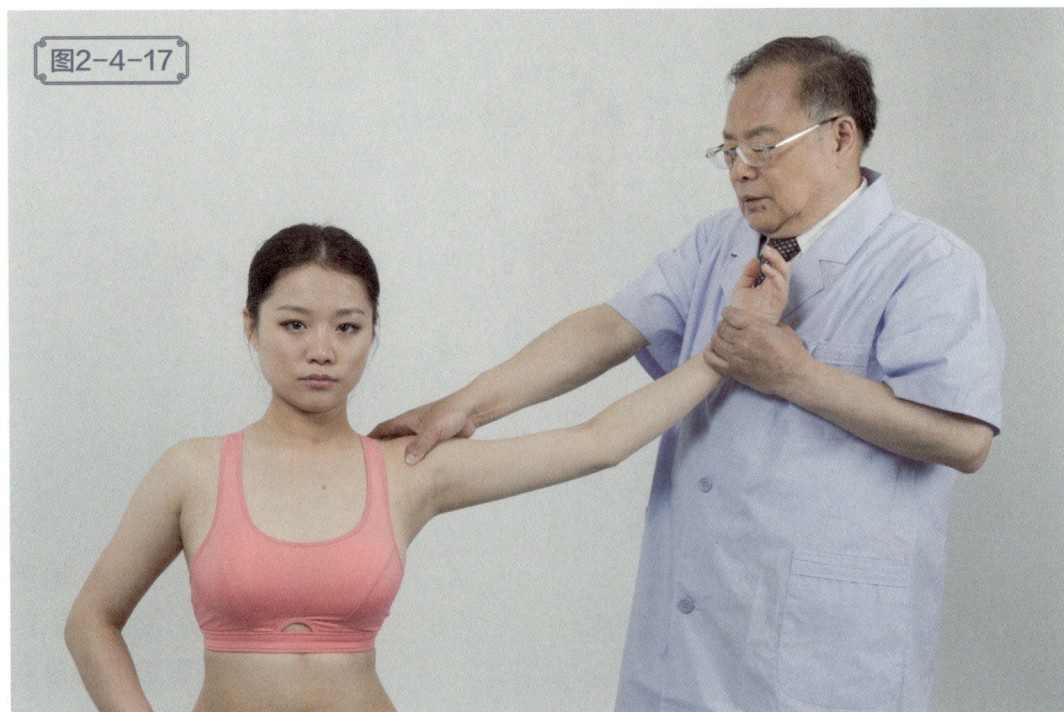

图2-4-17

⑥ 医者将患肢向斜上方拔直,同时拇指在患处戳按,见**图2-4-17**。以肩部散法放松。

2. 肩上侧手法

本手法以拔伸、摇晃、戳按、揉捻组成。具有舒筋活血，松解组织粘连的作用。主要治疗肩上部损伤，如冈上肌、三角肌中束的损伤，肩峰下滑囊炎，肩锁韧带、喙肱韧带的损伤等。因冈上肌和肱二头肌肌腱通过肩关节，外展时肌腱可卡压在关节处，当外展到一定角度时出现疼痛（疼痛弧）。

【注意事项】一定要在牵引力下摇肩，戳按力量要轻柔，揉捻戳按应准确作用于患处。

【体位】患者取正坐位。医者站在患侧，一手握腕，另一手拿肩，四指在前，拇指在后。

操作步骤

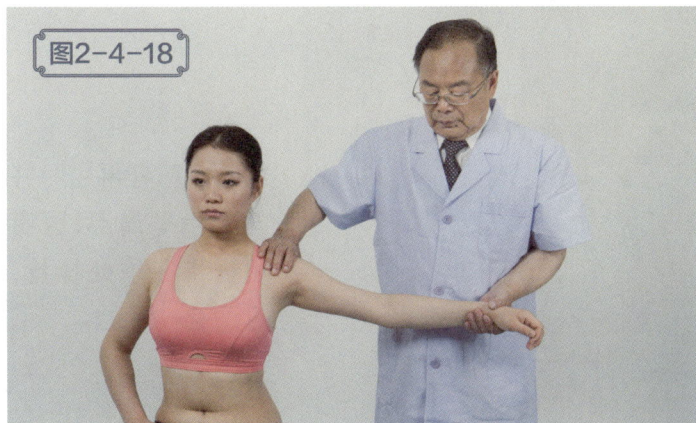

图2-4-18

① 医者拔伸上肢并在牵引下环转摇肩部6~7次,见图2-4-18。

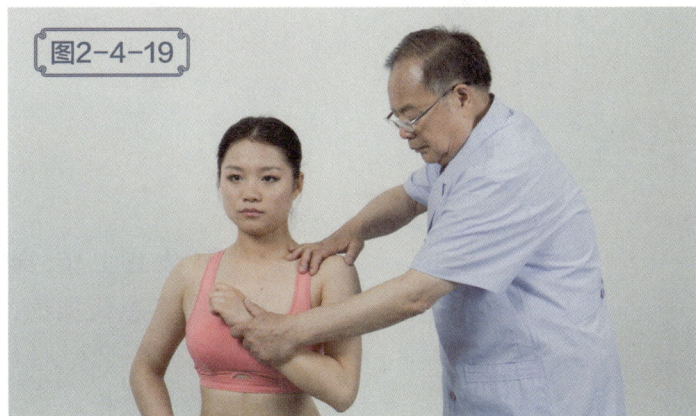

图2-4-19

② 患者屈肘,医者拇指改放在患处揉捻,见图2-4-19。

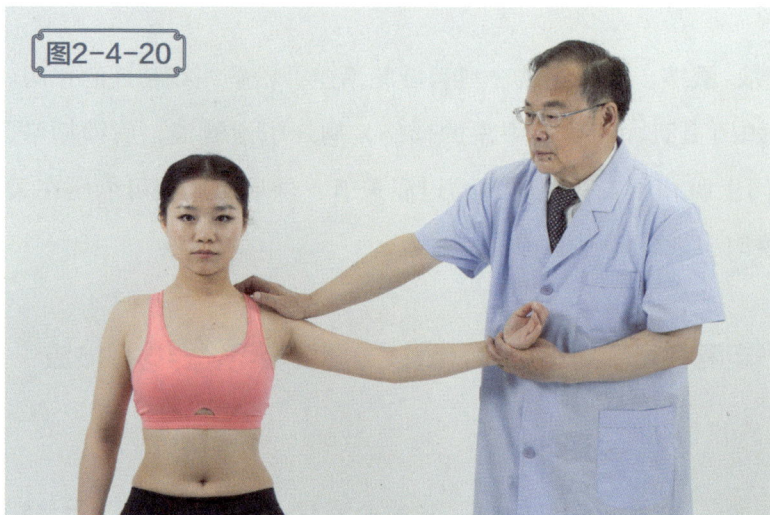

图2-4-20

③ 医者将患肢向斜上方拔直,同时另一手掌根部放在患处戳按,见图2-4-20。

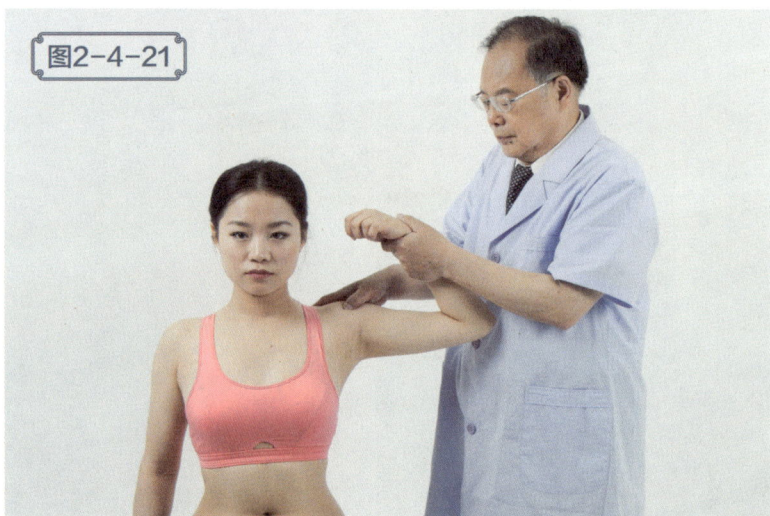

图2-4-21

④ 患者再屈肘并向上抬举肩部,医者用拇指在患处揉捻,见图2-4-21。

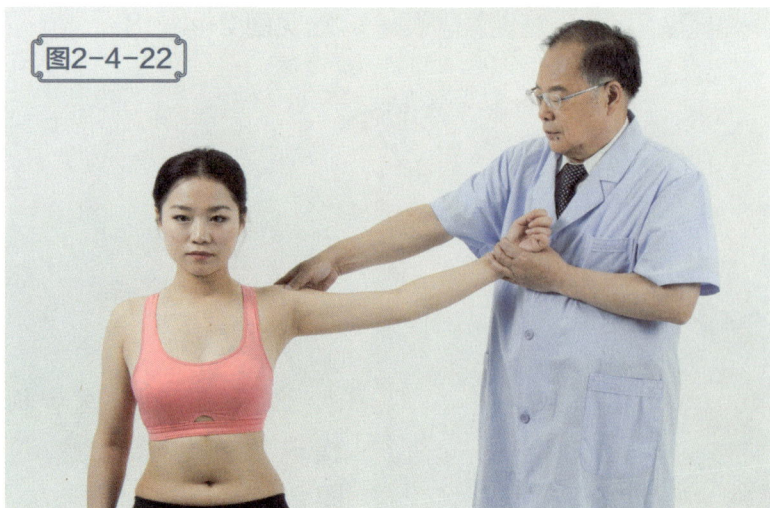

图2-4-22

⑤ 拔直上肢,拇指继续在患处揉捻,见 图2-4-22。以肩部散法放松。

3. 肩后侧手法

本手法由拔伸、揉捻、戳按组成，具有舒筋活血、松解组织粘连的作用。主要用于治疗肩后侧损伤，如肱三头肌肌腱炎、三角肌后束损伤等。肩后侧损伤往往不仅限于肩关节，在肩胛骨的外下方会出现明显疼痛症状，局部可触到条索状阳性结节。患肩内收高举时疼痛。

【注意事项】扳拉力量不要太大，戳按、揉捻力量要柔和。

【体位】患者取正坐位。医者一手握腕，另一手拿住肩部，拇指按在患处。

操作步骤

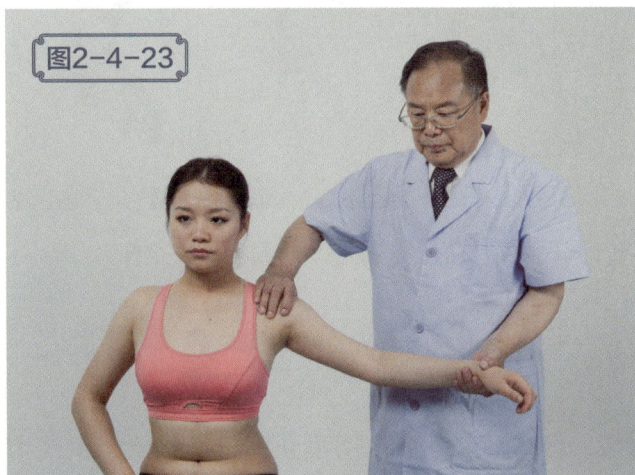

图2-4-23

① 医者拔伸上肢并环转摇晃肩部 6~7 次，拇指在患处揉捻，见图 2-4-23。

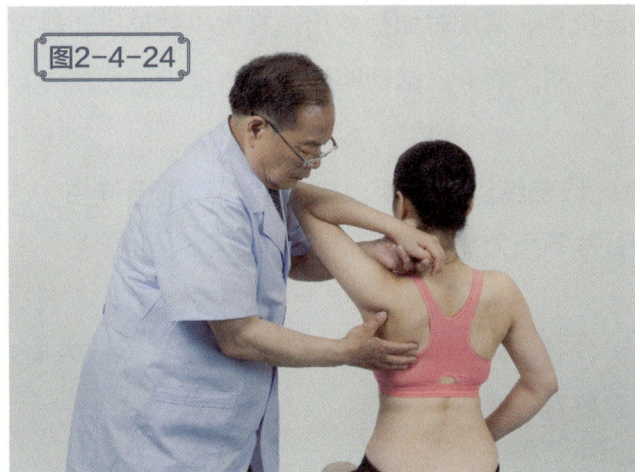

图2-4-24

② 患者屈肘抬肩，使手绕到头后。医者一手握住患者肘部并向后扳拉，另一手拇指在患处戳按，见图 2-4-24。

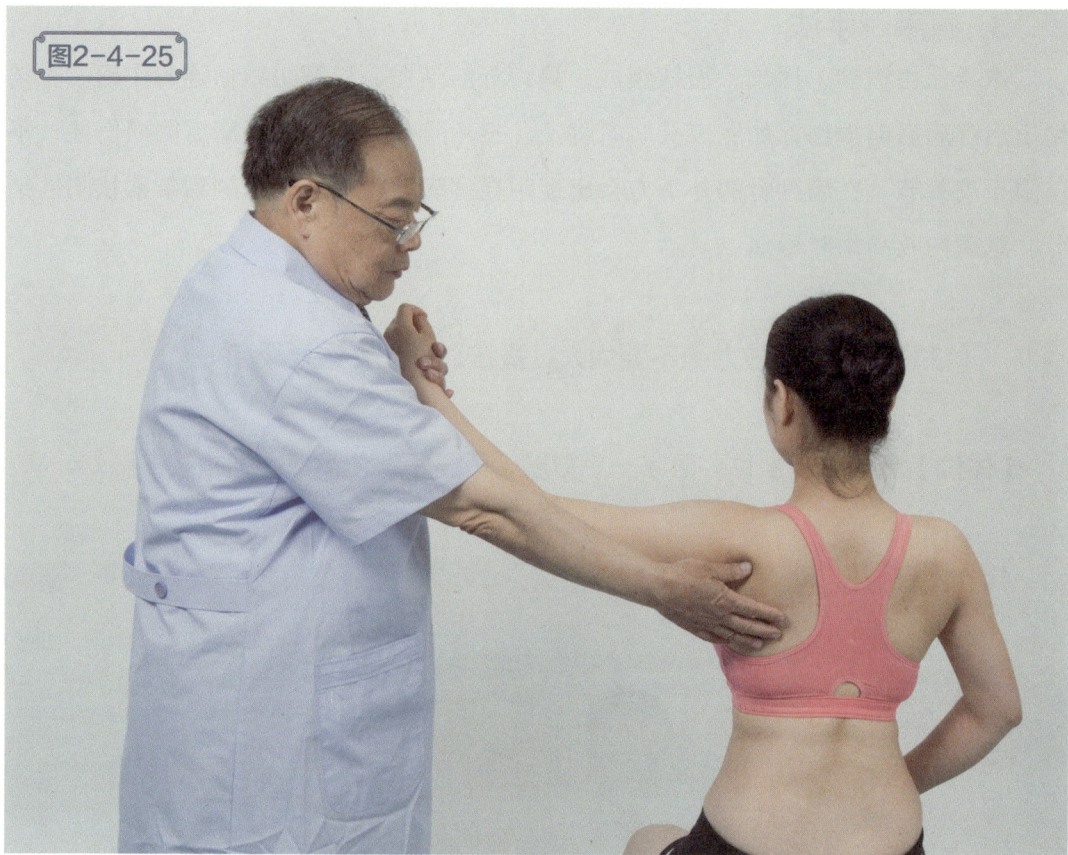

图2-4-25

③ 医者将患者上肢向斜上方拔直，同时拇指在患处揉捻，见图 2-4-25。

④ 以局部散法、掌揉法放松肌肉组织。

4. 肩胛部手法

本手法包括拔摇、戳按、顺散等，具有舒筋活血、解痉止痛、调整软组织结构紊乱的作用，用于治疗肩胛、胸后壁的损伤，如肩胛肌、大小菱形肌、斜方肌的损伤，以及这些部位关节结构的微细错位等。落枕时如症状出现在大小菱形肌和斜方肌，或肩胛胸壁外伤，则肩胛骨内侧锐痛，翻身、活动明显受限。

【注意事项】手法要求医者动作熟练连贯，手、脚位置移动配合连贯，全套动作一气呵成，在保持牵引力下用力捋、顺肩胛内缘。

【体位】患者取坐位。医者站在患者伤侧，双脚与肩等宽，和患者同一方向，一手握腕，虎口朝外，另一手扶肩，患肩外展90°。

图2-4-26

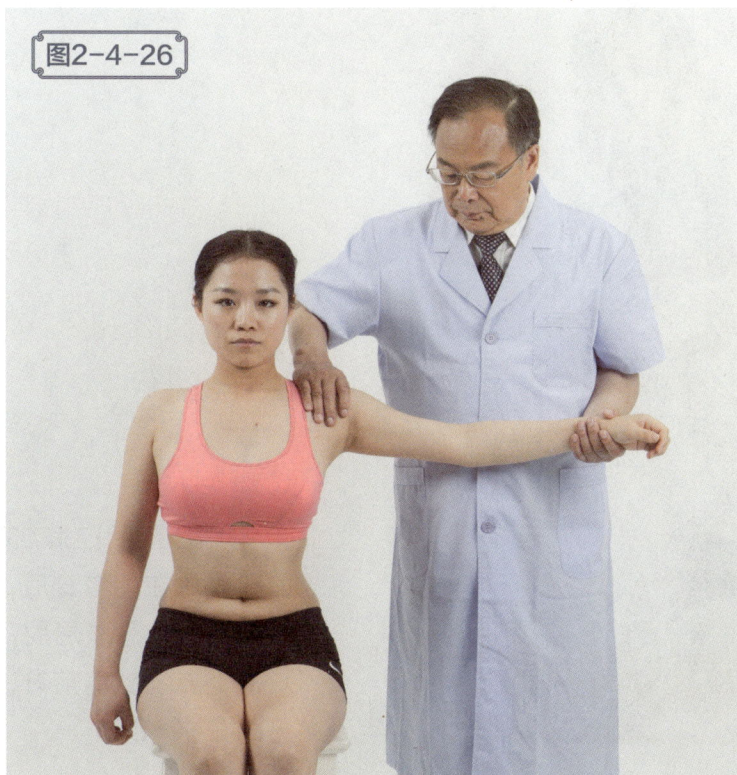

① 医者在拔伸下环转摇晃肩部6~7次,见图2-4-26。

图2-4-27

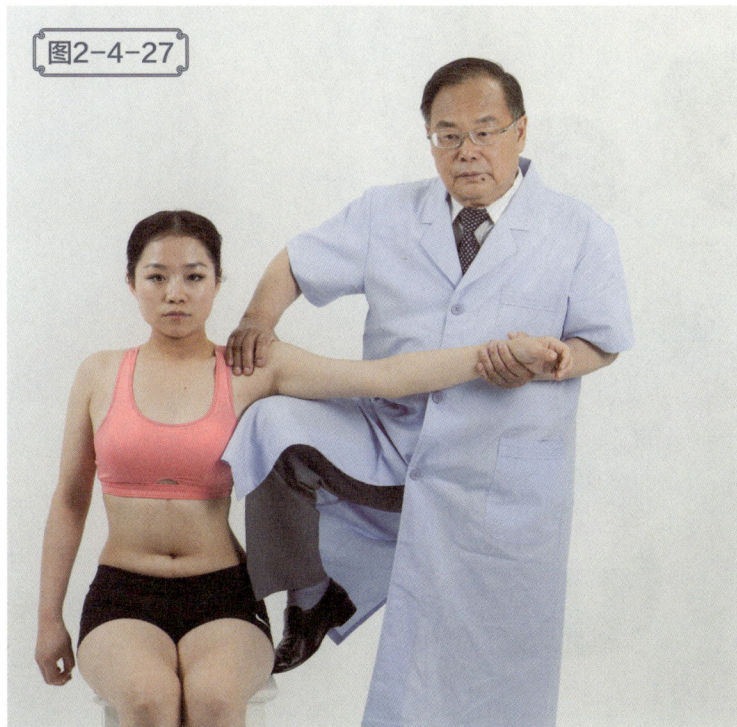

② 医者抬起患者肩关节,用膝部顶在患者腋下,再加大拔伸牵引力,保持牵引力下抬高患者上肢,见图2-4-27。

图2-4-28

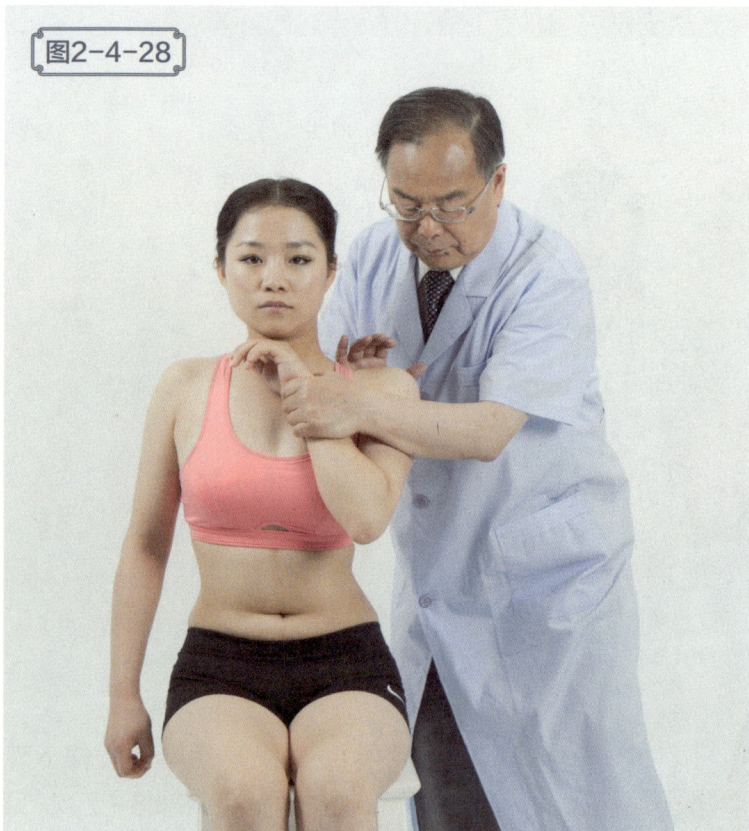

③ 医者顶在膝部
的腿改放在患者身后，
握腕之手使患肢屈肘，
从前上方绕到肩前方，
见**图2-4-28**。

图2-4-29

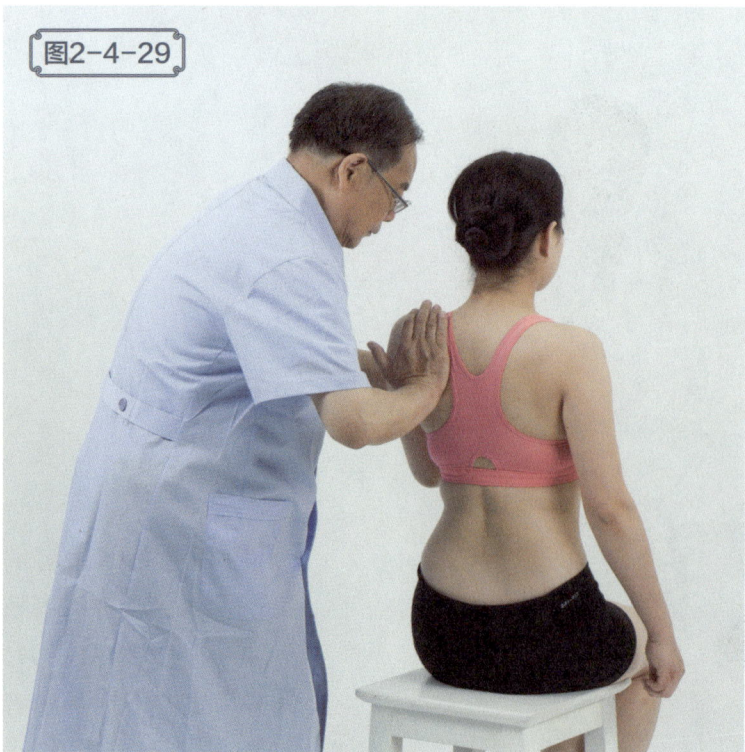

④ 医者扶肩之手
同时旋转立起下移，用
手掌按住肩胛内缘，双
手用力挤按2~3次，
见**图2-4-29**。

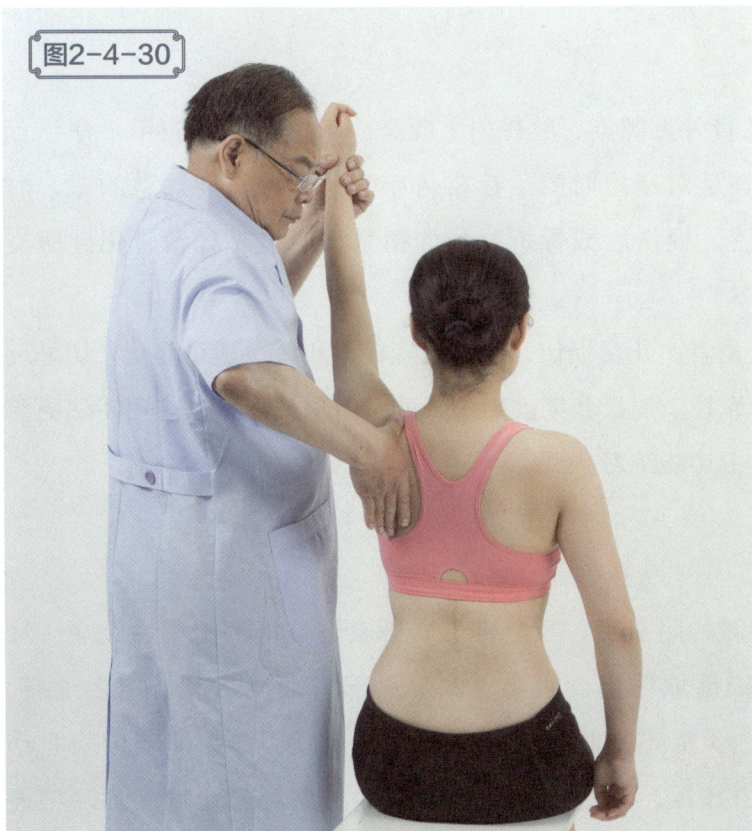

图2-4-30

⑤ 医者站于患者身后之脚向前移,站于患者侧方,握腕之手使患肢向上方拔直,同时另一手旋转,用虎口部沿肩胛向下顺之,可顺3~5次,见图2-4-30。

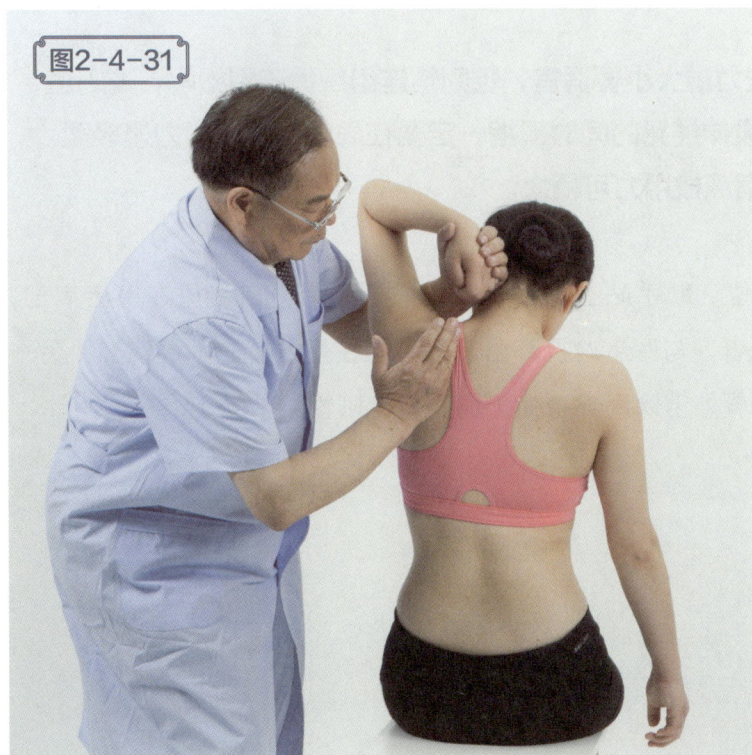

图2-4-31

⑥ 医者将患者上肢屈肘放在头后,另一手用掌根部在肩胛骨内缘揉按,见图2-4-31。

五、肘部手法

肘部病症常见的有肱骨外上髁炎、肱骨内上髁炎、牵拉肘等，应用手法治疗常能获得满意疗效，尤其是对牵拉肘的治疗常可手到病除。需要注意的是，肘部肌肉不丰富，血运较差，损伤后或骨折脱位如粗暴按摩极易导致骨化性肌炎的发生。

对于急性损伤症状严重者、儿童损伤，手法更应轻柔和缓，适可而止，切忌反复、长时间地搓揉或粗暴牵拉。对于长期固定造成的关节僵硬强直，应用手法更要谨慎，应鼓励患者进行自主功能练习。

1. 肘外侧手法

肱骨外上髁是伸腕肌腱的附着点，反复伸屈腕部会造成局部无菌性炎症，又称网球肘，失治或误治则造成粘连、肌化。本症局部有阳性结节，按之锐痛。肌腱的止点局部血运差，炎症不易吸收，往往使症状迁延不愈，影响伸腕肌动作，产生疼痛。本手法由拔摇、揉捻、戳按等组成，具有舒筋止痛、解除粘连的作用。

【注意事项】手法力量大小要适宜，轻则粘连组织得不到松解，重则造成新的创伤。注意在拔伸摇晃的同时拇指一定要在局部做揉捻，力量轻柔。拔直时速度要快，拇指点按用力可稍大。

【体位】患者取正坐位。助手站在伤侧，身体靠近患者，前臂放在患者肩部，双手握住上臂远端保护患者，与医者对抗牵引。医者站在前方，一手握腕部，另一手托扶肘部，拇指放在肱骨外上髁局部患处（压痛点有阳性结节处）。

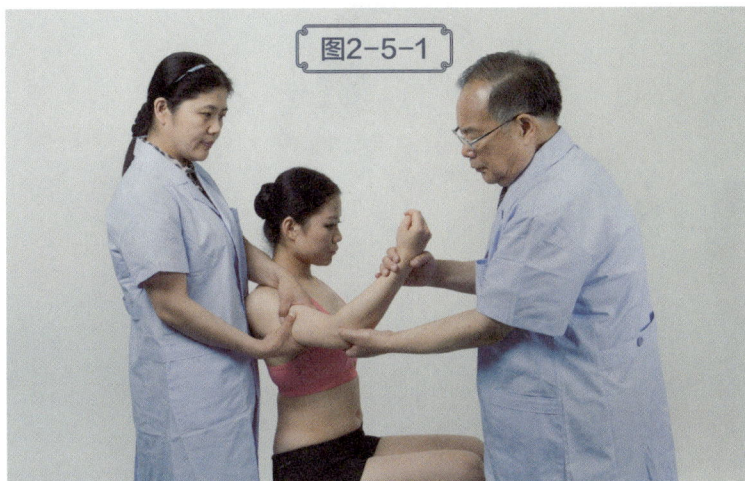

图2-5-1

① 医者与助手相对拔伸牵引下旋后摇晃6~7次，力量由轻到重，同时拇指在患处揉捻，见**图2-5-1**。

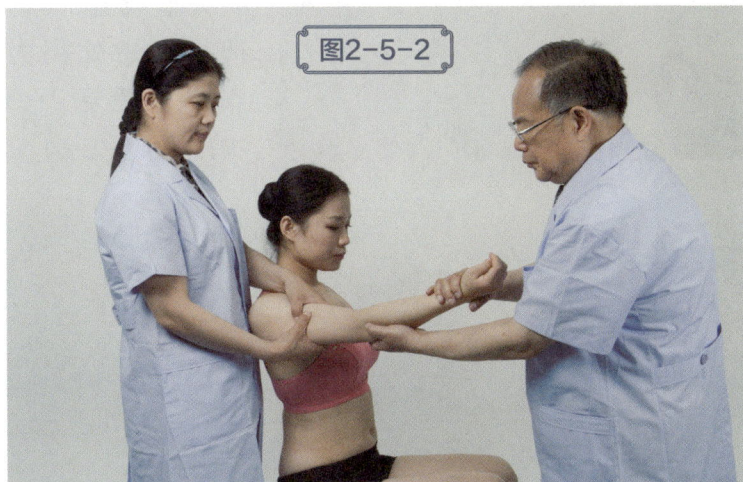

图2-5-2

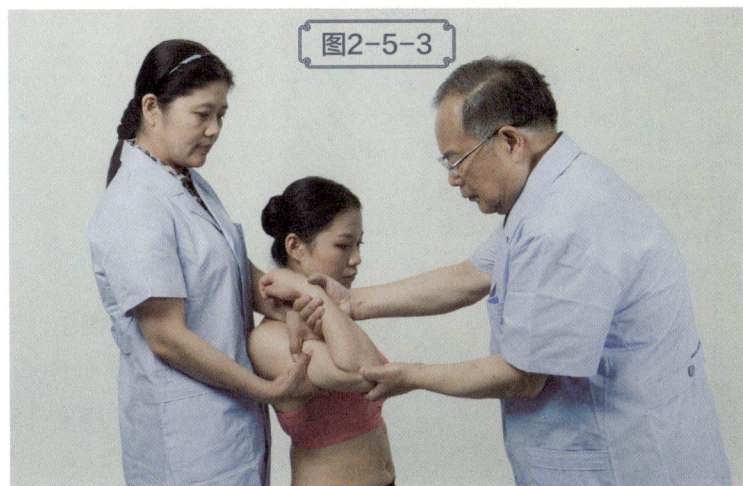

图2-5-3

② 医助配合将患者肘关节拔直，见**图2-5-2**，将患者肘关节屈曲见**图2-5-3**。

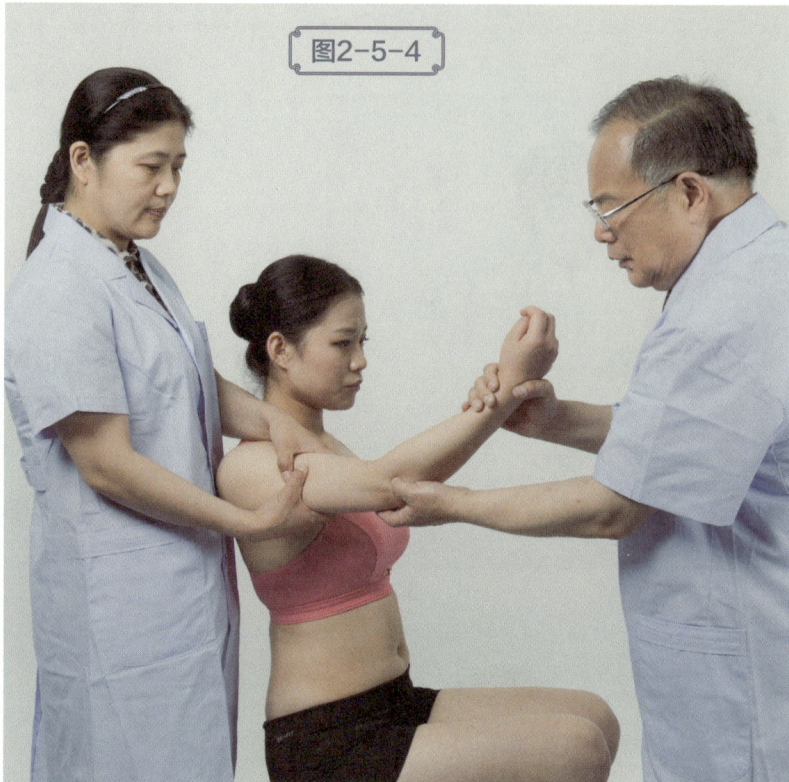

图2-5-4

③ 医者快速将肘关节拔直,同时拇指在患处用力点按,可重复2~3次,见图2-5-4。

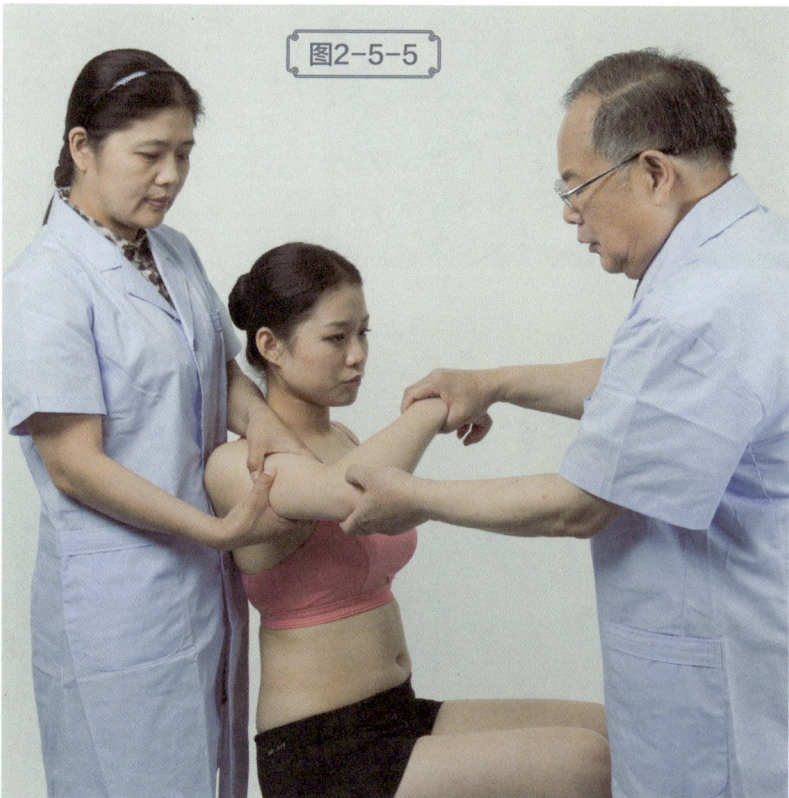

图2-5-5

④ 医者倒手,做旋前,摇晃前臂6~7次,拇指在患处揉捻,见图2-5-5。

分部手法

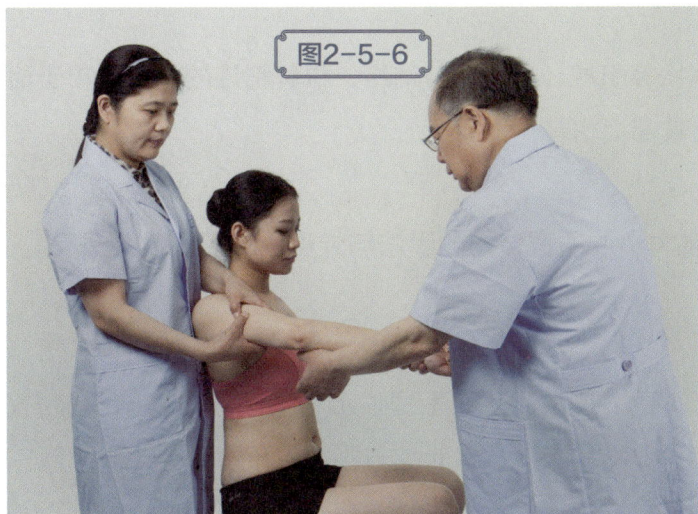

图2-5-6

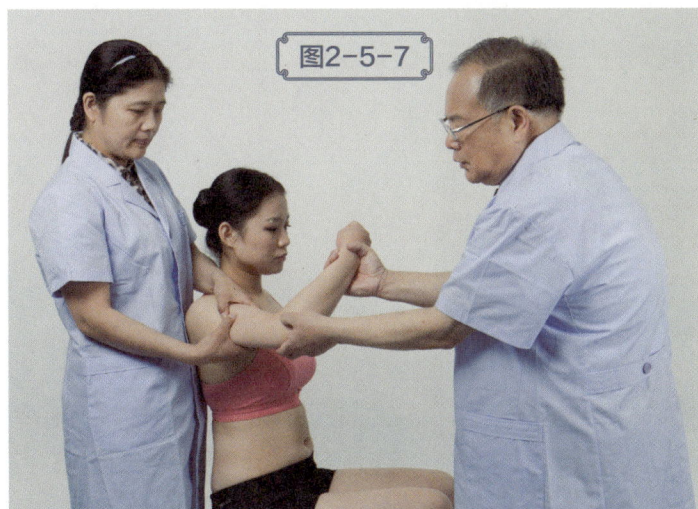

图2-5-7

⑤ 医者将肘关节重复拔直,一手置于肘部,令患者屈肘,见**图2-5-6**。医者倒手,再将拇指置于患处,将前臂拔直时用力点按。可重复2~3次,见**图2-5-7**。

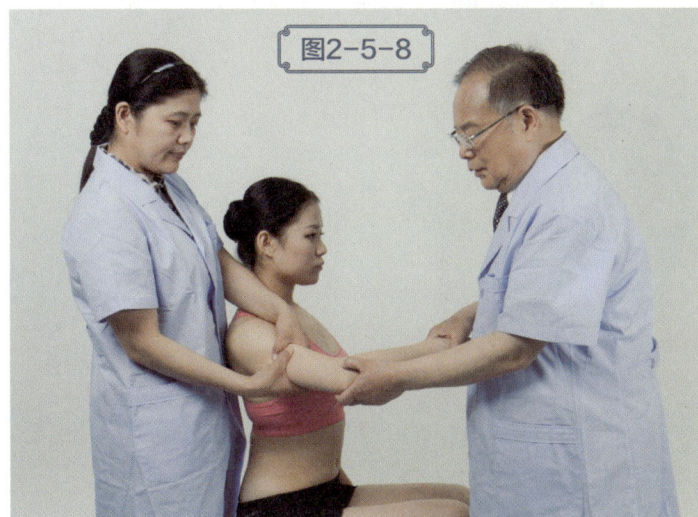

图2-5-8

⑥ 最后,放松患肢,医者以拇指在患处轻揉数次,见**图2-5-8**。

2. 肘内侧手法

本手法由拔摇、揉捻、戳按等组成，具有舒筋活络、松解粘连的作用，用于治疗肱骨内上髁炎、前臂屈肌附着部损伤等。

> **【注意事项】** 手法力量大小要适宜，内侧手法与外侧手法不同的是外侧手法尤其要轻柔。

【体位】 患者取正坐位。助手站在伤侧，双手握住上臂远端；医者站在前面，一手握腕部，另一手托扶肘部，拇指、食指拿住肘关节，中指按在患处（内上髁压痛点有硬结处）。

■ 操作步骤

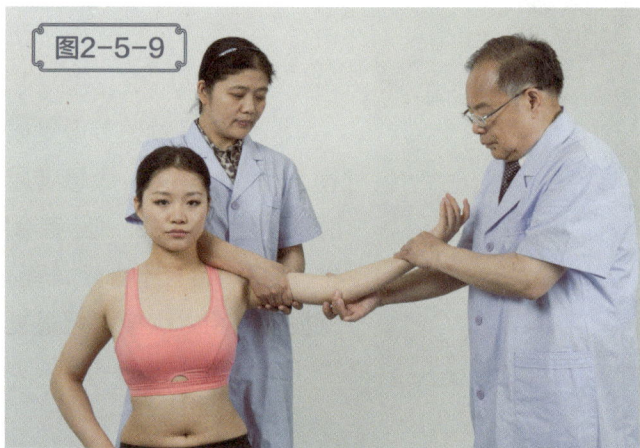

图2-5-9

① 医者与助手拔伸牵引，牵引力下旋后摇晃患者肘部6~7次，医者中指在患处揉捻，见图2-5-9。

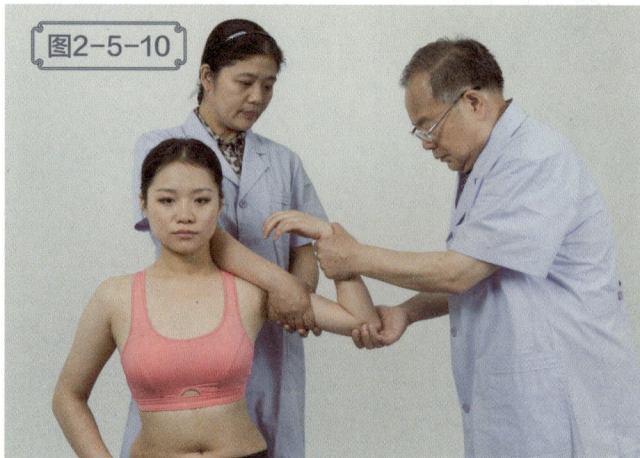

图2-5-10

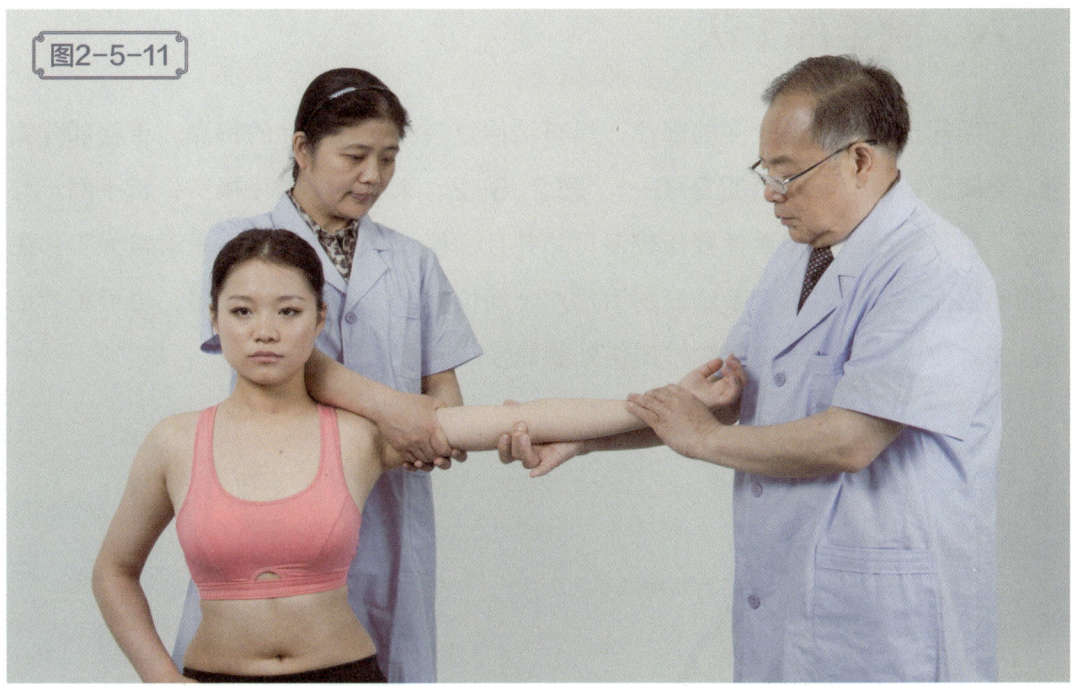

图2-5-11

② 将肘关节屈曲,见图 2-5-10。再拔直,同时中指与拇指相对归挤,见图 2-5-11,不能用大力。

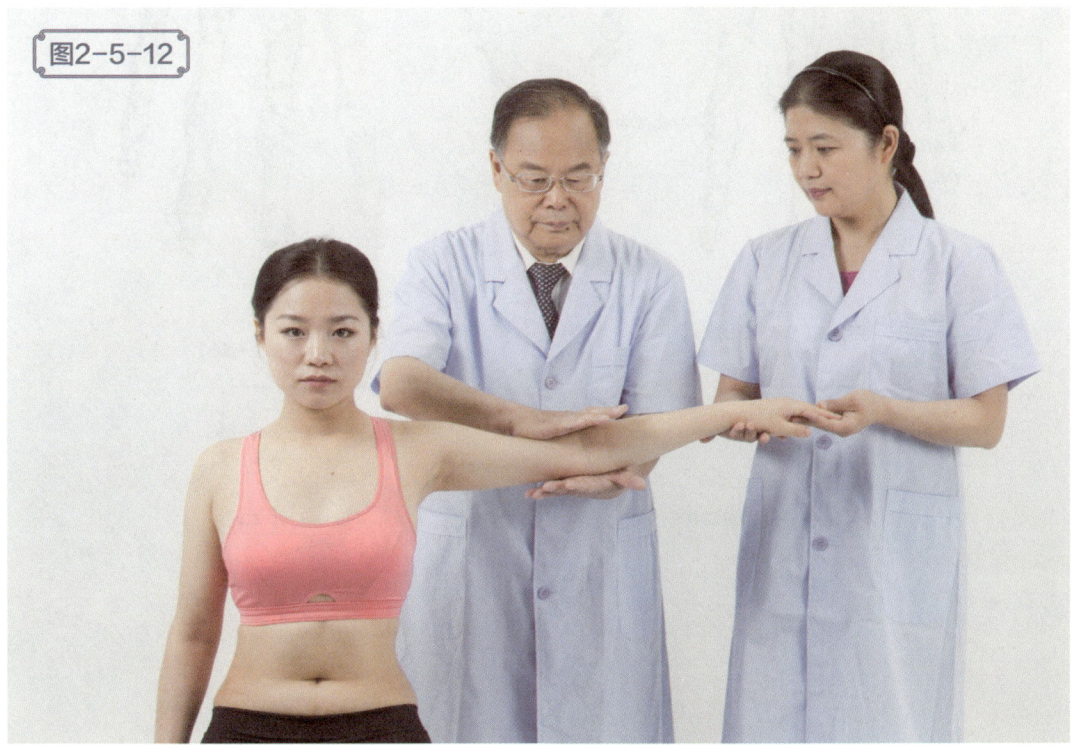

图2-5-12

③ 助手将上肢托平,医者两手掌相对,用散法舒筋,见图 2-5-12。

六、腕手部手法

腕手部是人体活动较多的部位，具有结构复杂、运动灵活的特点。手腕部背侧面、掌侧面韧带解剖图见**图2-6-1**、**图2-6-2**。除了一些常见损伤，腕手部一些关节、肌腱、韧带的积累性损伤较多见，并且病程长、反复发作，患者常为工作生活的不便而感痛苦。本套手法分别治疗八个部位的损伤，可单独使用，也可组合运用。注意应用手法前一定要触摸到伤处的痛性结节。

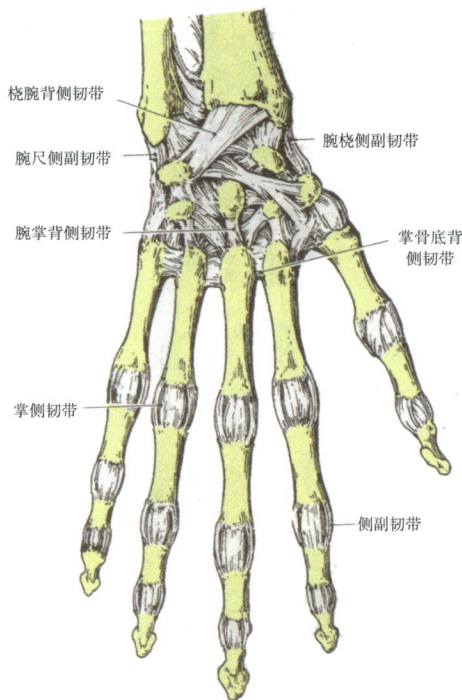

桡腕背侧韧带
腕尺侧副韧带
腕掌背侧韧带
掌侧韧带
腕桡侧副韧带
掌骨底背侧韧带
侧副韧带

手腕部（背侧面韧带）

图2-6-1

桡腕掌侧韧带
腕桡侧副韧带
腕辐状韧带
掌骨掌侧韧带
腕尺侧副韧带
豆钩韧带
豆掌韧带
腕掌掌侧韧带
掌骨深横韧带

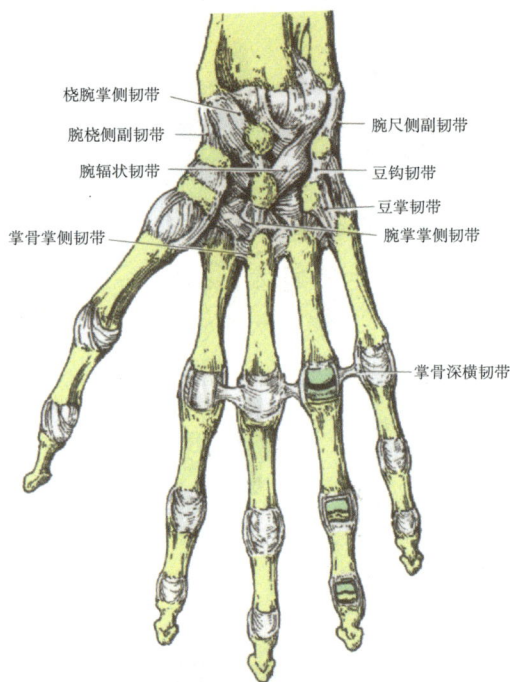

手腕部（掌侧面韧带）

图2-6-2

本图引自《运动解剖学图谱》(顾明德、缪进昌主编．人民体育出版社，2006.)

（一）腕部损伤八法

腕部损伤八法具有舒筋活络、松解粘连、纠正关节间微细错动的作用。

【注意事项】医者动作要求轻缓柔和，协调、连贯，戳按、揉捻力量轻巧柔和，捋的力量应由轻到重，可反复多次，每个手法可重复2~3次。

1. 腕尺侧手法

本手法由拔摇、揉捻、戳按、捋顺等基本手法组成。主要用于治疗腕尺侧副韧带损伤，尺侧伸腕、屈腕肌腱炎，以及尺侧肌腱炎等。

【体位】患者取正坐位，伤腕伸出，尺侧在上。医者站在伤侧，一手握腕部上方，另一手握住手掌，拇指按在伤处。

▇ 操作步骤

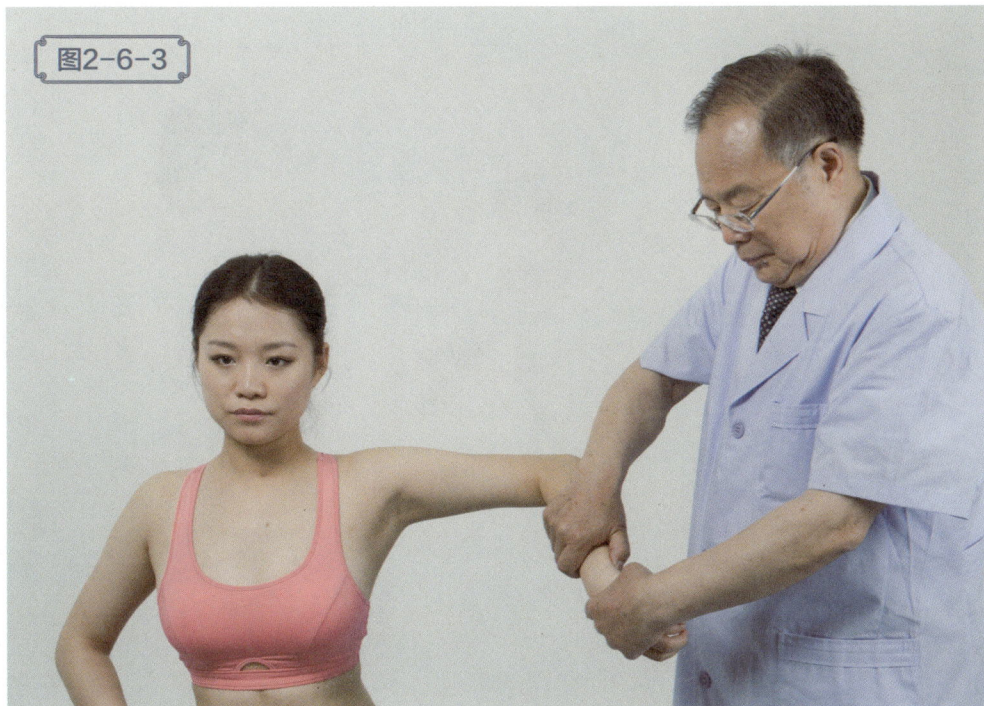

图2-6-3

① 医者双手相对拔伸，牵引力下环转摇晃腕部6~7次，同时拇指在伤处揉捻，见图2-6-3。

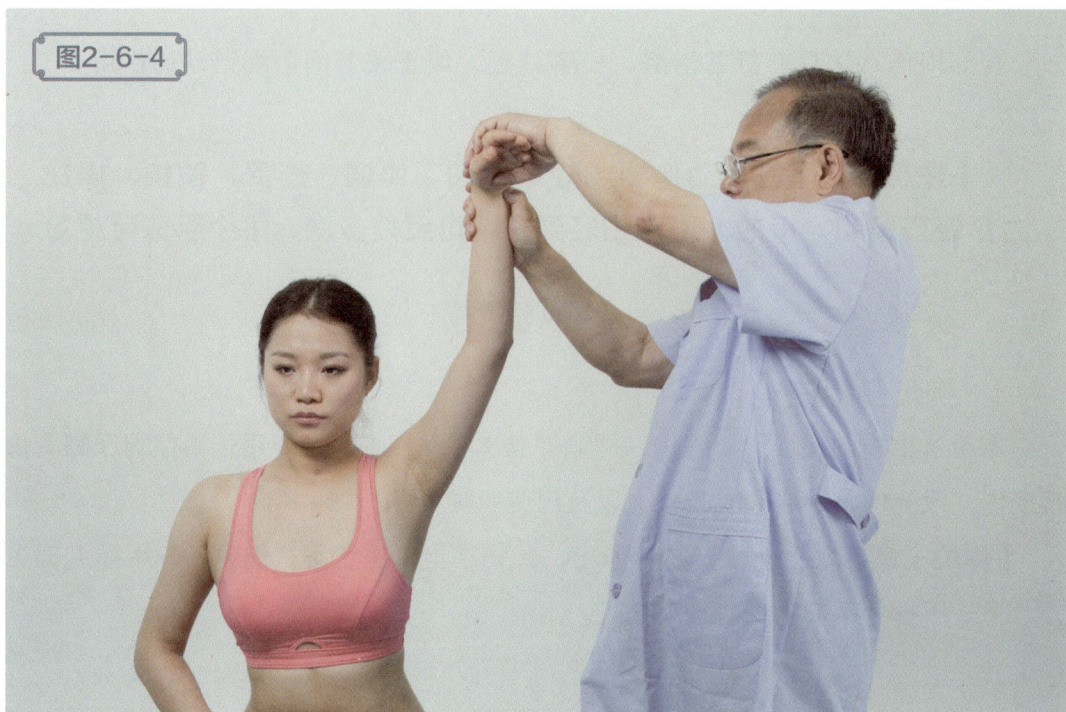

② 医者握患者手掌之手快速高举伤肢,令其手掌向前,手腕屈曲,见图2-6-4。

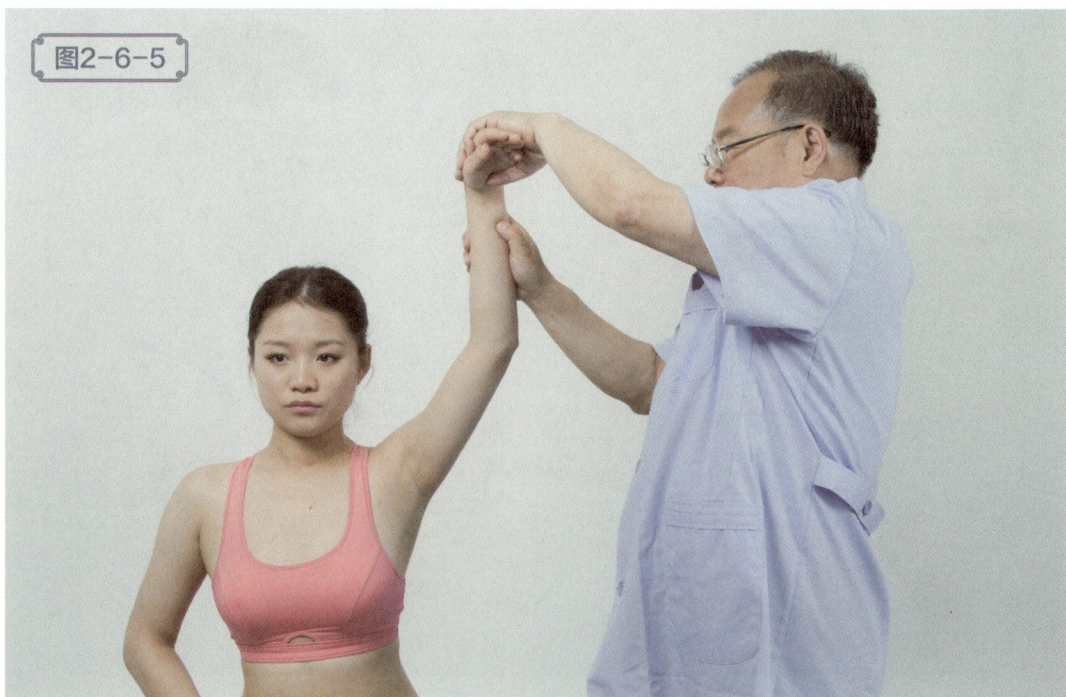

③ 拿腕之手的拇指改按在伤处,稍用力向下捋之,可捋 3~5 次,见图2-6-5。

2. 腕桡侧手法

本手法由拔摇、戳按等基本手法组成。用于治疗桡侧副韧带损伤、桡侧伸屈腕肌腱损伤等。手法要求在损伤部位揉捻、按压。

【体位】患者取正坐位，手掌向前。医者站在伤手外侧，一手握腕部上端，用拇指按在伤处，另一手握住第一掌骨及拇指。

■ 操作步骤

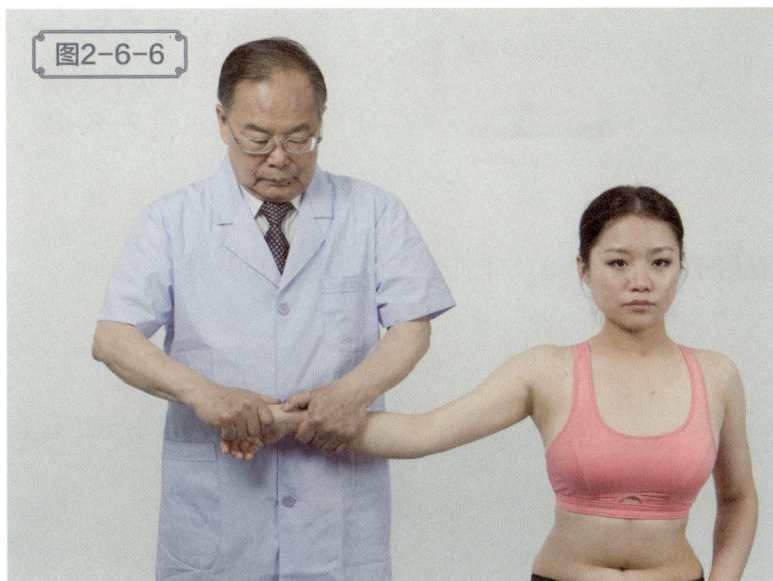

图2-6-6

① 医者两手相对拔伸，在牵引力下环转摇晃腕部6~7次，同时拇指在伤处揉捻，见**图2-6-6**。

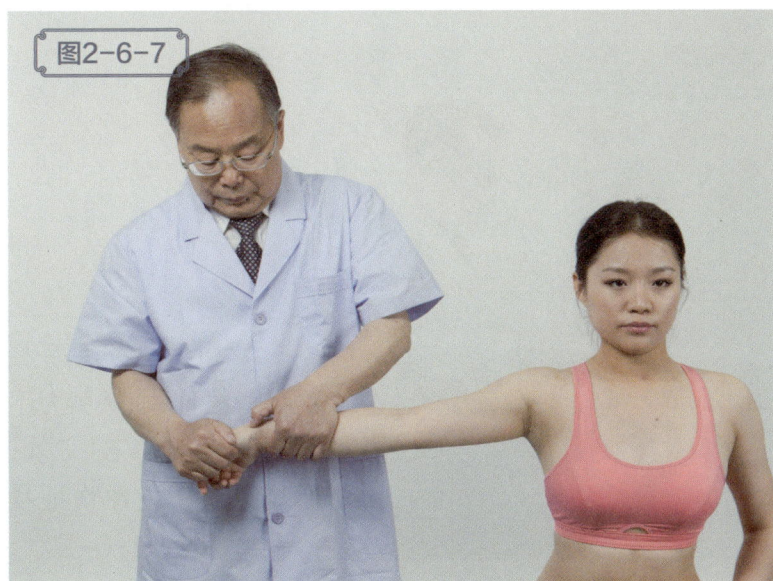

图2-6-7

② 医者在拔伸下，屈曲腕关节，见**图2-6-7**。

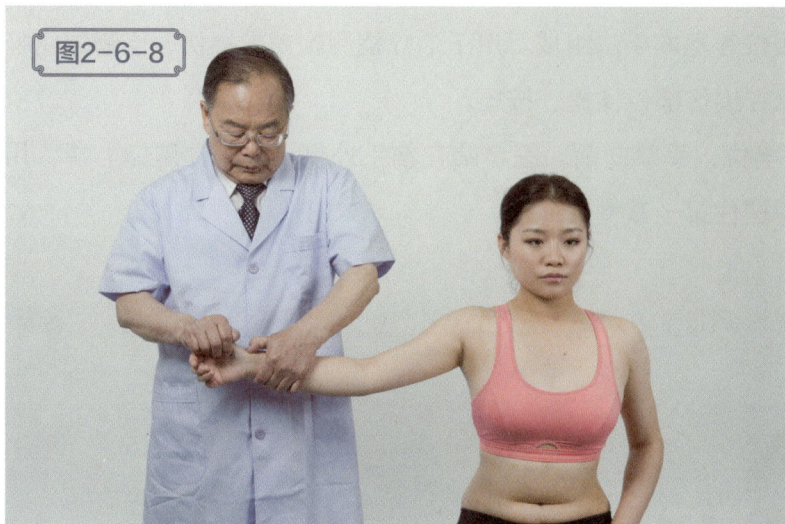

图2-6-8

③ 医者稍背伸患者腕关节，同时拇指在伤处轻轻戳按，见图2-6-8。

3. 腕背侧手法

本手法有两套，主要用于治疗腕部指总伸肌腱损伤、腱鞘炎及腱鞘囊肿等。

手法一

【体位】患者取正坐位，伤肢伸出，手掌向下。医者在侧方面对患者，一手握腕，拇指按在伤处，另一手拿住四指。

操作步骤

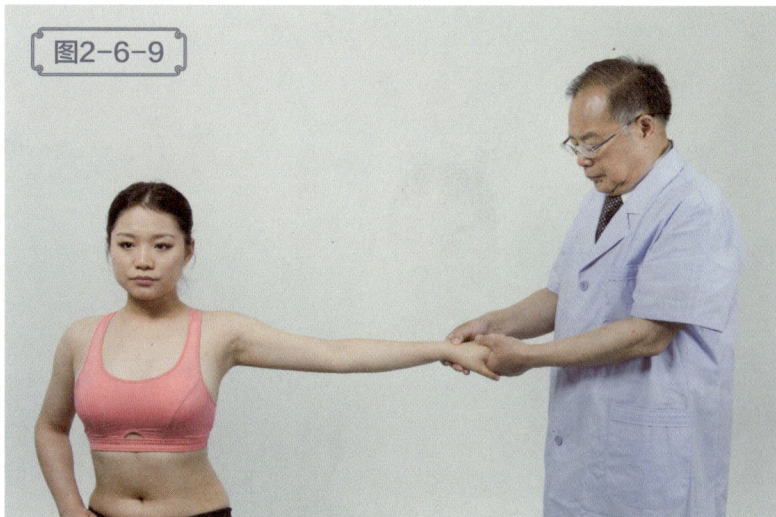

图2-6-9

① 医者两手相对拔伸，在牵引力下摇晃腕部6~7次，同时拇指在伤处揉捻，见图2-6-9。

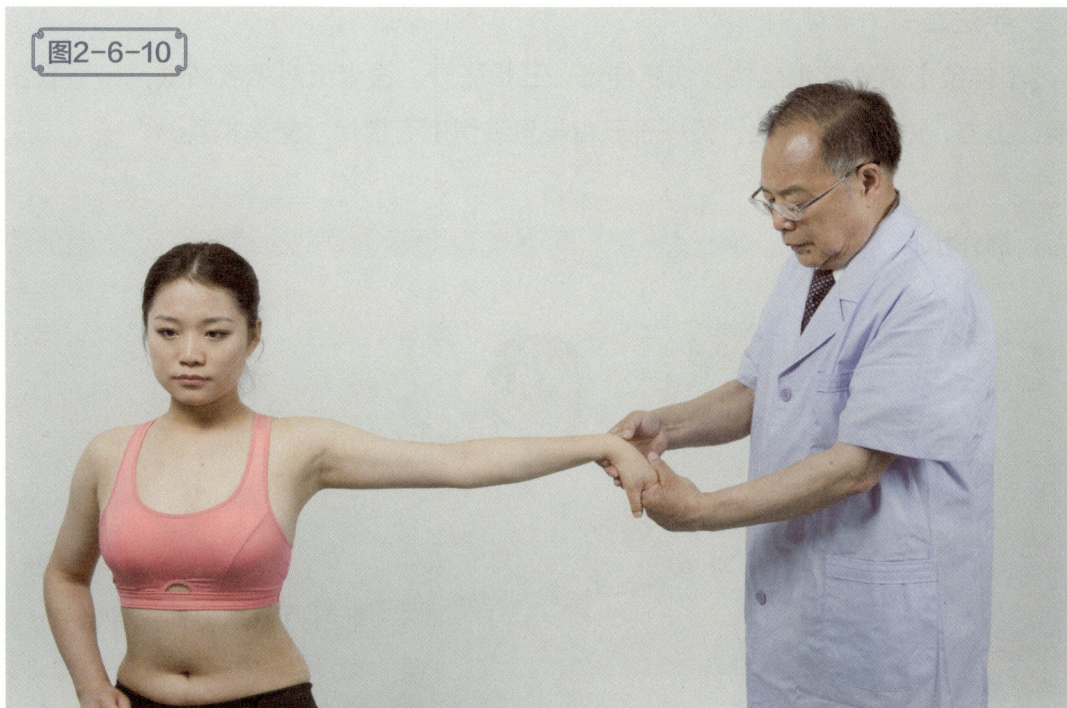

图2-6-10

② 医者在拔伸下快速将患者腕关节掌屈,见图2-6-10。

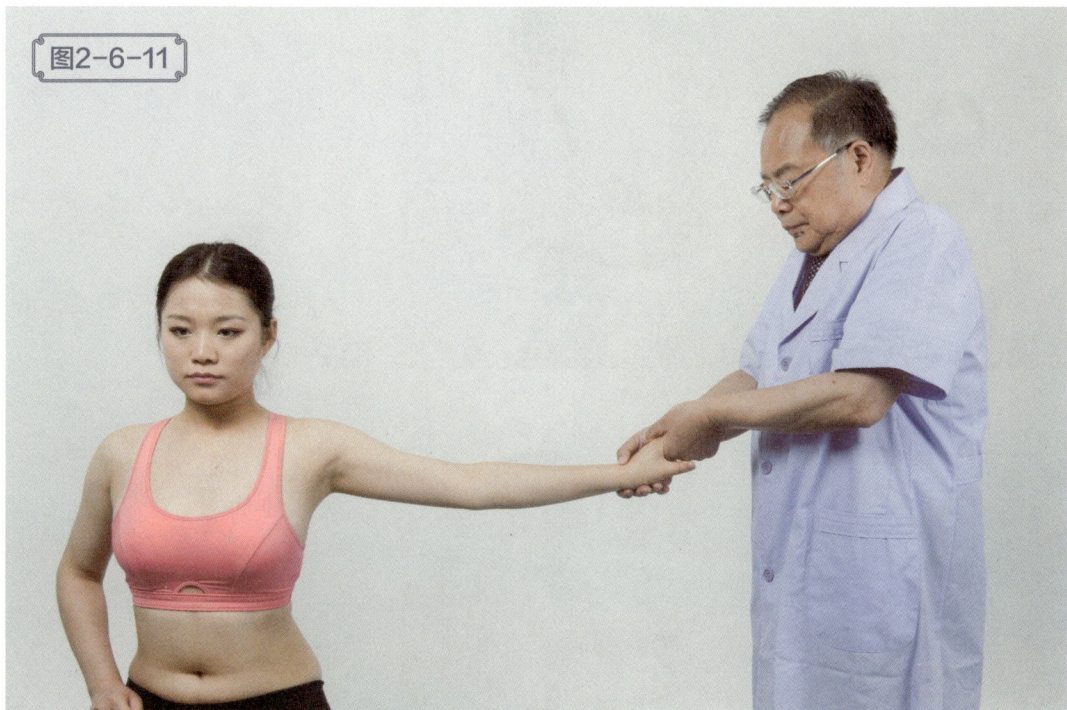

图2-6-11

③医者迅速背伸患者腕关节,同时拇指在伤处戳按。可反复抖动腕部3~5次,见图2-6-11。

手法二

【**体位**】患者取正坐位，伤腕伸出，五指张开。医者面对患者站立，一手握住腕部上方，中指按在伤处，另一手五指与患者伤手五指相对交叉扣紧。

█ **操作步骤**

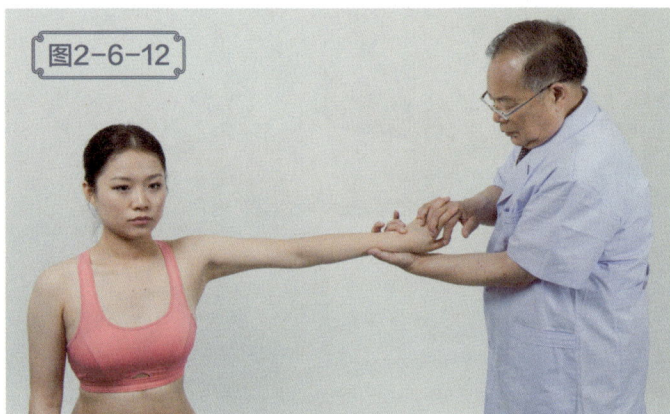
图2-6-12

① 医者两手相对拔伸，牵引力下环转摇晃腕部6~7次，同时中指在伤处揉捻，见图2-6-12。

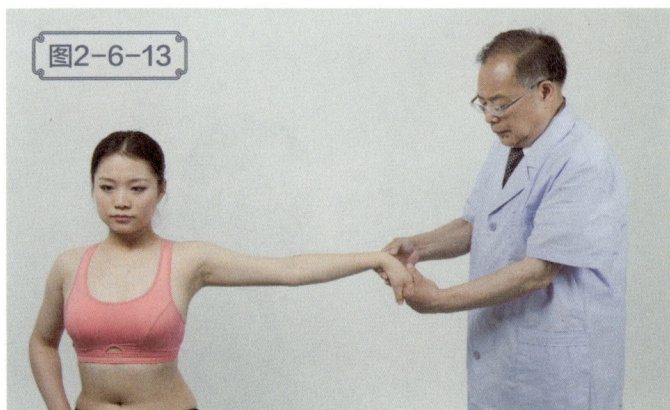
图2-6-13

② 在拔伸下屈掌，见图2-6-13。

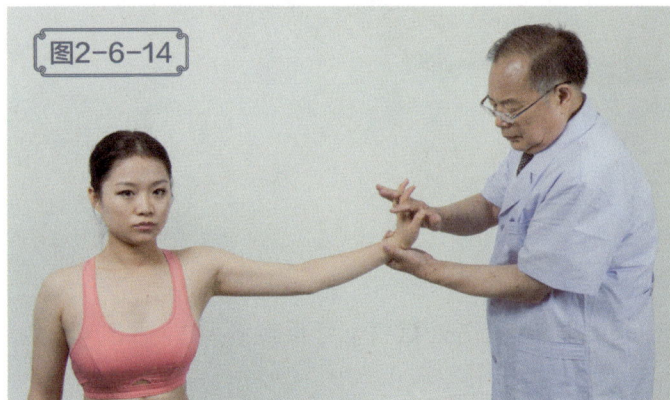
图2-6-14

③ 医者迅速背伸患者腕关节，同时中指在伤处戳按，可反复3~5次，见图2-6-14。

4. 腕掌侧手法

本手法的特点是需借助患者之力完成手法，用于治疗腕部深、浅屈指肌腱的损伤等。

【体位】患者取正坐位，伤腕伸出。医者站在患者前方，一手握腕部上方，拇指按在伤处；另一手握手掌，将患者之手掌放在医者胸前。

■ 操作步骤

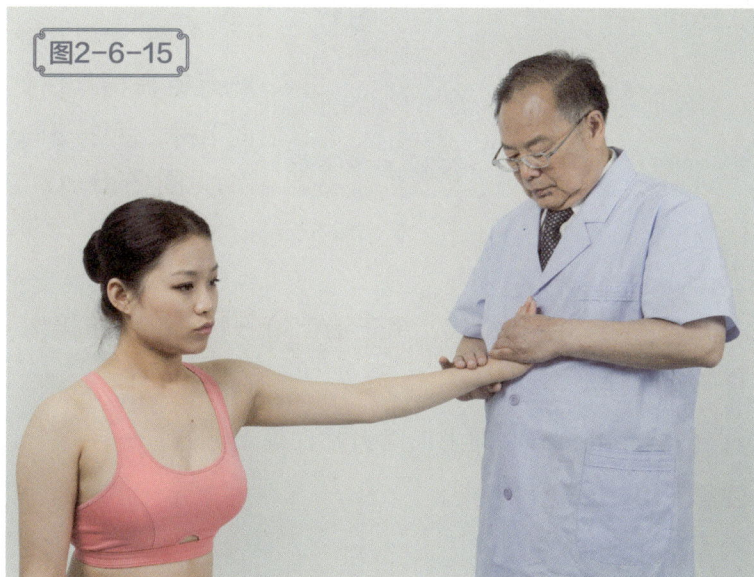

图2-6-15

① 嘱患者用力推医者胸部，见图2-6-15。

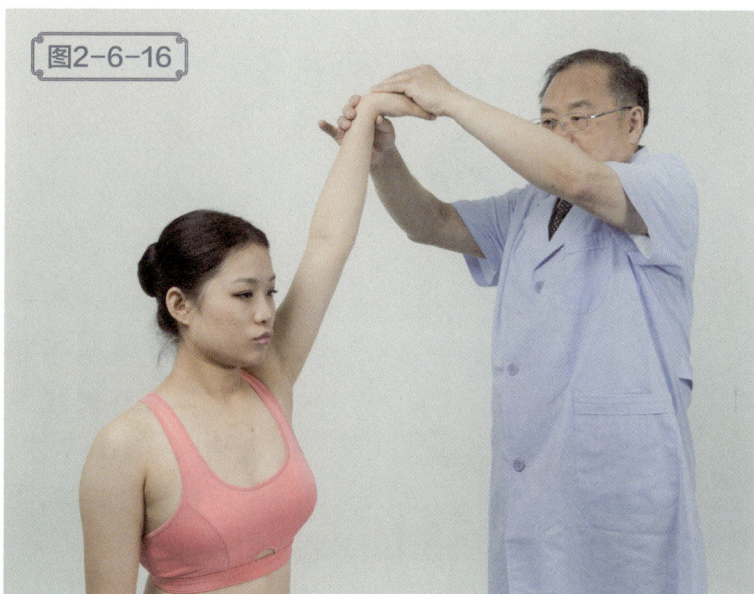

图2-6-16

② 乘其不备，医者迅速将伤肢高举，同时将伤腕掌屈，见图2-6-16。

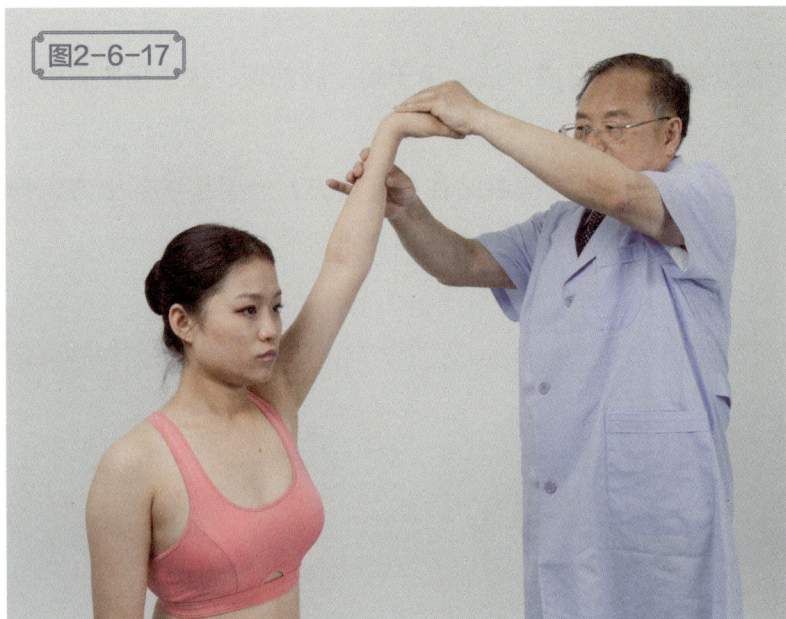

图2-6-17

③ 医者再用拿腕之手拇指从伤处向下捋之,可捋3~5次,见图2-6-17。

5. 第一腕掌部手法

本手法由拔摇、揉捻、戳按等基本手法组成,用于治疗第一腕掌部的扭挫伤,以及此部位的韧带损伤、桡侧屈肌腱炎等。

【体位】患者取正坐位,伤腕伸出,掌心向上。医者站在患者侧方,一手握腕,中指按在伤处,另一手拿住患者第一掌骨和拇指。

操作步骤

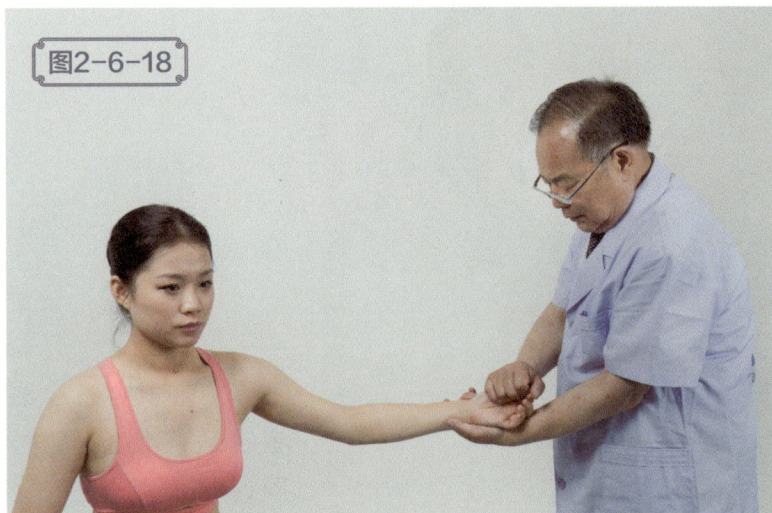

图2-6-18

① 医者两手相对拔伸并环转摇晃患者手腕6~7次,中指在伤处揉捻,见图2-6-18。

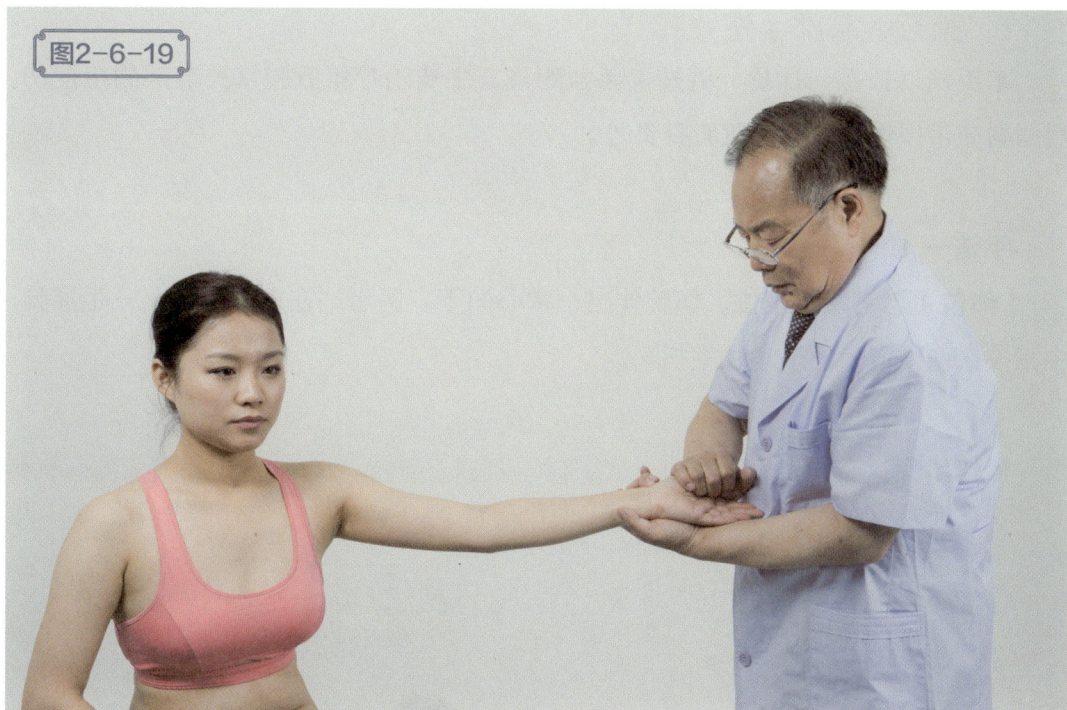

图2-6-19

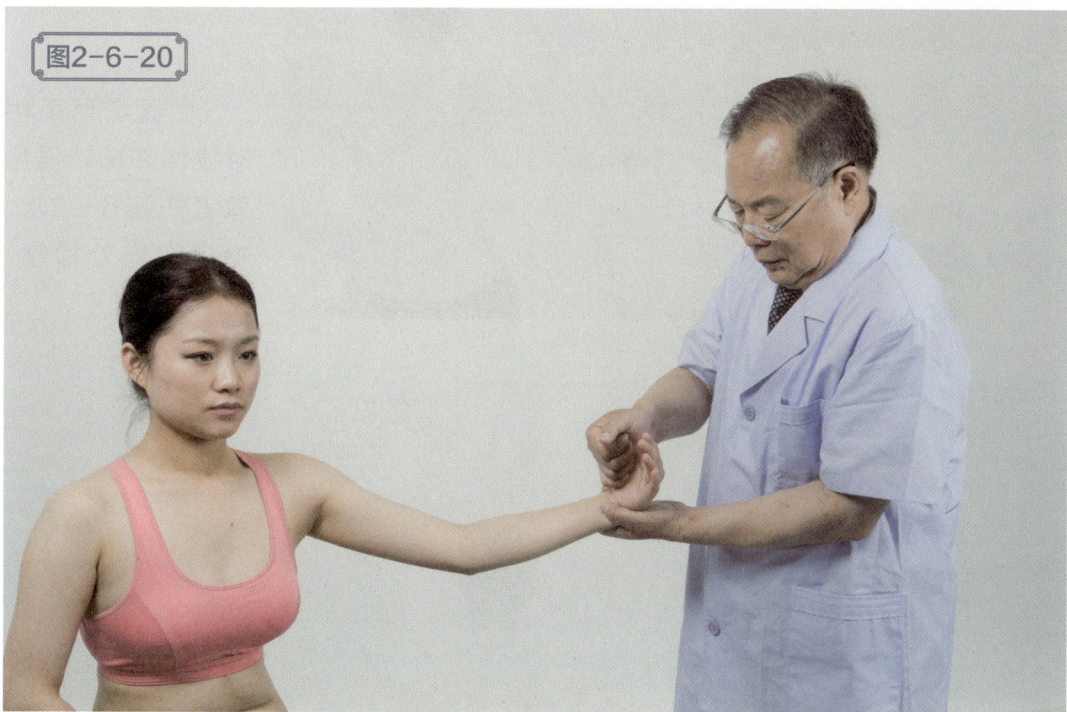

图2-6-20

② 医者在拔伸下背伸患者手腕,见图 2-6-19。再掌屈,同时中指在伤处戳按,见图 2-6-20。

6. 第五腕掌部手法

本手法以拔摇、揉捻、戳按等手法组成，主要治疗第五腕掌关节部的扭挫伤、尺侧副韧带损伤，伸屈腕肌肌腱炎等。

手法一

【体位】患者取正坐位，伤腕伸出，掌心向下。医者站在患者侧方，一手握腕，中指按在伤处，另一手拿住手指。

■ 操作步骤

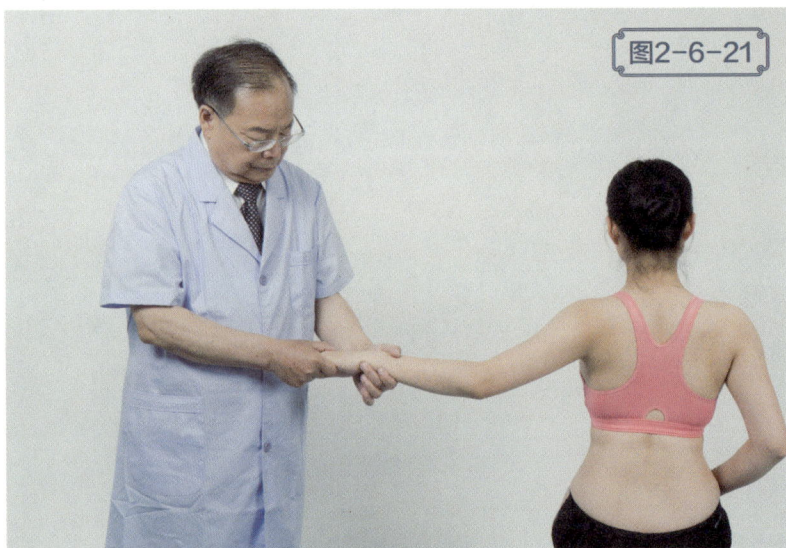

图2-6-21

① 医者两手相对拔伸并环转摇晃患者伤腕6~7次，中指在伤处揉捻，见图2-6-21。

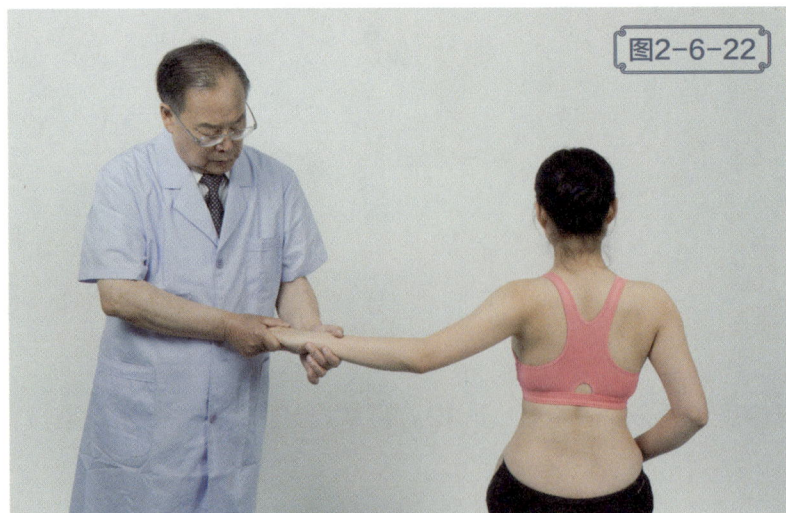

图2-6-22

② 医者在拔伸下使患者腕部向桡侧屈，见图2-6-22。

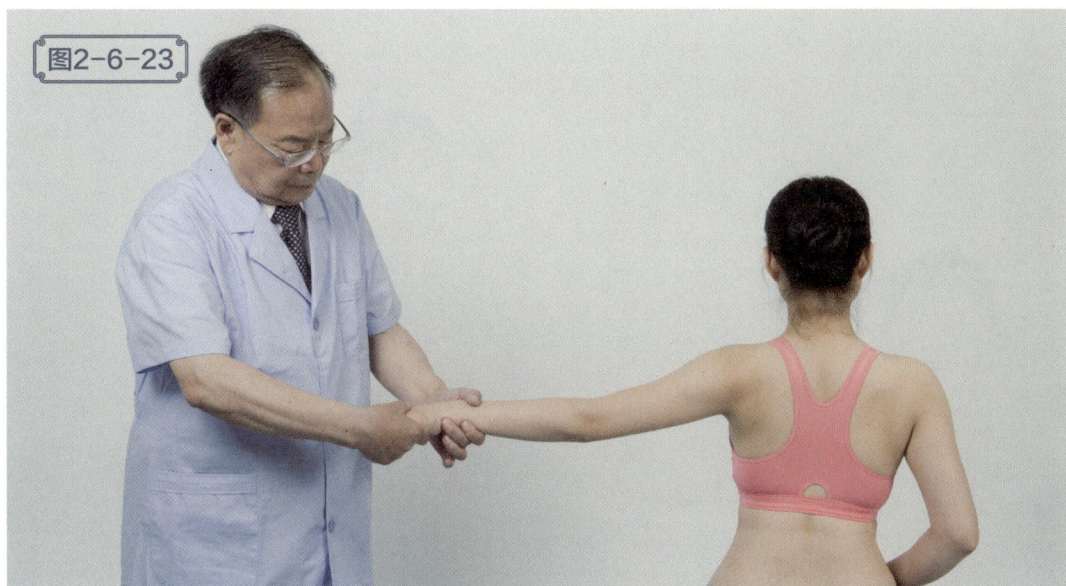

图2-6-23

③ 桡侧屈后再迅速尺侧屈，同时医者用中指在伤处戳按，见图2-6-23。

手法二

【体位】患者取正坐位，伤腕伸出，掌心向上。医者站在伤侧，一手握腕，中指按在伤处，另一手拿住手掌。

操作步骤

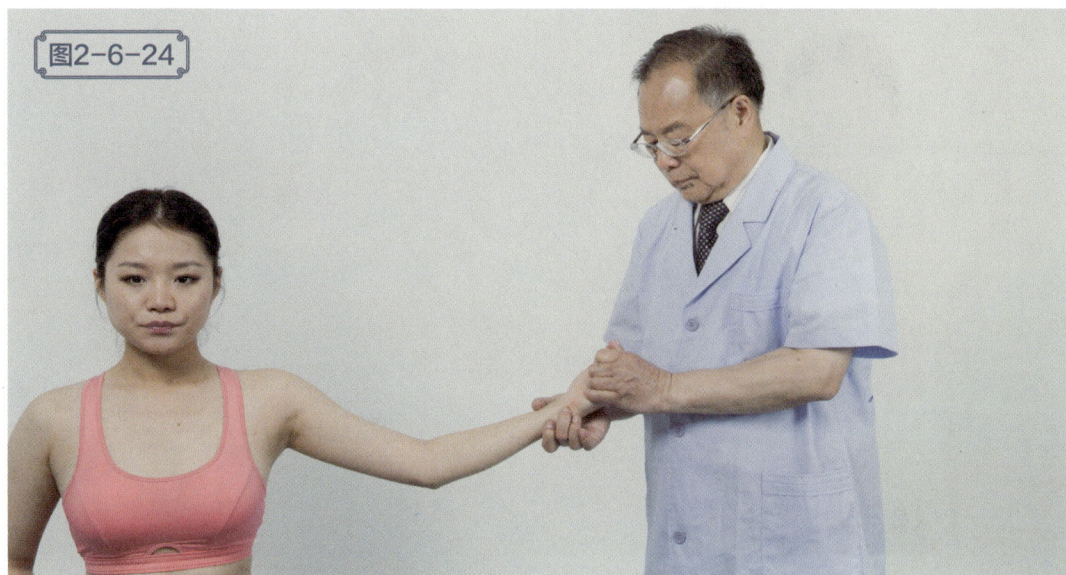

图2-6-24

① 医者两手相对拔伸并环转摇晃伤腕6～7次，同时中指在伤处揉捻，见图2-6-24。

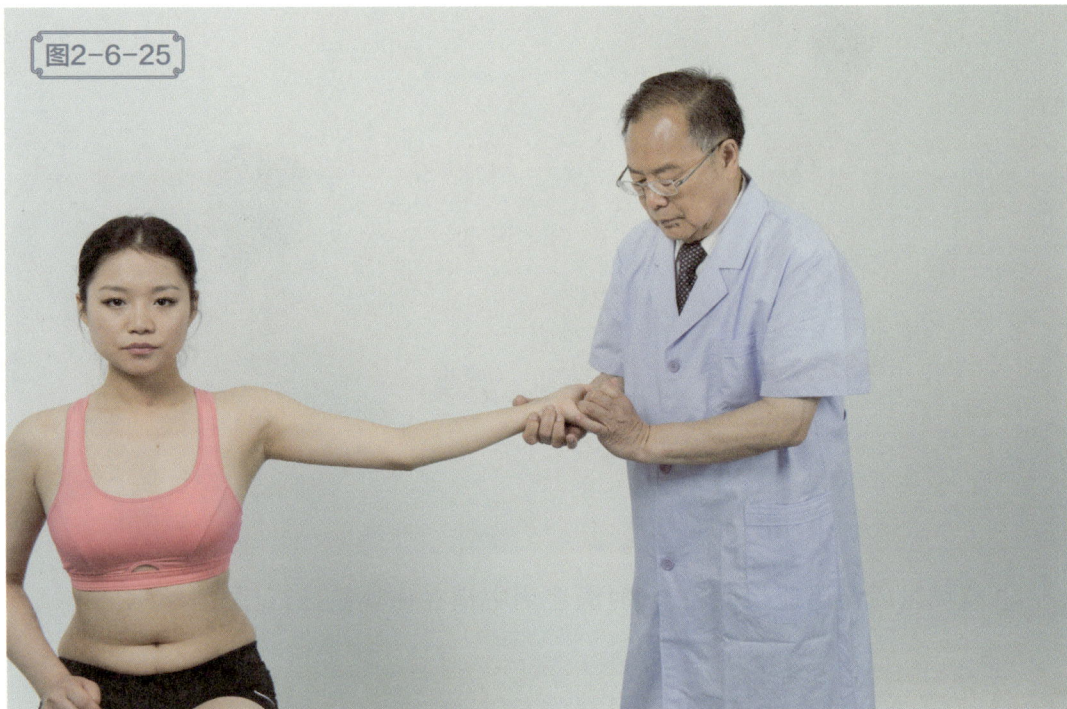
图2-6-25

② 医者将患者腕部桡屈背伸,见图 2-6-25。

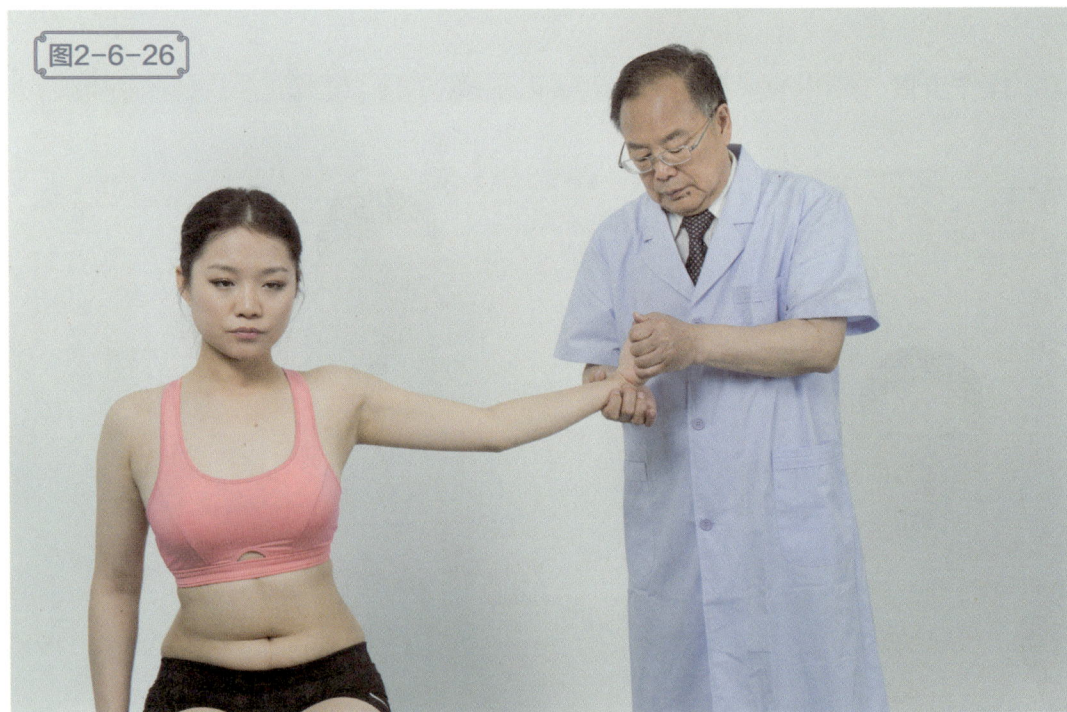
图2-6-26

③ 尺侧掌屈,同时医者中指在伤处戳按,见图 2-6-26。

7. 下尺桡关节部手法

下尺桡关节部手法分为两个套路，运用拔摇、归挤、戳按等基本手法，主要治疗下尺桡关节部位的损伤。

手法一

【体位】患者取正坐位，伤腕伸出，掌心向下。助手站在伤肢外侧，双手握住前臂中远端，前臂放于患者肩部，双拇指在背侧。医者站在患者侧方，双手握住腕部，双拇指置于背侧，与助手双拇指相对。

操作步骤

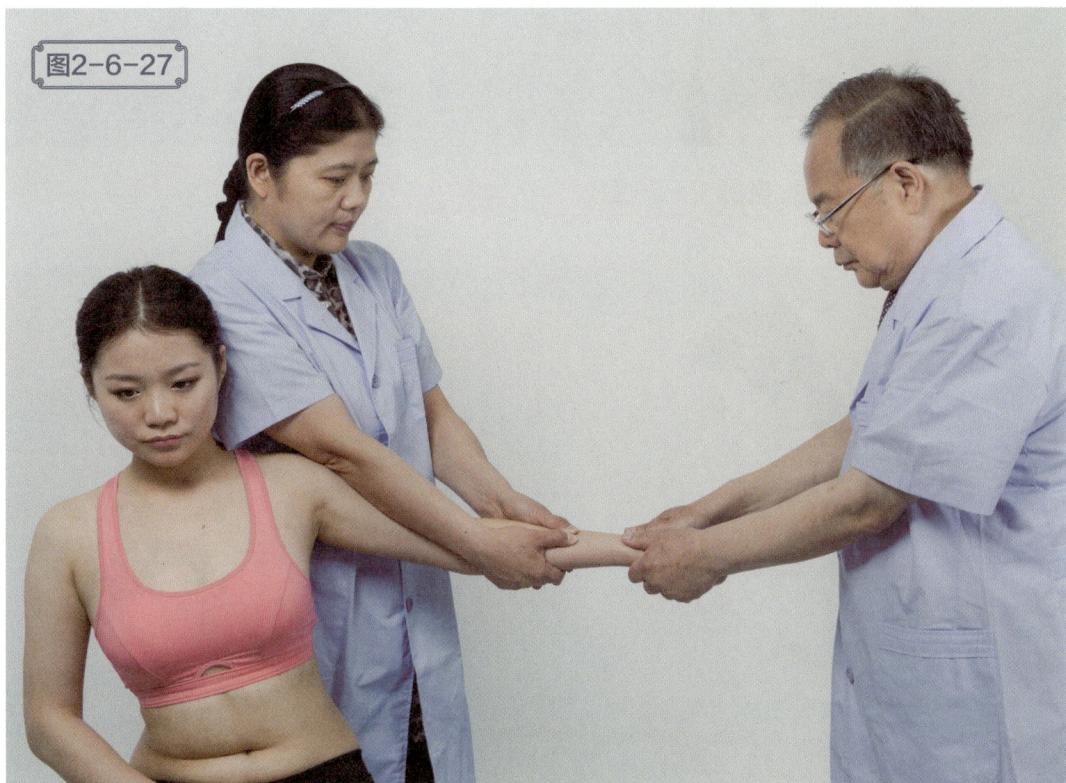

图2-6-27

① 医者与助手相对拔伸，牵引力下环转摇晃伤腕6~7次，见图2-6-27。

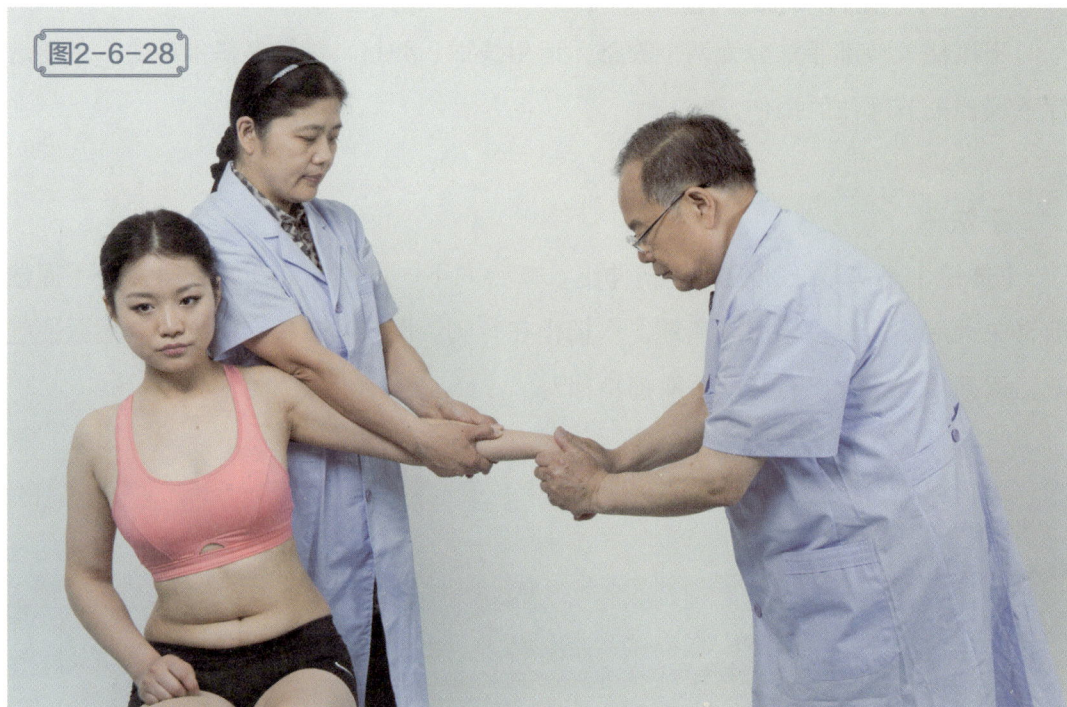

图2-6-28

②医者将患腕掌屈,见图 2-6-28。

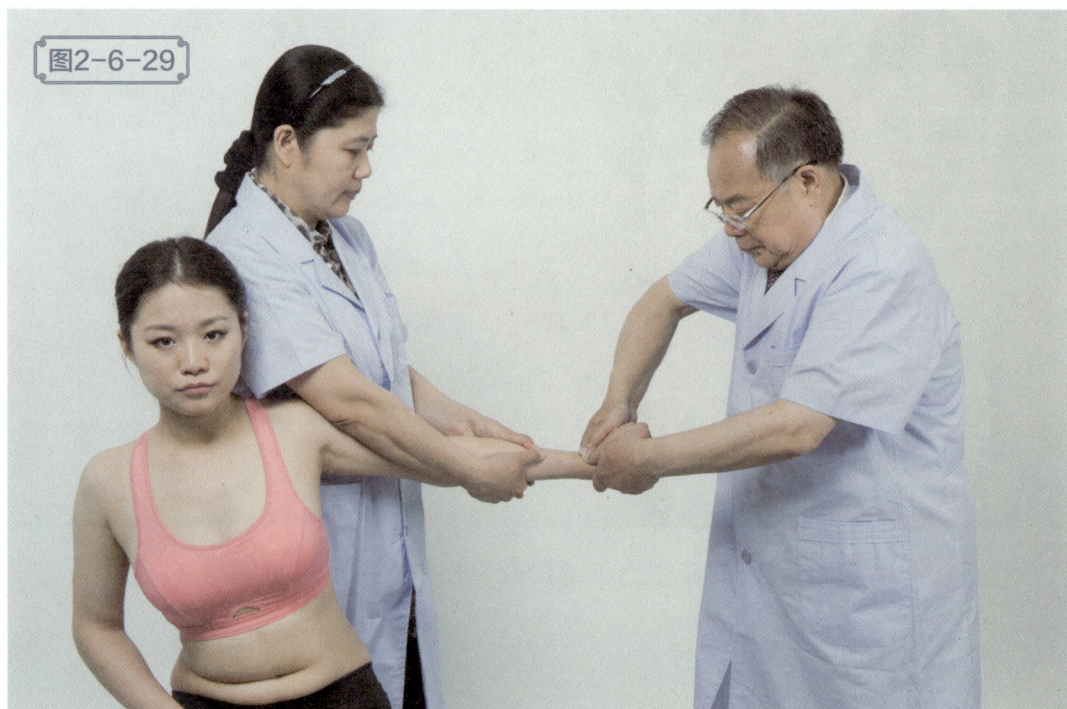

图2-6-29

③ 背伸腕部,同时医者双手用力向中心挤按,拇指向下戳按伤处,见图 2-6-29。

手法二

【体位】患者取正坐位，伤腕伸出，掌心向下。医者站在伤肢外侧，面向外，双手拿住腕部，双拇指分别放在尺、桡骨远端背侧。

■ 操作步骤

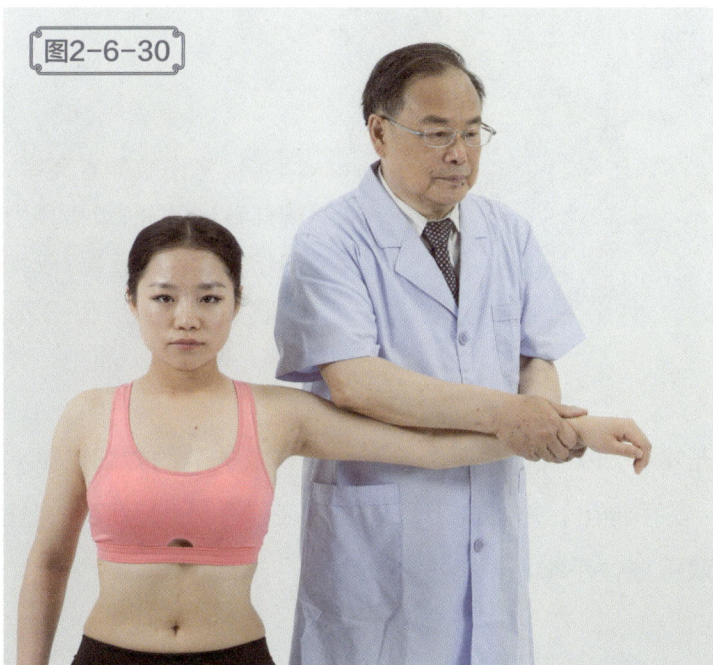

图2-6-30

① 医者双手向前拔伸伤腕，同时上下错动，纠正掌背移位，见图2-6-30。

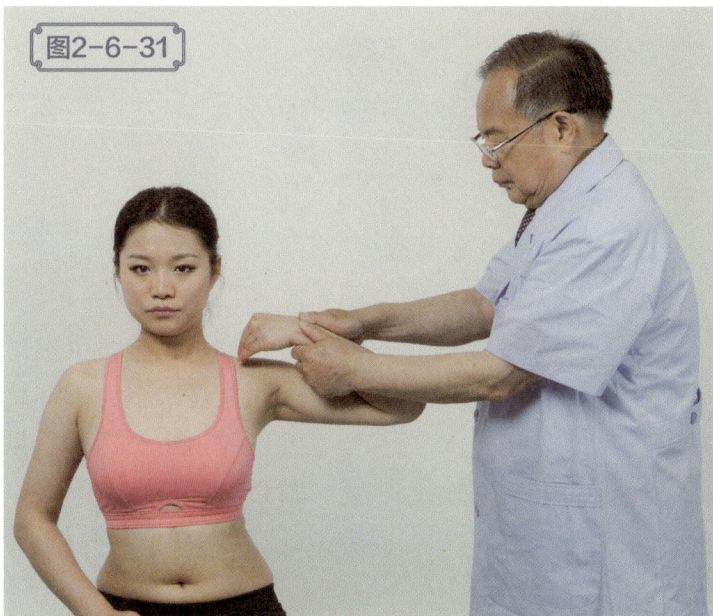

图2-6-31

② 然后双手拿住伤腕，身体转向，使伤肘屈曲，伤手置于肩上，见图2-6-31。

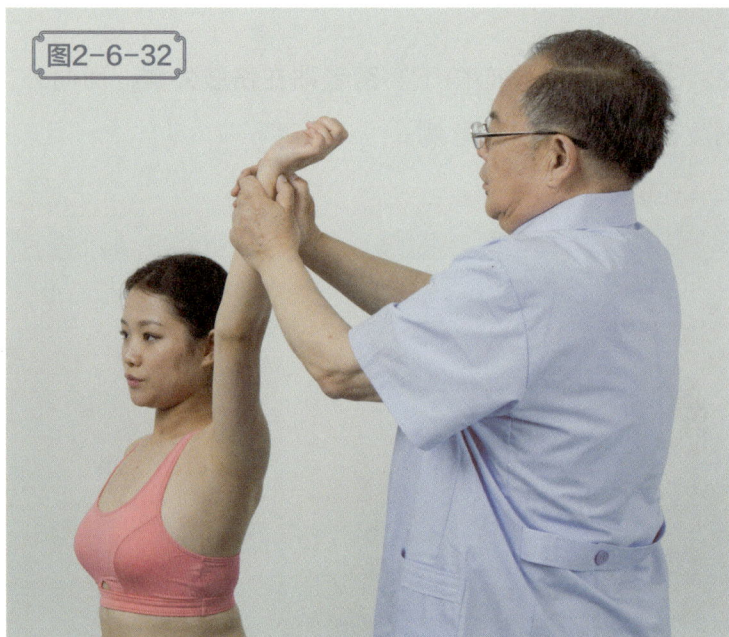

图2-6-32

③ 将伤肢伸直高举，腕部背伸，同时双手用力归挤桡、尺骨远端，双拇指戳按，见图2-6-32。

8. 腕掌部手法

此套路以拔摇、归挤等基本手法组成，用于治疗掌部损伤及关节的微细错位。

【体位】患者取正坐位，伤手伸出，掌心向下。助手站在伤手外侧，双手握住前臂远端。医者站在侧方，双手握住手掌，拇指按在伤处。

操作步骤

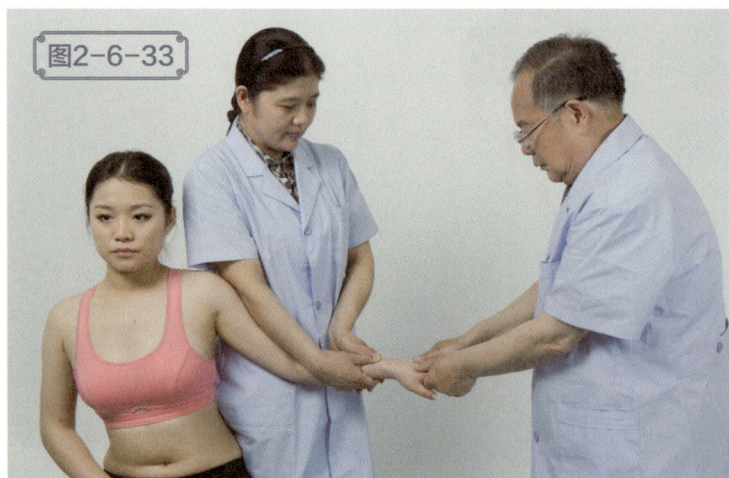

图2-6-33

① 医者与助手相对拔伸并在牵引力下环转摇晃伤腕6~7次，见图2-6-33。

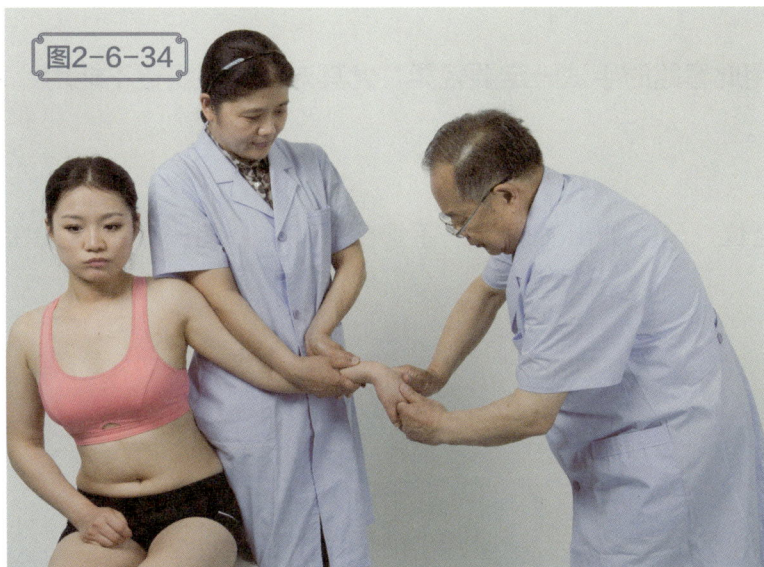

图2-6-34

② 使患者腕部掌屈,见图2-6-34。

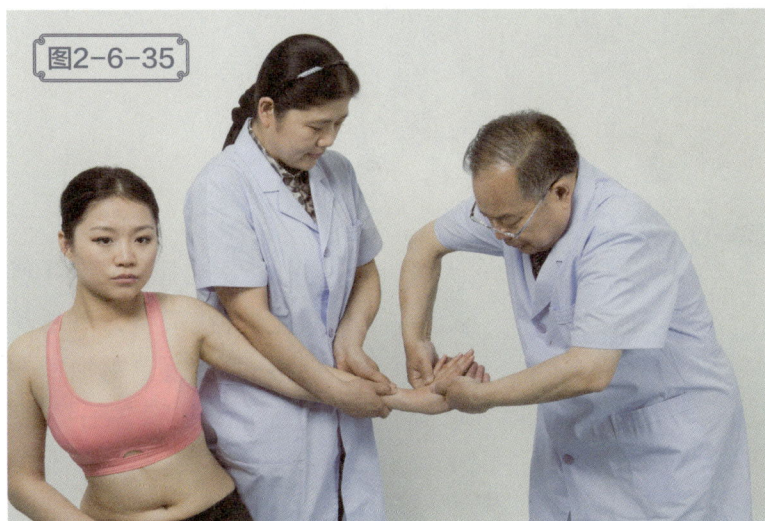

图2-6-35

③ 背伸,同时双手拇指向内归挤、戳按,见图2-6-35。

(二)手部手法

1. 第一掌指关节部手法

本套路手法由拔摇、揉捻、戳按等动作组成,具有舒筋活络、消肿止痛、松解粘连的作用,主要治疗第一掌指关节扭挫伤、屈拇肌腱腱鞘炎,其他掌指关节损伤也可参照应用此套路。

【注意事项】 使用此套路时手法一定要轻柔，尤其对新鲜损伤更不能用大力，以免加重损伤。

【体位】 患者取正坐位，伤手伸出。医者一手握伤手拇指，另一手拇指按在伤处。

操作步骤

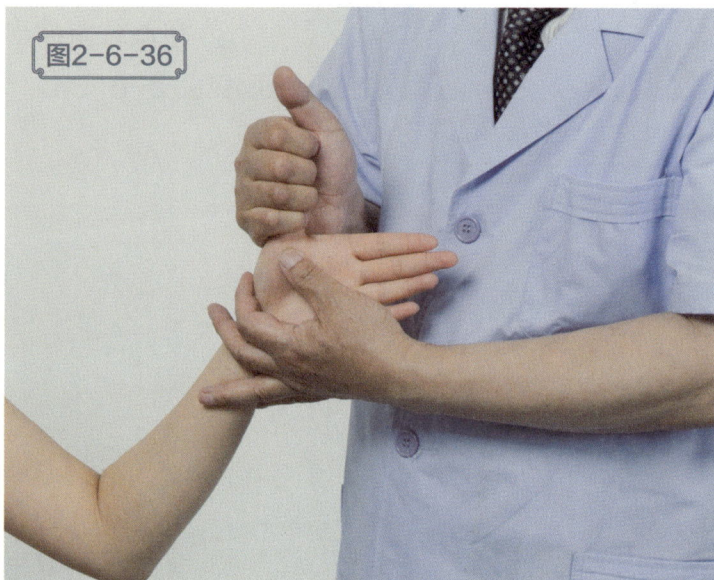

图2-6-36

① 医者握拇指之手缓缓拔伸，在牵引力下摇晃拇指，同时医者用拇指在伤处揉捻，见**图2-6-36**。

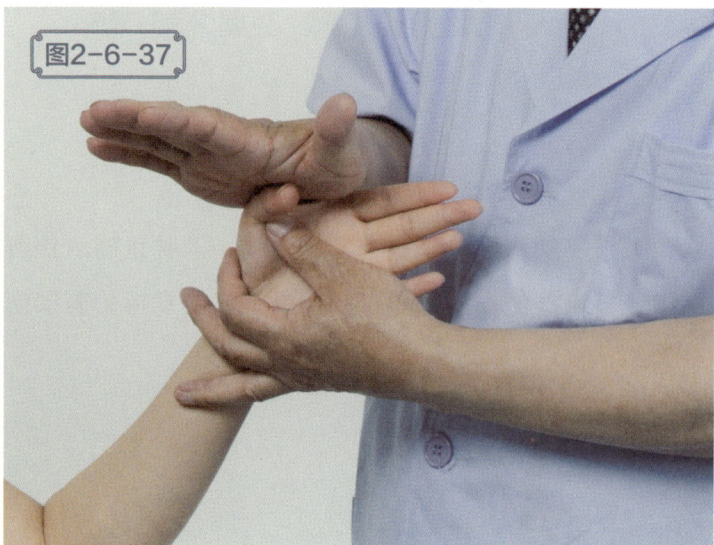

图2-6-37

② 医者握拇指之手快速按压拇指，使之屈曲，同时另一手拇指在伤处戳按，见**图2-6-37**。

2. 指间关节部手法

本套路手法由拔摇、揉捻等基本手法组成，具有舒筋活络、消肿止痛的作用，主要治疗指间关节扭挫伤、局部肿痛，也包括伸屈肌腱及掌侧韧带的损伤。

【注意事项】手法要求轻柔圆滑，力量不可过大。

【体位】伤手伸出，掌心向下，医者站在患者前方，一手拿住伤指远端，另一手拇指、食指放在伤处。

■ 操作步骤

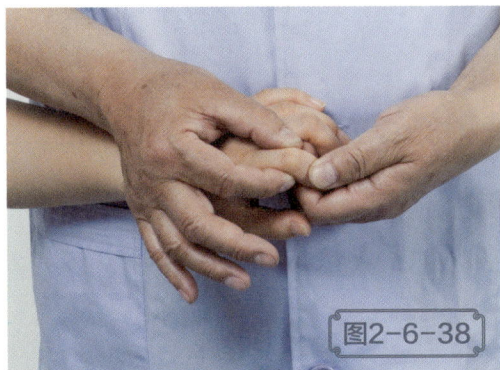

图2-6-38

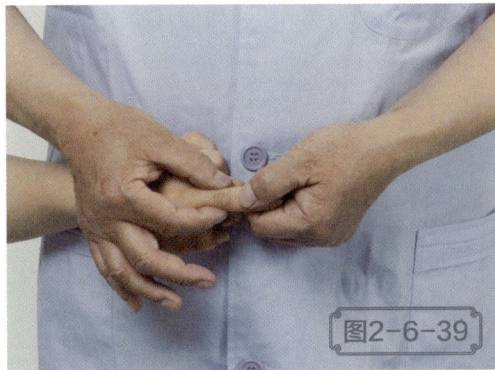

图2-6-39

① 医者握远端的手指，在拔伸下摇晃指间关节，另一手拇指、食指揉捻其掌背侧，见图2-6-38。

② 手法同上，医者之手改揉捻指间关节两侧，见图2-6-39。

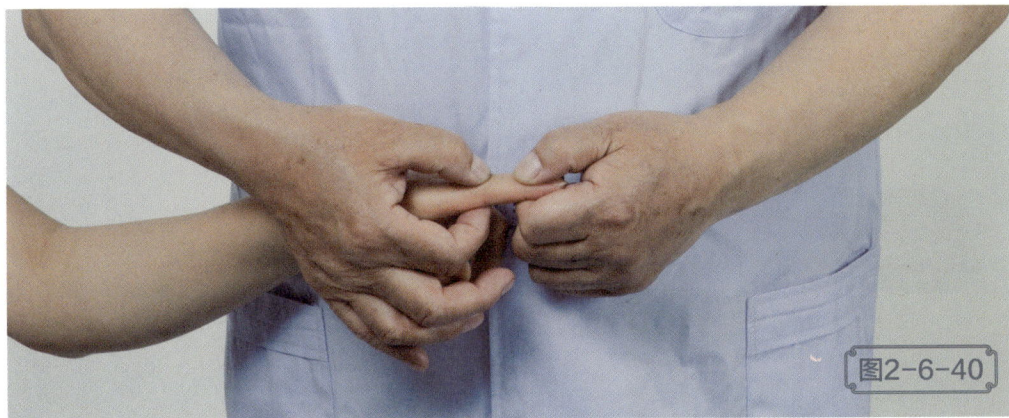

图2-6-40

③ 医者将指关节屈曲，拿伤处之手挤按伤处，局部轻轻推捋之，见图2-6-40。

七、髋及大腿部手法

髋关节是人体最大最深的关节，它具有稳定、有力而灵活的功能特点，因此治疗髋部损伤的关键在于恢复其负重及运动功能。髋与腰部、骨盆、下肢紧密连接，腰痛及下腰痛患者常考虑为腰部疾患，而容易忽略髋部问题，因此腰部有疼痛的患者一定要检查髋部，反之髋部疼痛的患者也要检查腰部。髋部损伤性疾病较常见，如髋周软组织直接挫伤、间接牵拉伤及一些炎性反应疾患。需指出的是，腰部病证引起的髋部症状，多为牵涉性疼痛；反之，髋部疾病同样也可影响腰部和腿部。髋部周围肌肉组织丰满有力，手法的力量也相应要大，但切忌粗暴和用蛮劲。大腿部手法既可用于治疗大腿部病证，也可用于髋部病证的善后治疗。

（一）基本手法

髋部揉捻法见图2-7-1，大腿部搽法见图2-7-2，大腿部拿法见图2-7-3，髋部劈打法见图2-7-4，髋部叩打法见图2-7-5，大腿部弹拨法见图2-7-6，髋部抖法见图2-7-7，髋部搧打法见图2-7-8，大腿部将顺法见图2-7-9。

图2-7-1

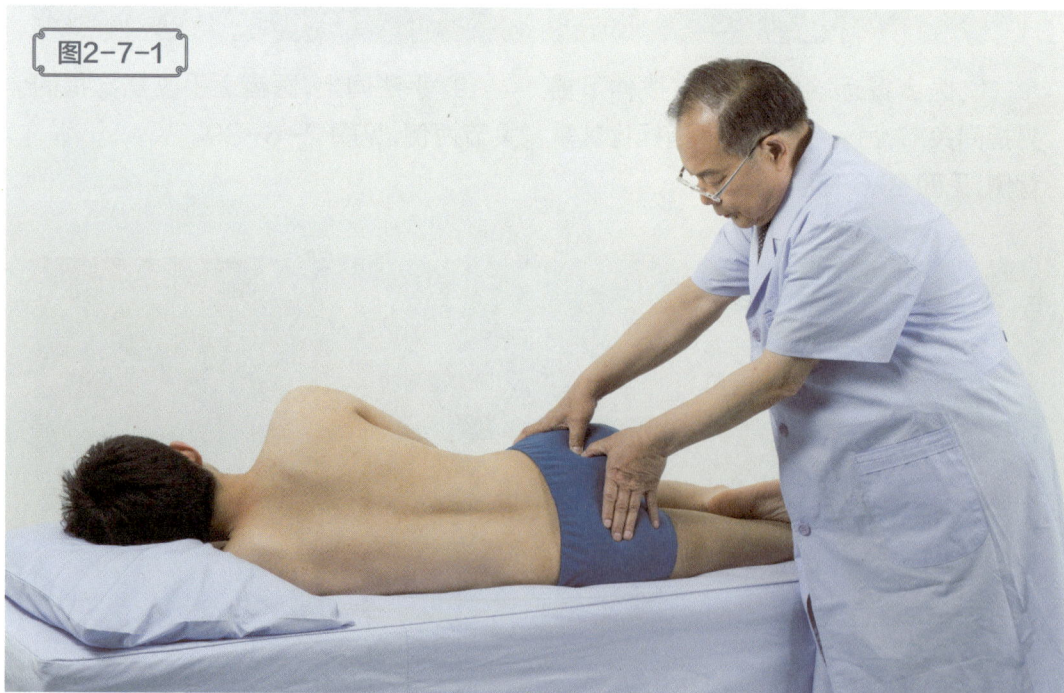

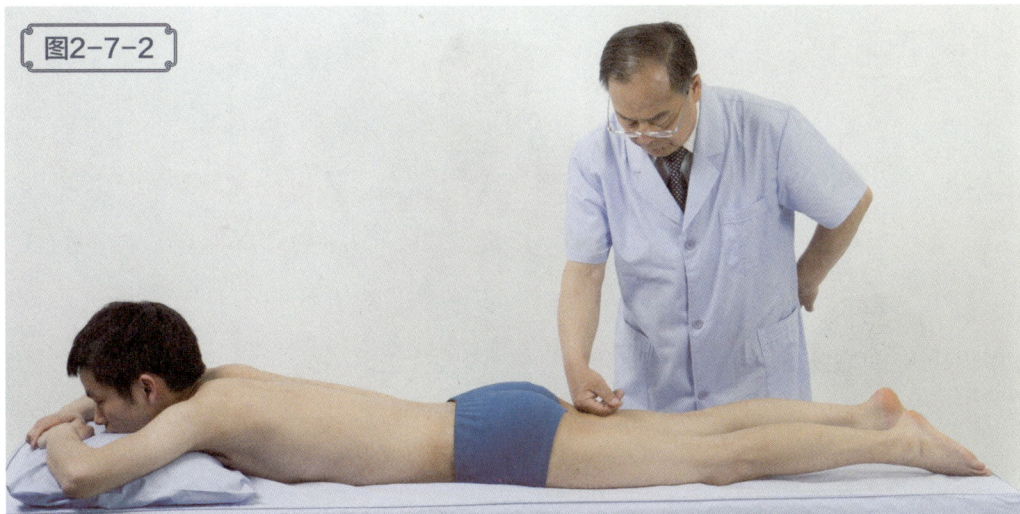

图2-7-2

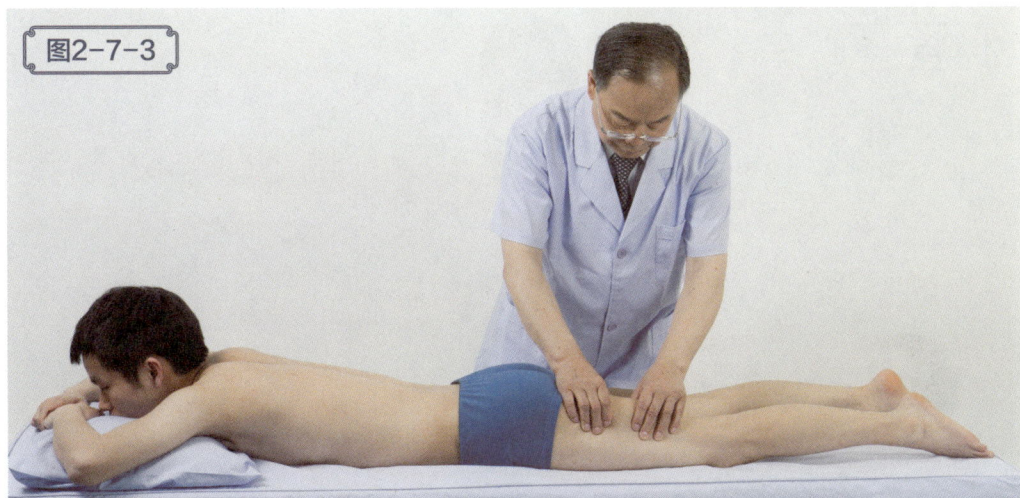

图2-7-3

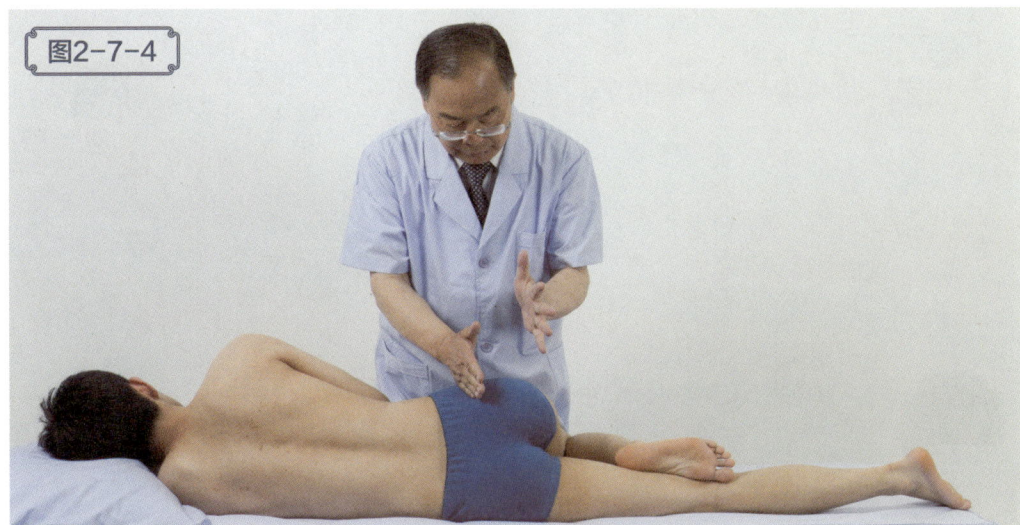

图2-7-4

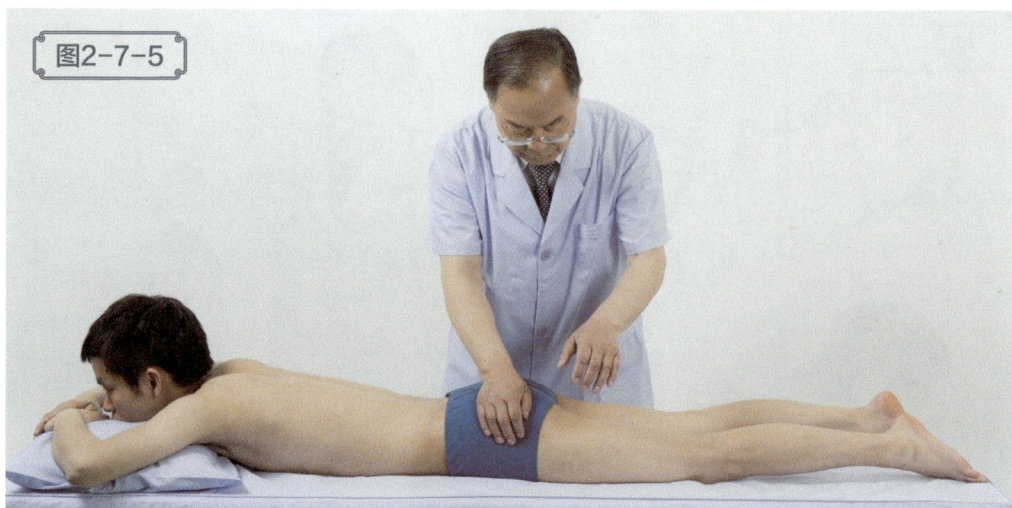

图2-7-5

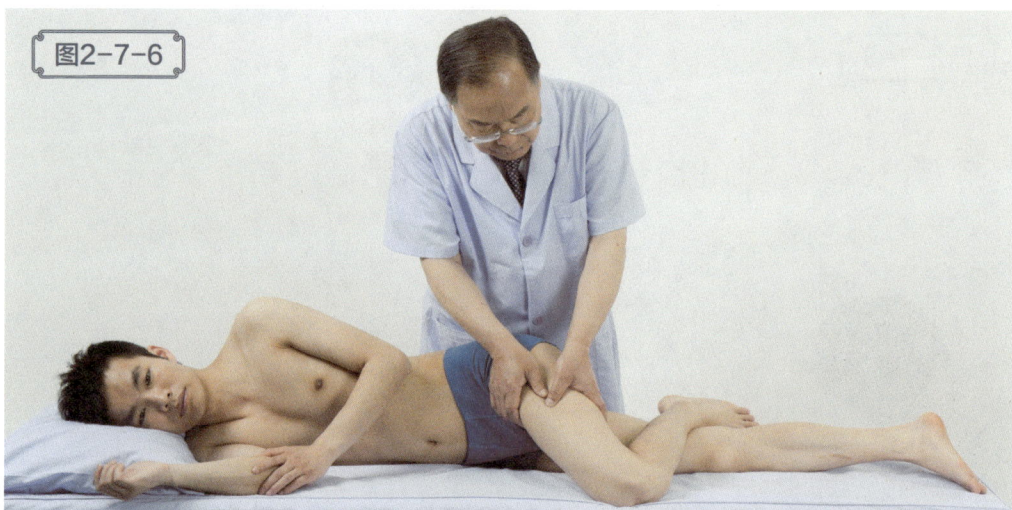

图2-7-6

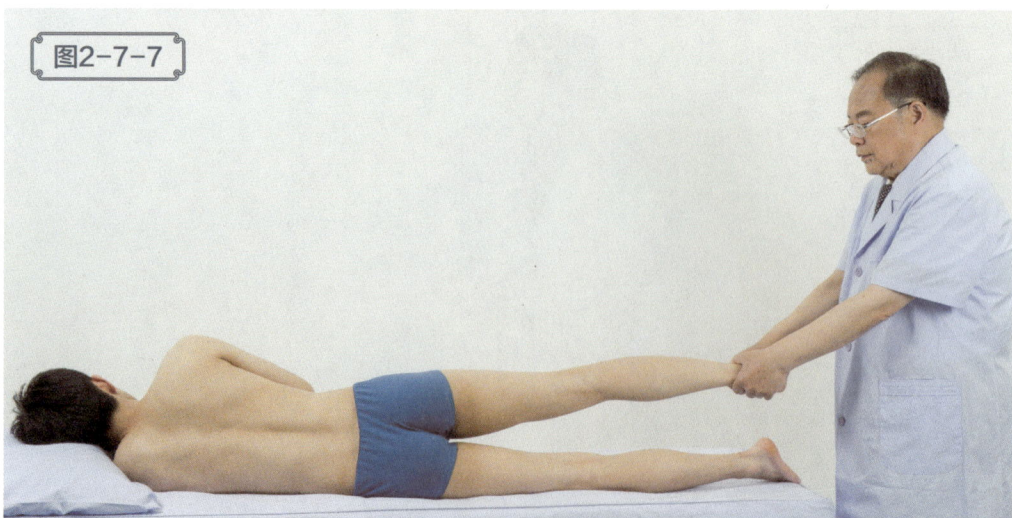

图2-7-7

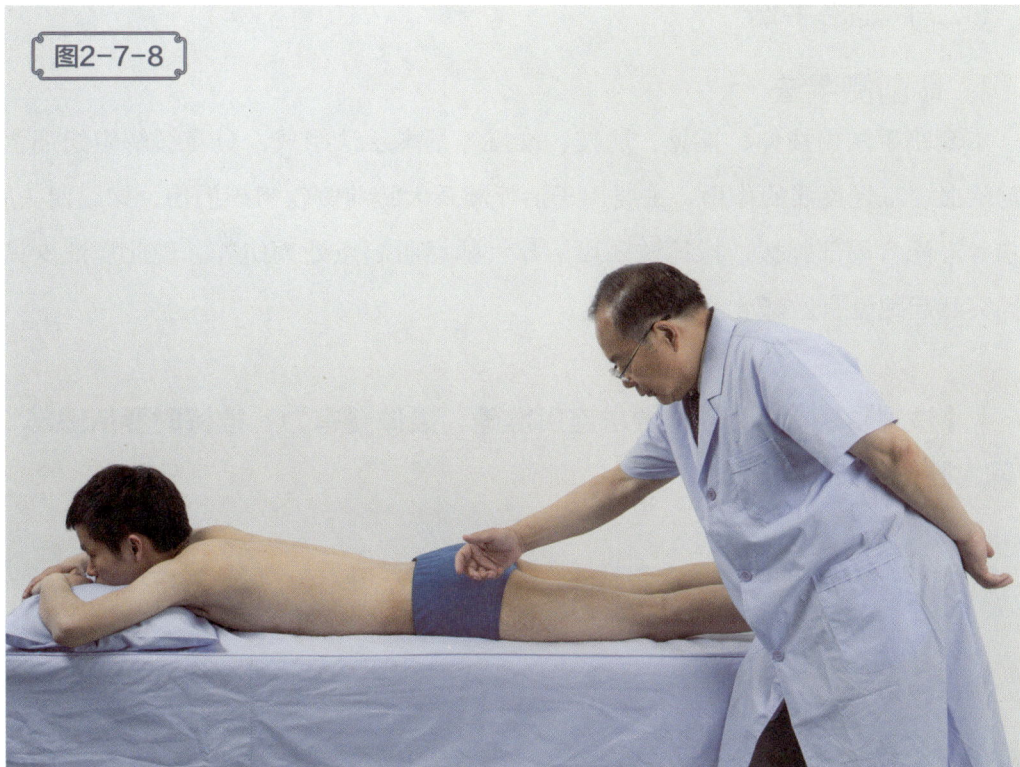

图2-7-8

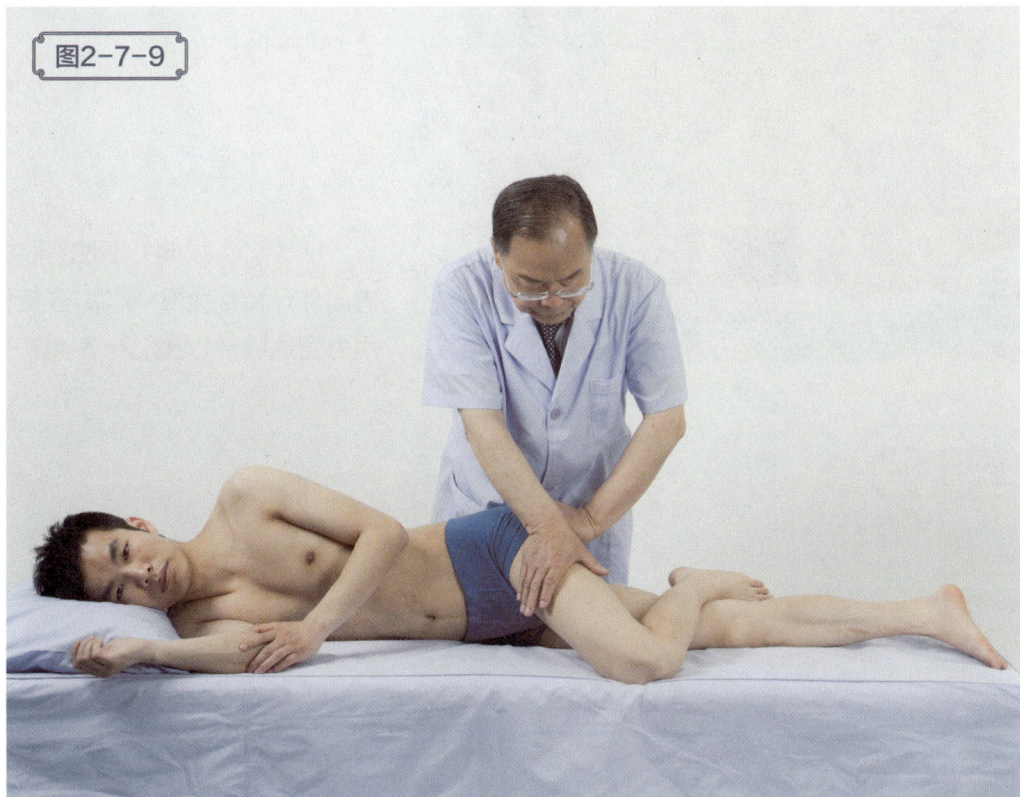

图2-7-9

（二）套路手法

1. 髋前侧手法

本套路手法由拔伸、摇晃、屈按、推捋等基本手法组成，具有缓解组织痉挛、舒筋活血、减轻疼痛的作用，主要用于治疗髋及大腿前侧软组织损伤，如股四头肌损伤等。配合局部弹拨、揉捻法还可治疗大腿屈肌起点处损伤等。现此病证少见，多因突然起跑没有做好准备活动造成。

【注意事项】全套动作要求连贯准确，拔伸要有力，推捋时要从膝部向大腿根部进行。

【体位】患者取仰卧位。医者站在伤侧，一手扶于腿部，另一手拿住踝部。

操作步骤

图2-7-10

① 医者在拔伸力下使下肢由内向外环转摇晃6~7次，应使作用力到达髋部，见图2-7-10。

图2-7-11

② 医者拿踝之手改为托扶膝后部，并以腋部夹住伤肢小腿，再用力拔伸，见图2-7-11。

清宫正骨手法图谱

一五八

分部手法

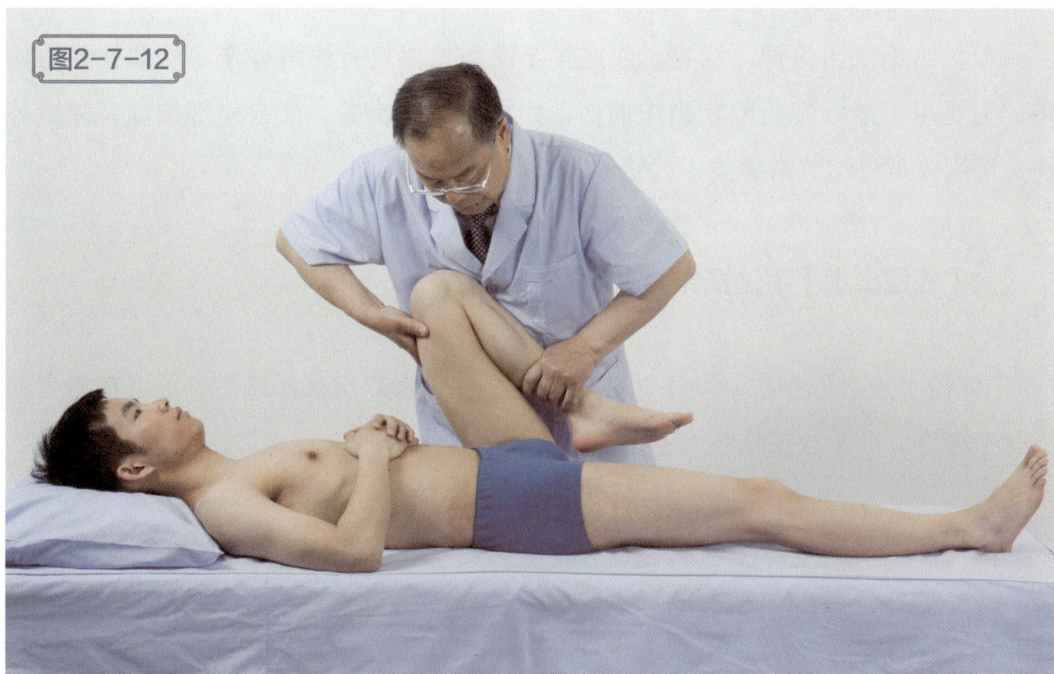

③ 再令患者尽量屈髋和膝关节,向下按压,见图2-7-12。

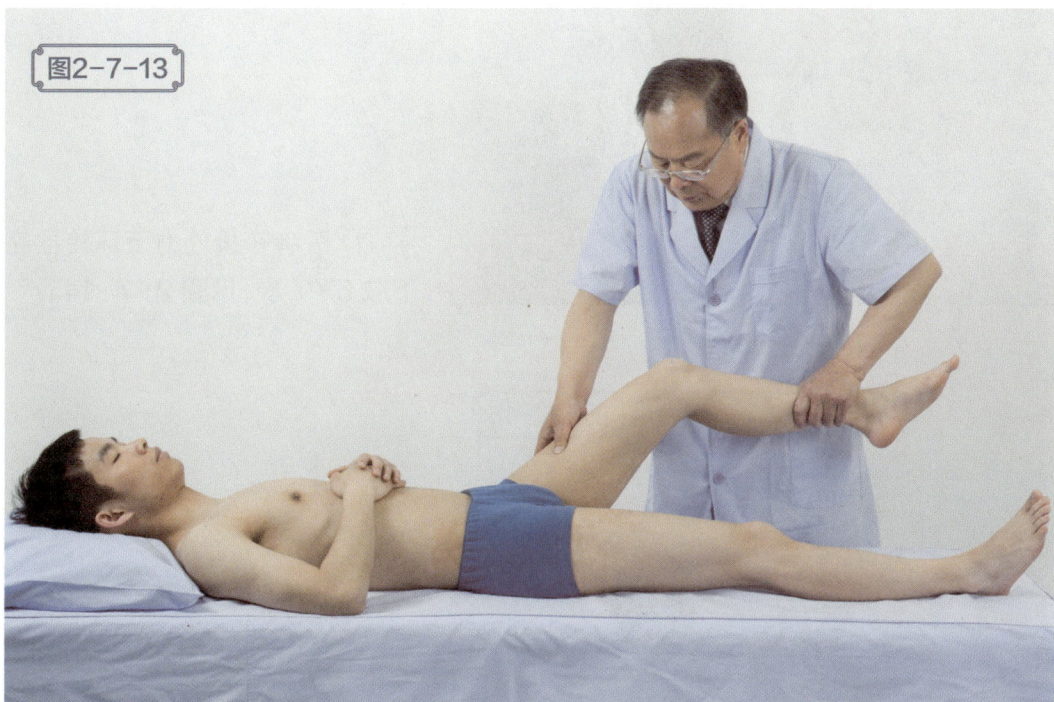

④ 将伤肢伸直的同时,医者放于大腿前侧之手由远端向近端推挼至腹股沟处,见图2-7-13。

2. 髋后侧手法

本套路手法由拔伸、摇晃、屈按等手法组成，具有缓解痉挛、松解粘连的作用，主要用于治疗髋后部软组织损伤，如臀肌筋膜炎等。配合局部按揉、弹拨等法，可治疗坐骨结节滑囊炎、大腿伸肌起点处损伤等。

【注意事项】手法操作要求连贯准确。

【体位】患者取坐位。助手站在身后，扶住患者双肩保护患者。医者在患者前方呈半蹲位，一手放在伤肢大腿根部，另一手握住踝部。

操作步骤

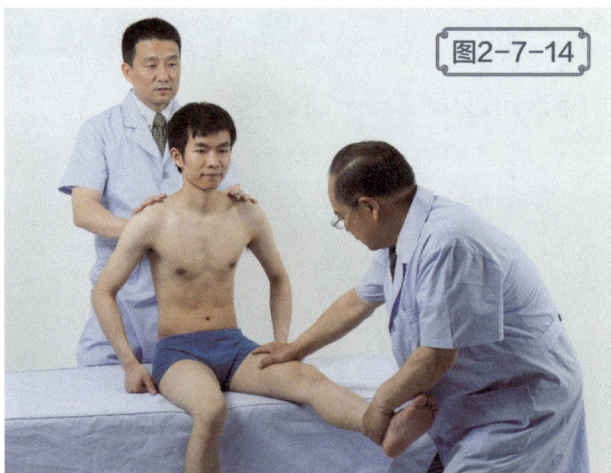

图2-7-14

① 医者在拔伸力下环转摇晃下肢6~7次,见图2-7-14。

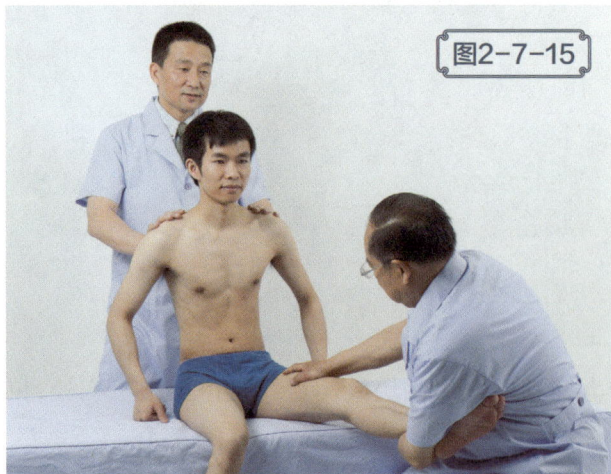

图2-7-15

② 握踝之手改用大臂在腋下夹住小腿,将患肢向斜下方拔伸牵引,见图2-7-15。

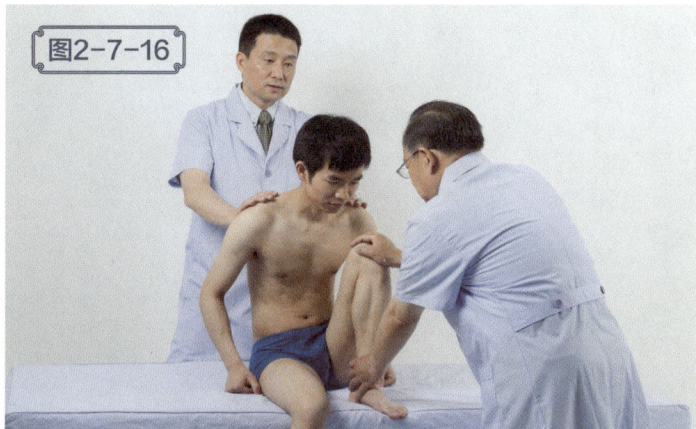

图2-7-16

③ 屈曲髋和膝部,尽量使膝靠近胸部,足跟接近臀部,同时令助手向前推患者两肩,使腰前屈,见图2-7-16。

3. 髋外侧手法

此套路手法由拔摇、屈膝屈髋、外展外旋、戳按等手法组成,具有缓解肌肉痉挛、减少疼痛之功效,主要用于治疗臀肌筋膜和髂胫束损伤,以及损伤以后出现的下肢代偿性短缩等病证,此病证下肢实际长度没有改变,是一种姿势性短缩。临床上下肢长度真正短缩,如股骨、胫腓骨骨折畸形愈合后下肢的短缩,也可用此手法治疗。

【注意事项】动作要求快速、连贯、有力。临床上仅外展外旋、屈曲髋、膝关节后再大力拔直也有效果。

【体位】患者取仰卧位,髋、膝关节屈曲。医者站在伤侧,一手拿住踝部,另一手扶住膝部。

操作步骤

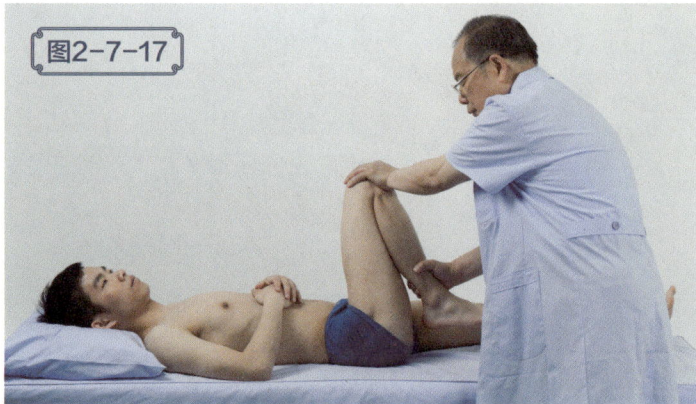

图2-7-17

① 医者将髋关节外旋摇晃6~7次,见图2-7-17。

图2-7-18

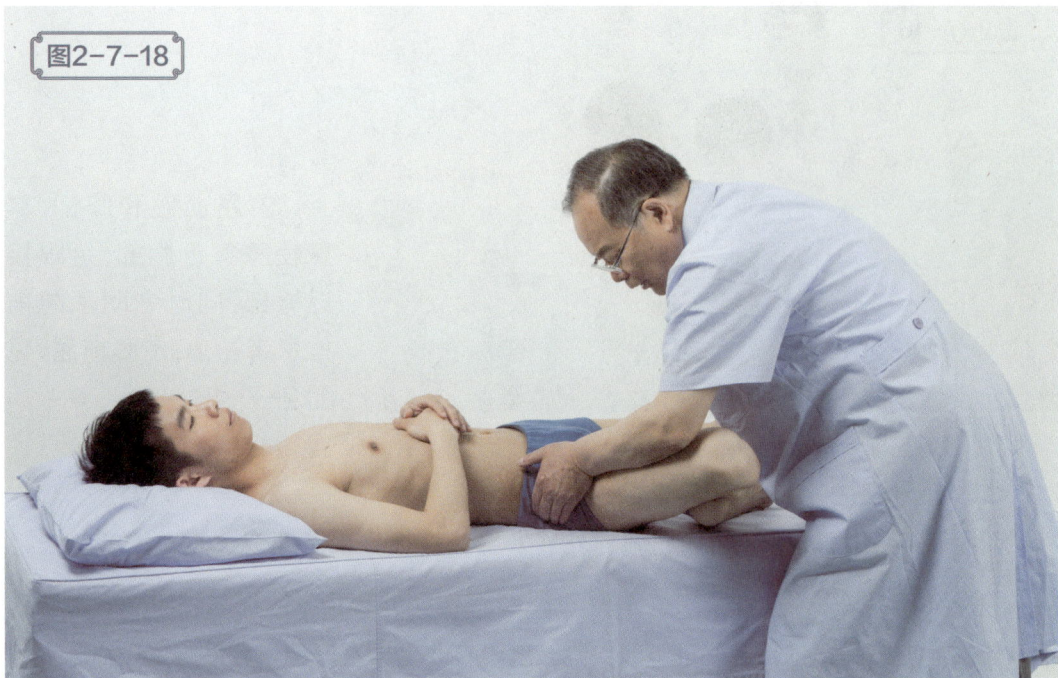

② 屈膝屈髋下使髋关节尽量外展外旋,扶膝之手改放在髋关节外侧,用四指顶在髂前上棘外侧,见图 2-7-18。

图2-7-19

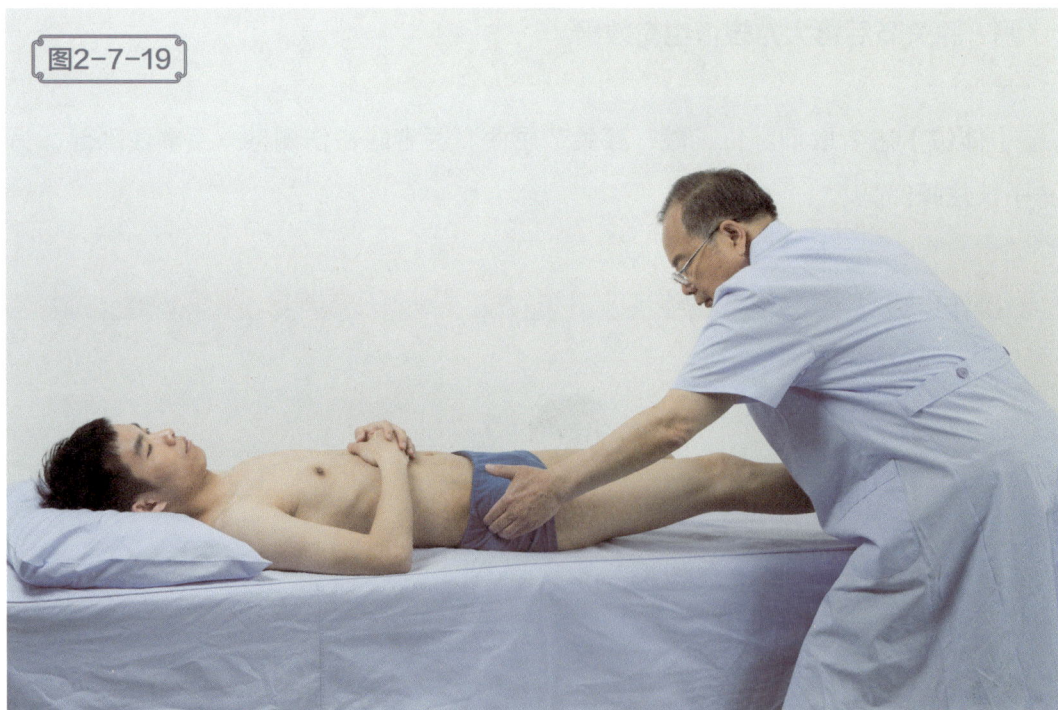

③ 医者迅速将伤肢拔直,同时在髋关节处之手用力戳按,见图 2-7-19。

4. 髋内侧手法

本套路手法包括拔摇、按压、戳顶等手法，具有解除痉挛、舒筋活络的作用，主要用于骨盆歪斜引起的下肢假长、髋关节一过性滑膜炎，以及髋部损伤后下肢代偿性变长等。骨盆歪斜引起的下肢假长，既往儿童多见，症见平卧两腿自然伸直时，双内踝不在同一水平，儿童常述膝或踝部疼痛，但临床上局部查不到压痛点，患侧腹股沟变浅，现在成人也较常见，表现为腰疼，活动受限，除伤腿假长外，可见股内收肌紧张，坐骨结节压痛。

【注意事项】手法应用得当，症状即可缓解。动作要求稳、准、熟练，戳顶是关键，力量一定要大，全套手法一气呵成。嘱患者避免髋关节外展外旋活动。

【体位】患者取仰卧位。医者站在伤侧，一手握踝，另一手扶按腿部。

操作步骤

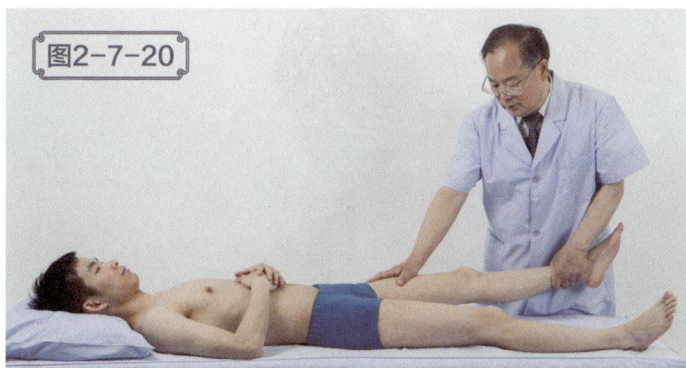

图2-7-20

① 医者在牵引力下环转摇晃患侧下肢6~7次，见图2-7-20。

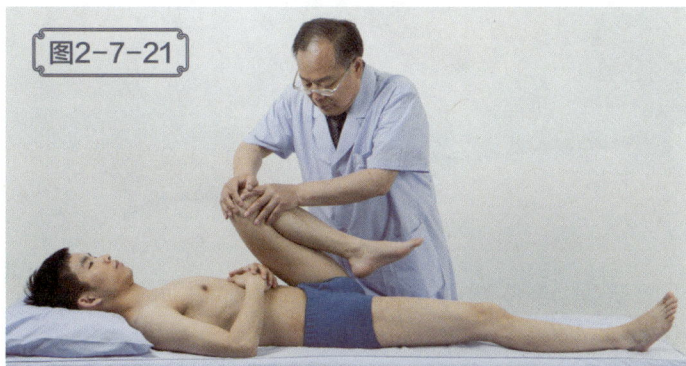

图2-7-21

② 医者扶腿之手改放膝部，使患者屈膝屈髋，并用力向下按压，见图2-7-21。

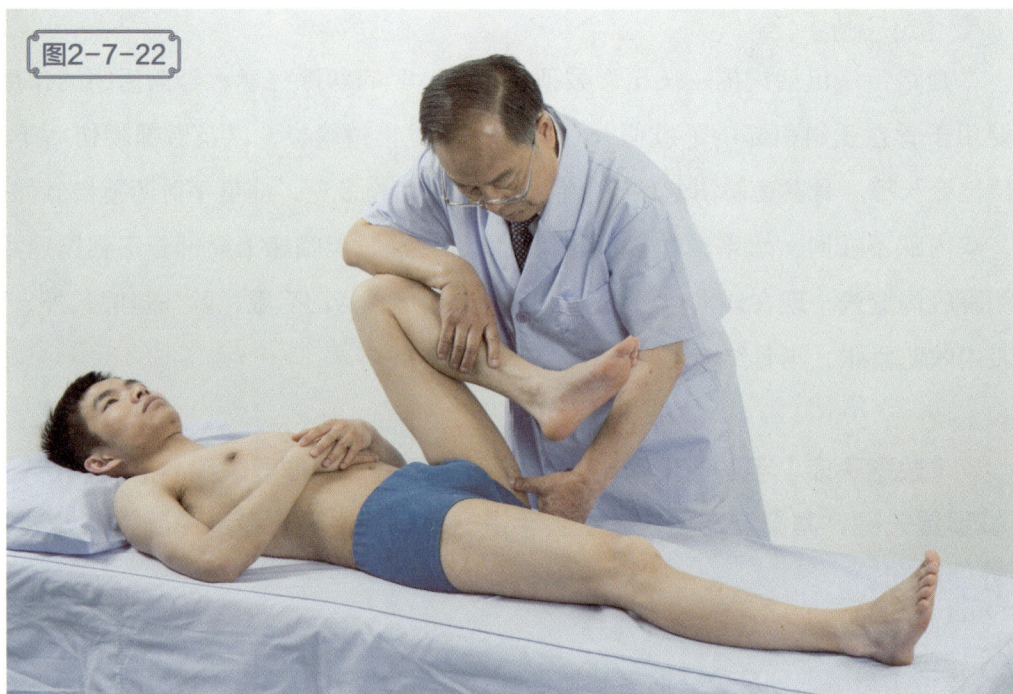

图2-7-22

③ 医者握踝之手改以拇指顶住坐骨结节后下方，见图2-7-22。

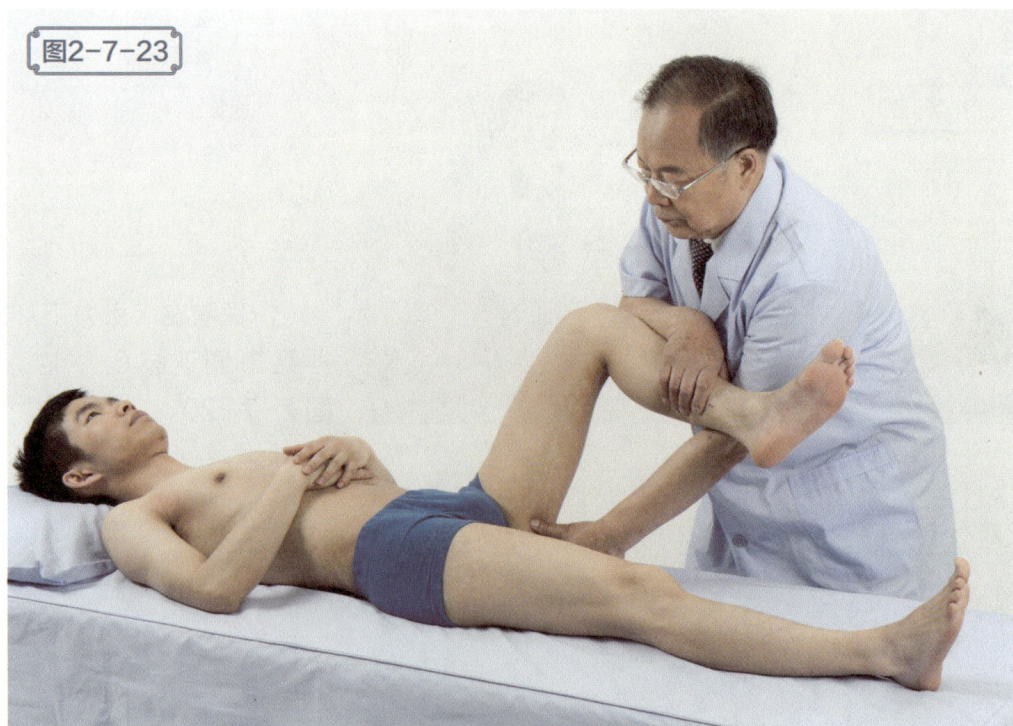

图2-7-23

④ 医者按膝部之手握住小腿远端，令伤腿伸直，同时在坐骨结节处的拇指用力戳顶，见图2-7-23。两腿等长即可结束手法治疗。

八、膝及小腿部手法

"膝为筋之府。"膝部结构复杂，是全身最大的关节，膝关节的滑膜囊、矢状锯开面见图2-8-1，关节部位浅表，负重力大，靠肌肉、韧带维持关节的稳定和运动，稳定性差，是容易受损伤的屈戌关节。外伤、扭转等暴力可伤及韧带、肌腱、滑膜、半月板等。膝部创伤可发生关节结构紊乱、失稳，误治迁延日久膝关节会粘连、僵直，活动度减小等，演变成骨关节退行性变的骨性关节炎。膝部手法主要通过舒筋、弹拨、拔摇、被动活动关节以消除软组织炎症，调节关节内组织结构，解除交锁，恢复其正常功能。

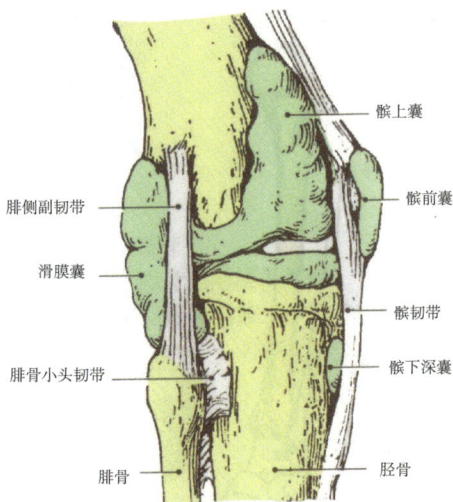

腓侧副韧带 — 髌上囊
滑膜囊 — 髌前囊
腓骨小头韧带 — 髌韧带
腓骨 — 髌下深囊
胫骨

膝关节的滑膜囊

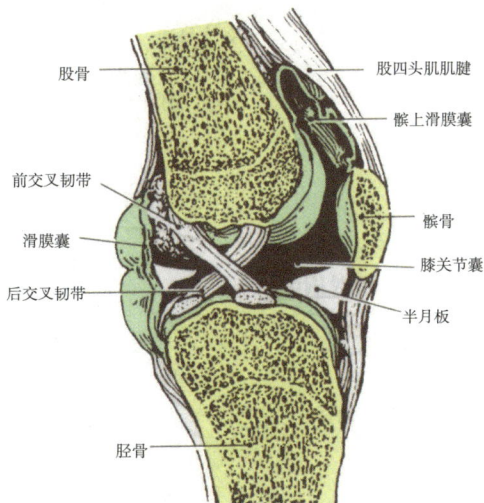

股骨 — 股四头肌肌腱
前交叉韧带 — 髌上滑膜囊
滑膜囊 — 髌骨
后交叉韧带 — 膝关节囊
胫骨 — 半月板

膝关节矢状锯开面

图2-8-1

本图引自《运动解剖学图谱》(顾明德、缪进昌主编．人民体育出版社，2006.)

（一）基本手法

　　膝部指揉法见图2-8-2，膝部掌揉法见图2-8-3，腘窝部弹拨法见图2-8-4，腓肠肌揉捻法见图2-8-5，小腿部搽法见图2-8-6，小腿部拿法见图2-8-7，小腿部散法见图2-8-8，小腿部捋顺法见图2-8-9。

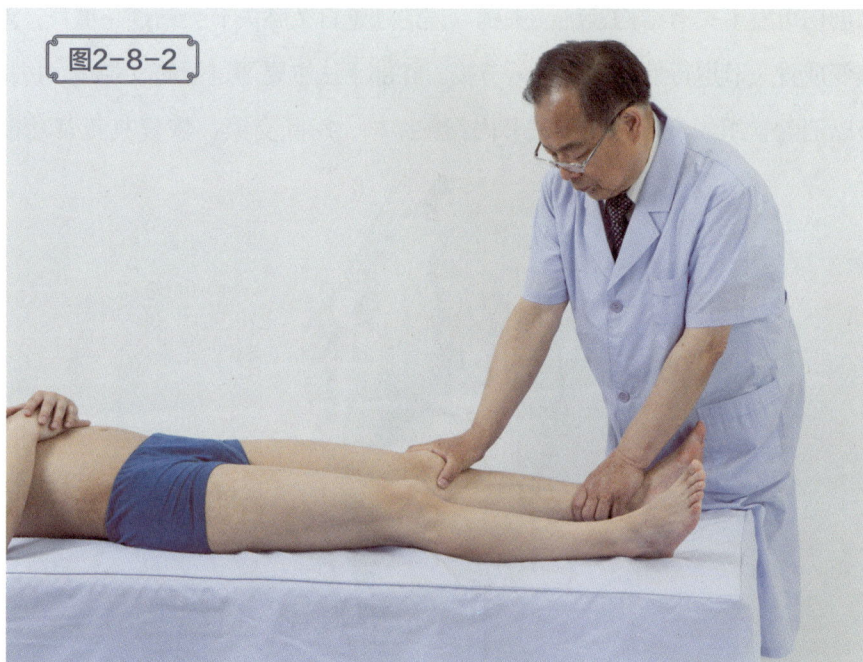

图2-8-2

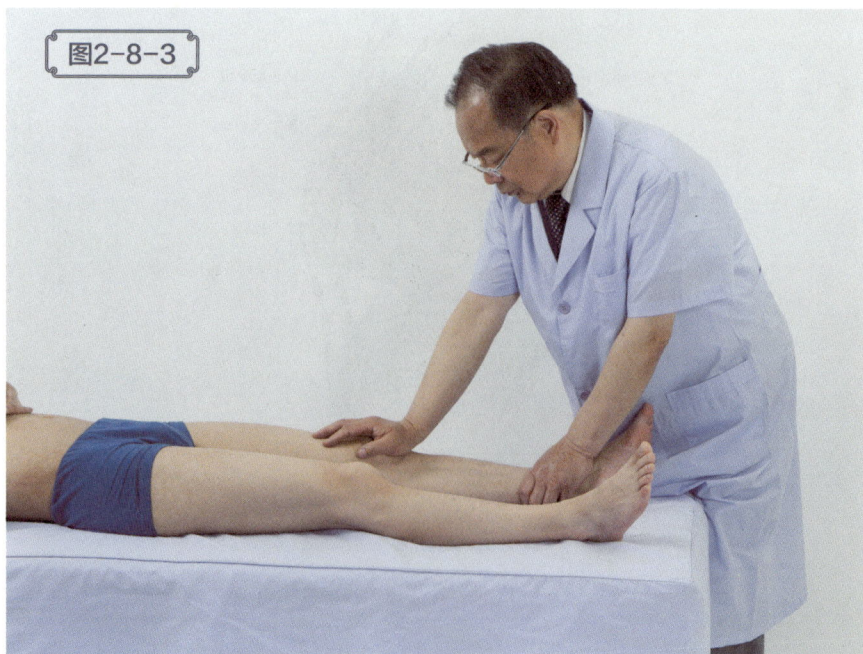

图2-8-3

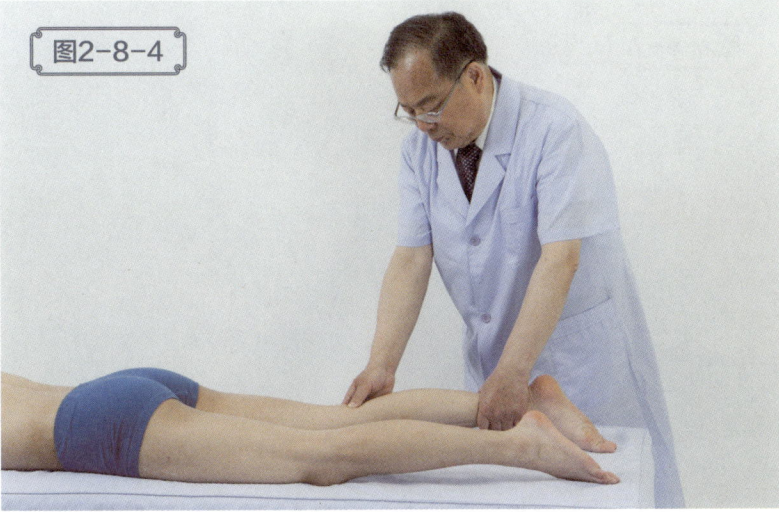

图2-8-4

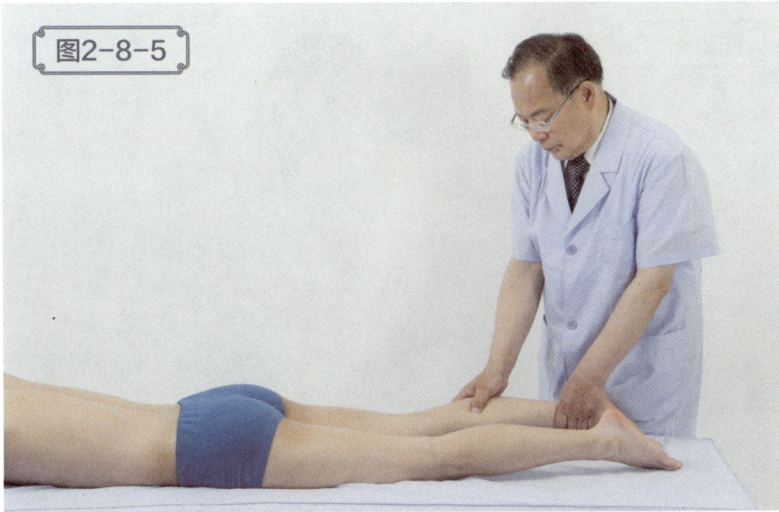

图2-8-5

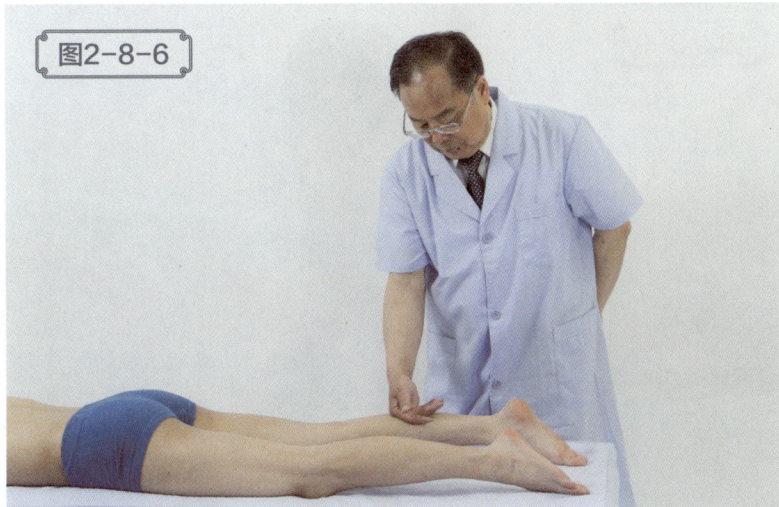

图2-8-6

图2-8-7

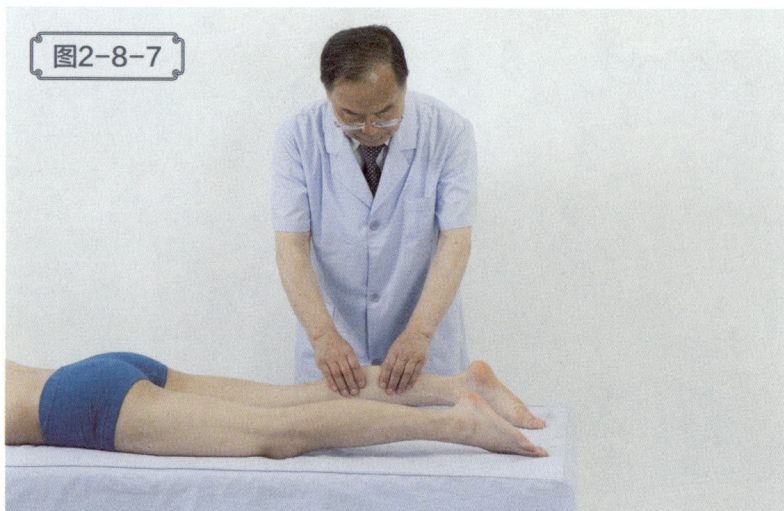

图2-8-8

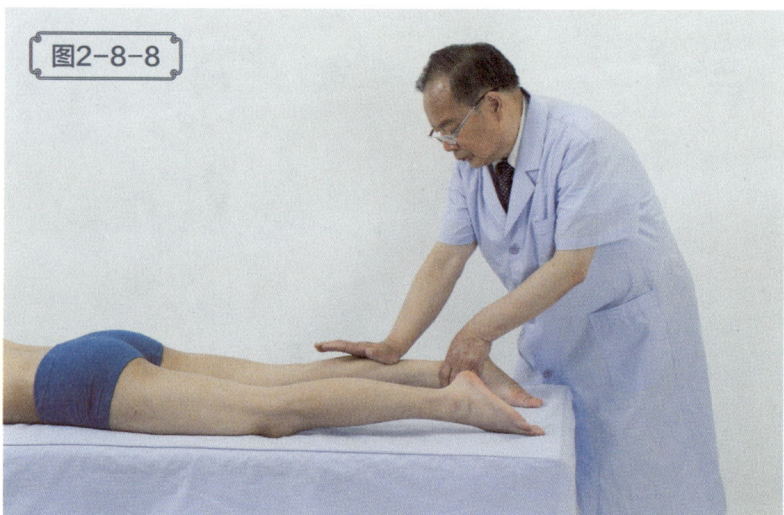

图2-8-9

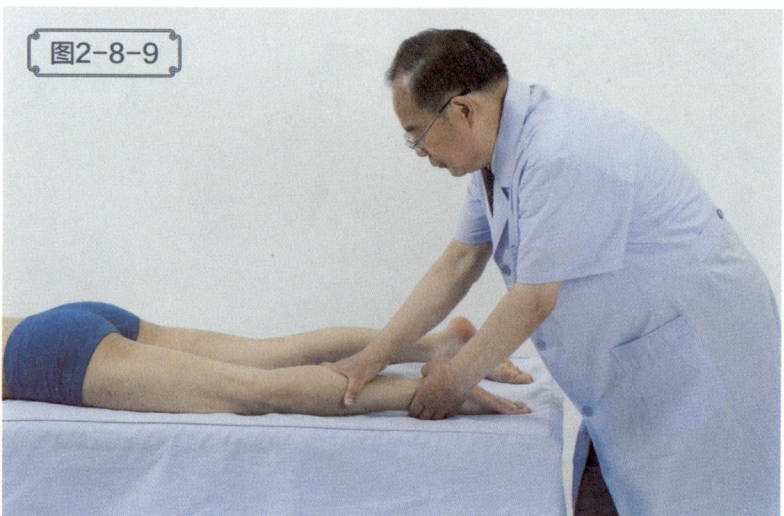

（二）套路手法

1. 膝内侧手法

本套路手法主要包括拔伸摇晃、揉捻、推按等，具有舒筋活血、促进炎症吸收之作用，用于治疗膝关节内侧副韧带损伤、内侧半月板损伤等。

【注意事项】应用本手法的关键在于推按的部位要在伤处，力量适宜，并注意连贯性，令患者快速屈膝屈髋时医者转身要迅速，和患者盘腿成为一体。内侧副韧带损伤伴撕脱骨折也可用本手法治疗。

【体位】患者坐在床边。助手坐在患者伤侧，两手固定大腿。医者半蹲位，一手握踝部，另一手握膝部，拇指放在伤处，食指钩住髌骨，余指张开。

■ 操作步骤

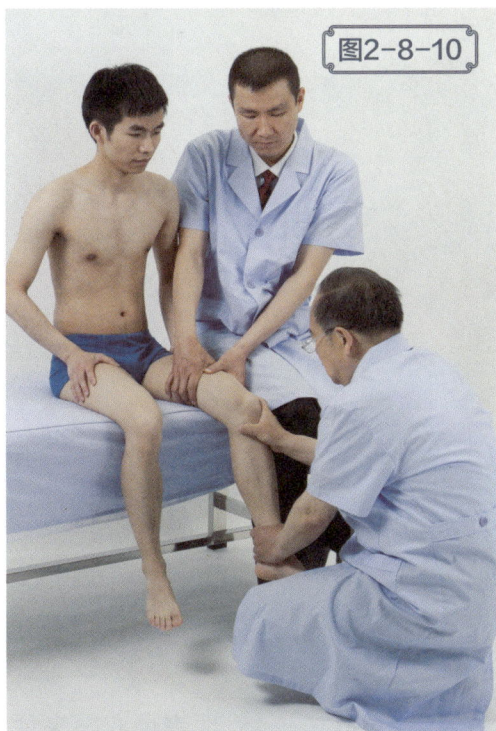

图2-8-10

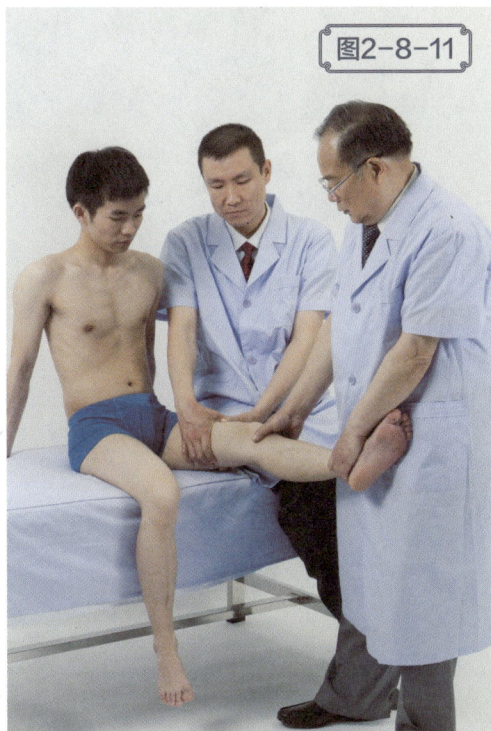

图2-8-11

① 医者对下垂腿拔伸牵引下摇晃膝部6~7次,同时拇指在伤处轻轻揉捻,见图2-8-10。

② 医者侧身站立,使膝部伸直,见图2-8-11。

图2-8-12

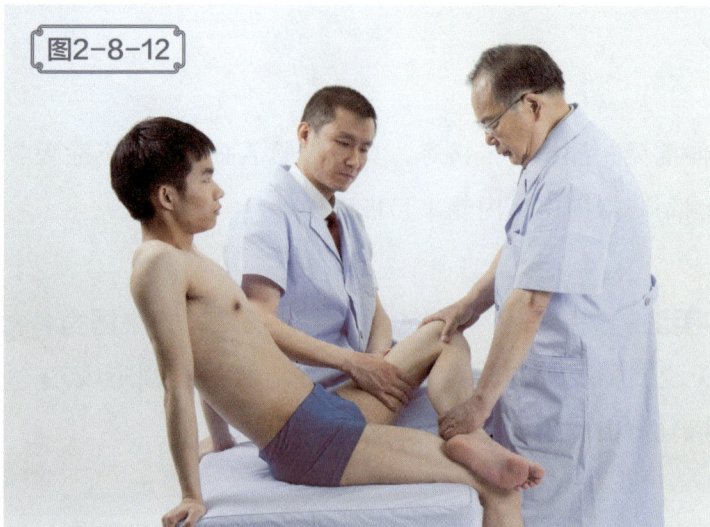

③ 令患者屈膝屈髋，同时医者身体快速旋转，胯协助用力，患者伤腿呈盘腿状。医者用拇指沿膝关节内侧副韧带顺向推伤处数次，见图2-8-12。

图2-8-13

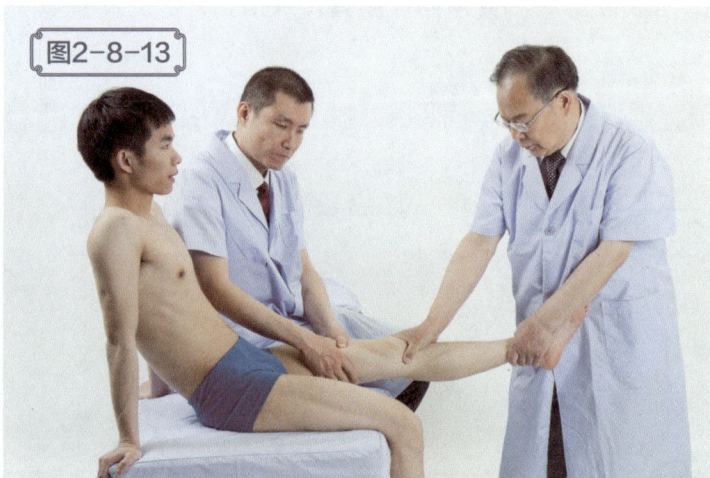

④ 医者再将伤腿拔直，同时拇指在伤处轻轻戳按，见图2-8-13。

图2-8-14

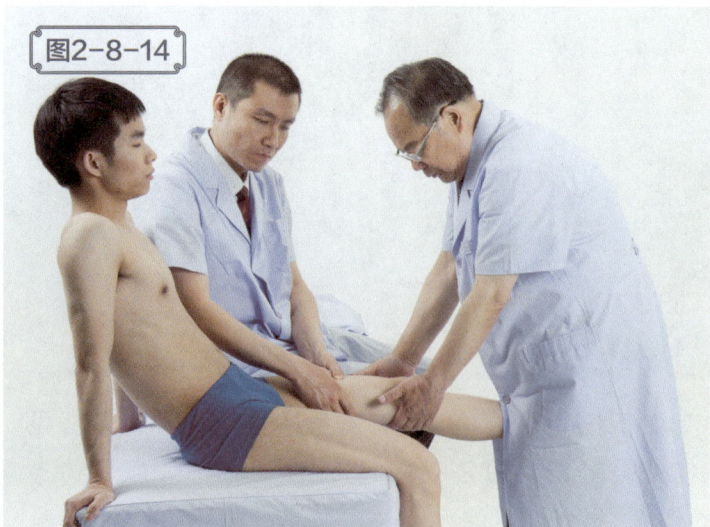

⑤ 医者用双腿夹住患者小腿，牵引并用双手在膝部轻轻揉捻，四指在腘窝推捋，见图2-8-14。

2. 膝外侧手法

本套路手法包括拔伸摇晃、屈膝、戳按等手法，具有舒筋活络、行气止痛作用，用于治疗膝部外侧软组织损伤，如膝外侧副韧带损伤等。

【注意事项】此处肌肉组织不丰满，揉捻要轻，戳按力不要太大。

【体位】患者取侧卧位，伤腿在上。助手两手握住患者大腿部。医者一手握踝部，另一手托扶膝部，拇指按在伤处。

操作步骤

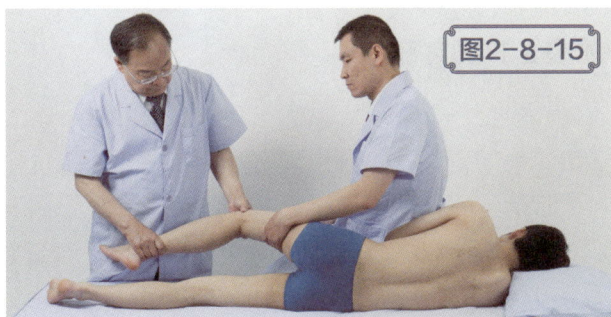

图2-8-15

① 医者与助手相对拔伸，摇晃患者膝部6~7次，并用拇指在伤处揉捻，见图2-8-15。

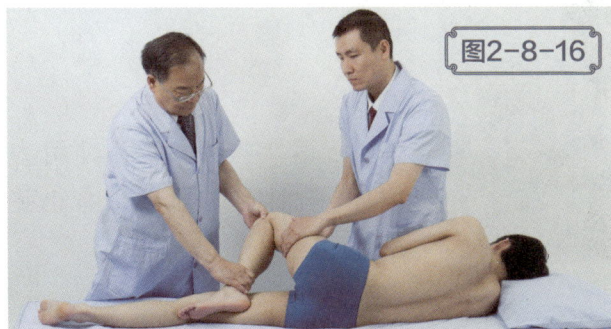

图2-8-16

② 医者先将髋膝关节屈曲，见图2-8-16。

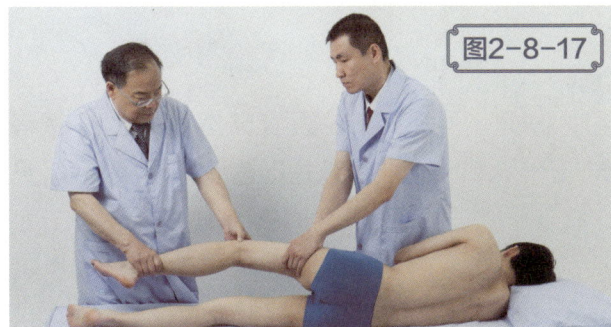

图2-8-17

③ 医者将伤腿拔直，同时拇指在伤处戳按，见图2-8-17。

3. 膝前侧手法

膝前侧手法有两套，包括拔伸摇晃、击打、推按、揉捻等动作。本部手法具有纠正关节内微细错位、解除半月板的交锁、还纳嵌顿组织、活络止痛的作用，主要用于治疗膝前侧软组织损伤（如十字韧带损伤）、脂肪垫损伤或肥厚、半月板损伤后引起的交锁、膝关节紊乱症等。

【注意事项】手法一要求医者与助手配合默契，击打腘窝及屈膝时要迅速准确。手法二在膝关节伸直时顶膝眼之拇指应自然放松。

手法一

【体位】患者取坐位。助手在患者伤侧，两手固定大腿；医者半蹲位在伤腿外侧，一手握住伤腿远端，另一手握拳准备击打腘窝部。

▌ 操作步骤

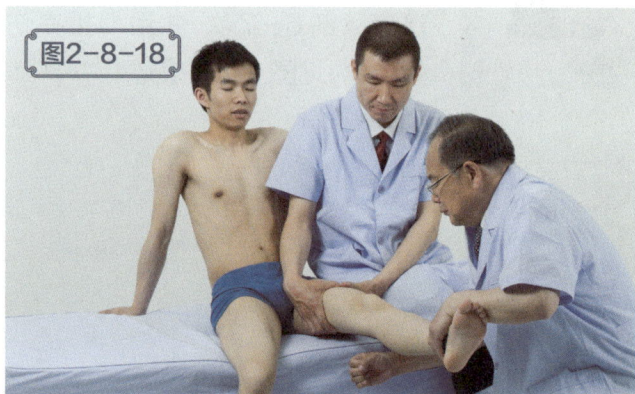

图2-8-18

① 医者与助手相对用力拔伸，同时轻轻摇晃患者小腿6~7次，见**图2-8-18**。

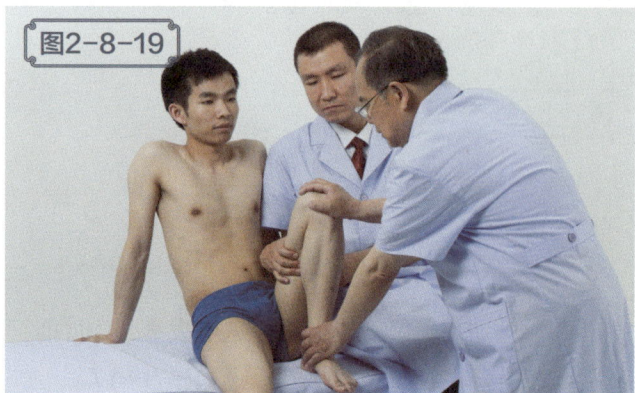

图2-8-19

② 医者突然发力击打患者腘窝部并迅速使其屈膝屈髋，见**图2-8-19**。

③ 最后伸直患者膝部，医者以手掌轻轻散之。

手法二

用于治疗髌骨软化、膝关节骨性关节炎。

【**体位**】患者取仰卧位。医者站在患侧，一手拇指与并拢的四指相对成钳形，拿住髌骨。

操作步骤

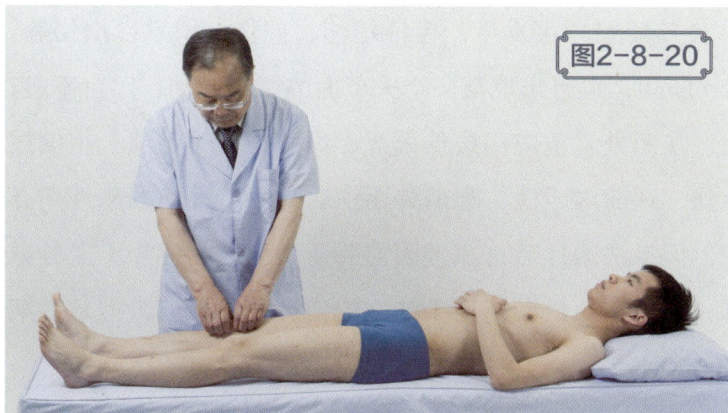

图2-8-20

① 医者拿髌骨之手将髌骨提起，上下滑动6~7次，见**图2-8-20**。

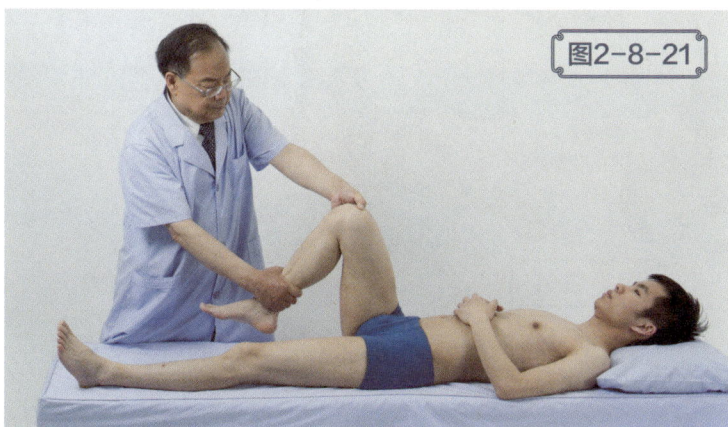

图2-8-21

② 改为一手握踝部并屈膝，另一手握膝，拇指扣住髌骨上缘，见**图2-8-21**。

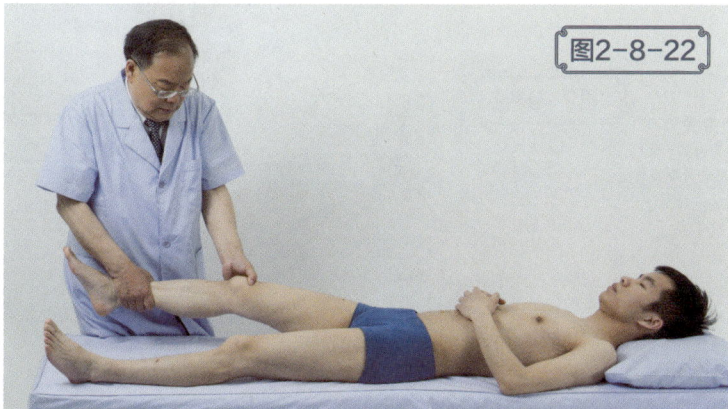

图2-8-22

③ 逐渐将膝关节拔直，扣住髌骨的拇指顺势将髌骨由上向下推压，反复6~7次，见**图2-8-22**。

九、踝足部手法

踝足部在人类生活和运动中起着负重、行走、吸收震荡等极其重要的作用。它具有形态各异的骨关节结构，这些结构均由坚强的韧带维系，处处体现了微妙的力学关系，使踝关节产生多轴运动。足关节的内侧面及内侧韧带、足关节的外侧面及外侧韧带、足背韧带解剖图见图2-9-1、图2-9-2、图2-9-3。

踝足部损伤机会较多，各年龄组均可发生，包括扭伤、挫伤、积累性损伤等。这些损伤可伤及韧带、肌腱、筋膜，也可出现某一个关节面的微细错动、对合不良，以及足弓结构的破坏。因此，在患处着重应用拔伸摇晃、戳按推挤等手法。依据损伤部位的不同，分为踝前手法、踝前内手法、踝前外手法。踝关节损伤的急性期亦可使用手法，血肿虽已形成，但手法治疗后可减轻因血肿压力引起的疼痛，血肿散开有利于尽快吸收。因此踝关节扭伤急性期使用手法，损伤会更快痊愈，但急性期用手法更要轻巧柔和。

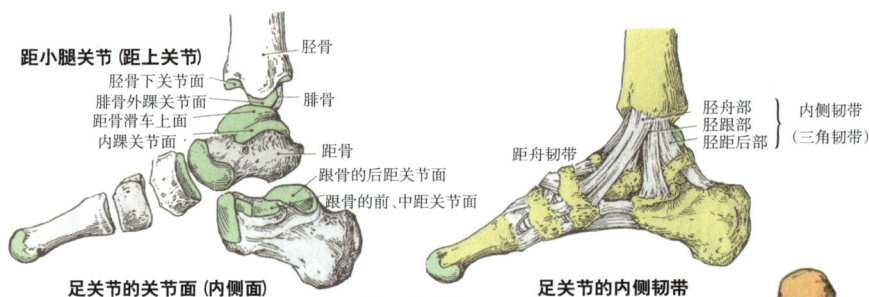

图2-9-1

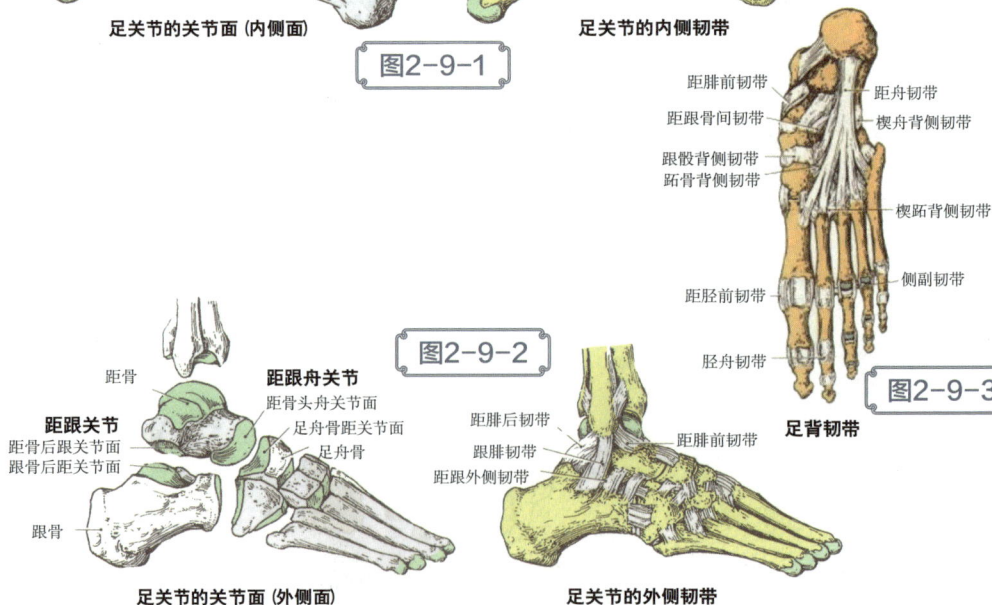

图2-9-2

图2-9-3

本图引自《运动解剖学图谱》(顾明德、缪进昌主编．人民体育出版社，2006.)

1. 踝前侧手法

此套手法具有舒筋活络、消肿止痛、解除关节交锁作用，主要用于治疗踝部前侧软组织损伤，常见的如距骨与邻近跗骨的微细错位或交锁、距骨周围软组织的损伤等。操作时一定要找到损伤部位。

【注意事项】动作要求用力大小适宜，戳按及揉捻伤处要准确，局部血肿形成亦可用手法治疗，但揉捻力量要轻柔。

踝前手法

【体位】患者取坐位或仰卧位，伤肢伸出床外。助手双手固定患者的踝部上方。医者双手握住其足部，双拇指按压在伤处。

操作步骤

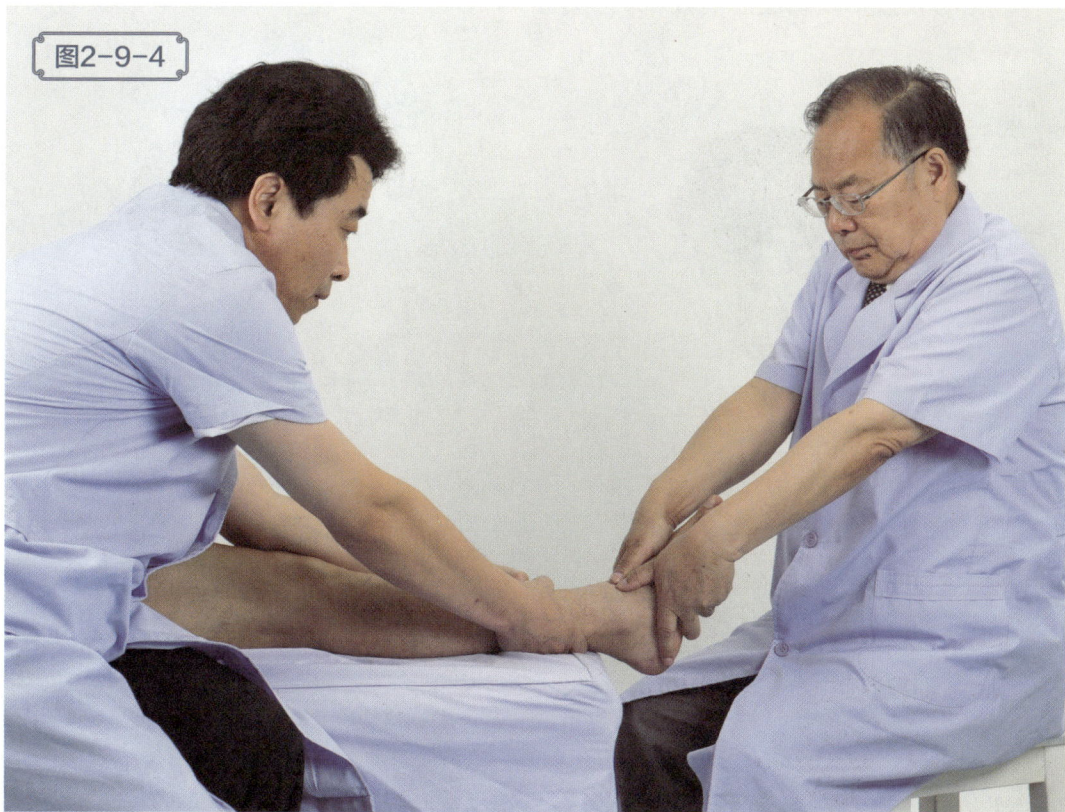

图2-9-4

① 医者与助手相对拔伸并摇晃患足 6~7 次，同时拇指在伤处揉捻，见图 2-9-4。

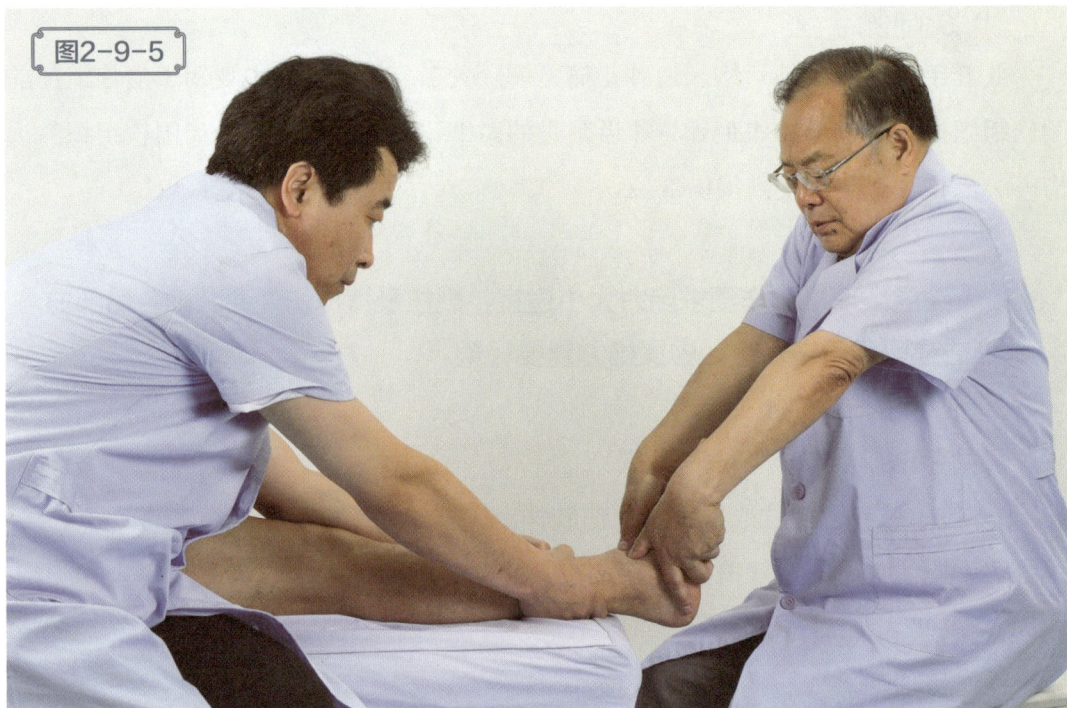

图2-9-5

② 医者在拔伸下跖屈患者足部,见图 2-9-5。

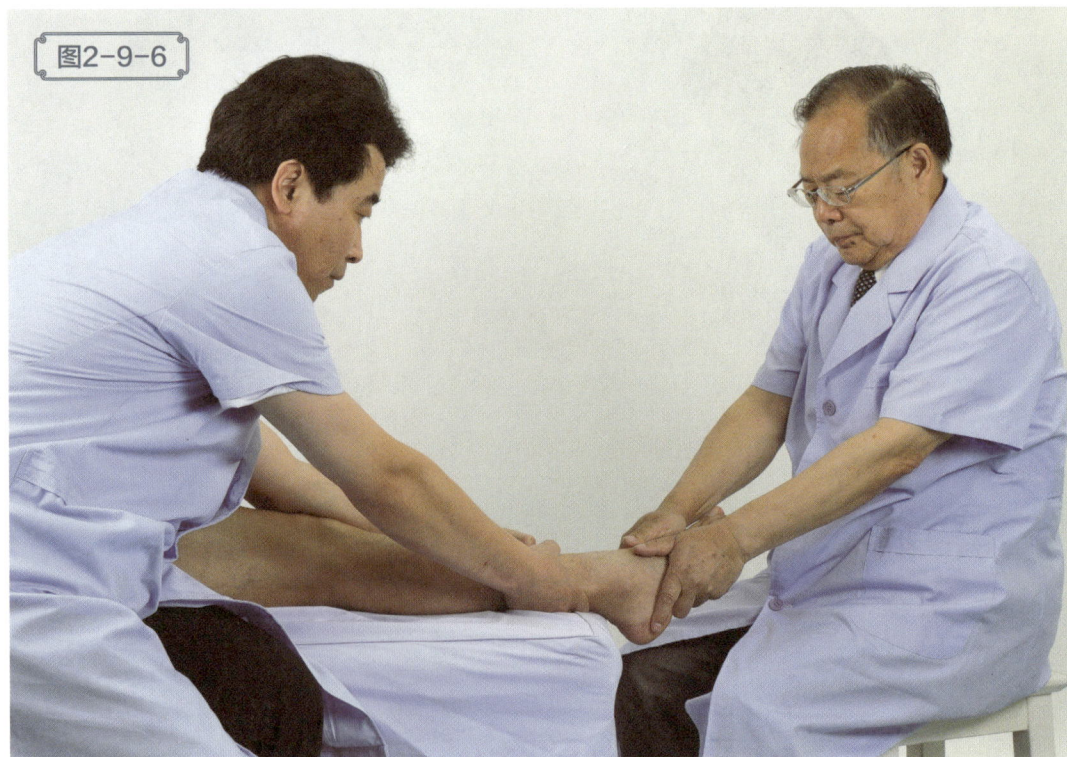

图2-9-6

③ 再背伸足部,同时双手拇指在伤处和踝前正中间戳按,见图 2-9-6。

踝前外手法

本法用于腓距前韧带损伤，此处损伤为踝部扭伤中最常见的损伤，伤后常有血肿形成，患者疼痛不能行走站立。

【体位】患者取坐位或仰卧位，身体稍向健侧倾斜，伤肢伸出床外。助手用双手固定在踝部上方，医者一手拿住其足跟，拇指按在伤处，另一手拿住足背。

■ **操作步骤**

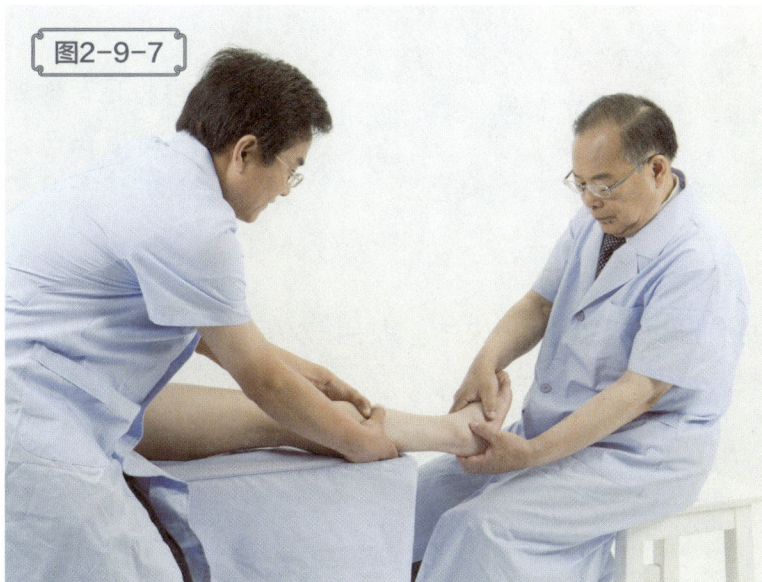
图2-9-7

① 医者与助手相对拔伸，并摇晃患足6~7次，同时拇指在伤处揉捻，见图2-9-7。

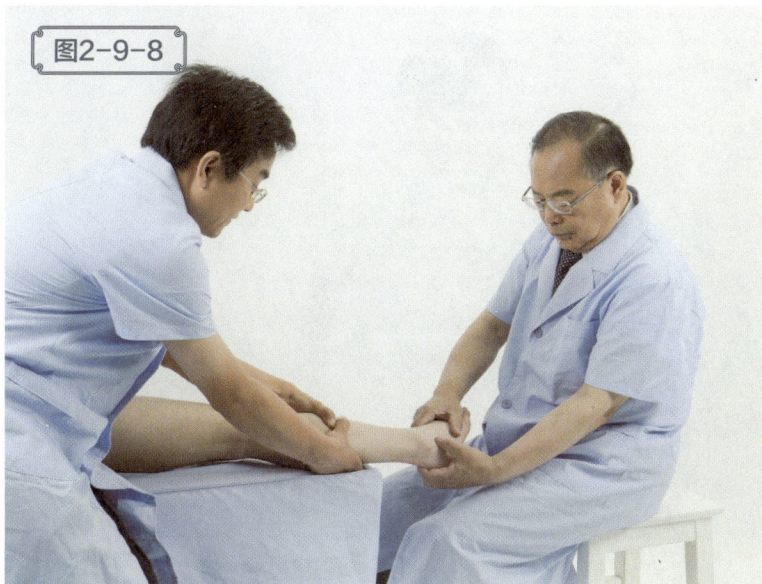
图2-9-8

② 医者将足跖屈内翻，见图2-9-8。

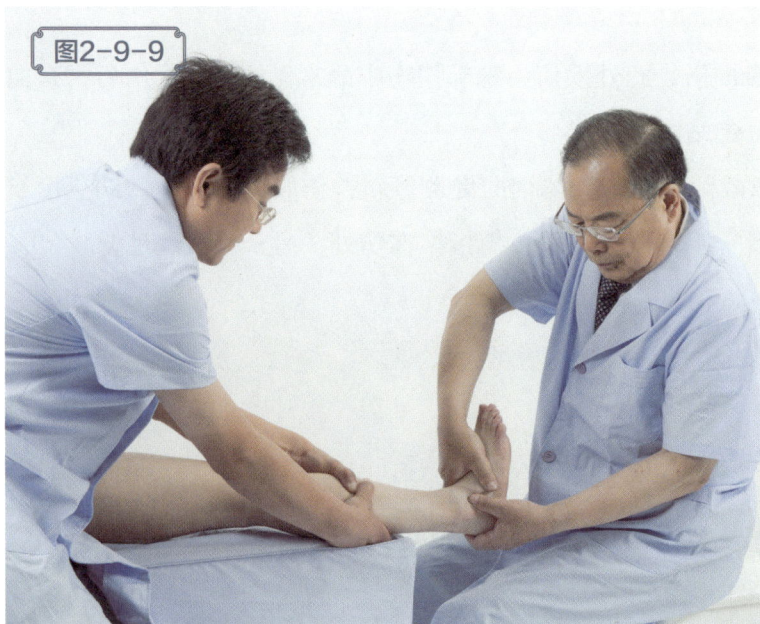

图2-9-9

③ 再将足背伸外翻，并用拇指在伤处戳按，见图2-9-9。

踝前内手法

【体位】患者取坐位或仰卧位，伤肢伸出床外。助手以双手固定患者踝部上方。医者一手握其足跟，拇指按在伤处，另一手拿足背。

操作步骤

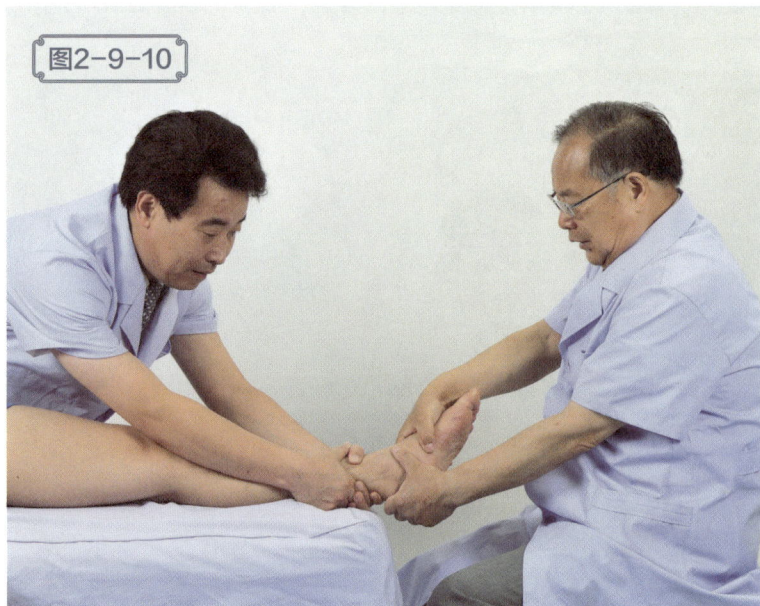

图2-9-10

① 医者与助手相对拔伸下摇晃患踝6~7次，同时拇指在伤处揉捻，见图2-9-10。

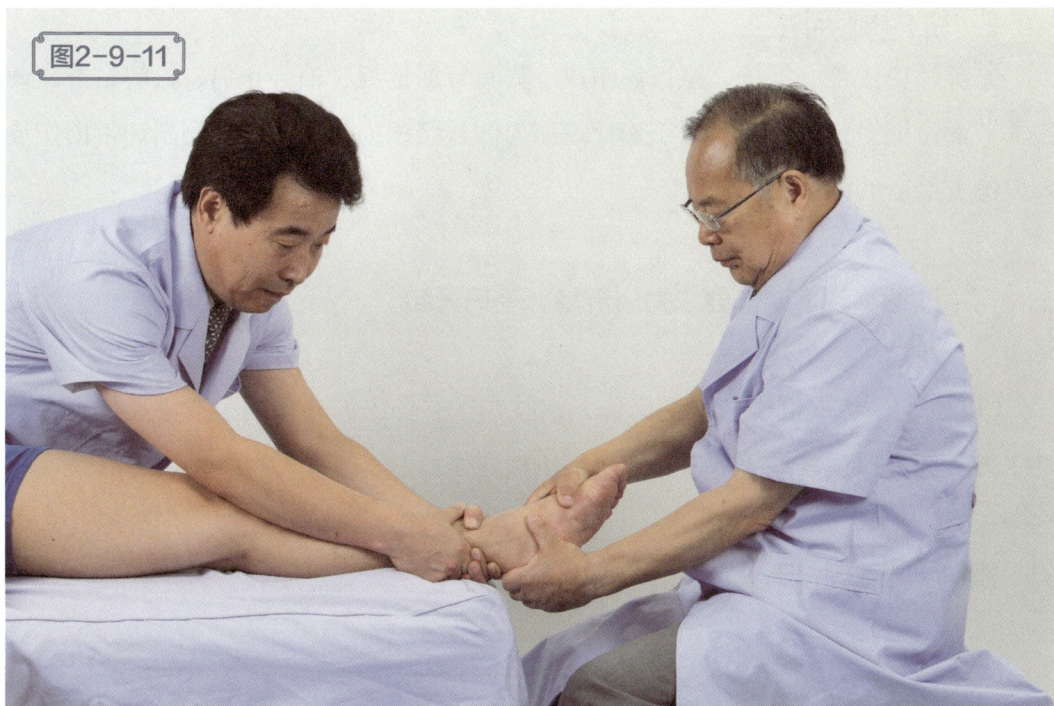

② 医者在拔伸下使足跖屈外翻,见图 2-9-11。

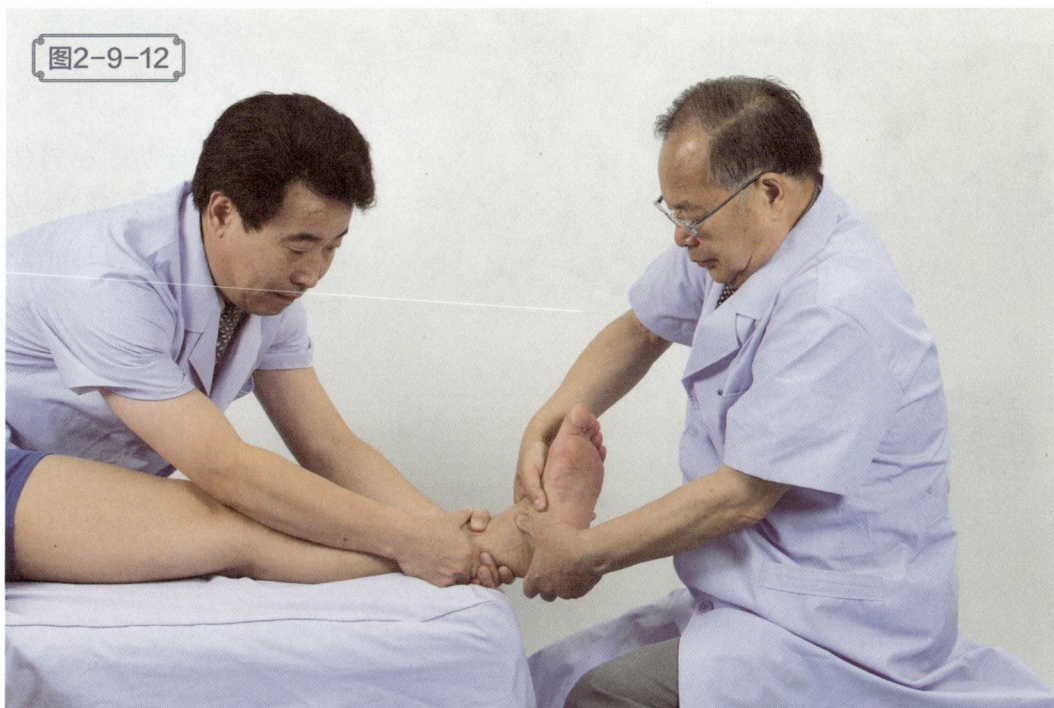

③ 再背伸内翻,同时医者用拇指在伤处戳按,见图 2-9-12。

④ 最后以食指的侧面行推捋法。

2. 踝内侧手法

本手法由拔摇、揉捻、戳按等组成，具有舒筋活络、消肿止痛、松解粘连、调整关节面微细错位的作用，用于治疗踝部内侧软组织损伤，如踝内侧副韧带损伤及踝内侧关节面的微细错位。

【注意事项】动作要求力量沉稳，轻巧柔和。

【体位】患者取侧坐位或侧卧位，伤肢在下并伸出床外。助手双手握住患者踝部上方。医者握住其踝部下方，双手拇指按在伤处。

操作步骤

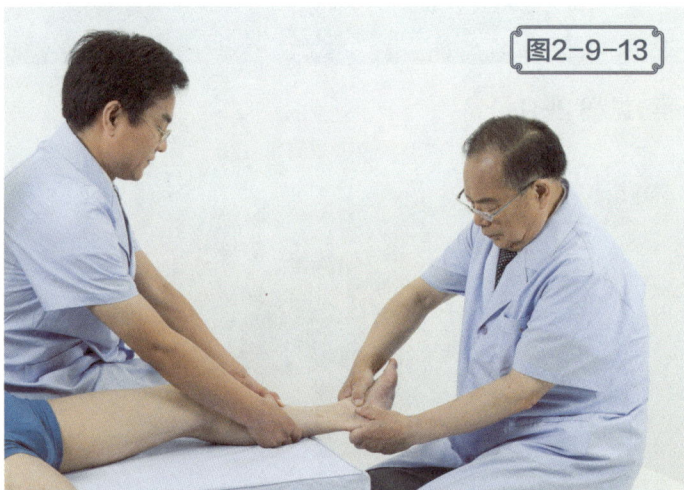

图2-9-13

① 医者与助手相对拔伸，在牵引力下环转、摇晃踝部6~7次，同时拇指在伤处揉捻，见**图2-9-13**。

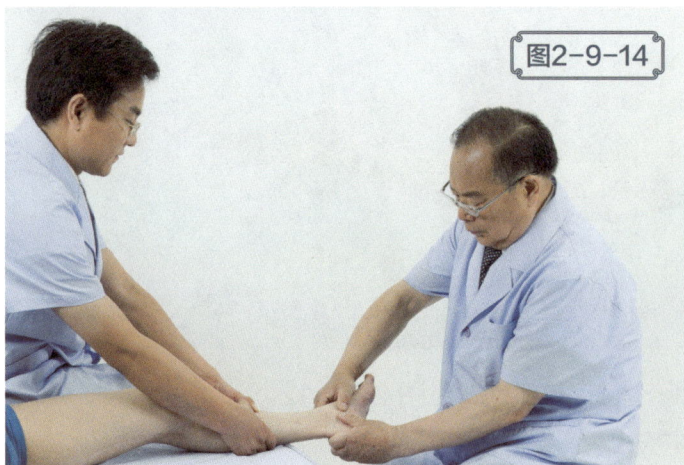

图2-9-14

② 医者在拔伸下外翻踝部，见**图2-9-14**。

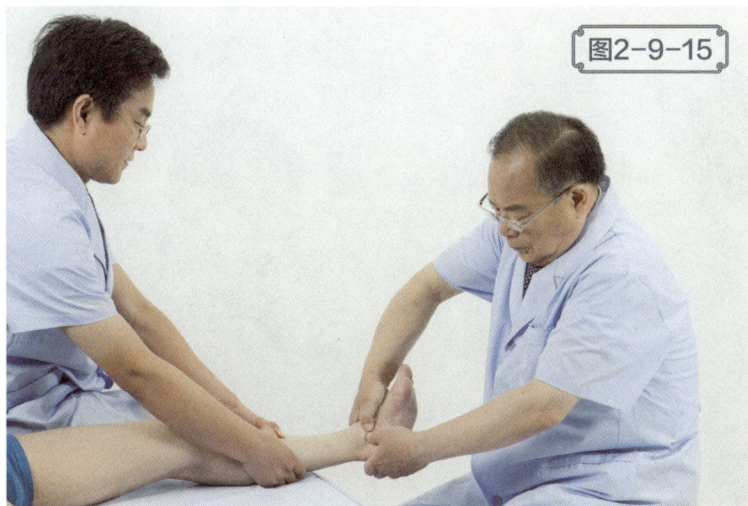

图2-9-15

③ 再内翻踝部,同时拇指在伤处戳按,见图2-9-15。

④ 最后医者用拇指在伤处轻轻揉、推捋。

3. 踝外侧手法

本手法由拔摇、揉捻、戳按等组成,具有舒筋活络作用,主要治疗踝部外侧损伤。该类损伤,医者在外踝下方深部可扪及坚硬的结节,患者走不平之路时疼痛,治疗不当往往迁延多年不愈。

【注意事项】拇指揉捻戳按部位要准确,手法要求轻巧柔和。

【体位】患者取侧坐位或侧卧位,伤肢在上。助手握住伤肢小腿中远端。医者双手握住踝部下方,双手拇指按在伤处,找到痛性结节。

操作步骤

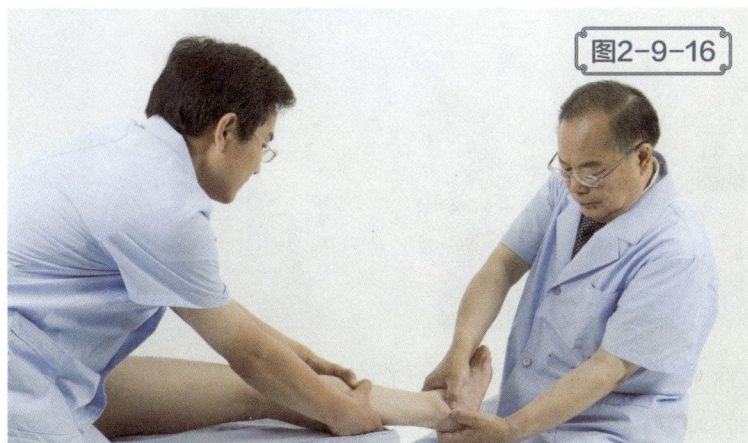

图2-9-16

① 医者与助手在相对拔伸下摇晃踝部6~7次,同时拇指在伤处揉捻,见图2-9-16。

图2-9-17

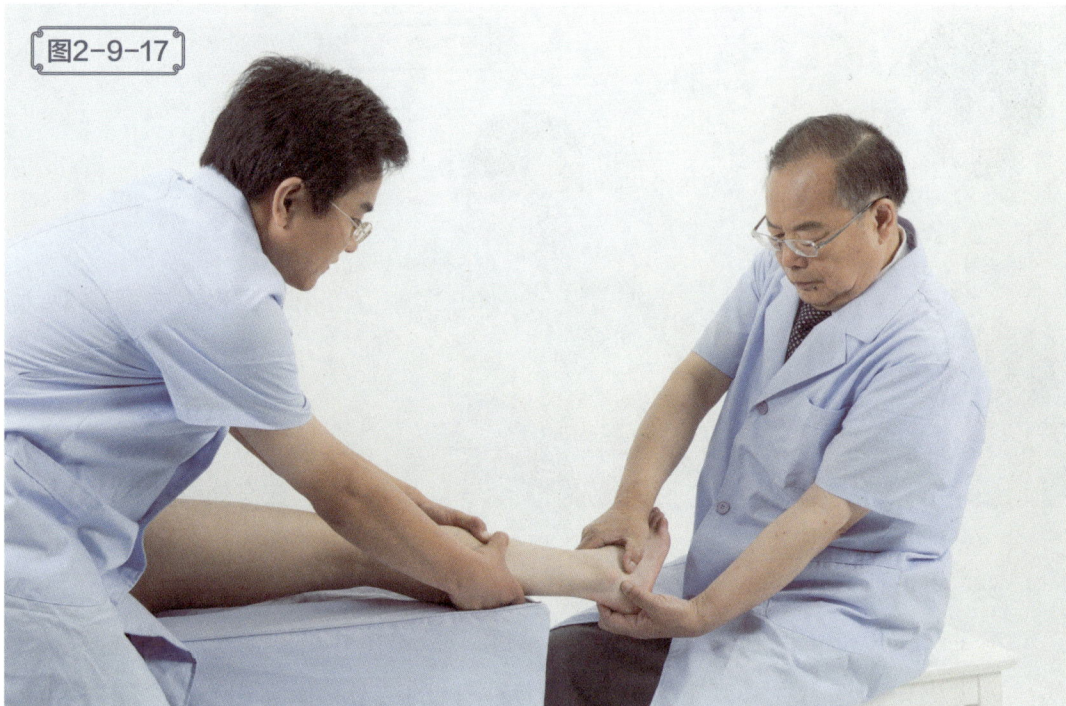

② 医者在拔伸下内翻踝部,见图 2-9-17。

图2-9-18

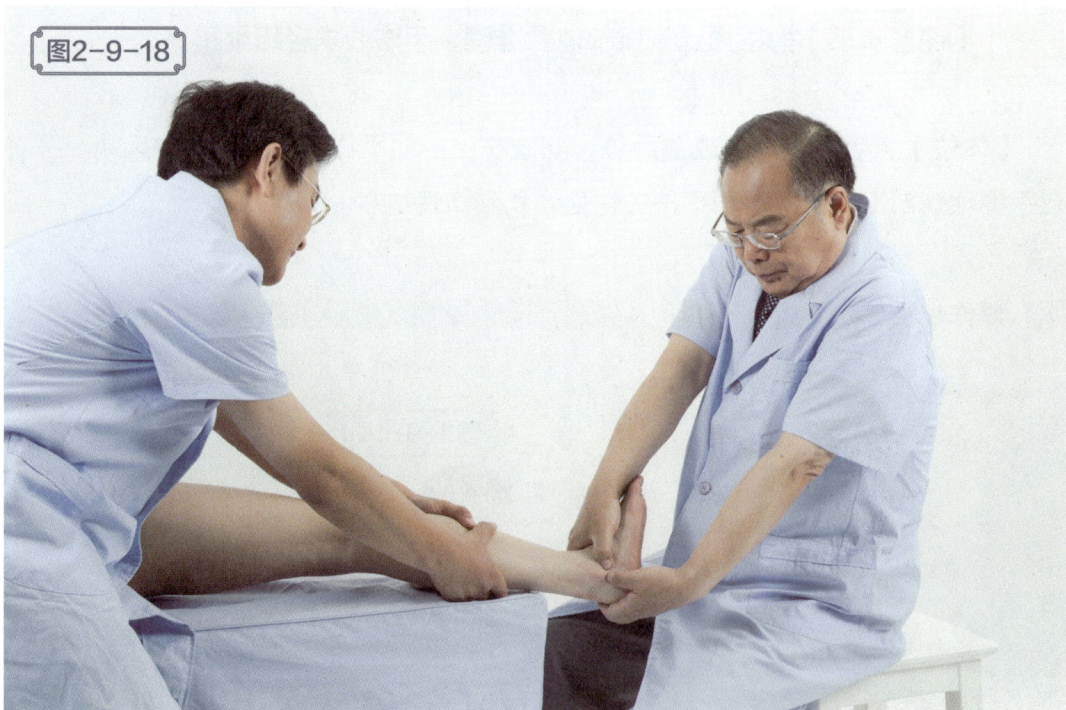

③ 接上动作,医者在拔伸下外翻踝部,同时拇指在伤处戳按,见图 2-9-18。

④ 最后,用拇指在伤处轻轻揉捻、推揉。

4. 足内侧手法

本手法由拔摇、按压、揉捻、戳按等组成，具有舒筋活络、消肿止痛、纠正关节错位之作用，主要用于治疗足跗部内侧软组织损伤，如胫舟韧带、距舟背侧韧带、舟楔关节周围软组织损伤，舟骨骨折、半脱位等。

【注意事项】操作时拔摇揉捻的力量要适宜，戳按部位要准确有力，推舟骨时拇指要适当用力。

【体位】患者取侧坐位或侧卧位，伤肢在下。助手握住伤肢小腿中远端，医者双手握住足部，拇指按在伤处。

  操作步骤

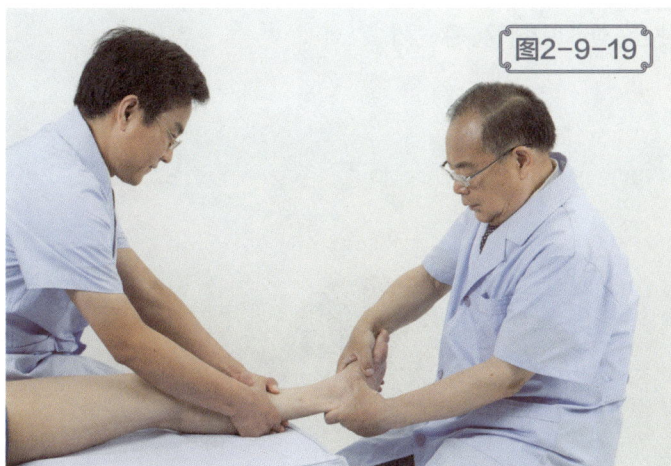

图2-9-19

① 医者与助手相对拔伸，在牵引力下环转摇晃足部6~7次，并用拇指在伤处揉捻，见图2-9-19。

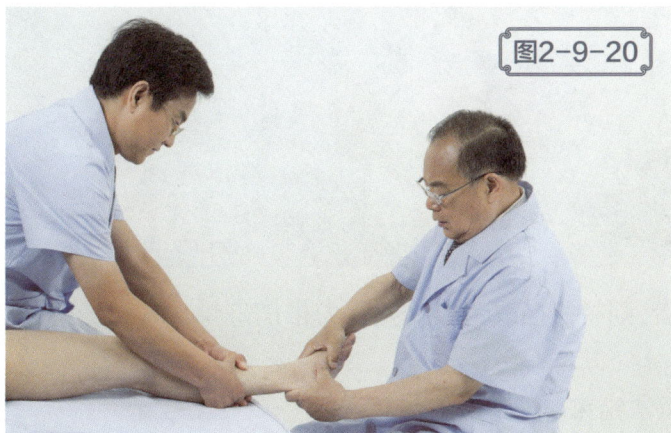

图2-9-20

② 医者将足外翻拔伸，见图2-9-20。

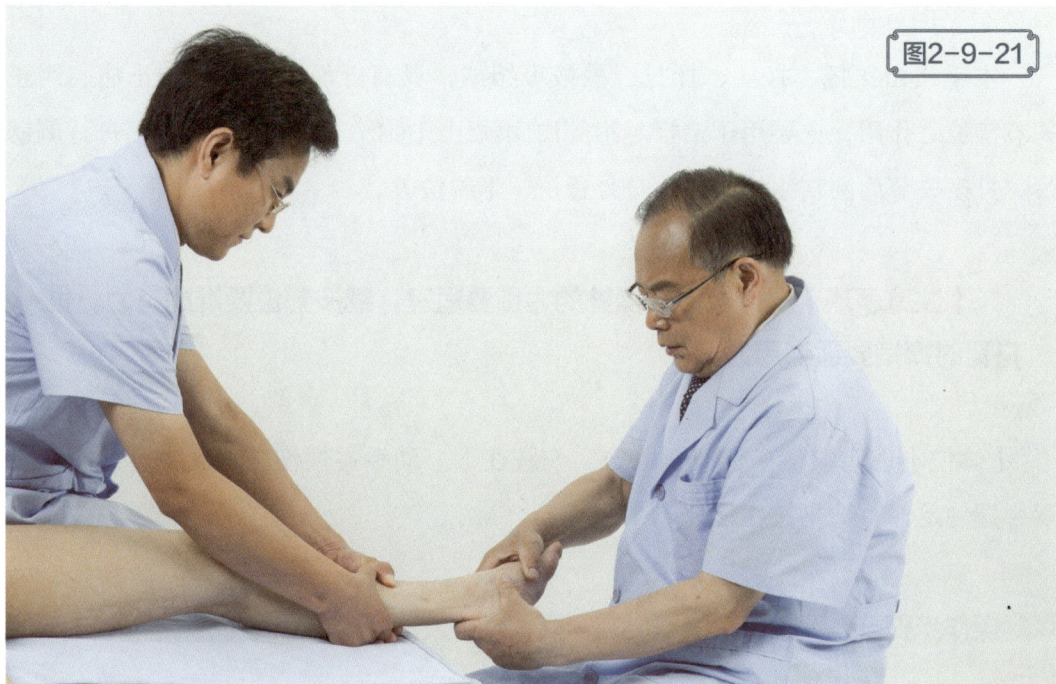

图2-9-21

③ 再将足内翻,并用拇指戳按伤处,见图 2-9-21。

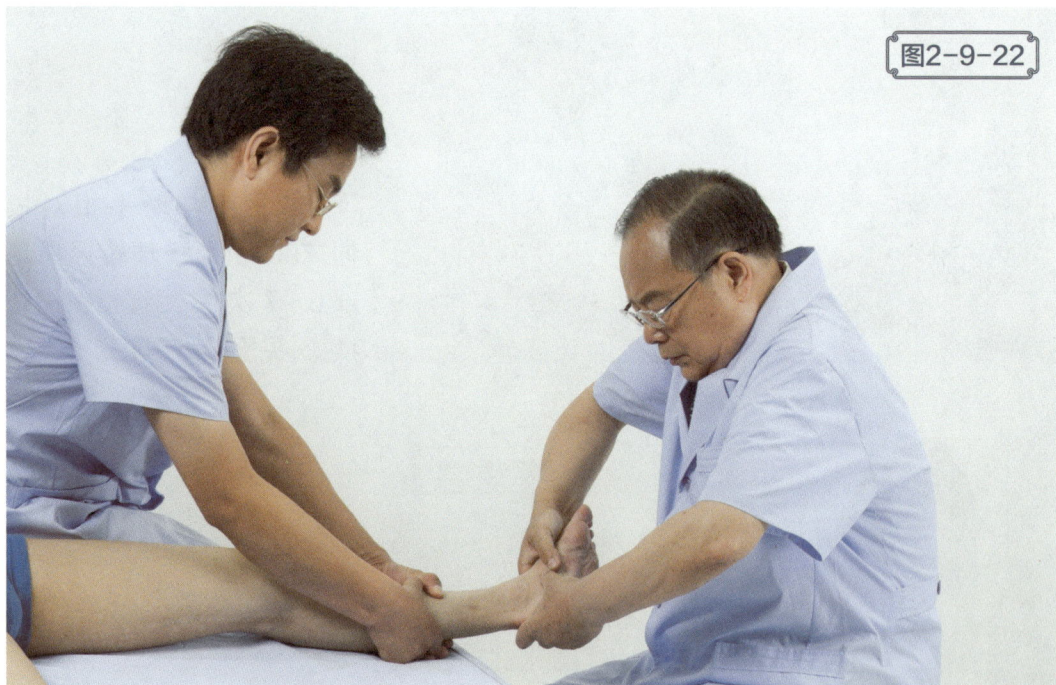

图2-9-22

④ 如为舟骨骨折或半脱位者,则将戳按改为以拇指用力推按舟骨,使之复位。见图 2-9-22。

⑤ 最后,以局部的揉捻、推捋法结束。

5. 足外侧手法

本手法由拔摇、揉捻、戳按等组成，具有舒筋活络、散瘀止痛、调整小关节微细错位的作用，用于治疗足外侧损伤，如跗跖部外侧韧带的损伤、骰骨半脱位等。此部位也是踝部最常见的损伤部位，伤后常有血肿，且骰骨损伤血肿有特殊形态。

【注意事项】动作要求拔摇力量要稳重，揉捻戳按力量轻重适宜，部位要准确。如为骰骨半脱位，戳按力量要加大。若手法使用得当，血肿吸收、损伤恢复等都会加快。

手法一

【体位】患者取正坐位或仰卧位，伤肢伸出床外，医者坐在伤肢内侧，双手拿住足部，拇指按在伤处。

操作步骤

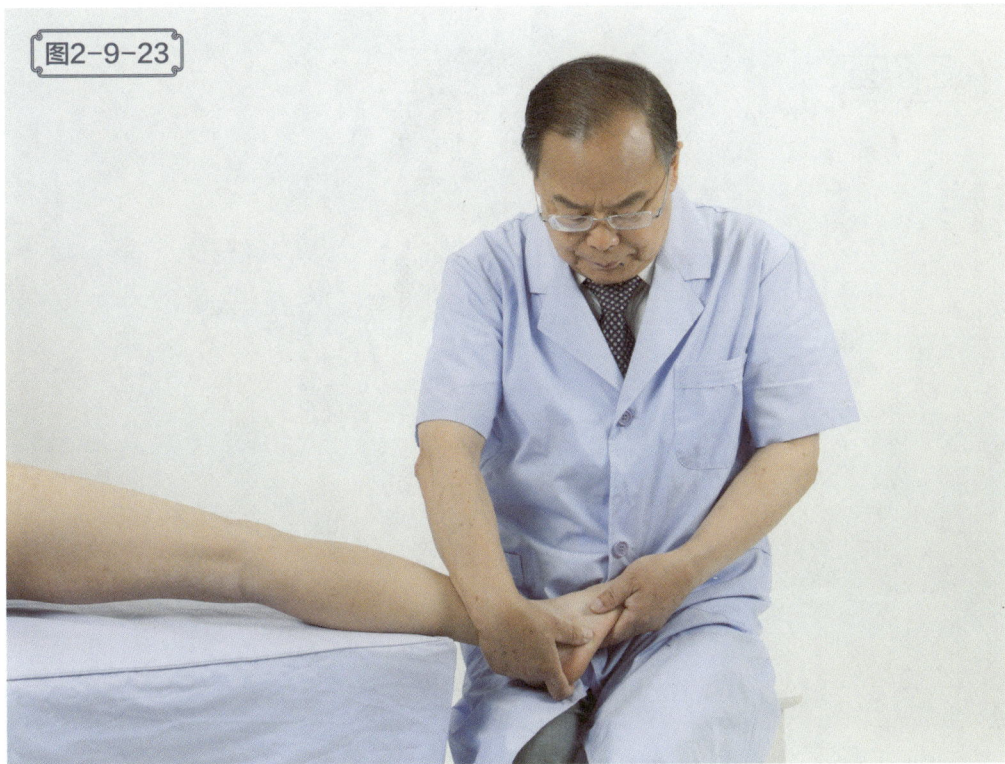

图2-9-23

① 医者两手轻轻摇晃拔伸患足6~7次，并用拇指在伤处揉捻，见图2-9-23。

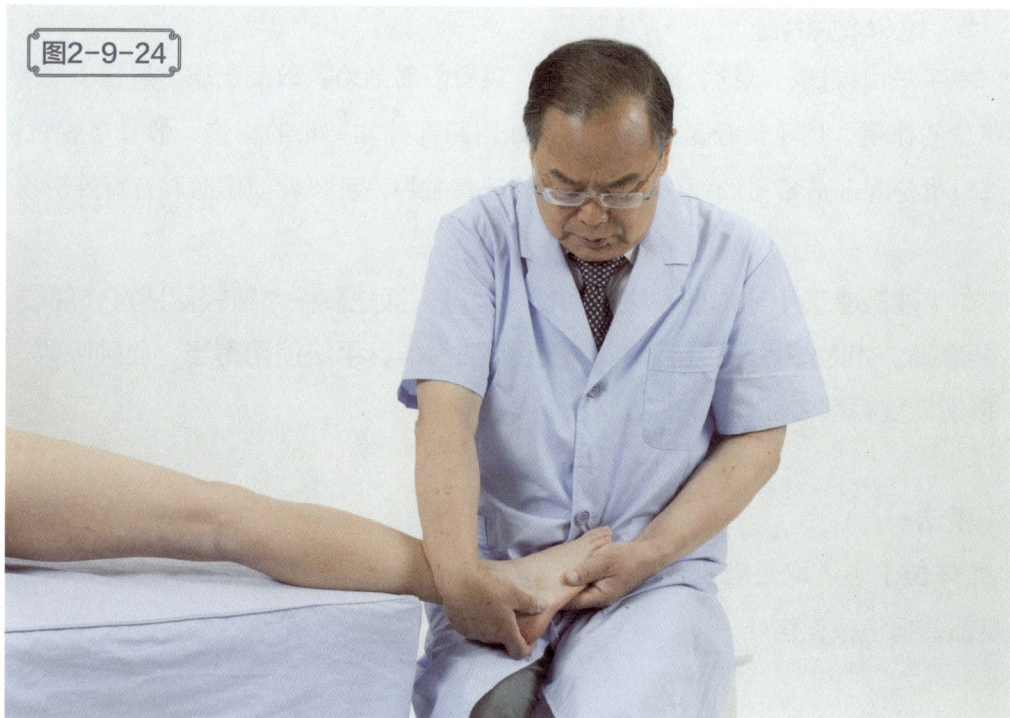

图2-9-24

② 医者两手将足跖屈内翻,见图 2-9-24。

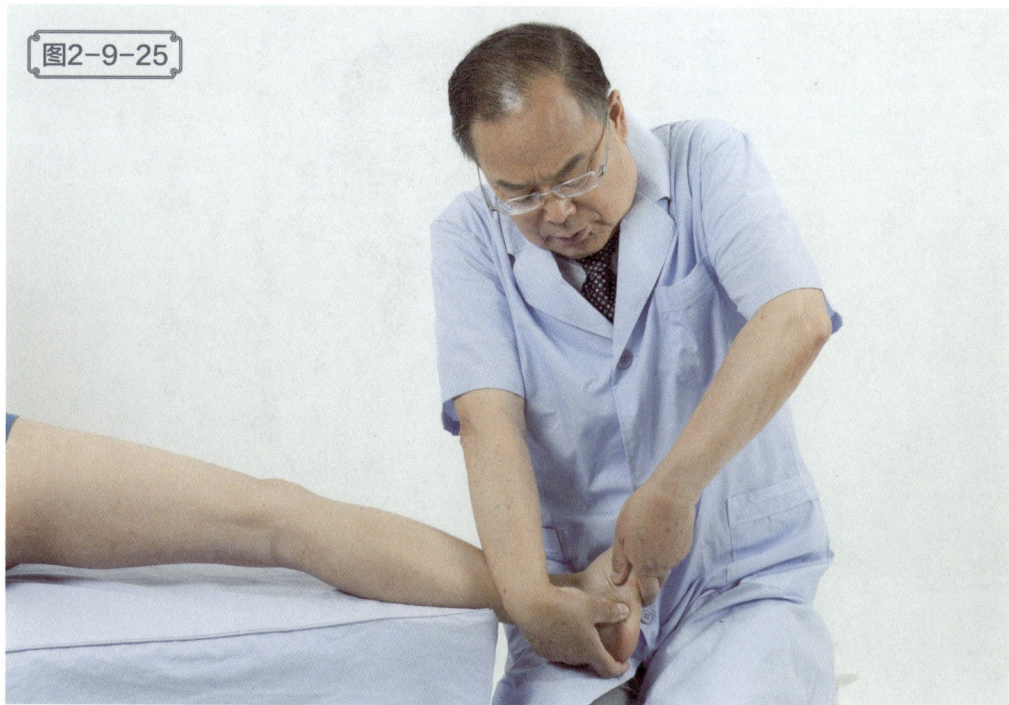

图2-9-25

③ 再将足背伸外翻,并用拇指在伤处戳按,见图 2-9-25。

④ 以局部的揉捻、推捋法结束治疗。

手法二

【体位】患者取坐位或卧位，身体向健侧倾斜。助手双手握踝部。医者在患者前方，一手握足跟，另一手握足背，拇指放在伤处。

■ **操作步骤**

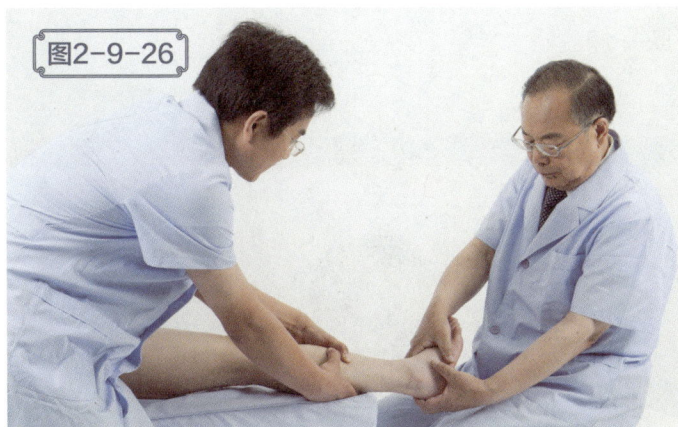

图2-9-26

① 医者与助手相对拔伸，在牵引力下环转摇晃患足6~7次，同时拇指在伤处揉捻，见图2-9-26。

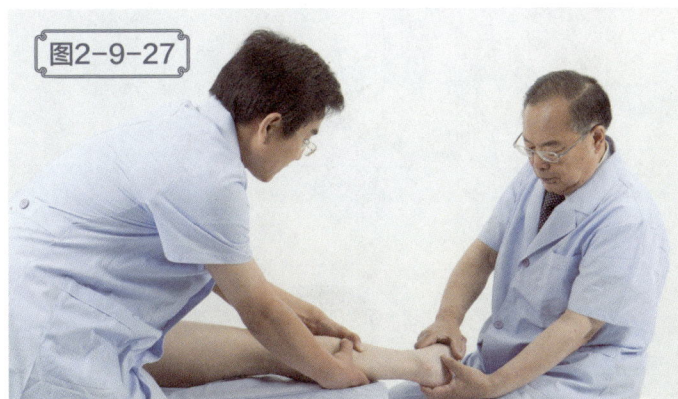

图2-9-27

② 医者将足跖屈内翻，见图2-9-27。

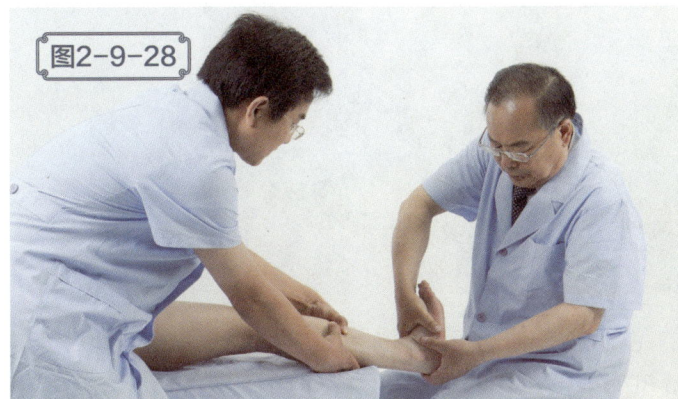

图2-9-28

③ 再将足背伸外翻，同时拇指在伤处戳按，见图2-9-28。

④ 以局部的揉捻、推拿法结束治疗。

6. 足后侧手法

本手法具有促进局部血运、加快炎症吸收的作用，并有使粘连松解，治疗足跟部软组织损伤，如跟腱的牵拉伤、跟腱炎等。

【注意事项】捋顺时要求着力点紧贴皮肤，力量要求均匀。

【体位】患者取仰卧位，下肢平伸。

■ 操作步骤

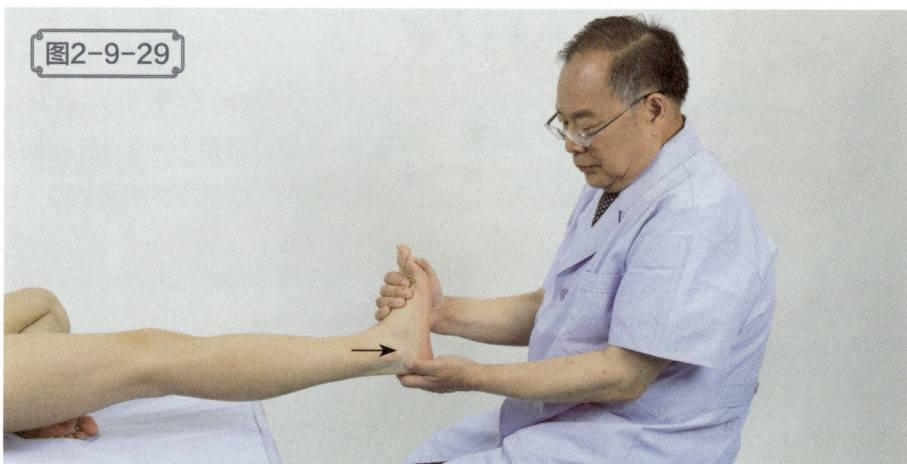

图2-9-29

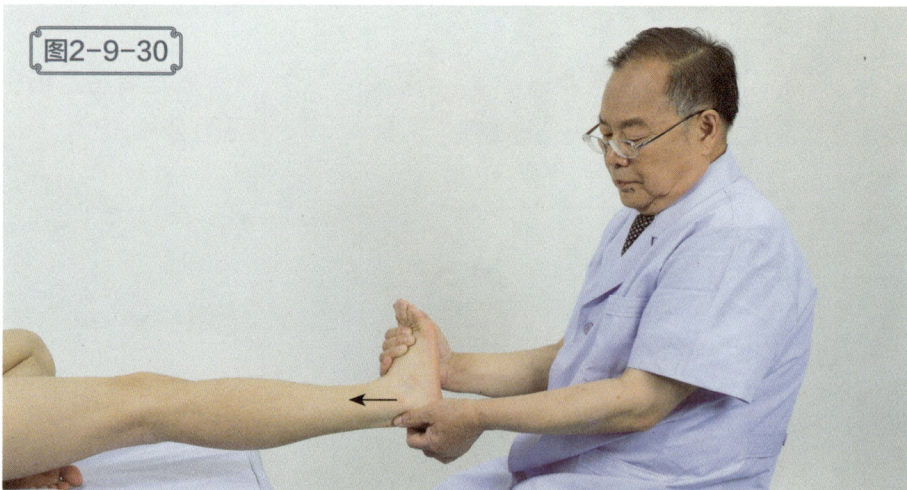

图2-9-30

医者用一手拿起患者的足部，另一手放在其跟腱处。用拇指、食指分别在跟腱两侧上下捋顺，捋见图2-9-29，顺见图2-9-30。

7. 足背部手法

本手法具有舒筋活络、纠正跖间关系紊乱、促进组织修复的作用，主要用于治疗足背部软组织损伤，包括跗跖部外侧和跖间软组织损伤。依动作方式分为三法。

> 【注意事项】陈旧性跗跖关节损伤用踩法时，医患应配合好，医者重心前移时一定要站稳，不能在患者足上搓擦。

踩法

【体位】患者站立床边，距离床 20cm，伤足心踩踏在一半圆形木块或绷带卷之上，见图 2-9-31。

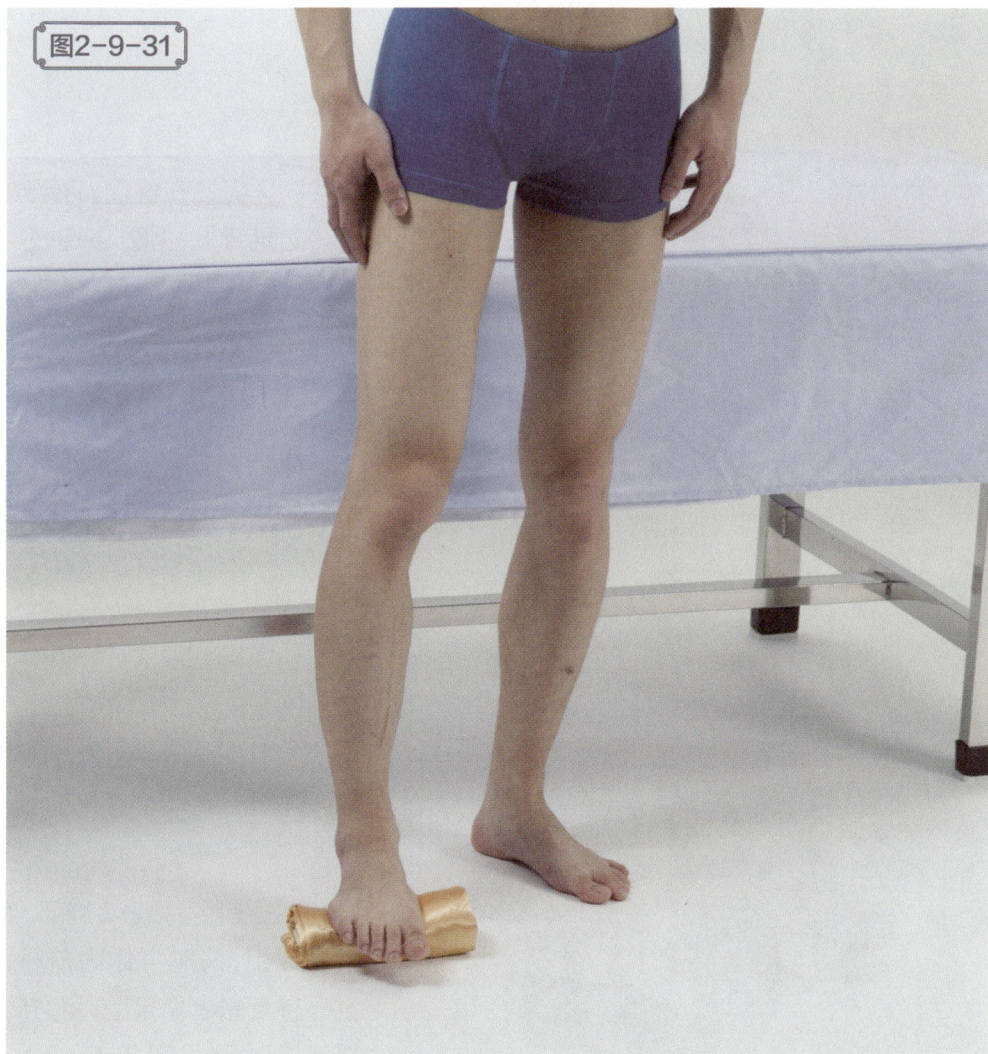

图2-9-31

操作步骤

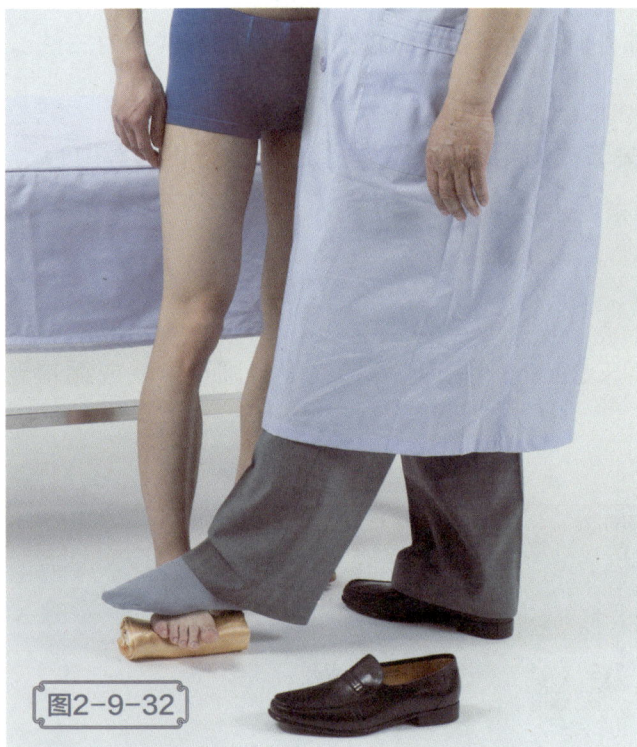

图2-9-32

① 医者站在健侧,将足放在患者之足背上,见图 2-9-32。

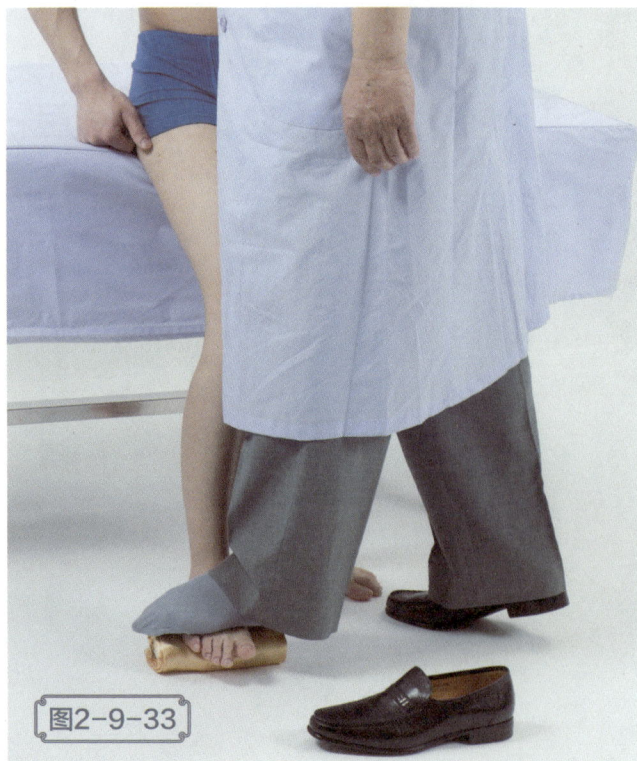

图2-9-33

② 医者用手推患者胸部,使其跌坐床上,同时身体向前移,将重心移至患者伤足上,用力向下踩患者之足,见图 2-9-33。

拔戳法

【体位】患者取坐位或仰卧位，伤足伸出床外。助手用两手握住其跖跗上部。医者两手握住其足趾，拇指按在伤处。

操作步骤

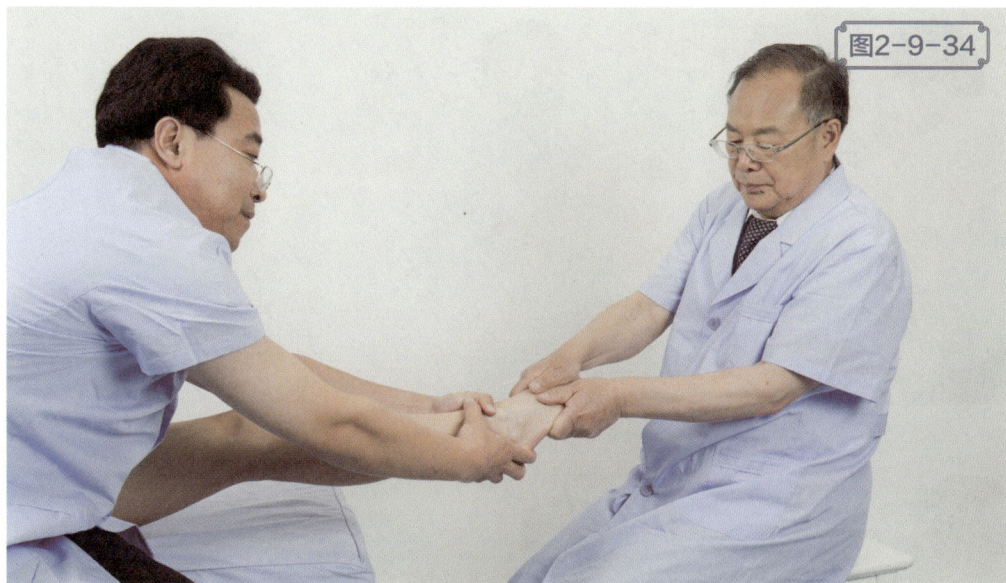

① 医者与助手相对用力拔伸并摇晃伤足6~7次,见**图2-9-34**。

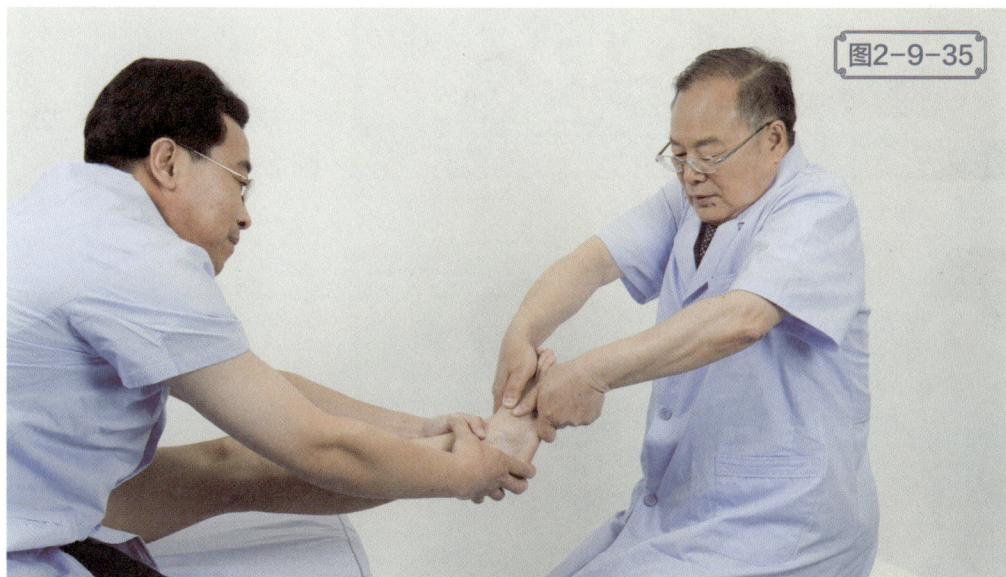

② 使足跖屈,再背伸,同时拇指在伤处戳按,见**图2-9-35**。

挤按法

【体位】患者取坐位或仰卧位，伤肢伸出床外。助手用双手握住足根部。医者双手握住足背远部，双拇指按在伤处。

操作步骤

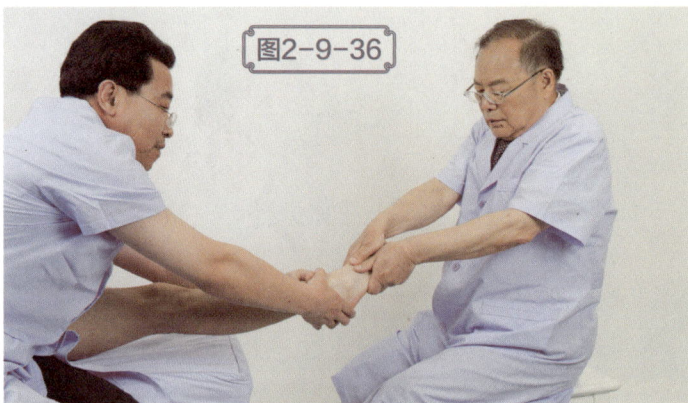

图2-9-36

① 医者与助手相对用力拔伸并摇晃伤足6~7次，见图2-9-36。

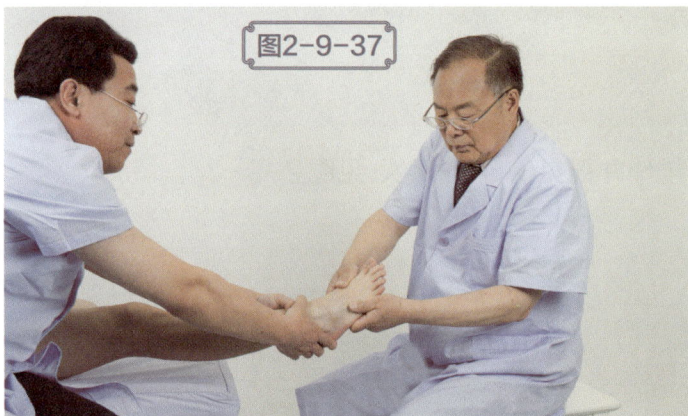

图2-9-37

② 使伤足跖屈，见图2-9-37。

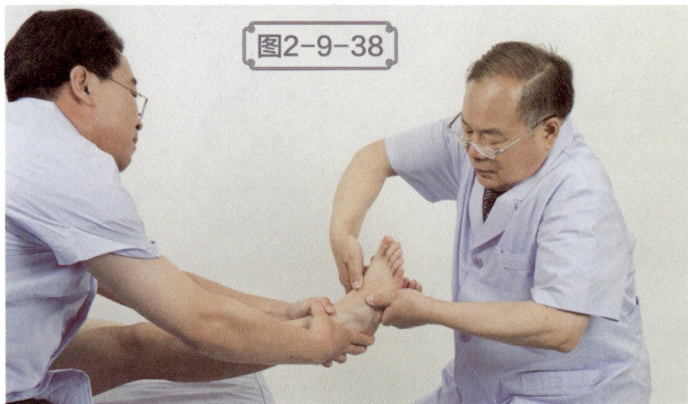

图2-9-38

③ 再背伸，同时两手相对用力挤按，见图2-9-38。

8. 足趾部手法

本手法包括拔摇、屈伸等，具有舒筋活络、解除关节紊乱的作用，主要治疗足趾部软组织损伤，如跖趾、趾间关节的扭挫伤等。

【注意事项】操作时注意力量要轻柔，尤其是损伤初期肿痛严重者，不可多次手法治疗。

【体位】患者取正坐位。医者站在伤足外侧，一手握其足背，另一手拿住其足趾。

■ **操作步骤**

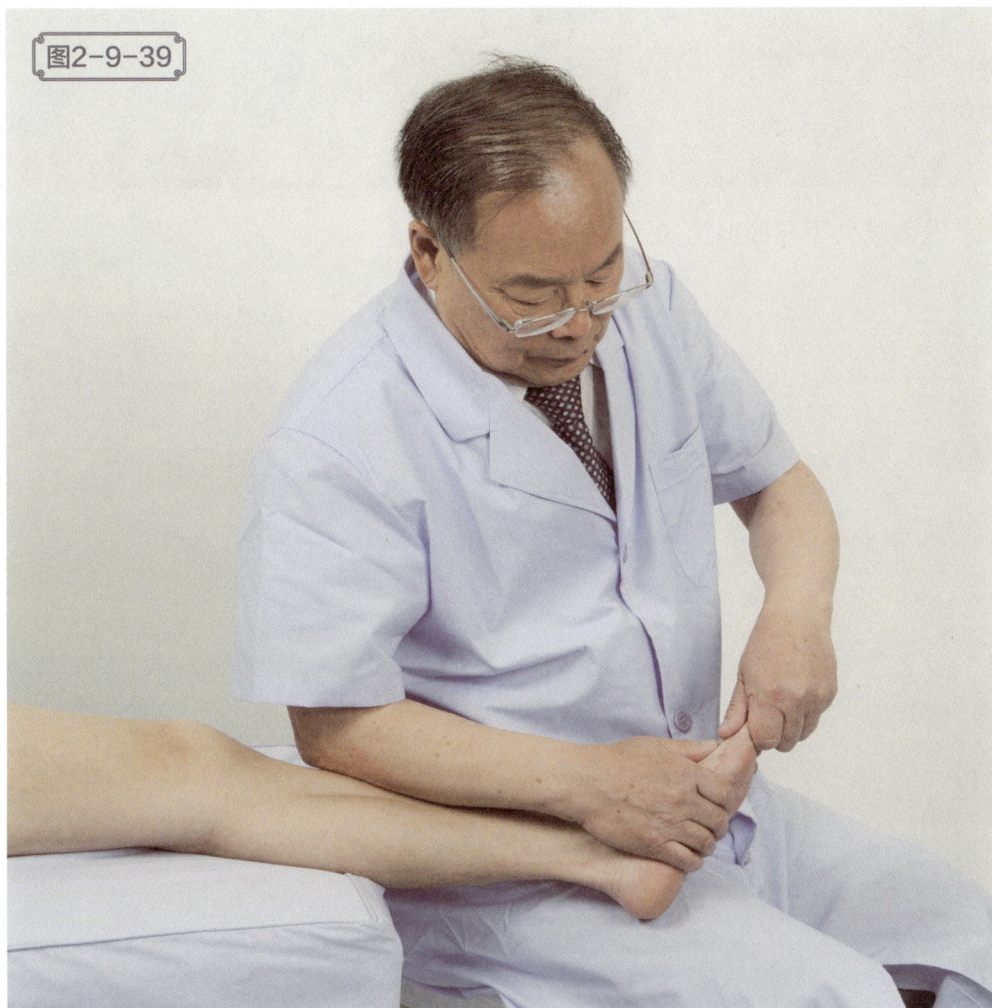

图2-9-39

① 医者拔伸下摇晃伤足数次，见图 2-9-39。

图2-9-40

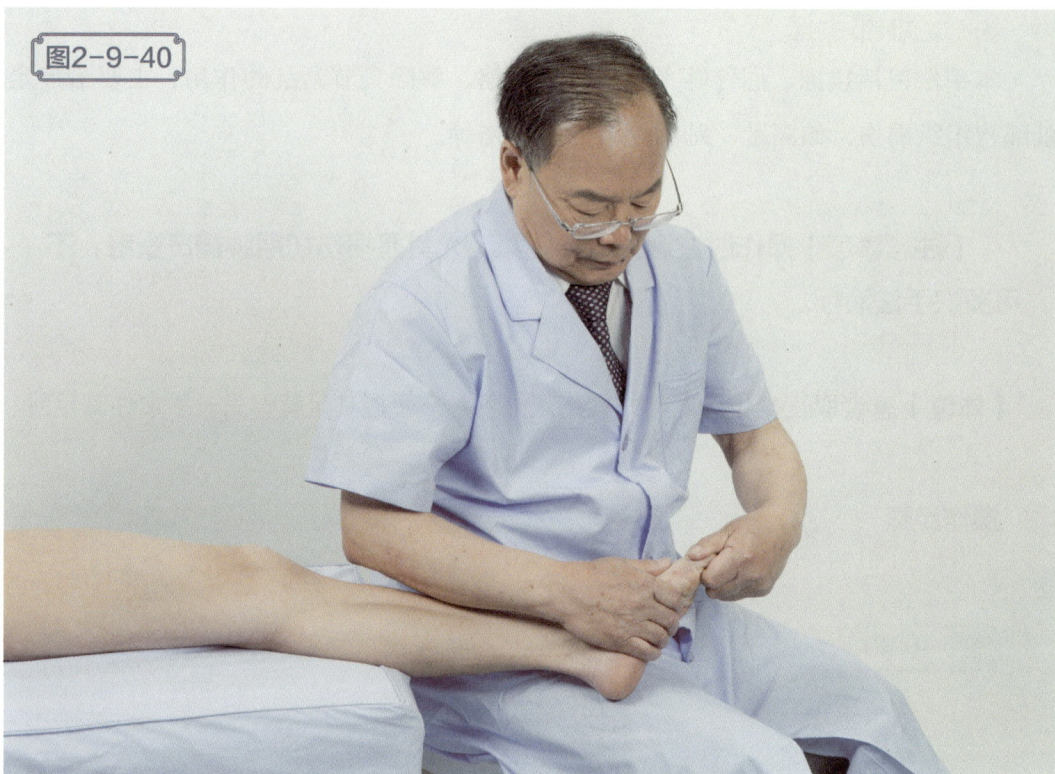

② 医者拔伸下屈曲跨趾,见图 2-9-40。

图2-9-41

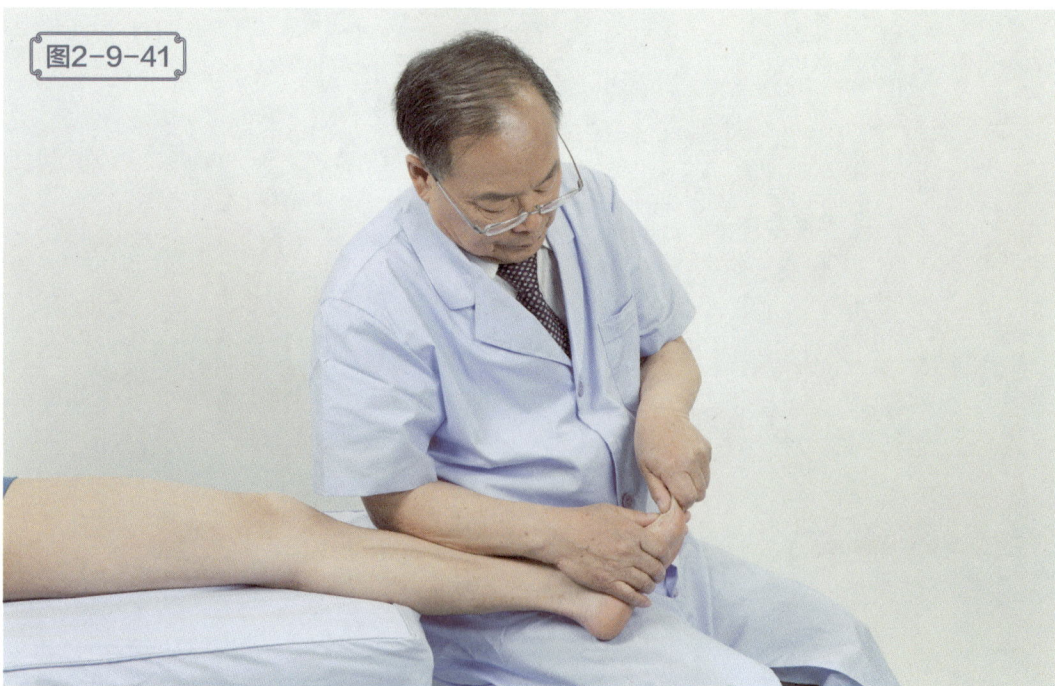

③ 医者背伸跨趾,同时戳按,见图 2-9-41。

9. 足跟部手法

本手法包括滑顶、推挼、叩击等，具有舒筋活络、解痉止痛的作用，主要用于治疗跟骨骨质增生、跟骨滑囊炎、跖筋膜炎、足跟脂肪垫炎等足跟痛症。

【注意事项】动作要求用力稳妥和缓，寻找痛点要准确。

【体位】患者取俯卧位，医者坐伤侧床边，将伤足放于医者大腿上，一手握伤足固定，另一手揉捻痛点或持器械揉捻。

操作步骤

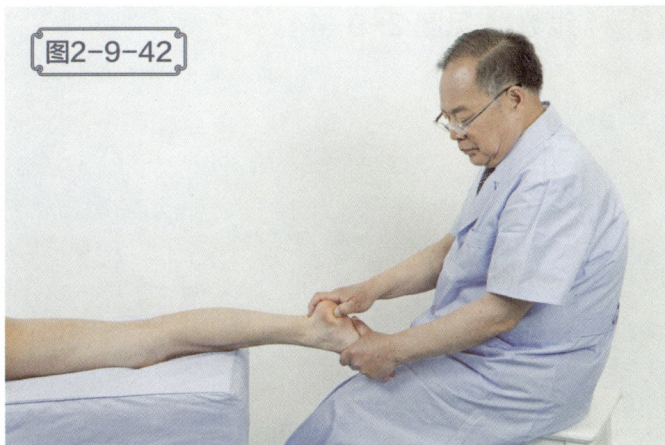

图2-9-42

① 医者一手握住伤足，另一手用拇指或用丁字棍抵跟部痛点，由前向后滑推数次，见图2-9-42。

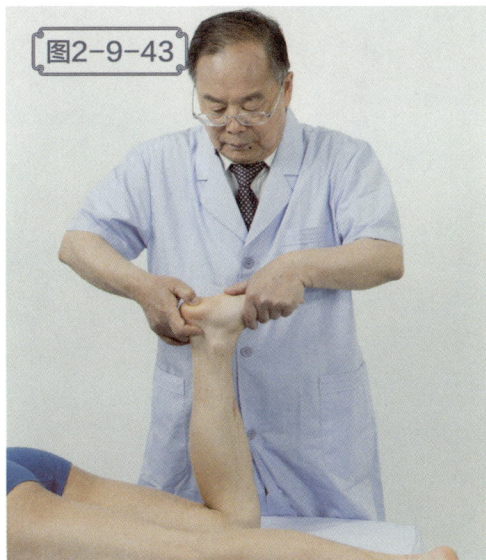

图2-9-43

② 医者改为站立位，患者屈膝，医者一手握患足前部，另一手以拇指由后向前推挼跖筋膜，见图2-9-43。

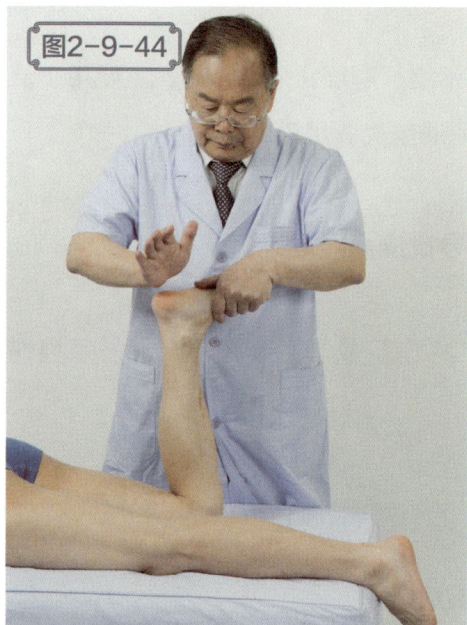

图2-9-44

③ 医者一手握前足,另一手以掌根叩击足跟数次,见图2-9-44。

优势疾病治疗手法

一、颈腰背部疾病治疗手法

（一）颈椎病治疗手法

1. 牵引揉捻法

本手法由牵引、揉捻、旋转颈部组成，具有舒筋活血、散风止痛、缓解组织痉挛等作用，适用于颈部急性软组织损伤、颈肌筋膜炎、落枕及各种类型的颈椎综合征。

【注意事项】医者两拇指一定要放在枕骨乳突，托下颌的四指不要压迫咽部。动作要求轻柔和缓，沉稳连贯。医者用腕部将头托起，牵引下环转摇晃时要求腕部有足够大的力量，倒手时牵引力不能松，要一气呵成。

【体位】以左侧为例，患者取坐位，医者站在患者身后，双手拇指置于枕骨乳突处，余四指托住下颌。

操作步骤

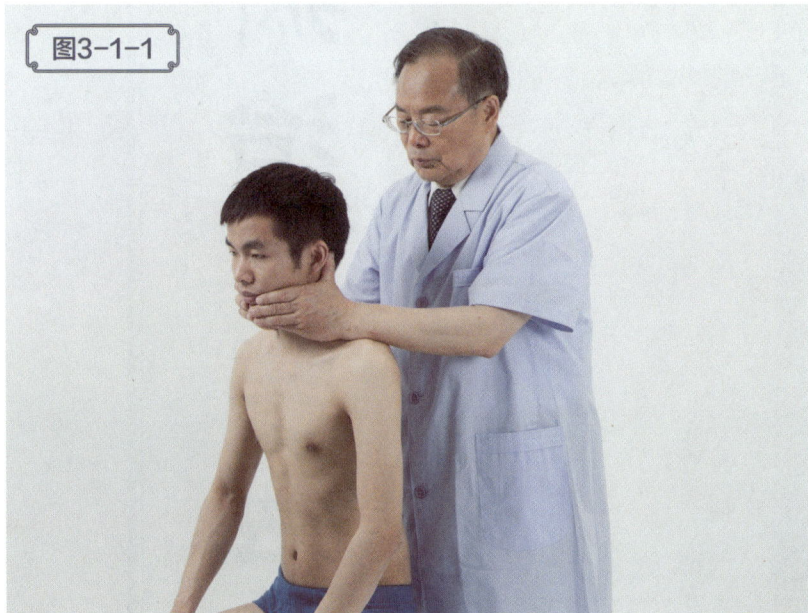
图3-1-1

① 医者双前臂压住患者双肩,双手腕用力立起,牵引颈椎。保持牵引力,环转摇晃头部3~5次,见图3-1-1。

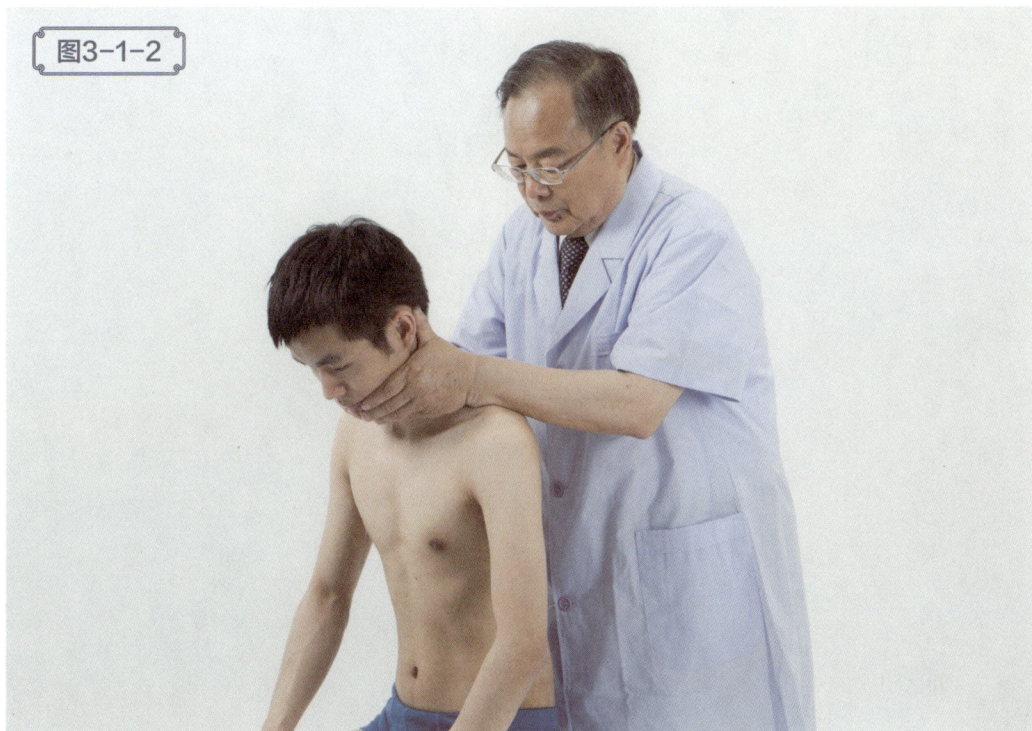

図3-1-2

② 保持牵引力,做头部前屈后伸运动,见图 3-1-2。

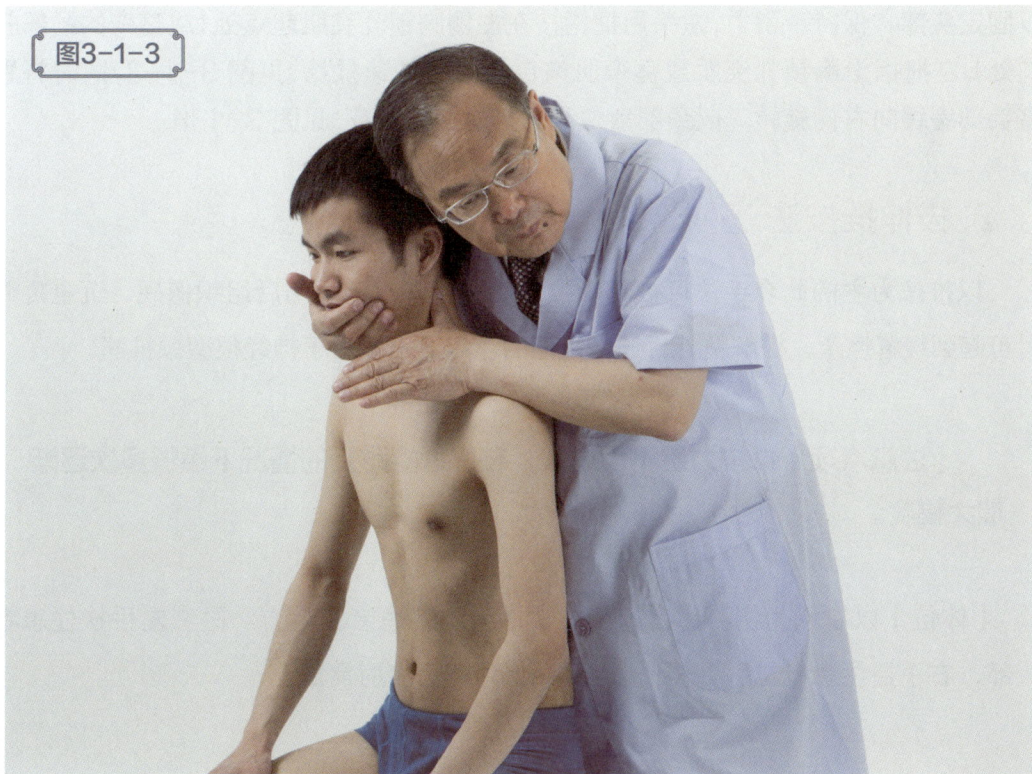

图3-1-3

图3-1-4

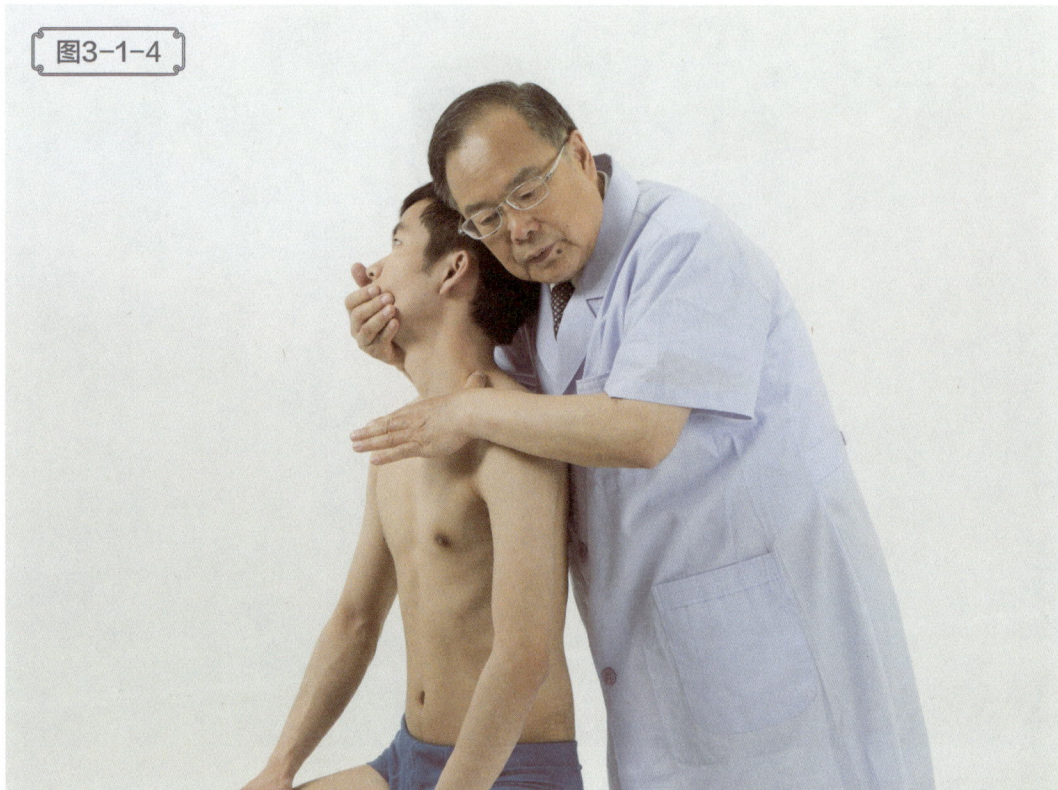

③ 保持牵引力,医者改为右手托住下颌部,同时用肩及枕部顶在患者左侧颞枕部以固定头部。保持牵引力,左手用拇指按在左侧胸锁乳突肌起点处(或痉挛的颈部肌肉处),左拇指沿胸锁乳突肌或痉挛肌肉自上而下快速揉捻,见图 3-1-3,同时将患者头部缓缓向右侧旋转。以颈部散法和劈打法结束治疗,见图 3-1-4。

2. 拔伸推按法

以推按为主的此套手法可被动牵拉臂丛神经,对于损伤后组织僵硬、沉重疼痛者可起到缓解痉挛、松解粘连、通络止痛的作用,主要用于神经根型颈椎病。

【注意事项】牵拉力量不可过大,在患者能耐受的情况下缓慢多次逐渐加大幅度。

【体位】以左侧为例。患者取坐位,医者站在患者左前方。医者左手扶住患者头部,右手握住患者左手 2~5 指,肘后部顶住患者肘窝部。

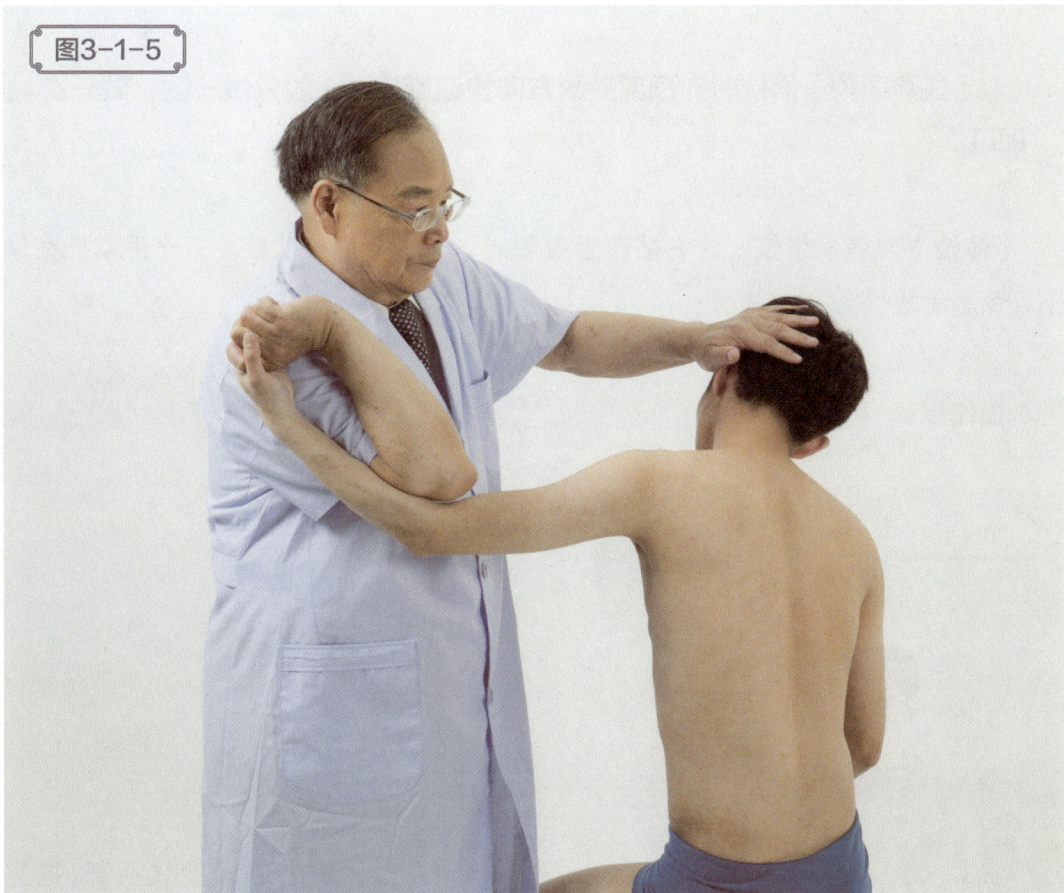

图3-1-5

① 令患者屈肘,医者左手推按患者头部,右手同时向相反方向用力,推按6~7次,见图 3-1-5。

② 以劈打法及散法放松软组织。

3. 旋转法

旋转法在颈部疾病治疗中应用广泛,可松解软组织粘连,调整小关节紊乱,舒筋活络止痛。对于颈椎病、颈椎小关节紊乱等颈部病症都有满意疗效。

根据临床需要,此法又可分为快速旋转法、坐位旋转法、卧位旋转法三种。快速旋转法迅速有力,适用于落枕、颈部一侧肌紧张,或活动受限者;坐位旋转法沉稳有力,各型颈椎病患者均可应用;卧位旋转法较稳妥,有足够的牵引力,常用于寰枢椎半脱位的患者。

快速旋转法

本法具有调整小关节紊乱、舒筋活络止痛的作用。

【注意事项】落枕时向颈部受限方向快速旋转，一般只做一侧，做一次即可。

【体位】患者取坐位。医者站在患者侧方，一手掌扶在枕后，另一手掌托在颌下，令患者放松。

操作步骤

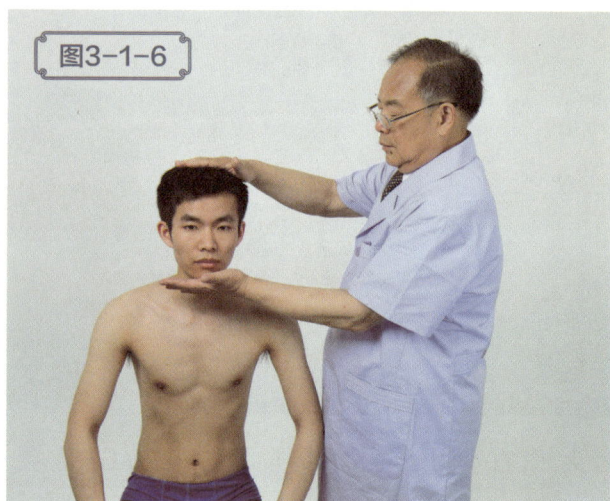
图3-1-6

① 医者轻轻旋转头部，摇晃3~4次，使颈项部肌肉放松，见图3-1-6。

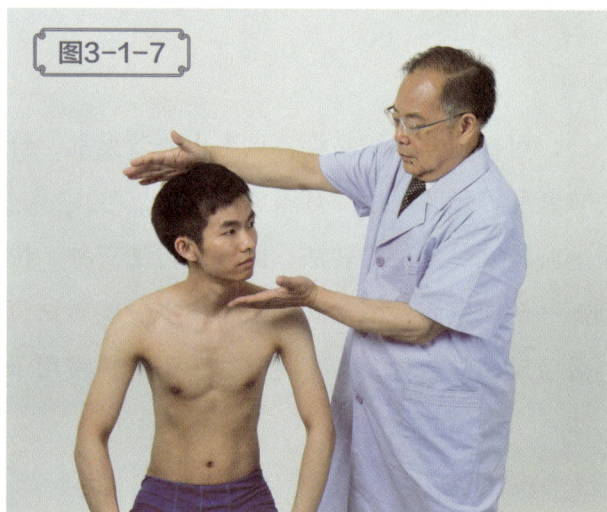
图3-1-7

② 医者双手突然向相反方向用力，使头部向一侧快速旋转，同时迅速撤除双手，让患者头部自然弹回，见图3-1-7。

坐位旋转法

本法具有松解软组织粘连、调整小关节紊乱、舒筋活络止痛的作用。

【注意事项】一定要先向健侧旋转，力作用在患侧，再向患侧旋转。松解健侧，要在牵引力下旋转。不要刻意追求弹响声，但弹响是关节松解后必然出现的，声音清脆与否可客观反映疾病进展。

【体位】以左侧为例。患者取坐位。医者站在患者身后，以右肘及前臂置于患者颌下，左手托扶枕部。

操作步骤

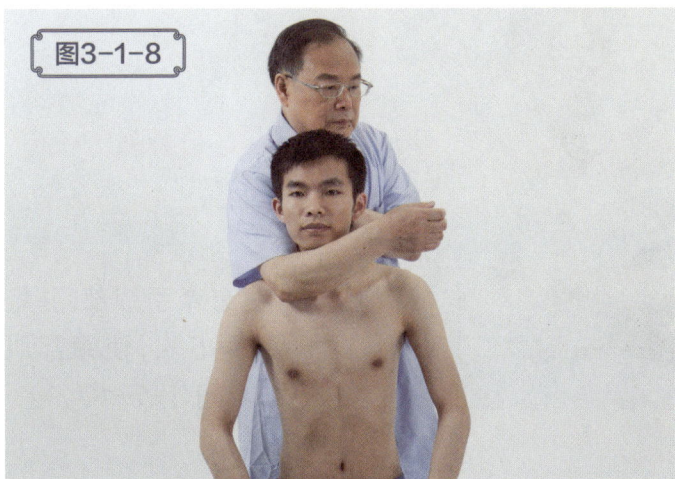

图3-1-8

① 在牵引力作用下，医者轻轻摇晃数次，使患者颈部肌肉放松，见图3-1-8。

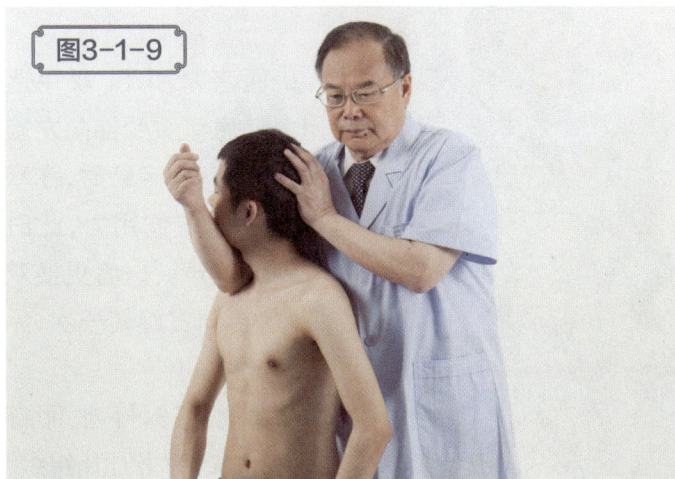

图3-1-9

② 保持牵引力，使患者头部转向右侧，当达到有固定感时，在牵引力作用下突然快速向右侧用力，此时可听到一声或多声弹响，见图3-1-9。

卧位旋转法

本法具有松解软组织粘连、调整小关节紊乱、舒筋活络止痛的作用。

【**注意事项**】在消除患者紧张情绪，肌肉充分放松的情况下，给予一定的牵引力才能施行。切忌生扳硬转，以免发生危险。

【**体位**】以右侧为例。患者取仰卧位，医者坐在患者头前方，令患者放松，双手分别置于颌下及枕后部。

■ **操作步骤**

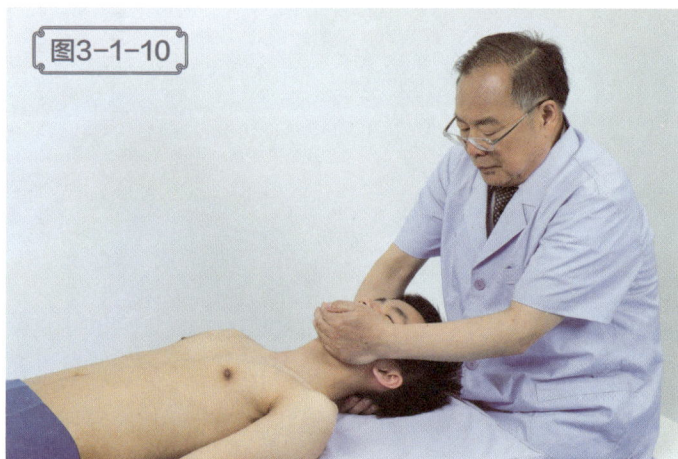

图3-1-10

① 医者牵引颈部，并轻轻摇晃3~5次，使颈部肌肉放松，见图 3-1-10。

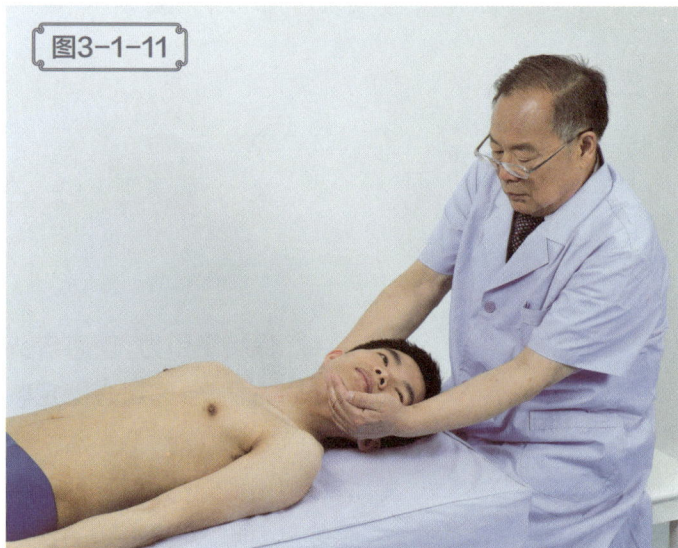

图3-1-11

② 医者牵引下，双手逐渐用力使患者头颈部向左旋转，当达到有固定感时，在牵引下快速向左侧用力，此时可听到弹响声。医者更换双手位置，再向右旋转一次，见图 3-1-11。

③ 以颈部劈打法、叩打法、散法和拿法放松肌肉组织。

（二）小儿肌性斜颈治疗手法

此手法具有松解颈部紧张痉挛肌肉组织的作用，主要用于小儿肌性斜颈，病变部位一般在胸锁乳突肌，局部僵硬，多由产伤、血肿机化造成。手法治疗对 6 个月以内的婴儿效果最好。手法正确往往不留后遗症。

【注意事项】小儿皮肤娇嫩，故手法要轻柔，一次治疗时间不宜太长，一周 2~3 次为宜，以免加重损伤。

【体位】以左侧为例。患儿取仰卧位，可由助手或家长配合固定。医者坐在患儿头前方。医者右手托颈后，左手拇指按在胸锁乳突肌处。

操作步骤

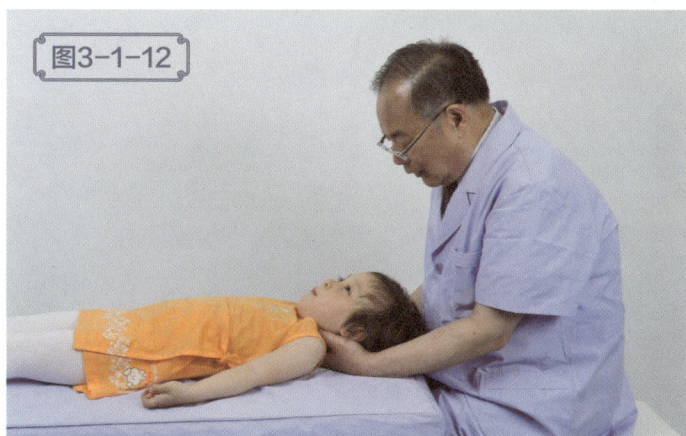
图3-1-12

① 医者保持患儿头部后伸,轻轻牵引,拇指找到痉挛僵硬部位轻轻揉捻,见图 3-1-12。

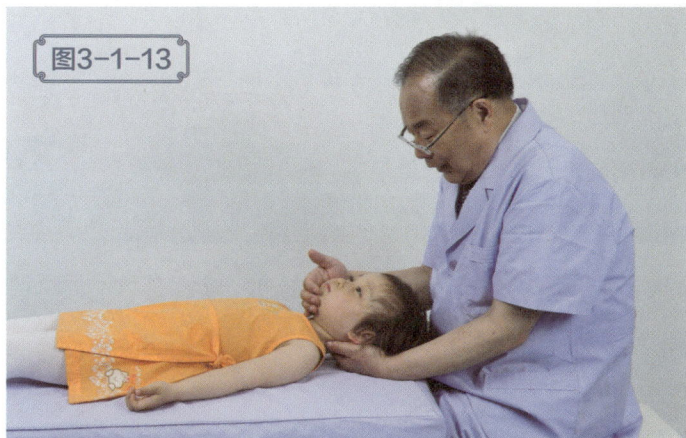
图3-1-13

② 医者右手改扶患儿颌下,轻轻拔伸牵引,同时轻柔地向健侧旋转,反复3~5次,见图 3-1-13。

（三）腰椎间盘突出症治疗手法

本法具有松解腰椎小关节粘连的作用，可广泛应用于腰部损伤及腰椎间盘突出症。

【注意事项】该法不可用暴力，做时宜轻巧柔和，用四两拨千斤之力。扳肩推臀法要在患者充分放松时，用力要迅速。

【体位】患者取俯卧位，自然放松，医者站在患者一侧。

操作步骤

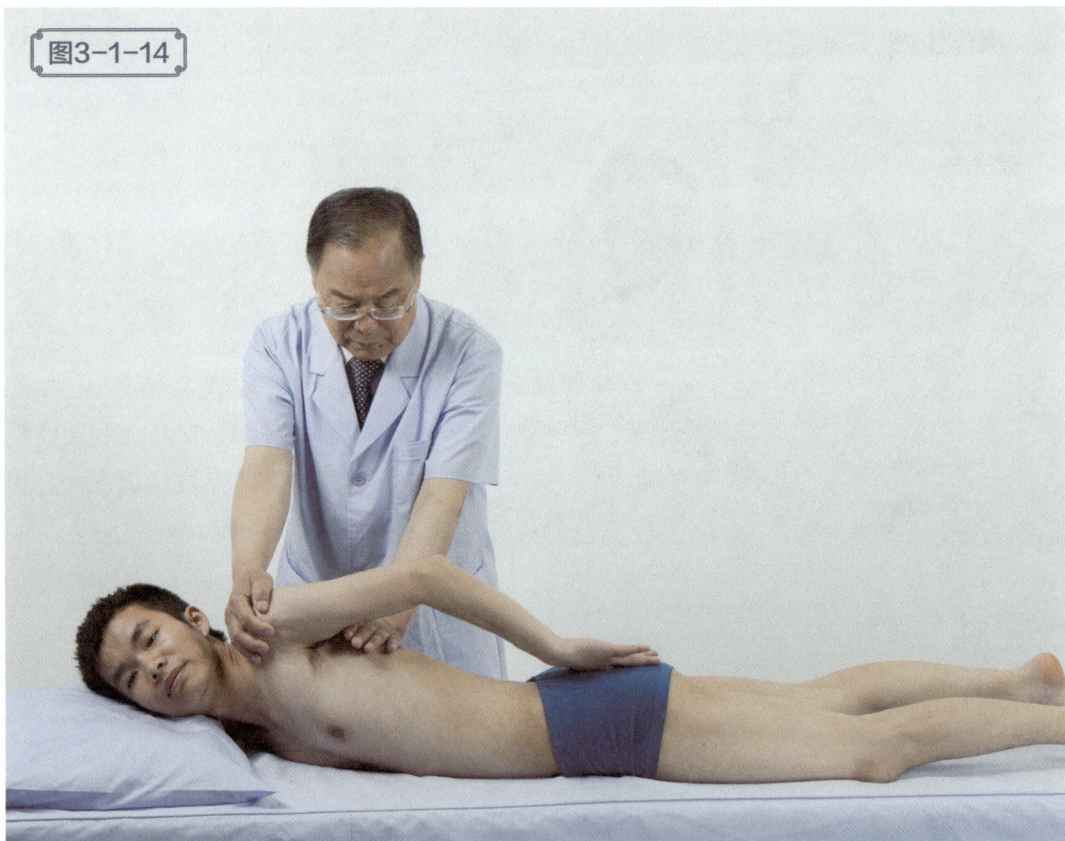

图3-1-14

① 扳肩推背：医者右手扳起患者肩部，左手在腰背部患处轻推、轻拉 3 次，如拉弓状，见图 3-1-14。

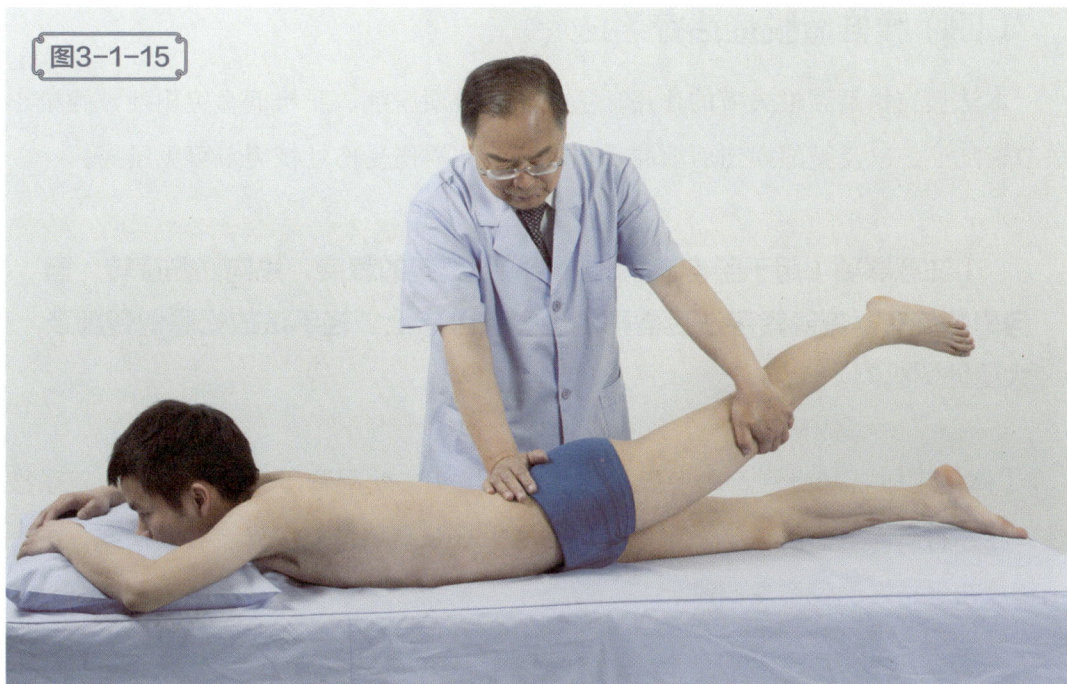

图3-1-15

② 扳腿推腰：左手扳起患者大腿，右手在腰部患处轻推、轻拉 3 次，如拉弓状。见图 3-1-15。

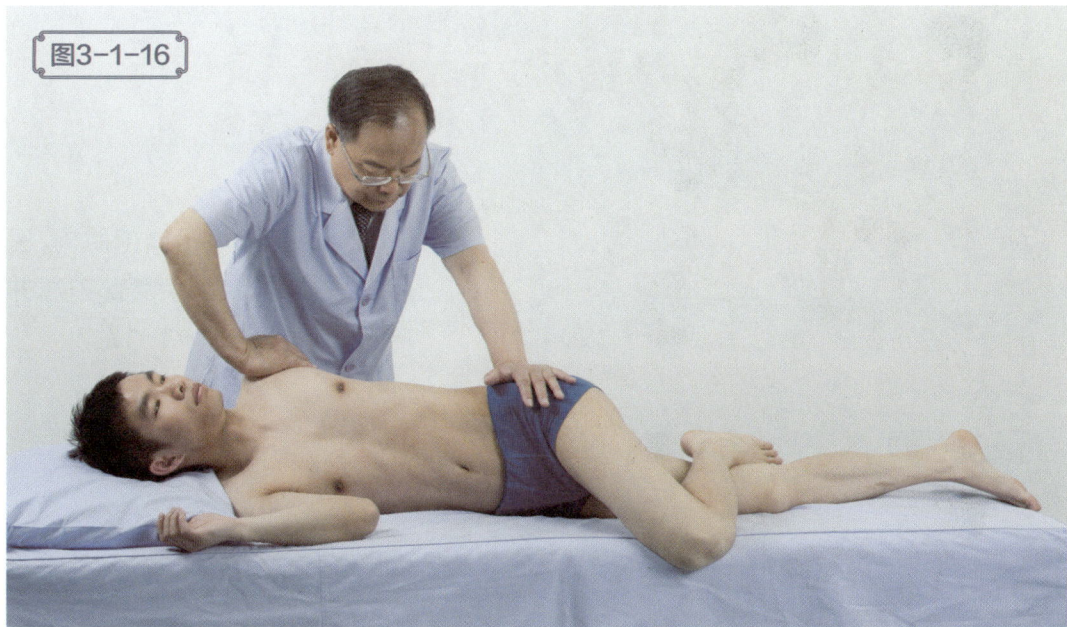

图3-1-16

③ 扳肩推臀：患者取侧卧位，上腿屈膝屈髋，自然放松，下腿伸直。医者一手扳肩向后，另一手推臀向前。推扳数次后，令患者放松，医者再逐渐加大角度，待有固定感时，突然发力，此时腰部常可发出响声，见图 3-1-16。

（四）腰椎滑脱症治疗手法

本法具有松解腰椎关节的作用，适用于腰椎滑脱症、腰椎间盘突出症、腰椎小关节紊乱症，以及腰部损伤后前屈受限者。此类损伤受伤处棘突多可见压痛。

> **【注意事项】**用于腰椎滑脱时，要触到高起的棘突，先向健侧旋转，再向患侧旋转。施旋转手法后需再令患者俯卧床上，轻手法放松患侧臀部及大腿外侧肌肉。

【体位】以右侧为例。患者取坐位，双手抱头；助手蹲于患者右前方，双手按住大腿部将其固定。医者坐于患者身后，左手从腋下绕过放在患者右颈肩部，右手拇指放在患椎右侧棘突左侧缘。

操作步骤

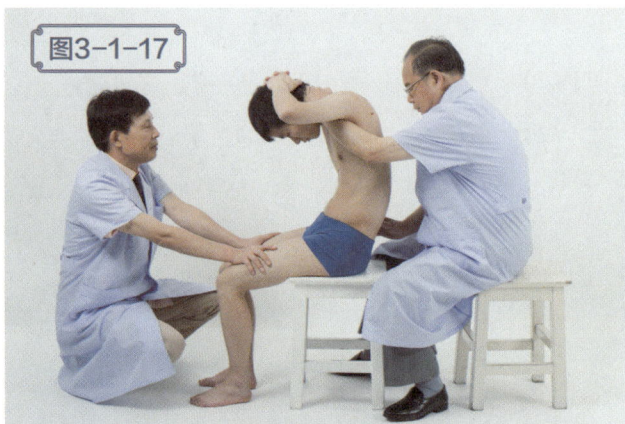

图3-1-17

① 令患者放松腰部肌肉，医者左手拉动患者，使腰部前屈并向左旋转，见图 3-1-17。

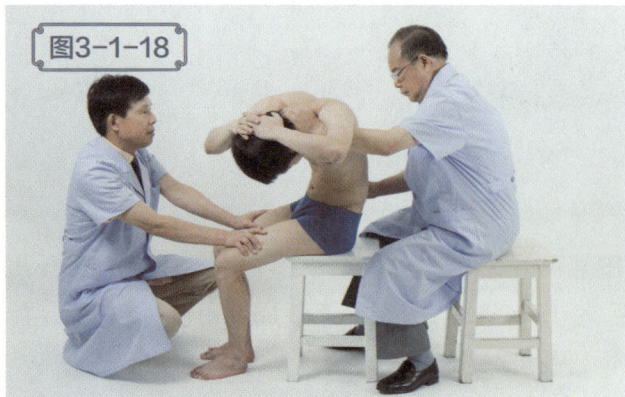

图3-1-18

② 在有固定感时，医者左手快速用力加大旋转角度，同时右手拇指推按棘突，此时可有棘突滑动感或弹响声，见图 3-1-18。

（五）耻骨联合分离症治疗手法

耻骨联合分离，常因妊娠或外伤所致，一般在妊娠 5～7 个月时出现症状，也有产后出现者。症见耻骨联合局部疼痛，髋关节外展外旋疼痛，下肢抬举困难，行走疼痛无力。X 线片可见耻骨联合间距离增宽。病程长者可并发耻骨联合软骨炎。触诊可有耻骨联合压痛，摸到耻骨联合间隙增宽。

通过归挤拍打手法，可使耻骨联合间隙恢复正常，并促进炎症吸收。对于妊娠期患者，应用手法时应注意不可挤压腹部。

> 【注意事项】本手法是欲合先离，离而后合。医者和两个助手用力时一定要配合好。医者右手大力拉患者右髋部。如在妊娠期施术，拉髋之手臂不可压迫孕妇腹部。

【体位】患者坐在床边，上身略向后仰，其右手置于耻骨联合处。第一助手在患者身后扶住患者肩背部，第二助手在患者前方分别握住患者双踝。医者坐在患者左侧，以右髋部顶住患者左髋部，右手从患者前方穿过，置于对侧髋部髂前上棘处，左手握住患者左手腕部，见图 3-1-19。

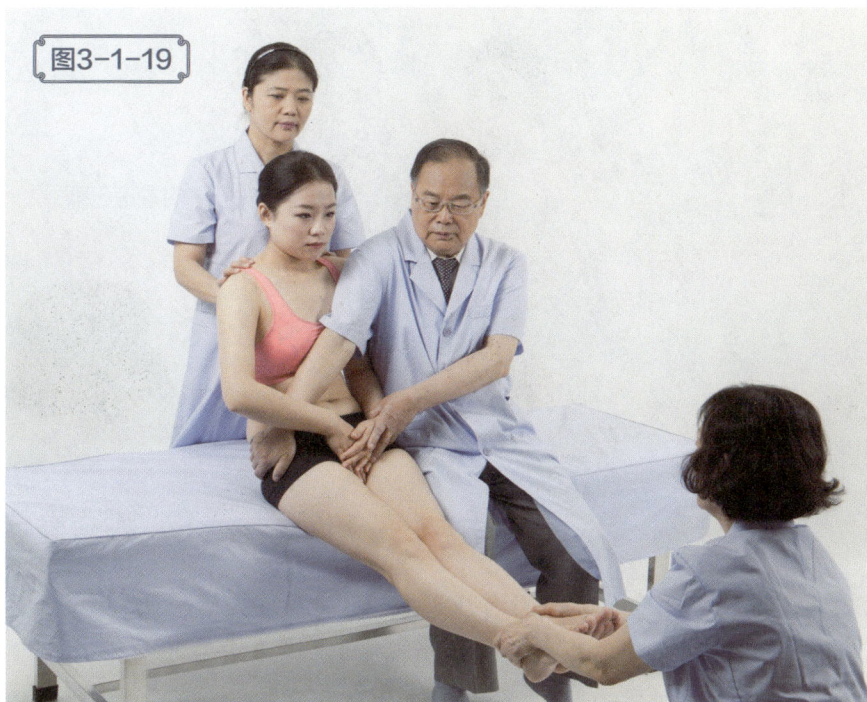

图3-1-19

操作步骤

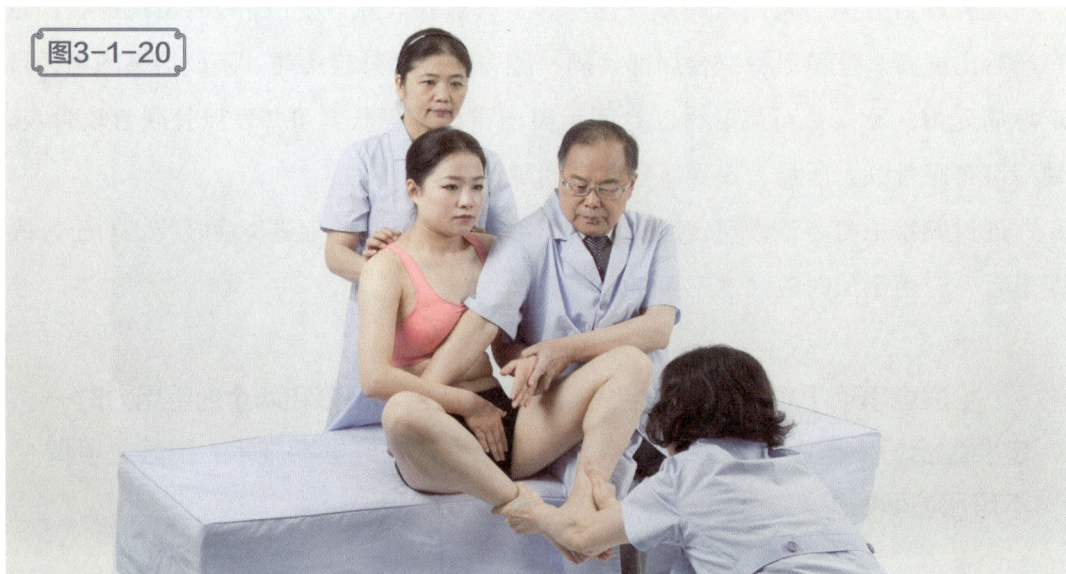

图3-1-20

① 第二助手令患者屈膝屈髋,身体后倾,并外展外旋髋关节,尽量使足跟靠近臀部,见图 3-1-20。

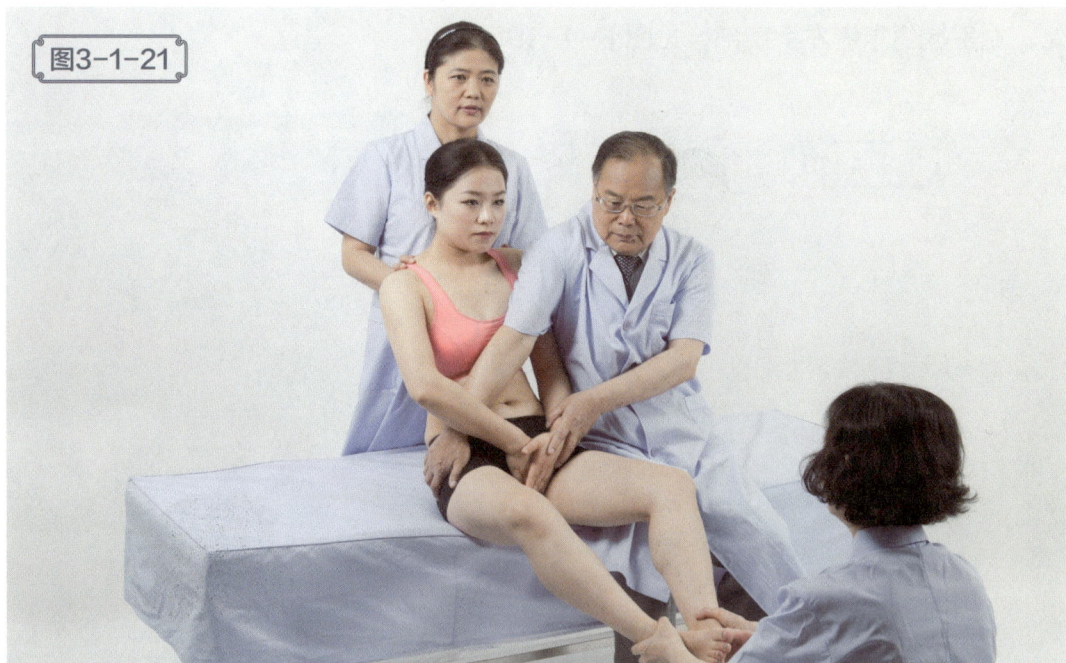

图3-1-21

② 按医者指挥,令第二助手拉患者双下肢,使双下肢内旋伸直;第一助手推按患者,使其上身前倾;同时医者右手用力提拉髂前上棘,握患者左腕之手,拍打患者右手背。医者和两个助手同时发力,三力合一。本手法可重复 2~3 次,见图 3-1-21。

（六）尾骨骨折及骶尾部挫伤治疗手法

尾骨骨折及骶尾部挫伤是临床常见病。患者受伤后行走不便，蹲起困难，不能平躺和坐，十分痛苦。本手法具有活血化瘀、舒筋止痛的作用，治疗后可使患者症状减轻，缩短病程。

【注意事项】女性患者尾骨骨折 3 个月以内要禁止房事。

【体位】患者取俯卧位，骨盆下垫一枕头。医者站于患者一侧，一助手站在患者足侧。

操作步骤

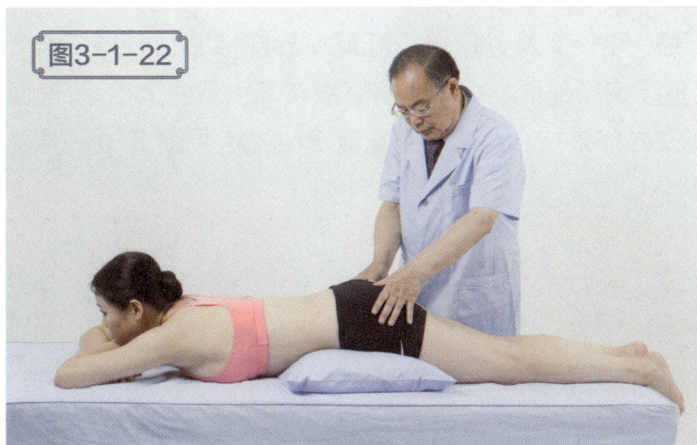

图3-1-22

① 医者双手拇指在骶尾交界部轻轻揉捻，力量轻到患者能忍受为度，见图 3-1-22。

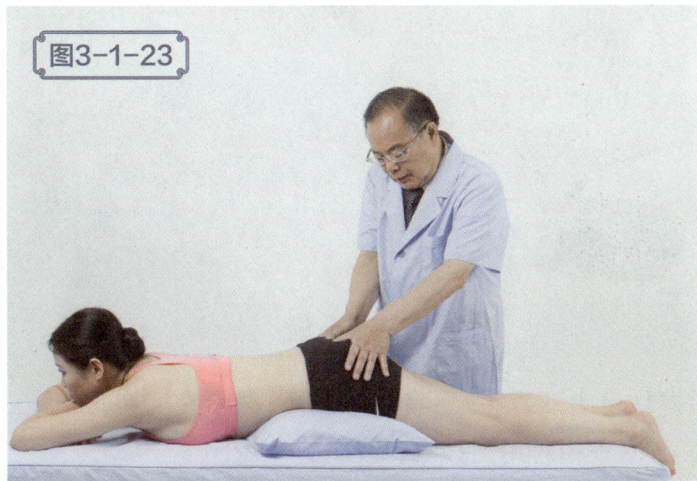

图3-1-23

② 然后向上顺之，力量以患者能忍受为度，逐渐加重，可反复多次，见图 3-1-23。

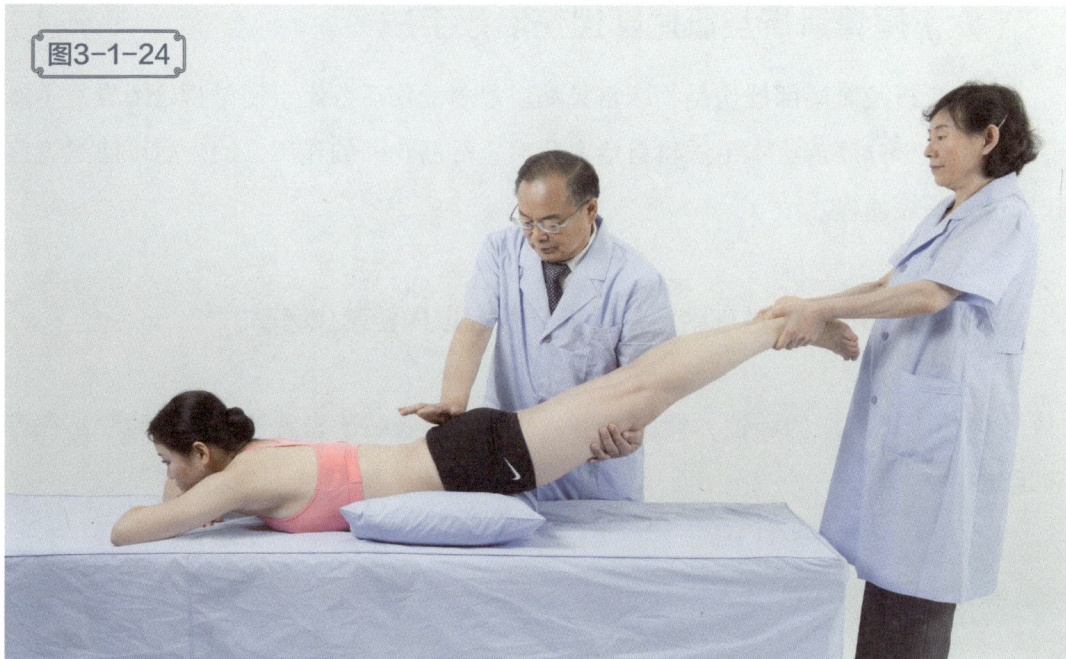

图3-1-24

③ 医者一手托起患者双下肢,另一手大鱼际置于骶尾交界部,助手握患者踝部,协助摇晃下肢6~7次,同时大鱼际在局部揉捻。助手将下肢在牵引下向上抬起,使腰部过伸,同时医者大鱼际在骶尾交界部戳按。此手法可重复2~3次,见图 3-1-24。

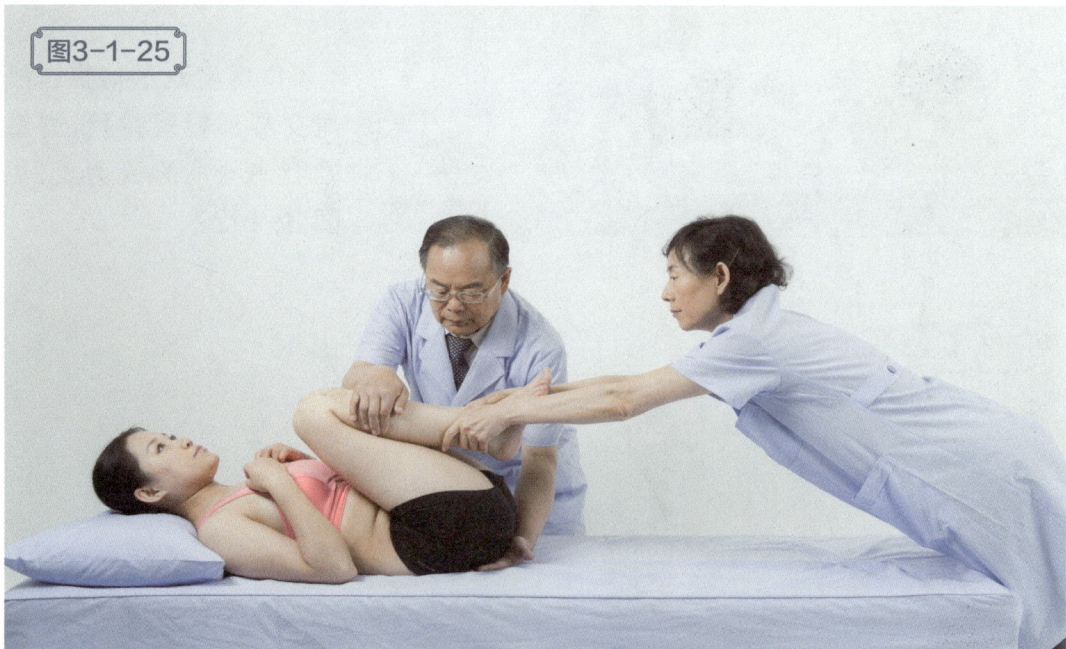

图3-1-25

④ 患者改为仰卧位。助手握住患者双踝,令患者屈膝屈髋;医者在一旁,一手在膝前,另一手在骶尾部,手心向上,两手相对用力按之,见图 3-1-25。

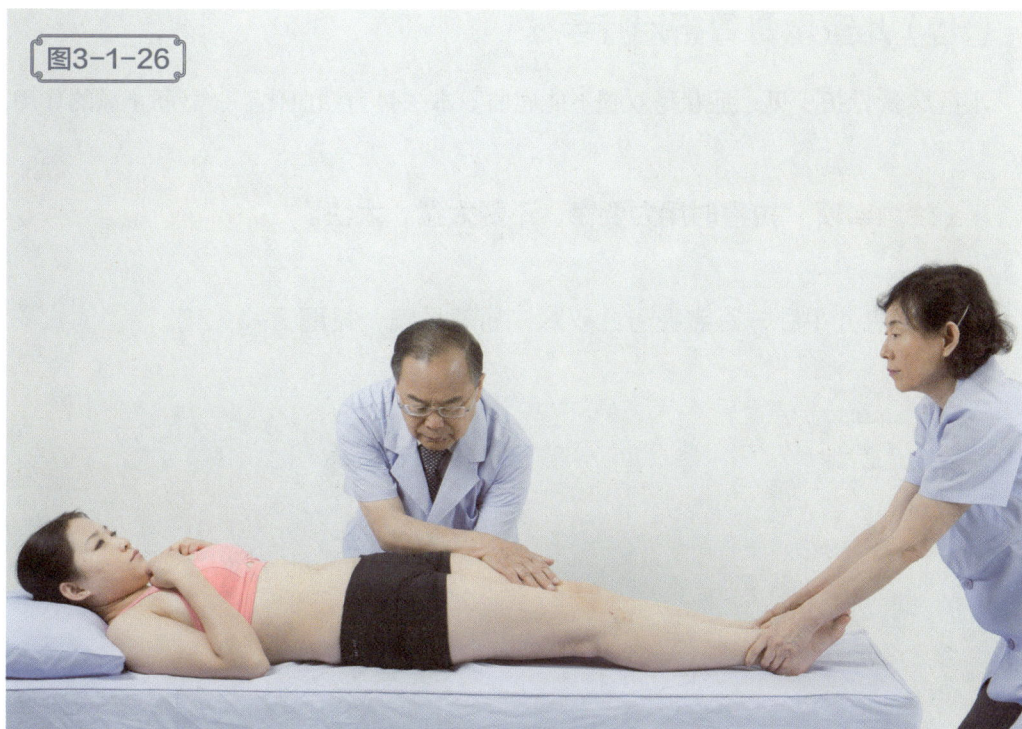

⑤ 助手将下肢拉直,见图 **3-1-26**。

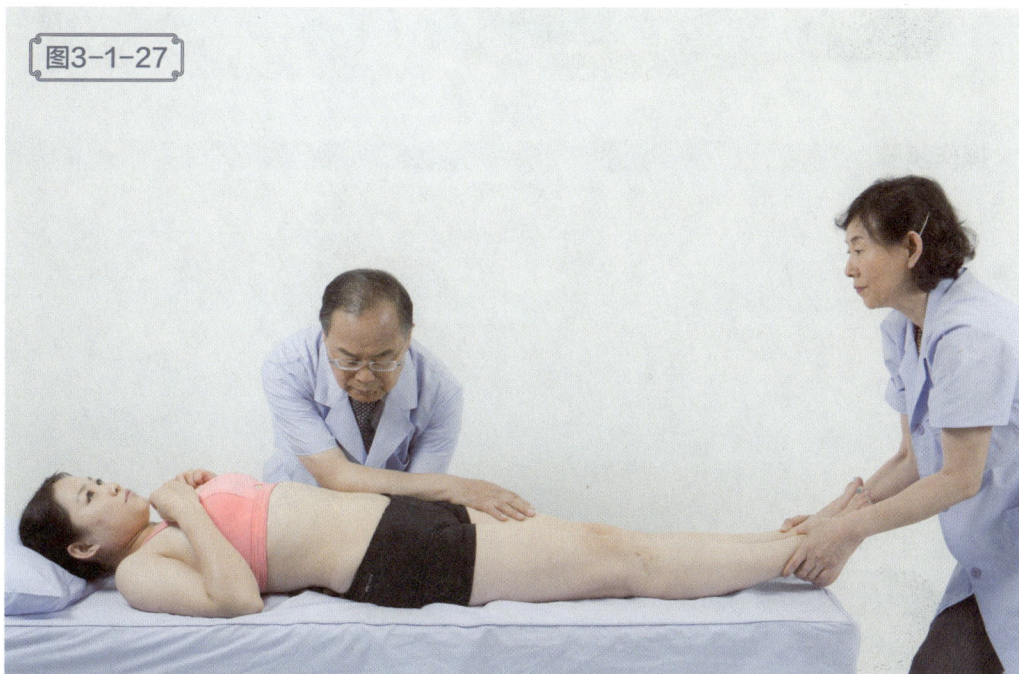

⑥ 快要伸直时再快速拉一下,使患者骶尾部在医者大鱼际上滚过,此手法可重复 2~3 次,结束治疗,见图 **3-1-27**。

（七）儿童尾骨骨折治疗手法

儿童尾骨骨折少见，症状是双腿不能屈曲。本法具有活血化瘀、舒筋止痛的作用。

【注意事项】拉直时用力要稳，不要太猛、太快。

【体位】患儿平卧，医者握患儿双踝，屈膝屈髋，见图 3-1-28。

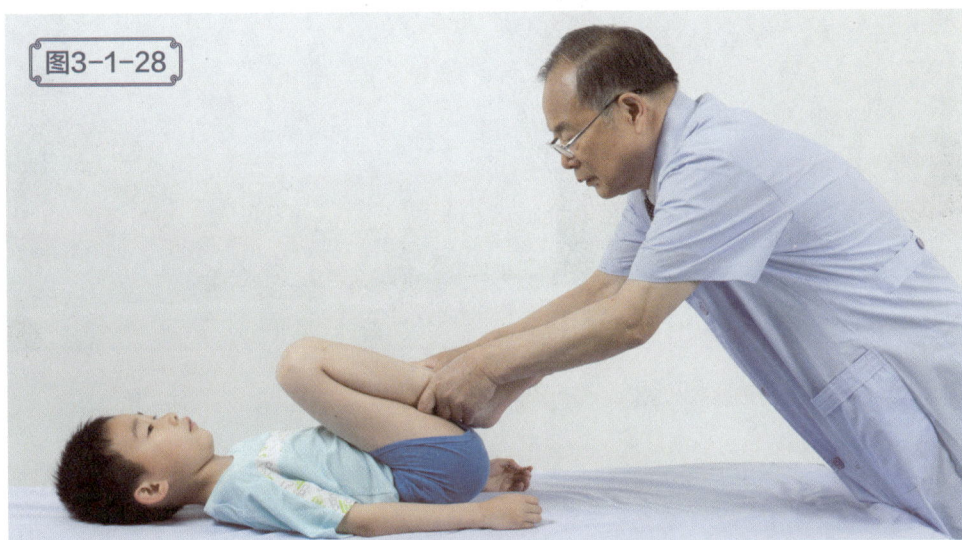

图3-1-28

操作步骤

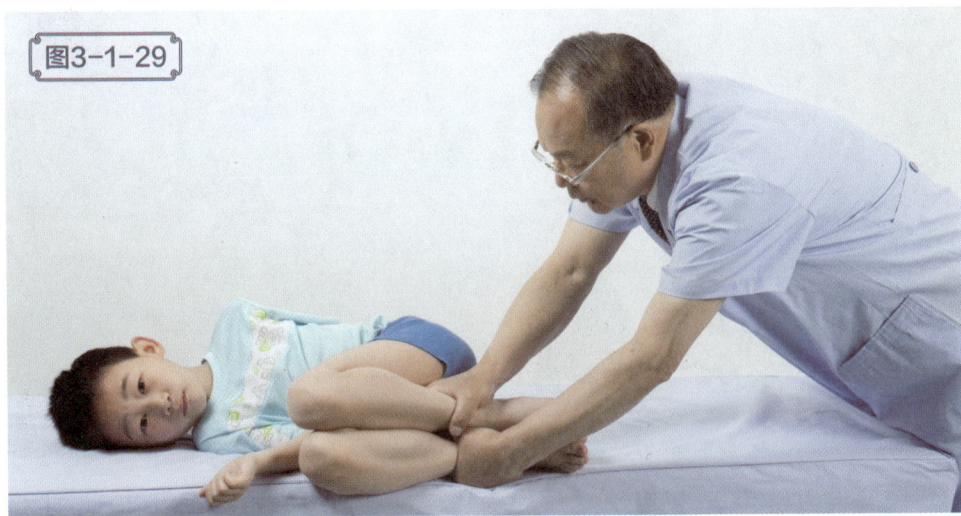

图3-1-29

① 令患儿向右侧翻身，见图 3-1-29。

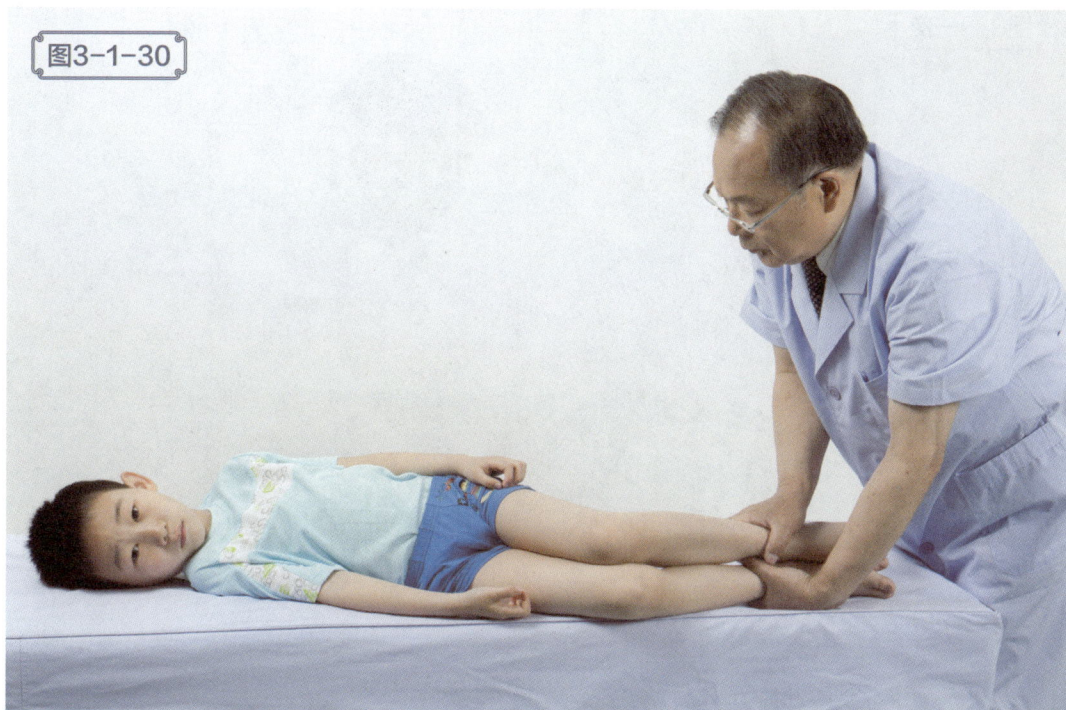

② 医者再将两腿拉直,见**图 3-1-30**。

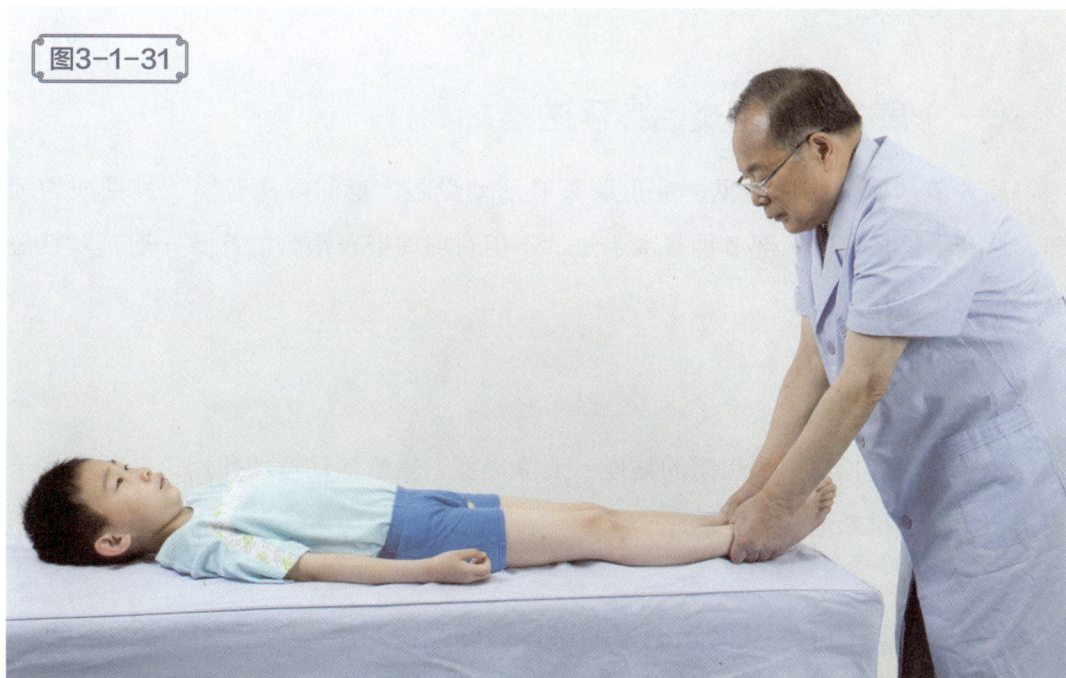

③ 患儿改为平卧,见**图 3-1-31**。

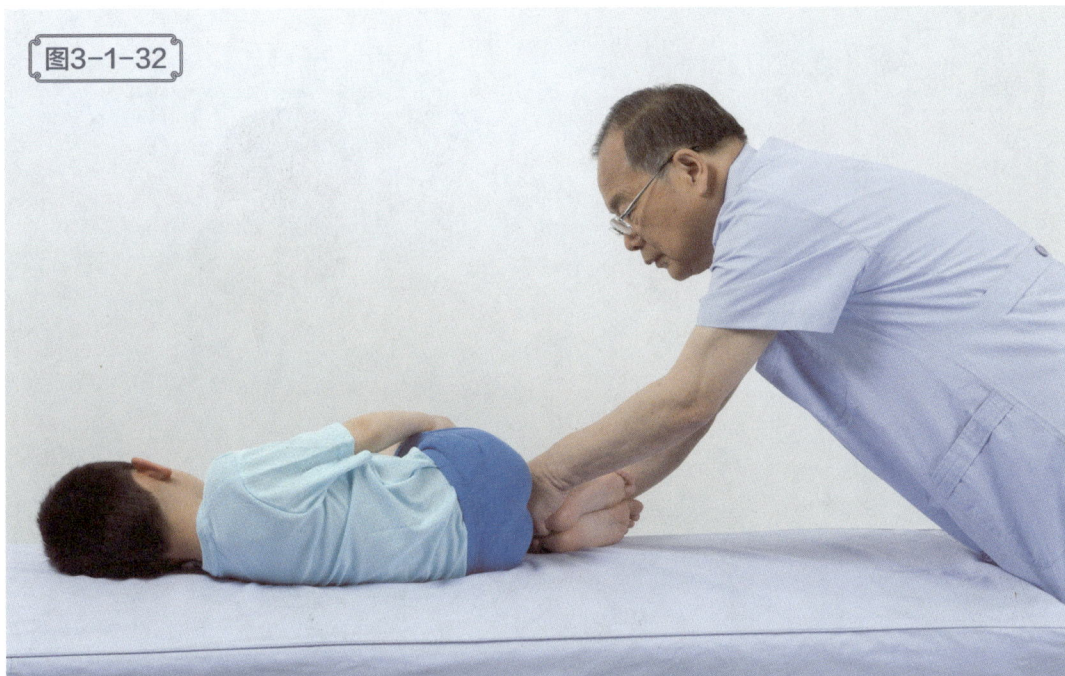

图3-1-32

④ 屈膝屈髋,令患儿向左翻身,余同②③,见图 3-1-32。

二、上肢疾病治疗手法

（一）肩关节周围炎治疗手法

肩关节周围炎临床常见，症见肩关节活动受限，夜间疼痛较重，其性质为烦痛。这套手法糅合了肩部多种基本手法，不但对肩周炎有很好的疗效，而且对其他肩部损伤也有疗效。

手法一

本手法具有松解肩周组织的粘连、消除炎症、恢复活动度的作用，一般多用于肩关节周围炎早期治疗。

【注意事项】手法要求循序渐进，根据患者对疼痛的忍受程度适当加大肩关节活动范围，不可粗暴生硬。一定要找到疼痛部位，在患处做揉捻、戳按，否则会加大肩关节损伤程度而加重症状。

【体位】患者取坐位，医者站患侧。

■ **操作步骤**

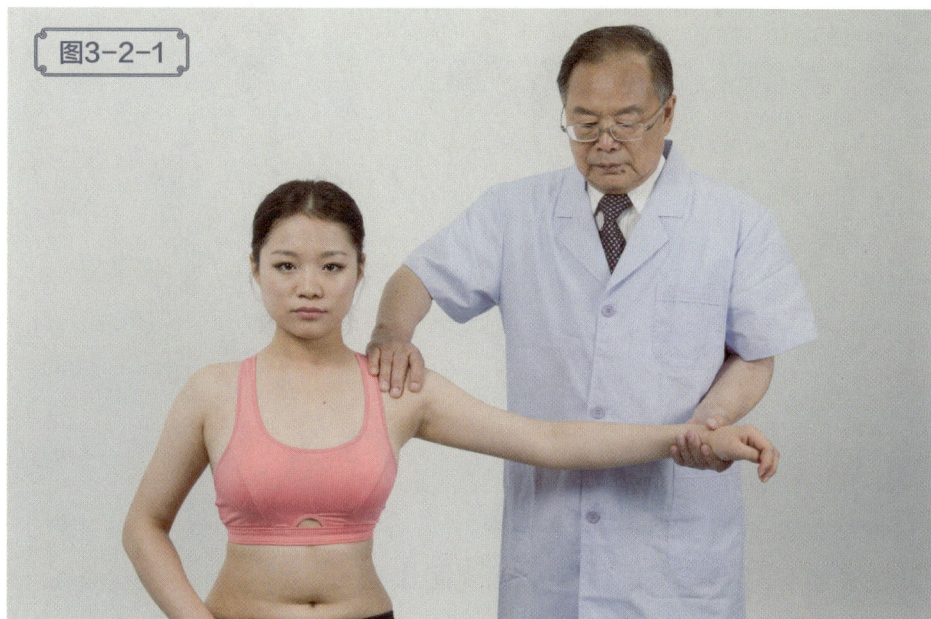

图3-2-1

① 医者一手握腕，另一手拿住肩部，四指在前，在拔伸牵引力下做肩部环转摇晃6~7次，见**图3-2-1**。

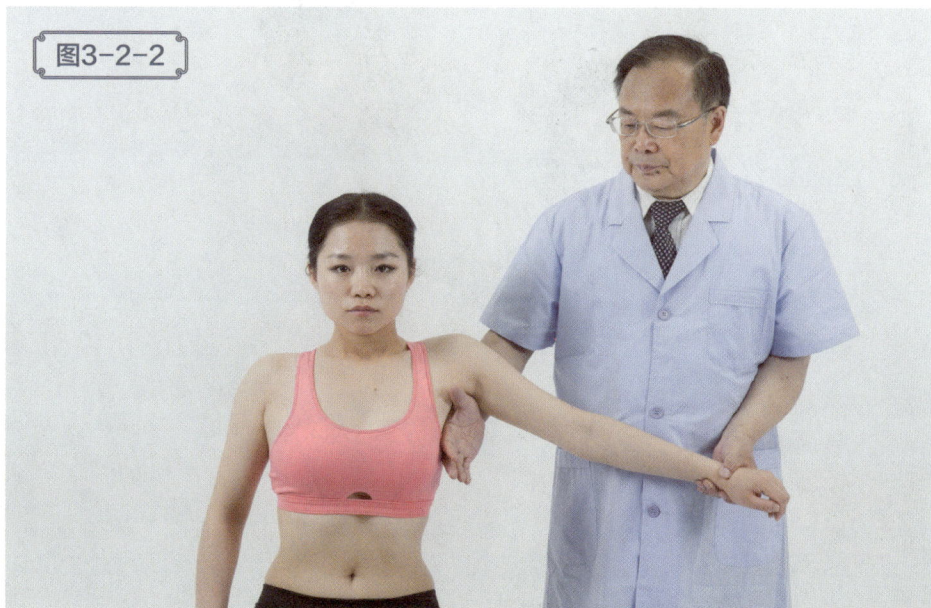

图3-2-2

② 拿肩之手放在腋下，加大拔伸牵引力，见**图3-2-2**。

图3-2-3

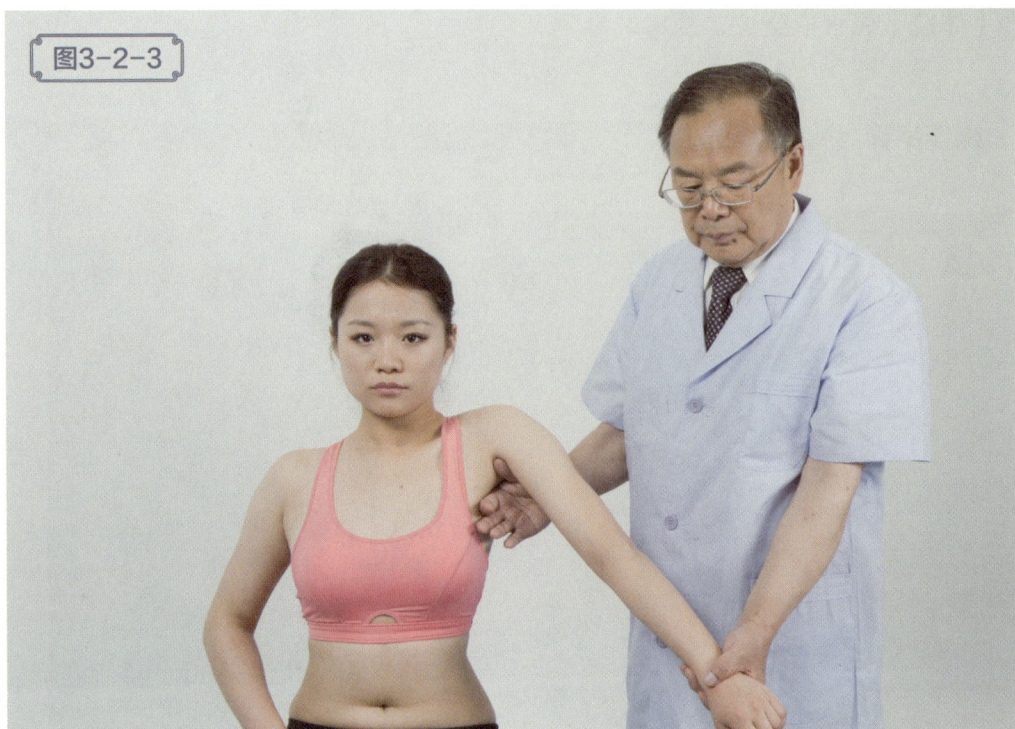

③ 在拔伸下，下垂上肢向健侧内收，见图3-2-3。

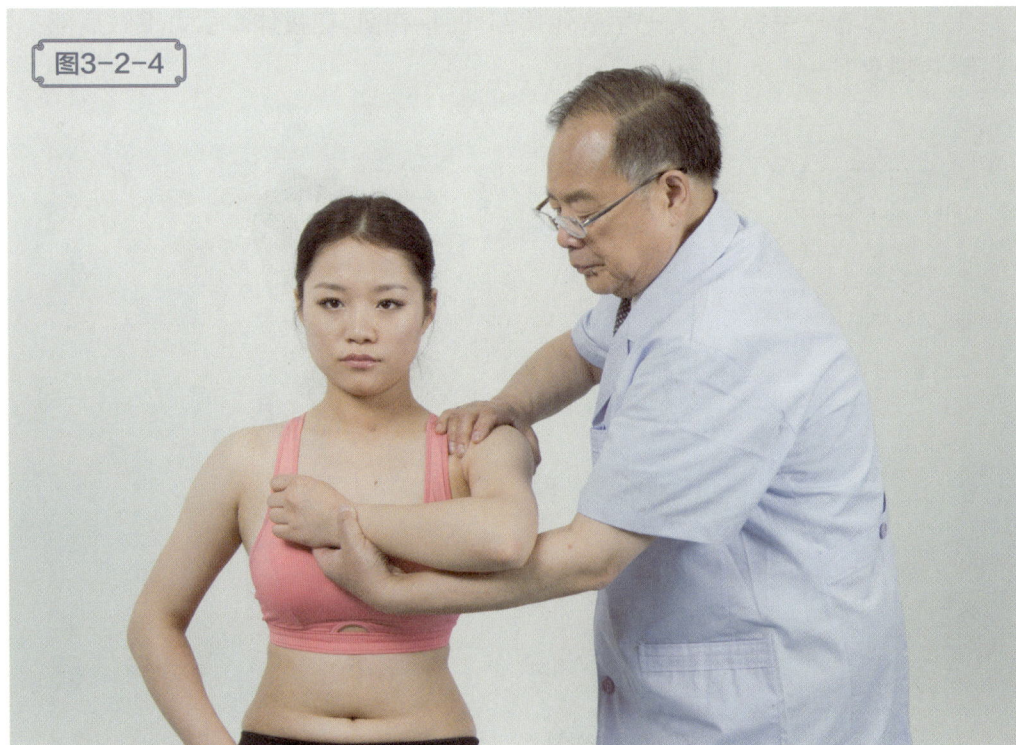

图3-2-4

④ 将患肢内收至对侧肩部，同时拿肩之手在患处揉捻，见图3-2-4。

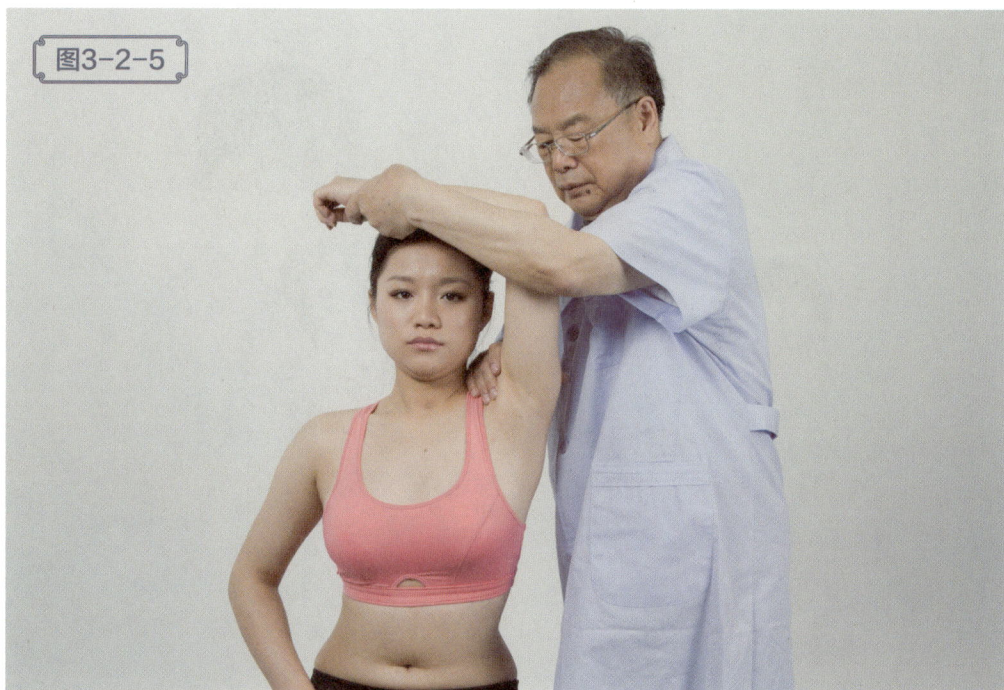

图3-2-5

⑤ 继续使患肢抬高,医者肘部托住患者肘部,尽量使患肢靠近同侧耳部,见图3-2-5。

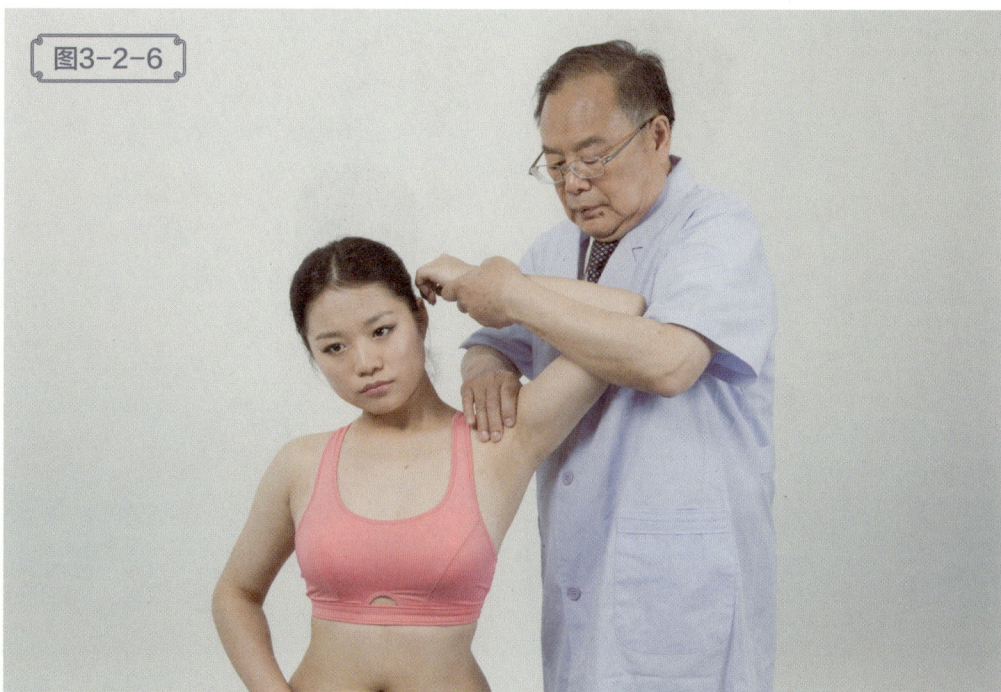

图3-2-6

⑥ 患肢再绕过头顶。全部过程似梳头状,此时托患者肘部,使其尽量抬高,反复6~7次,见图3-2-6。

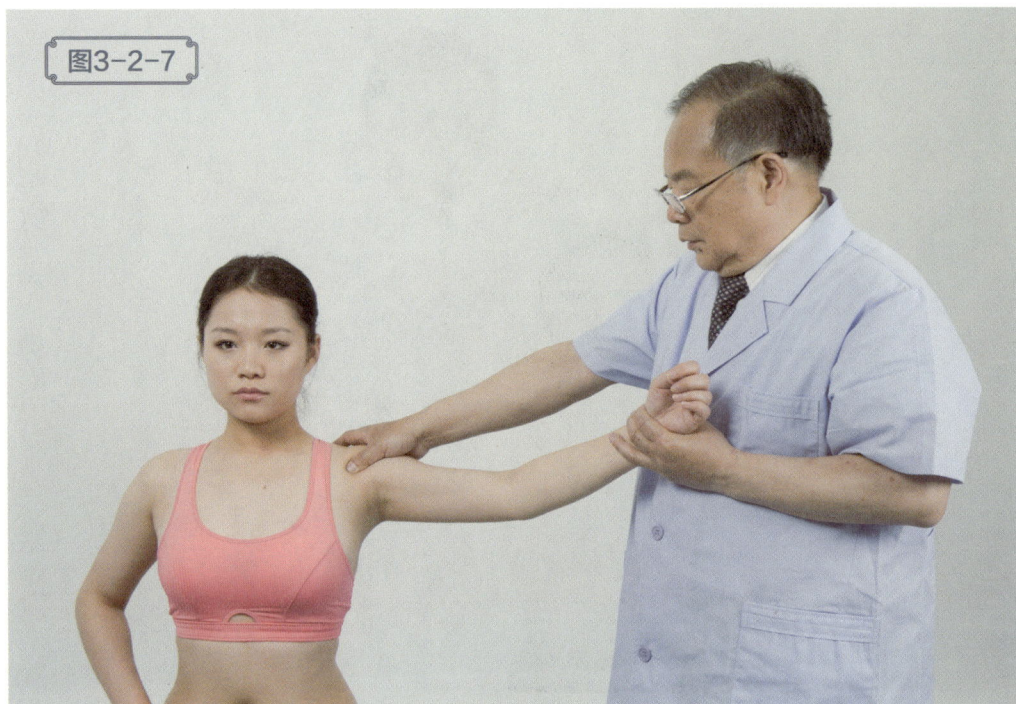

图3-2-7

⑦ 拔直上肢,医者一手握腕,另一手拇指在患处揉捻、戳按,见图 **3-2-7**。

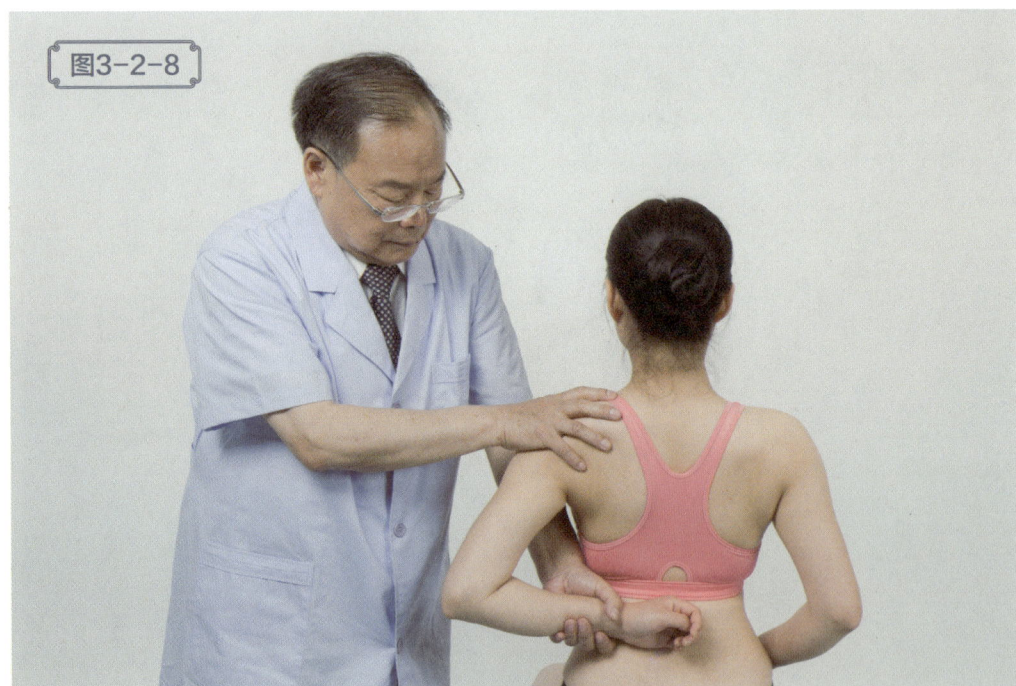

图3-2-8

⑧ 医者站在患者前方,一手握腕,另一手扶肩,将患手放在身后,尽量向上推按 6~7 次,见图 **3-2-8**。

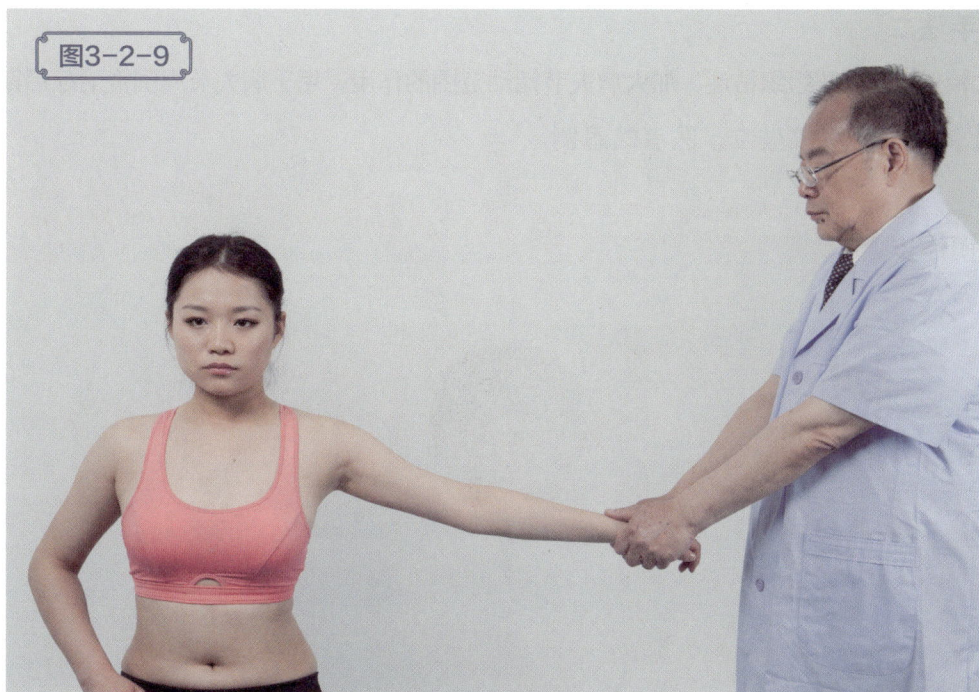

图3-2-9

⑨ 医者站在伤侧,双手握住患者手腕部,拔伸抖颤,见图3-2-9。

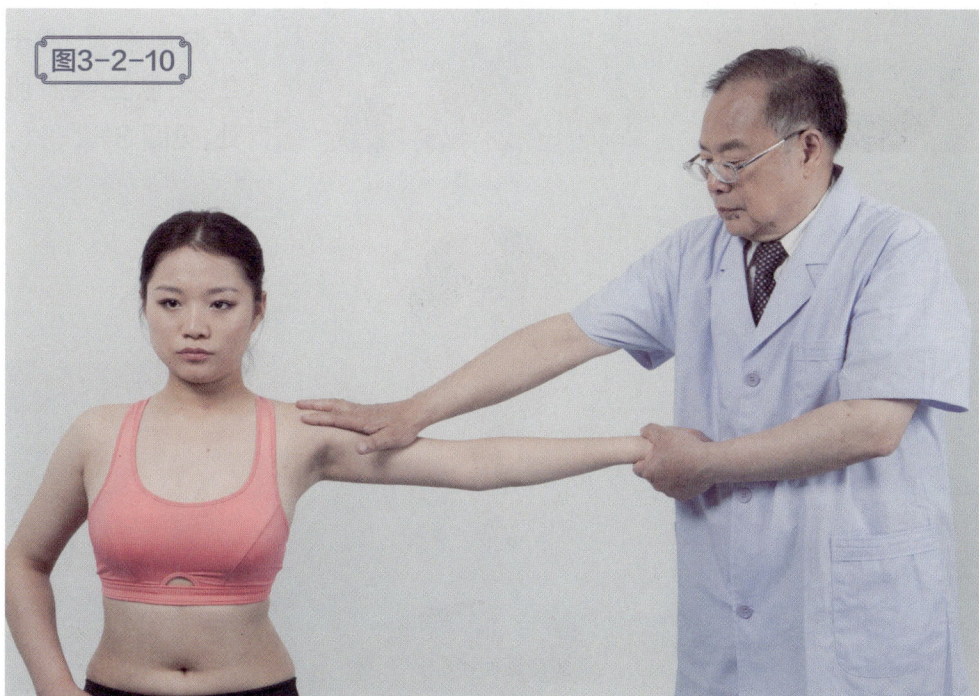

图3-2-10

⑩ 医者一手拿患者腕部,另一手做上肢捋顺法,反复 3~5 次,见图 3-2-10。

⑪ 医者放开患者上肢自然垂下,以双手掌相对做归、合、顺、散。

手法二

本法具有松解组织粘连、加大肩关节活动范围的作用，用于肩关节周围炎治疗后期。

【体位】患者取坐位，医者站患侧。

操作步骤

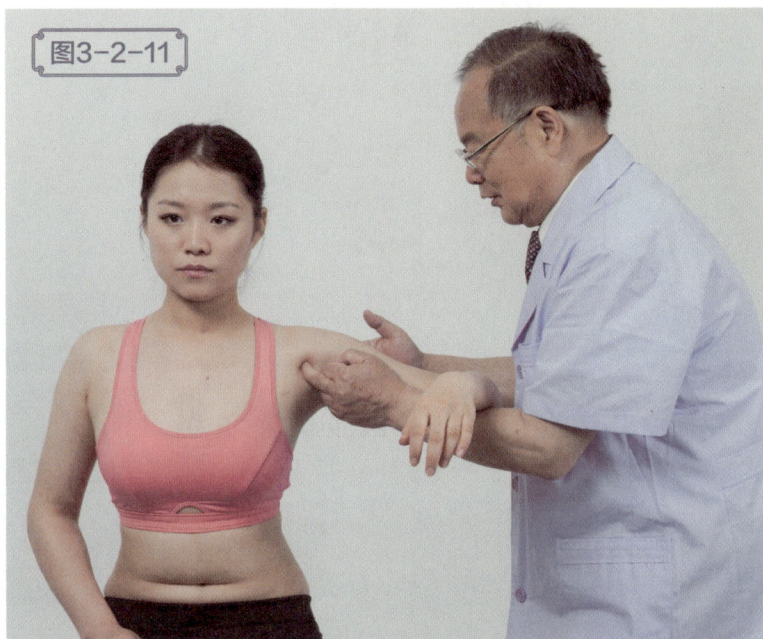

图3-2-11

① 医者前臂托住患者前臂，双手中指点按肩临穴，位于肱二头、肱三头肌肌腱处，见图3-2-11。

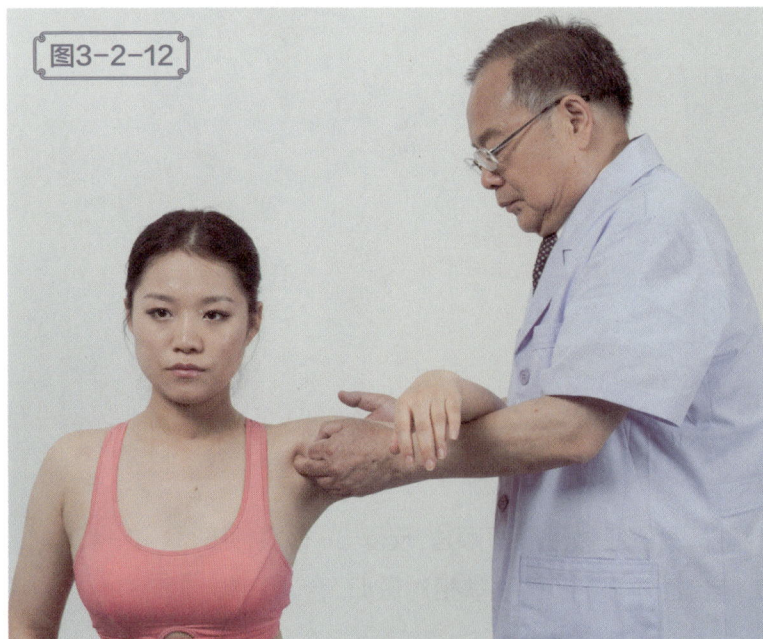

图3-2-12

② 医者令患者尽量抬肩，用力高举、放下。同时医者双手中指在局部揉捻，反复3~5次，见图3-2-12。

③ 患者屈肘，医者双手握住腕部，在患者能忍受的程度下，轻轻向上提拉，逐渐加大角度，反复 6~7 次，提拉操作见图 3-2-13、图 3-2-14。

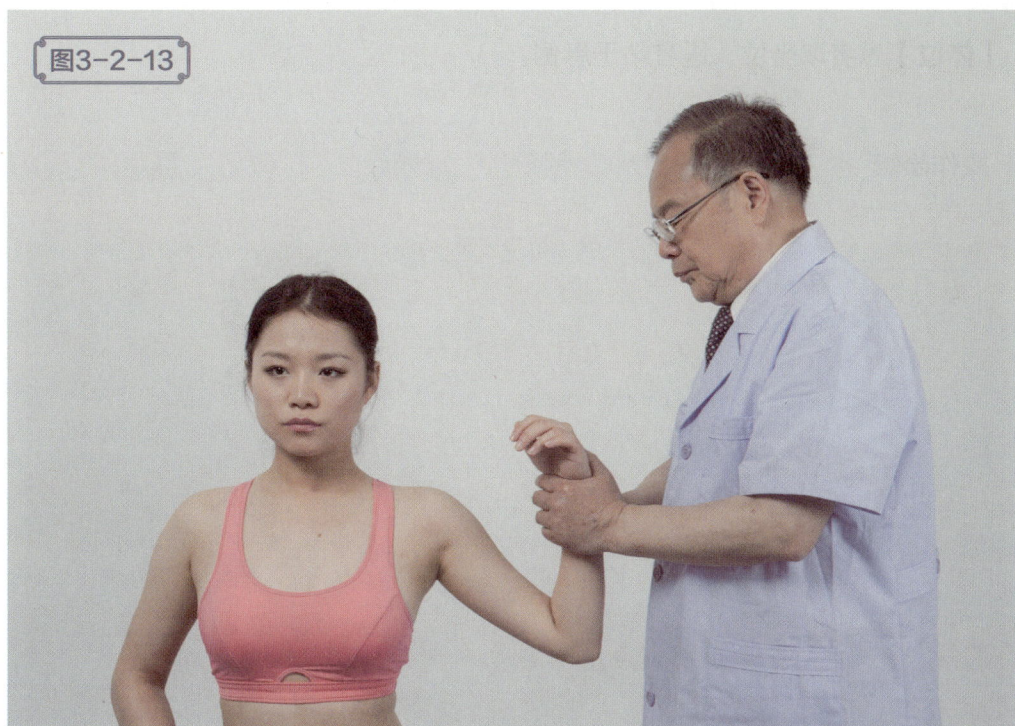

图3-2-13

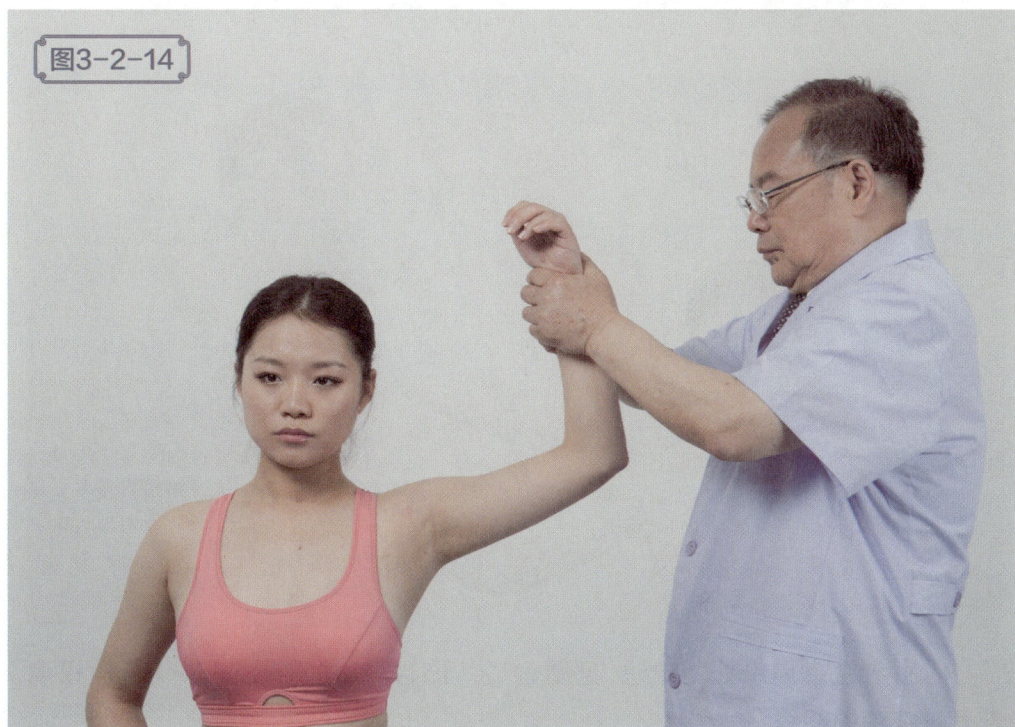

图3-2-14

手法三

本法具有松解组织粘连、加大肩关节活动范围的作用，用于肩关节周围炎治疗后期。

【**体位**】患者取坐位，医者站于患侧。

▮ 操作步骤

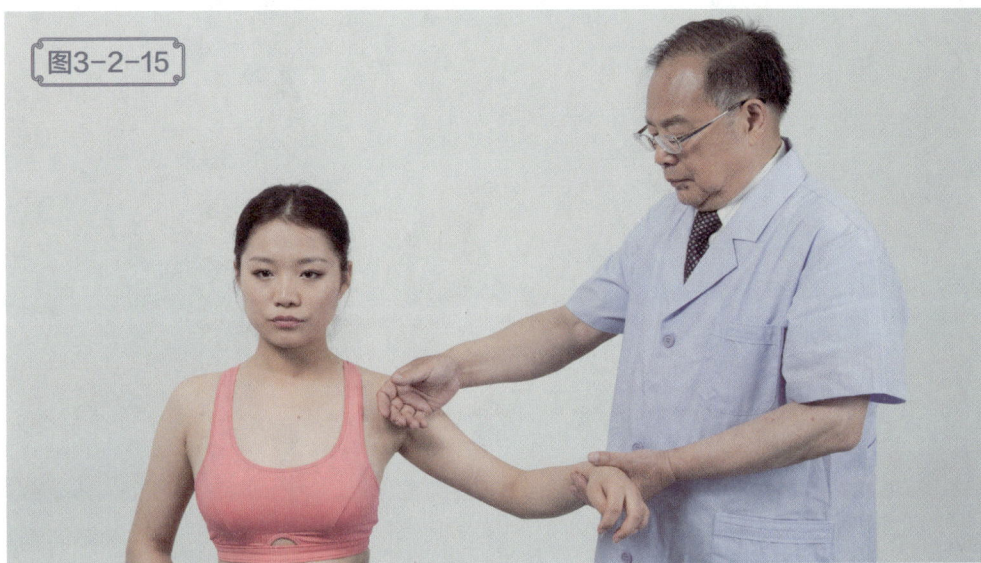

图3-2-15

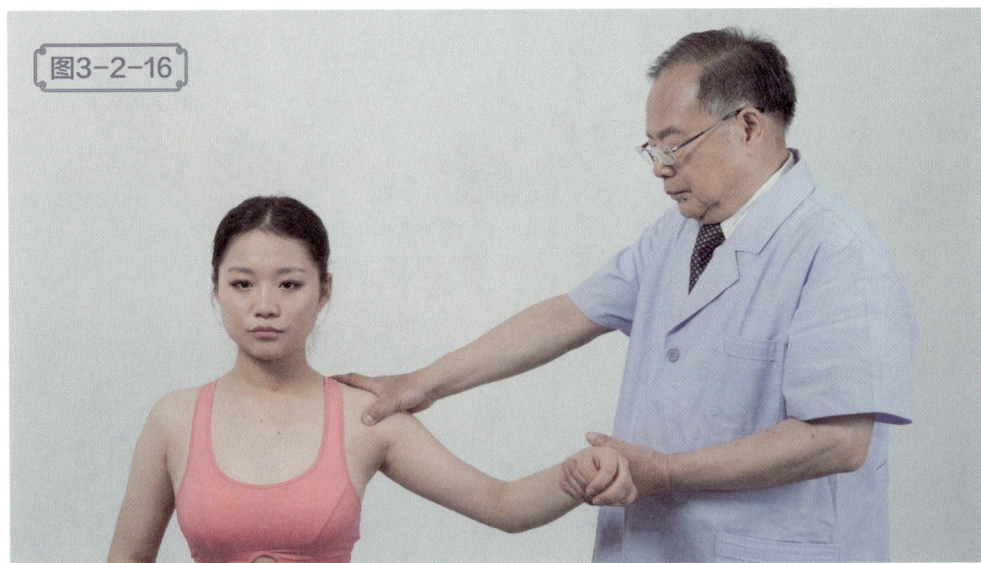

图3-2-16

① 医者在患肩患处用㨰法，见图 3-2-15，揉捻法见图 3-2-16，放松肩部紧张痉挛的组织。

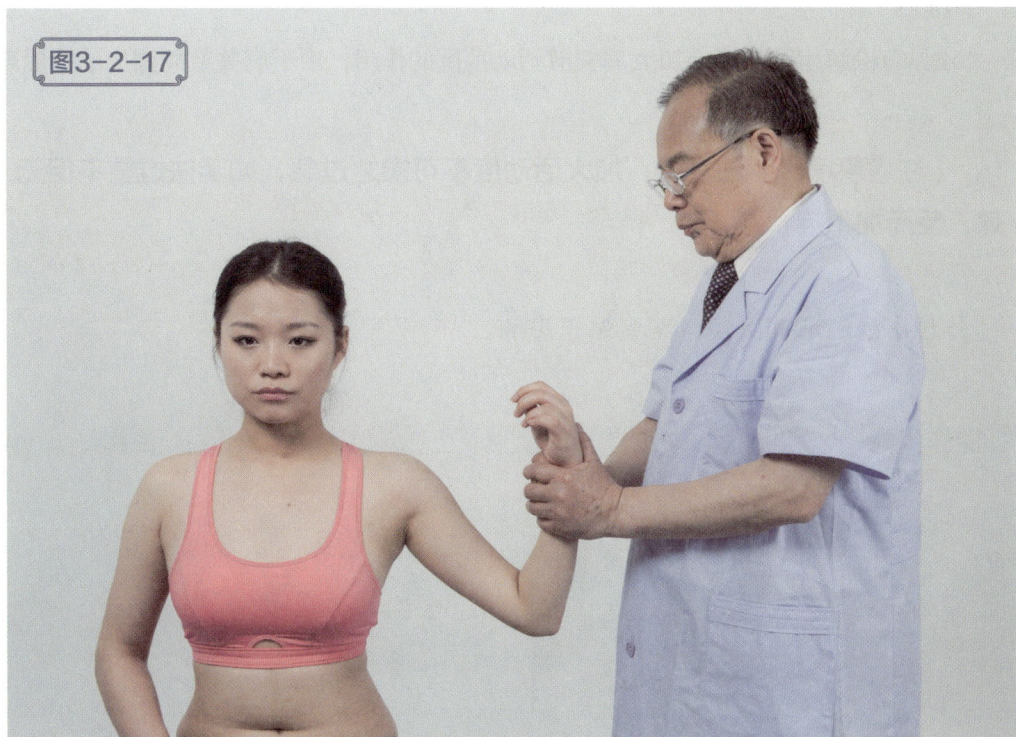

图3-2-17

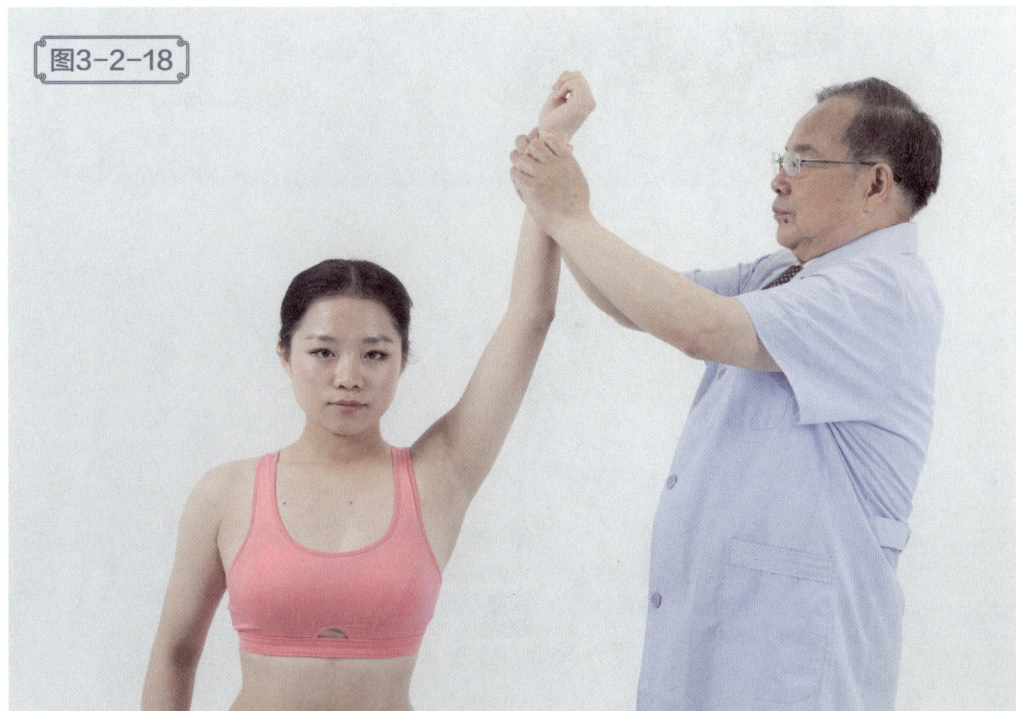

图3-2-18

　　② 双手握住患者腕部,轻轻摇摆抖动后向上提拉,在患者能忍受的情况下,不断加大提拉角度,见图 3-2-17、图 3-2-18。

手法四

本法具有松解组织粘连、加大肩关节活动范围的作用，用于肩关节周围炎治疗后期。

【注意事项】手法轻柔，加大活动度不可操之过急，如手法过重不但无效，反而加重症状。

【体位】患者取仰卧位，医者站于患侧。

操作步骤

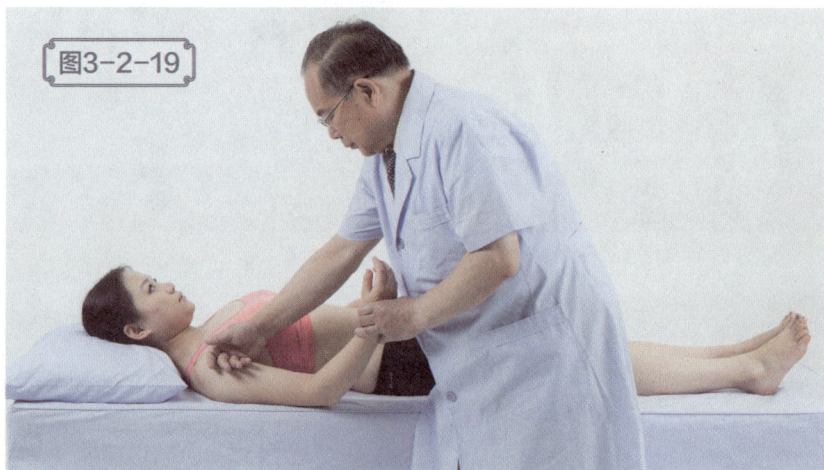

图3-2-19

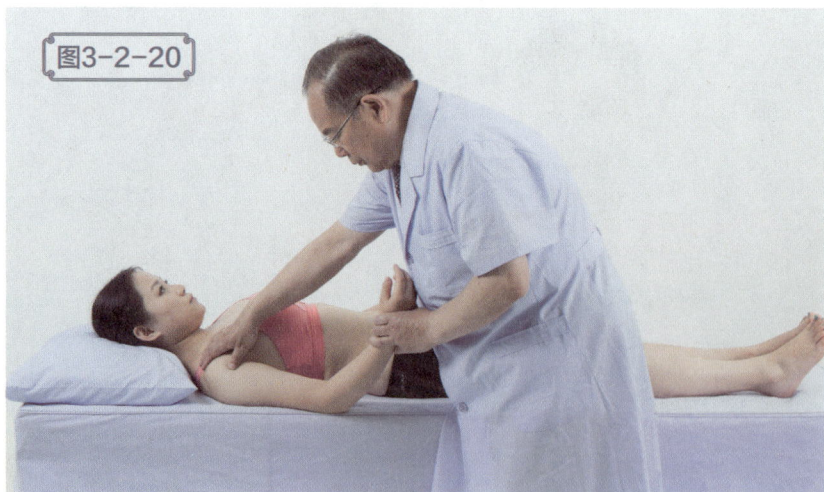

图3-2-20

① 医者在患肩患处用㨰法，见图 3-2-19，揉捻法见图 3-2-20，放松肩部紧张痉挛的组织。

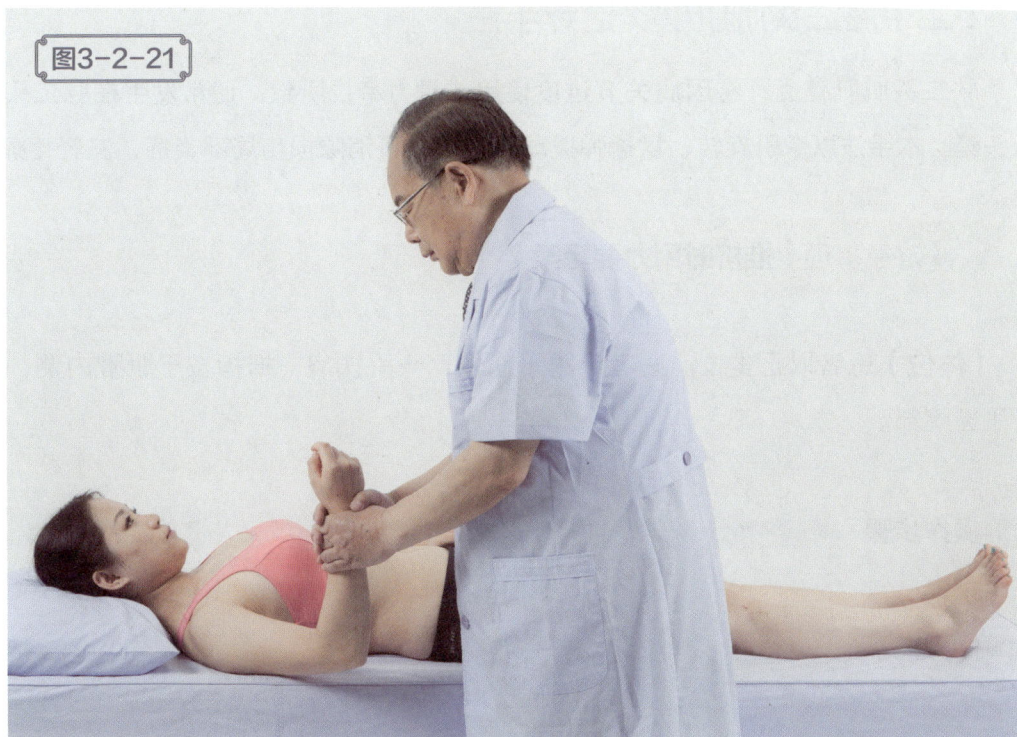

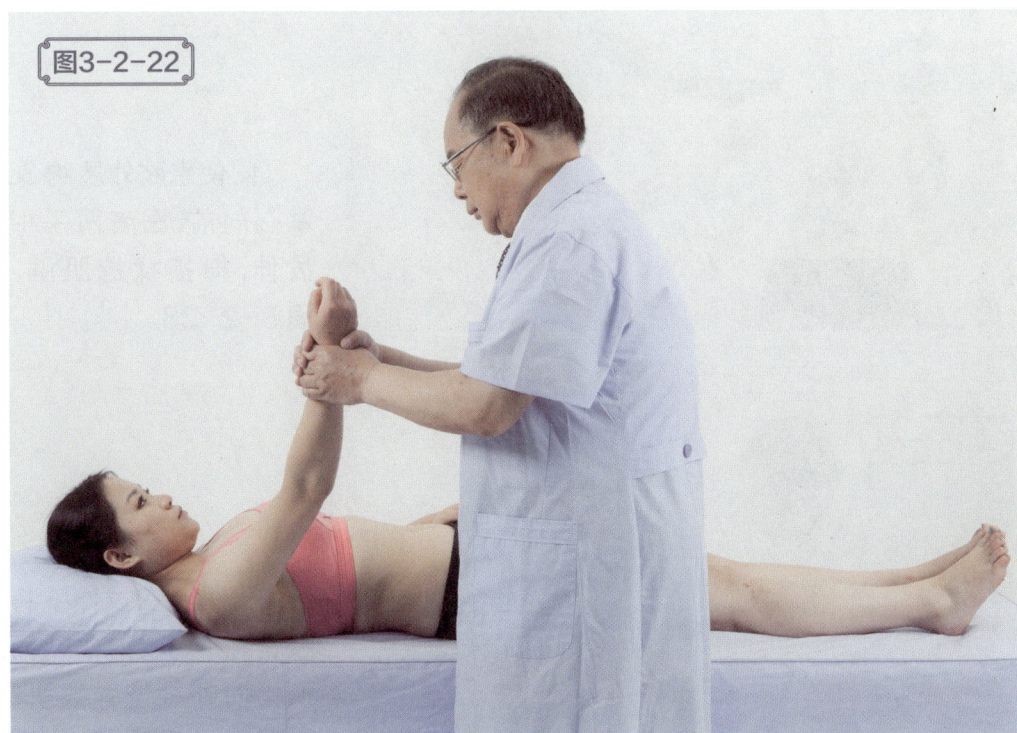

② 双手握住患者腕部，轻轻摇摆抖动后向上提拉，在患者能忍受的情况下，不断加大提拉角度，见图 3-2-21、图 3-2-22。

（二）肱二头肌肌腱炎治疗手法

肱二头肌肌腱炎，常因肩关节过度使用或暴力牵拉所致，通常发生在肱二头肌长头腱。本手法以牵引旋转、揉捻弹拨动作组成，可消除损伤局部炎症，减轻疼痛。

【注意事项】推挤时用力要轻柔。

【体位】患者取正坐位。医者半蹲于伤侧，一手扶肩，拇指按于肌腱内侧，另一手握腕部。

操作步骤

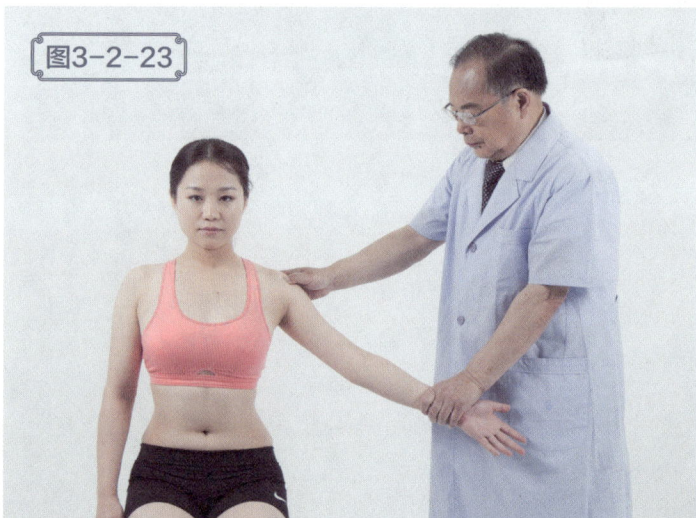

图3-2-23

① 使患肢外展约30°，掌心向前，医者两手相对拔伸，拇指揉捻肌腱，见图3-2-23。

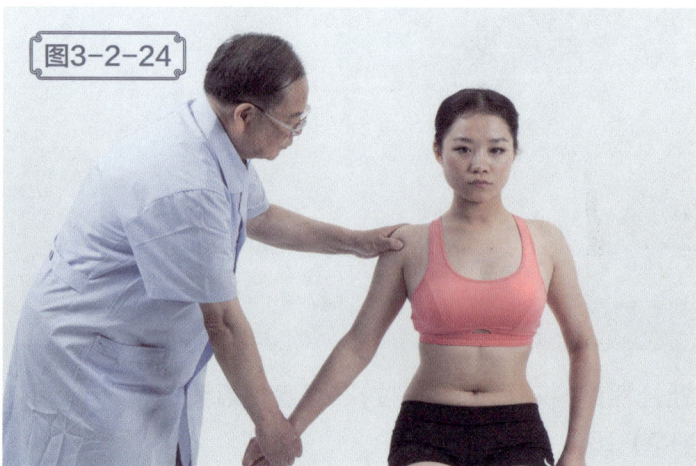

图3-2-24

② 医者在拔伸下将患肢旋前并内收约30°，同时拇指向外推挤弹拨肌腱，牵引下轻摇腕部，使肩部做缓慢小幅画圈动作，见图3-2-24。

（三）小儿牵拉肘治疗手法

此手法用于治疗小儿牵拉肘。由于儿童肘部发育特点，当肘关节突然过伸受牵拉时，桡骨小头环状韧带在关节囊内负压的作用下，滑入桡骨小头与肱骨小头之间，不能归位。常见症状为肘关节旋转屈曲受限，患儿伤臂下垂，不敢活动，稍动即疼痛。复位后患儿立即痛止，功能正常。

【注意事项】 本手法的应用应巧妙稳妥，力量不可过大，不得反复揉捻。检查是否复位，可鼓励患儿抬举患肢，若能抬起即已复位。

【体位】 患儿取正坐位或由家长抱持。医者坐在伤者对面，一手托扶肘部，并将拇指放于桡骨小头前外方，另一手拿住患儿食、中二指。

▊ 操作步骤

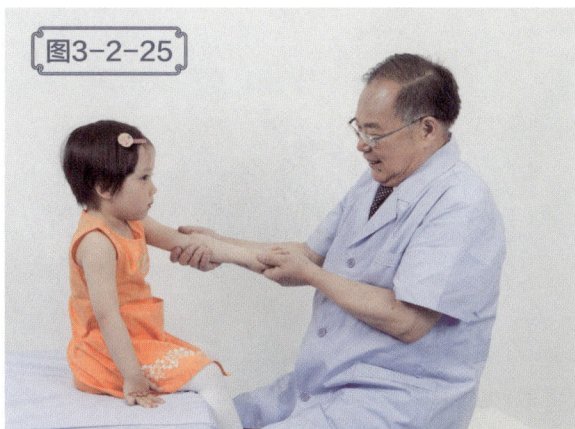

图3-2-25

① 医者拿指之手旋前牵引，此时托肘之手感到肘部滑动并有"咯噔"响声，说明已经复位，见图 3-2-25。

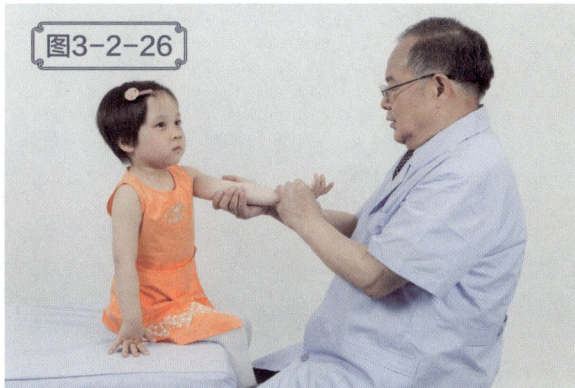

图3-2-26

② 如果没有复位，拿指之手改握腕部，前臂旋后位牵引，托肘之拇指向外推桡骨小头，见图 3-2-26。

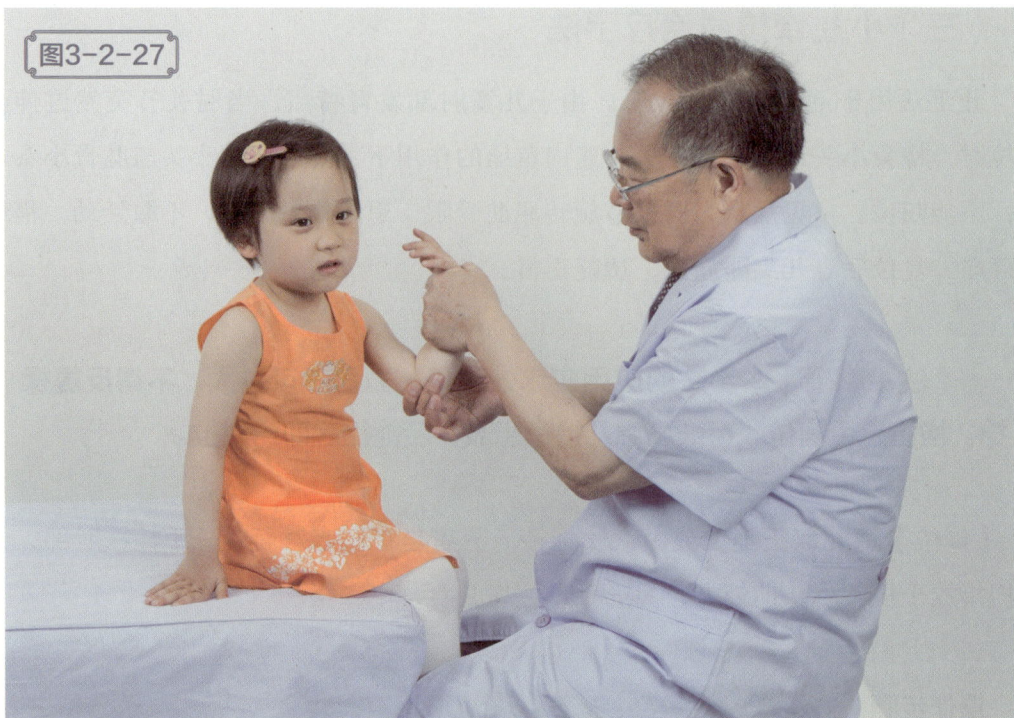

图3-2-27

③ 医者用握腕之手令患儿屈肘,同时托肘之拇指在桡骨小头前方挤按,见图 3-2-27。

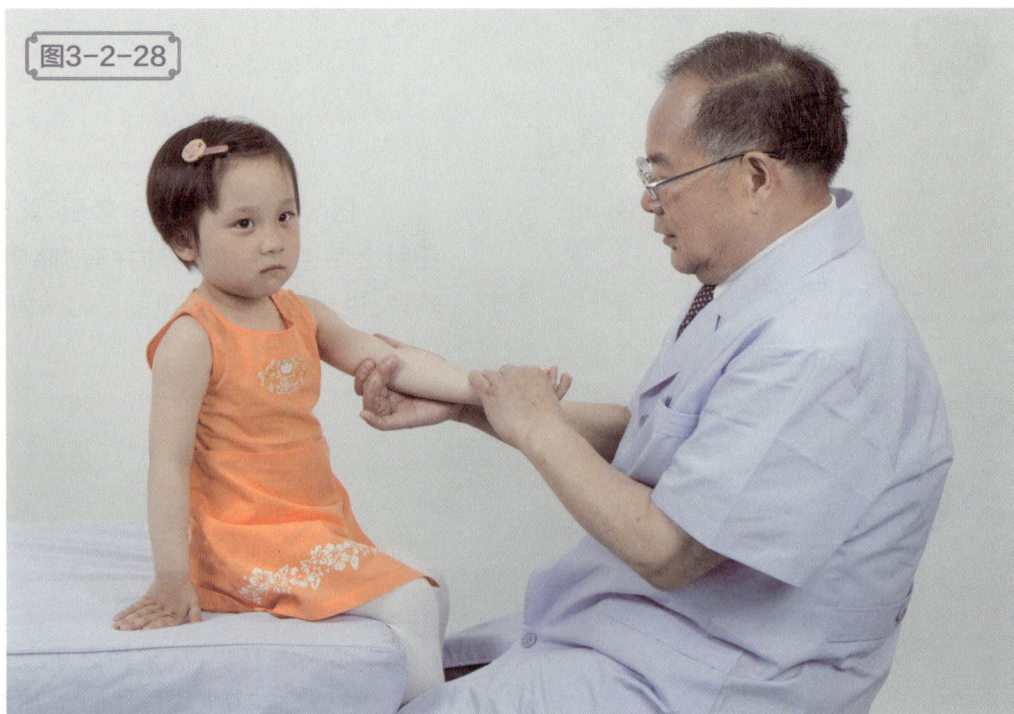

图3-2-28

④ 复位后,做肘关节旋后摇法数次,以舒筋止痛,见图 3-2-28。

（四）网球肘治疗手法

网球肘，即肱骨外上髁炎，是常见的肘部疾病，以肘后外侧酸痛、胀痛和前臂放射痛为主要临床表现。本法具有舒筋活血、加快组织修复的作用。

【注意事项】手法力量不宜过大，拔伸摇晃的同时拇指要在肘部痛处做轻柔揉捻手法。本病除手法外，还应配合局部外敷药物及局部固定。

【体位】患者取正坐位。助手立于患者伤侧，双手握住上臂下端固定不动。医者立于患者前方，左手拇指按在痛处，余四指置于伤肘内侧；右手拿住患者前臂下端，患肢掌心向上。

操作步骤

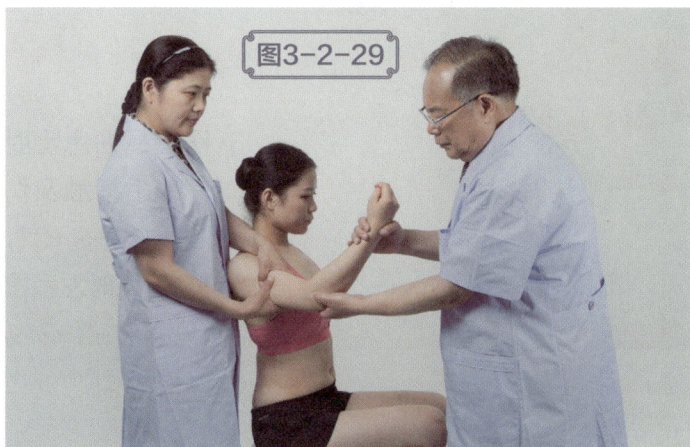

图3-2-29

① 医者右手拔伸牵引，由内向外环转摇晃患肢6~7次，见图3-2-29。

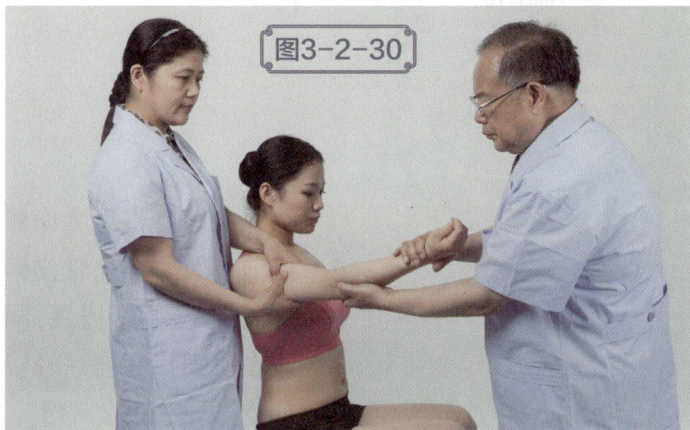

图3-2-30

② 医者左手拇指在局部轻轻揉捻，并协助右手将前臂拔直，见图3-2-30。

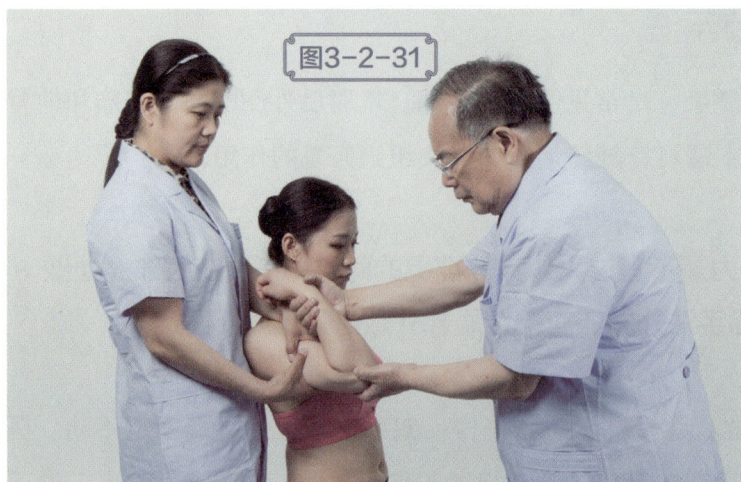

图3-2-31

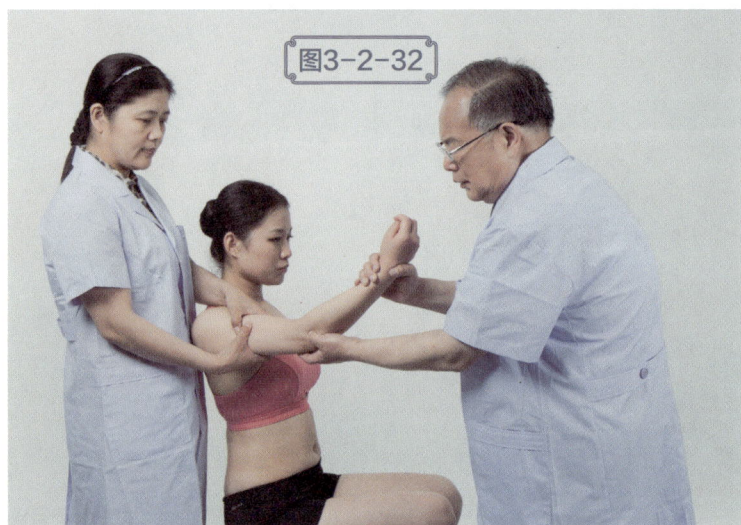

图3-2-32

③ 医者屈曲患者肘关节,使其手指触及伤侧肩部见图 3-2-31,再拔直前臂,同时左手按压痛点,见图 3-2-32。

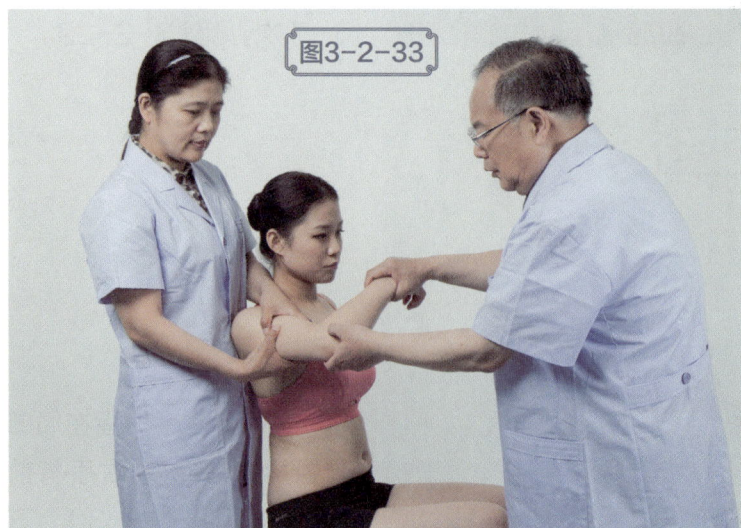

图3-2-33

④ 医者将患者伤臂旋前(掌心向下),使伤臂从外向内环转摇晃,同时左手拇指在痛点轻轻揉捻,见图 3-2-33。

（五）桡骨茎突腱鞘炎治疗手法

此套路手法由揉捻、推捋手法组成，具有松解粘连、舒筋止痛的作用。

【注意事项】腕部肌肉较细小，手法操作要灵活轻柔，尤忌使用暴力。应用时应注意时间不宜过长，避免反复搓揉造成皮肤破损。

【体位】患者取正坐位，伤腕伸出，桡侧在上。医者站在患者前方。

操作步骤

图3-2-34

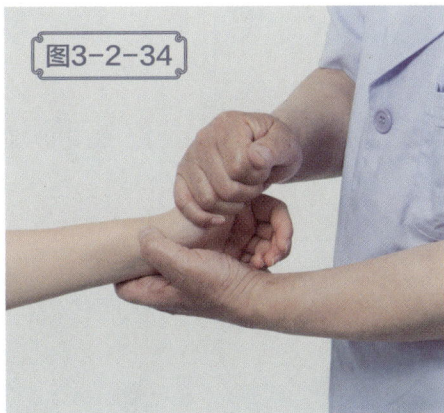

① 医者一手握住患者拇指，牵引下环转摇晃6~7次，同时另一手在伤处揉捻，见图3-2-34。

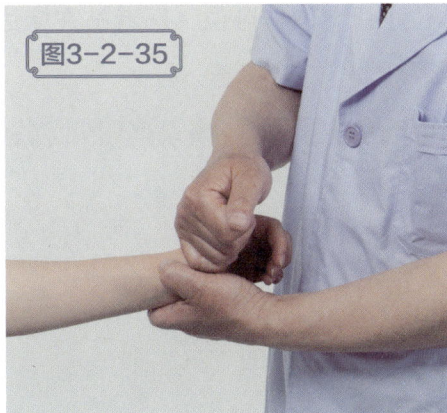

图3-2-35

② 医者握拇指之手使其向桡侧屈转，另一手拇指在伤处戳按，见图3-2-35。

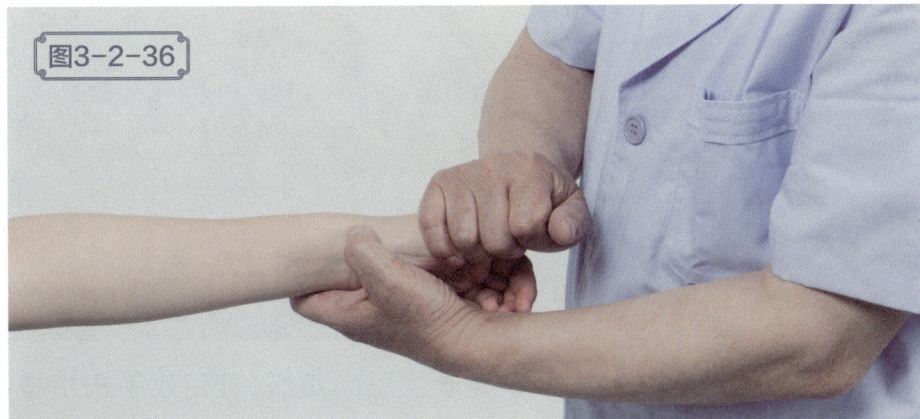

图3-2-36

③ 医者用握拇指之手使患指尺屈，另一手拇指在伤处推捋，见图3-2-36。

三、下肢疾病治疗手法

（一）梨状肌损伤治疗手法

梨状肌损伤为常见病，轻者只限于局部的疼痛、酸胀、行走不适，重者可出现坐骨神经激惹症状，如沿坐骨神经的放射性疼痛、麻木、无力等。本法具有舒筋活络、促进局部炎症吸收的作用。

【注意事项】 手法宜轻柔，旋转时力量要以患者能忍受为度。

【体位】患者取俯卧位，医者站在床边。

■ 操作步骤

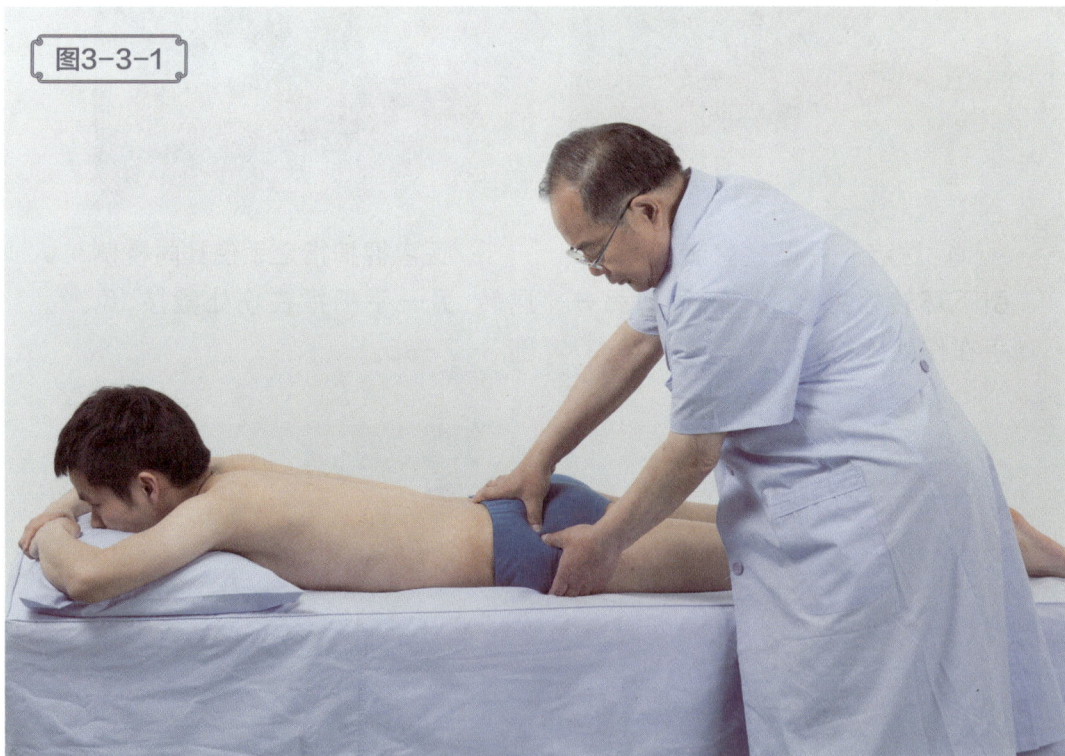

图3-3-1

① 医者先用揉捻法、擦法放松紧张僵硬的肌肉组织，可用双手拇指按揉伤处，见图3-3-1。

图3-3-2

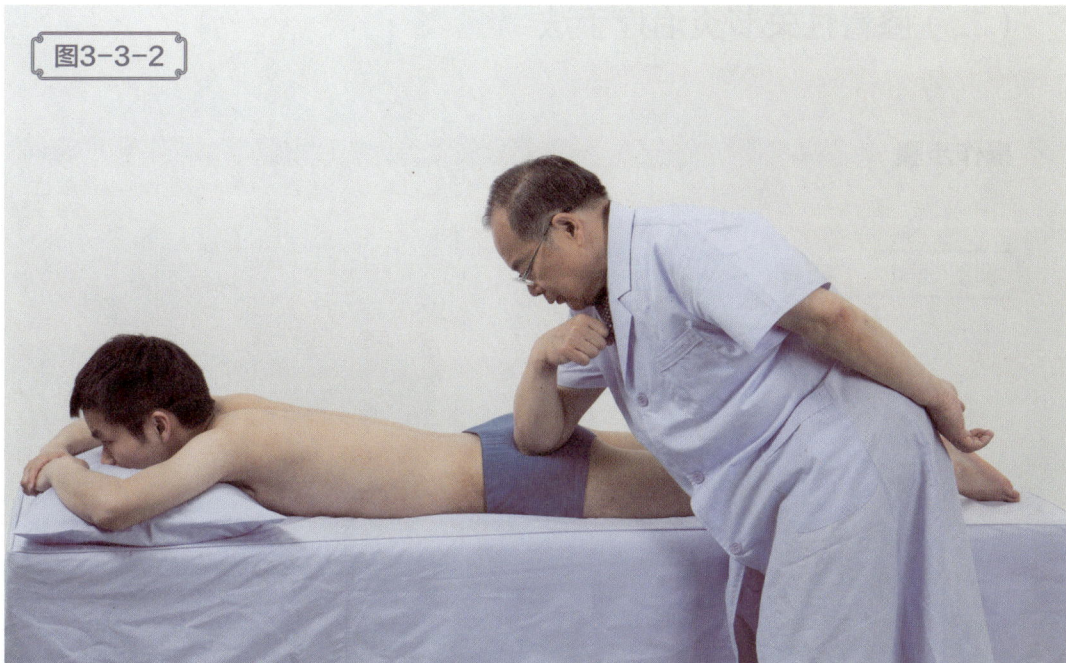

② 对臀部组织丰满者,医者也可用肘尖部按揉,或交替使用弹拨法,但力量要适中,见图 3-3-2。

图3-3-3

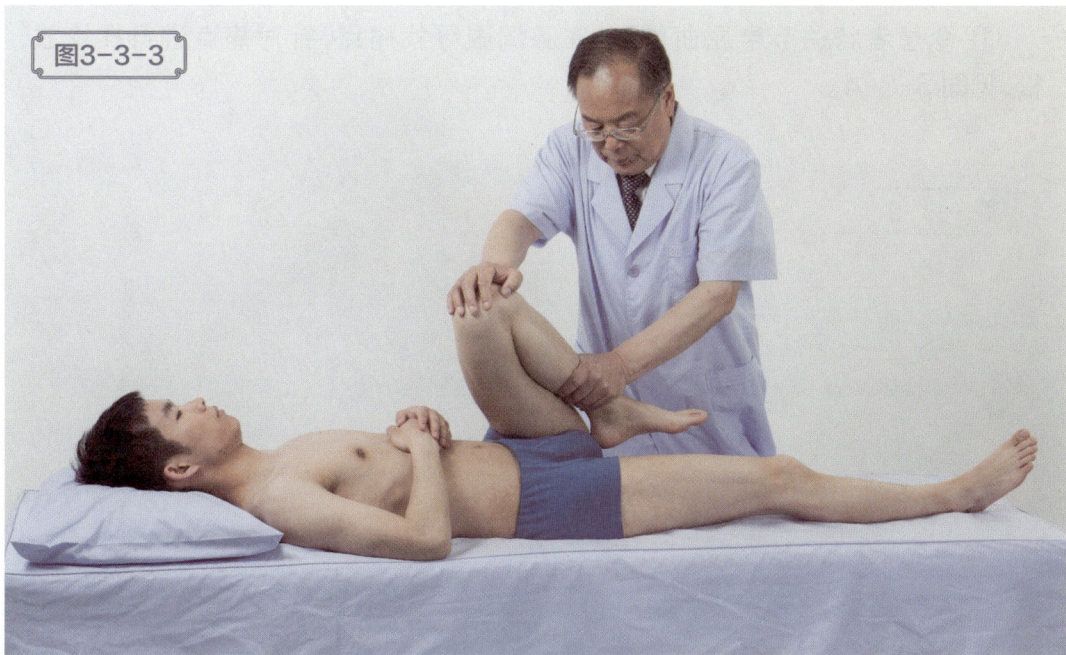

③ 患者改仰卧位,医者一手握踝,另一手扶膝,患者呈屈膝屈髋位,令患者内旋髋关节,医者帮助加力,以牵拉梨状肌,见图 3-3-3。

④ 以掌揉和散法放松肌肉组织。亦可嘱患者自行做屈膝屈髋内旋动作锻炼。

（二）膝骨性关节炎治疗手法

操作步骤

图3-3-4

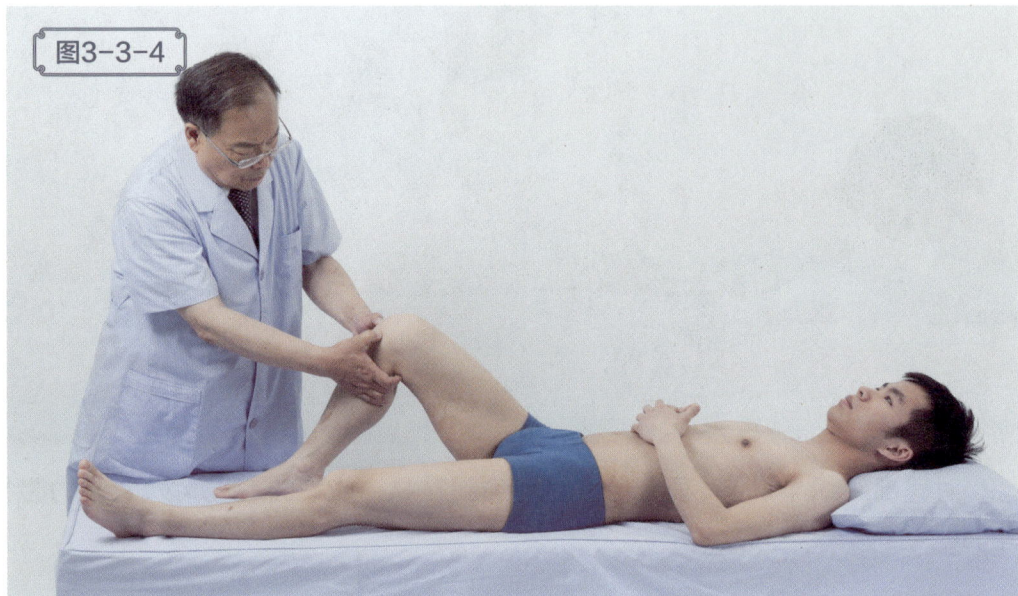

① 令患者膝关节半屈曲，医者在膝周围寻找痛点，针对痛点进行揉捻放松，见**图3-3-4**。

图3-3-5

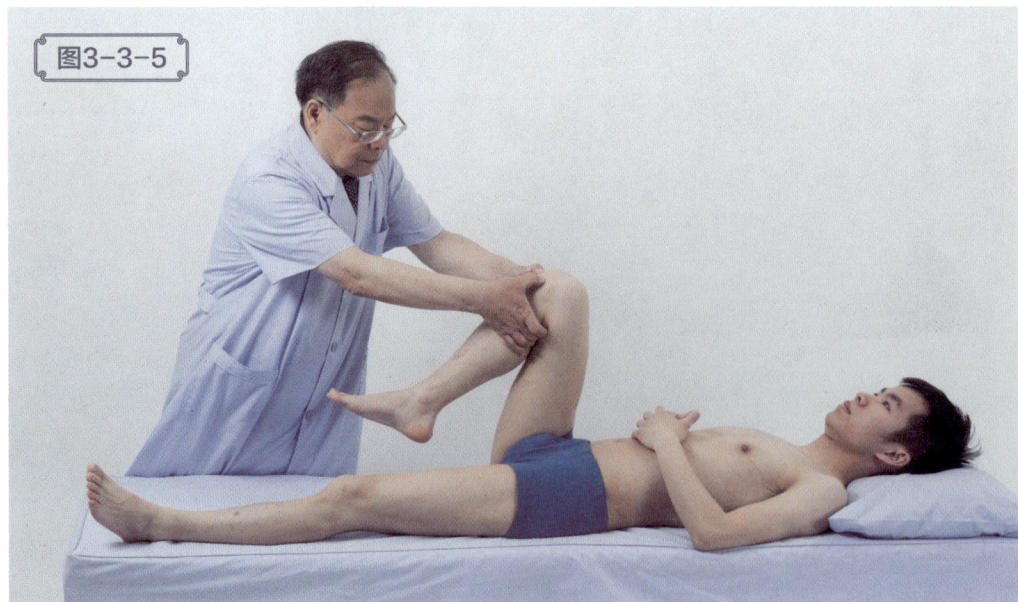

② 患者屈膝，医者双拇指顶住膝眼，见**图3-3-5**。

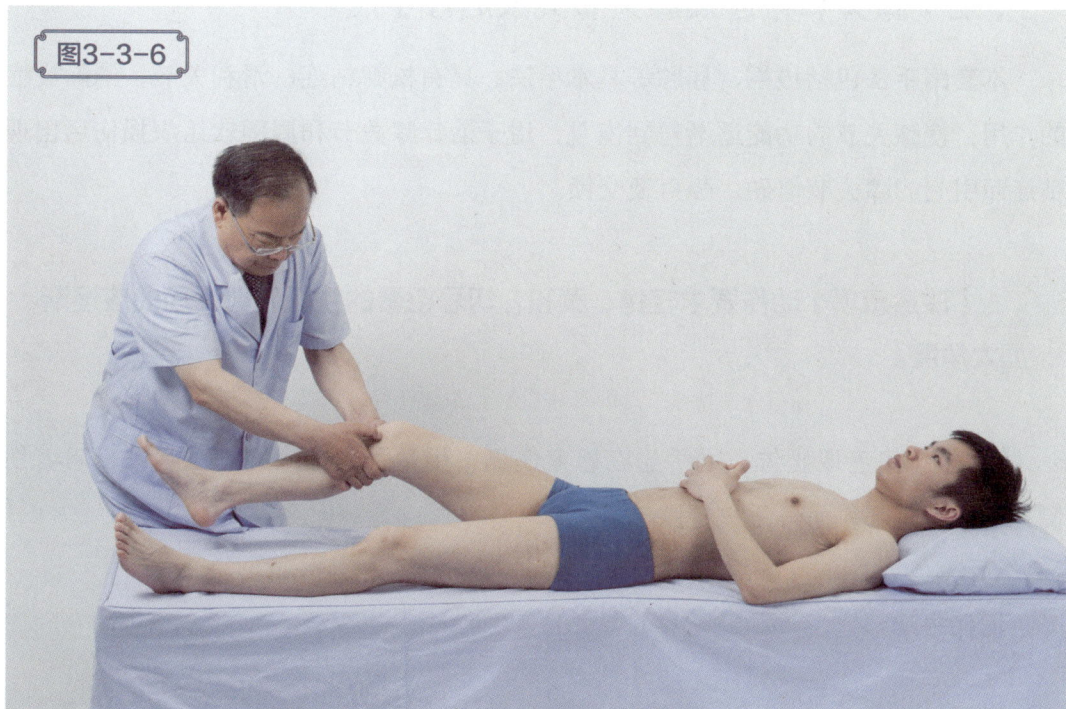

③ 令患者伸直膝关节，医者双拇指用力顶住膝眼，反复 6~7 次，见图 3-3-6。

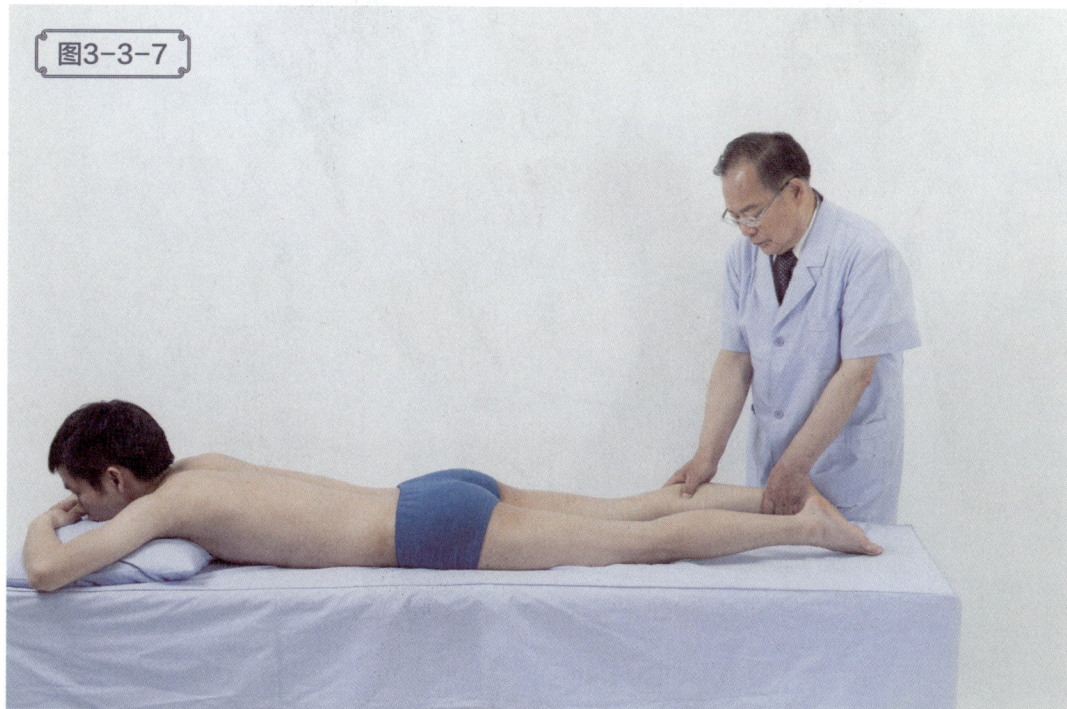

④ 患者俯卧位，医者揉捻、弹拨腓肠肌，见图 3-3-7。

（三）膝关节粘连及膝关节交锁治疗手法

本套路手法包括拔摇、屈膝等基本手法，具有松解粘连、滑利关节、消除炎症的作用，使膝关节的功能逐渐得到恢复，用于治疗膝关节和周围软组织损伤后出现粘连而引起的膝关节僵硬、强直及交锁。

【注意事项】 动作要求轻稳、柔和，切忌粗暴的生扳硬弯。屈曲应逐渐加大角度。

【体位】 患者取坐位。助手坐在患者伤侧，用两手握住大腿。医者站在患者伤侧，一手握踝部，另一手扶握膝部。

操作步骤

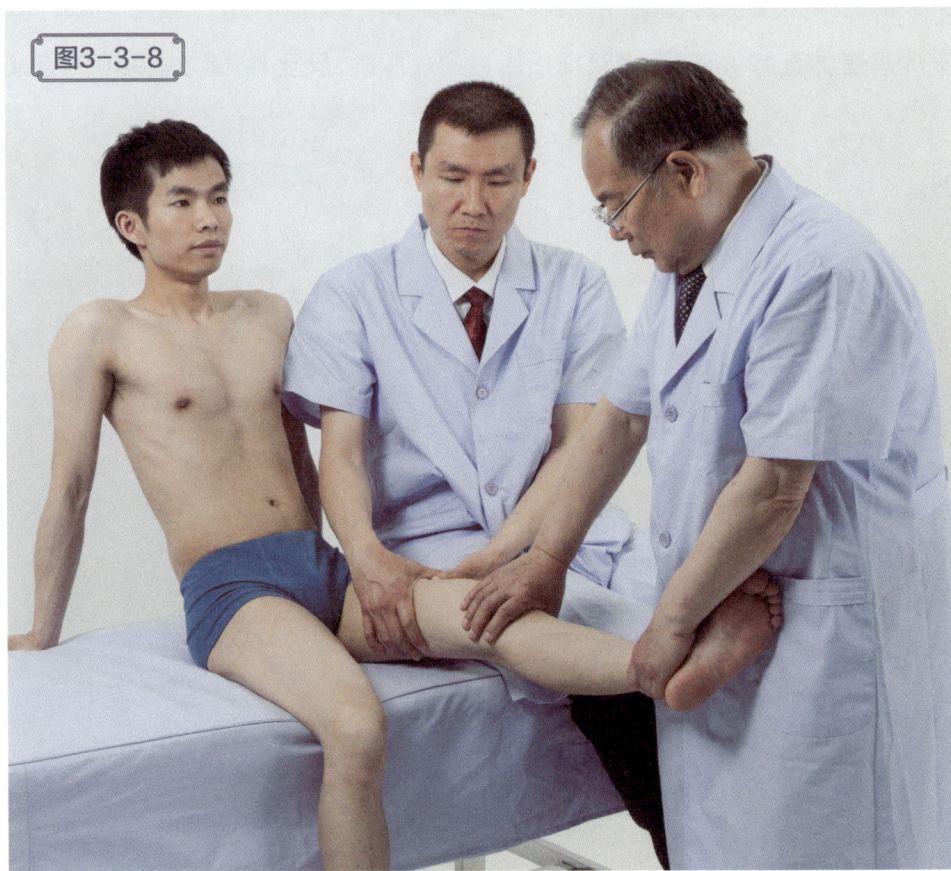

图3-3-8

① 医者与助手相对拔伸，边拔边轻轻摇晃患者小腿6~7次，见图**3-3-8**。

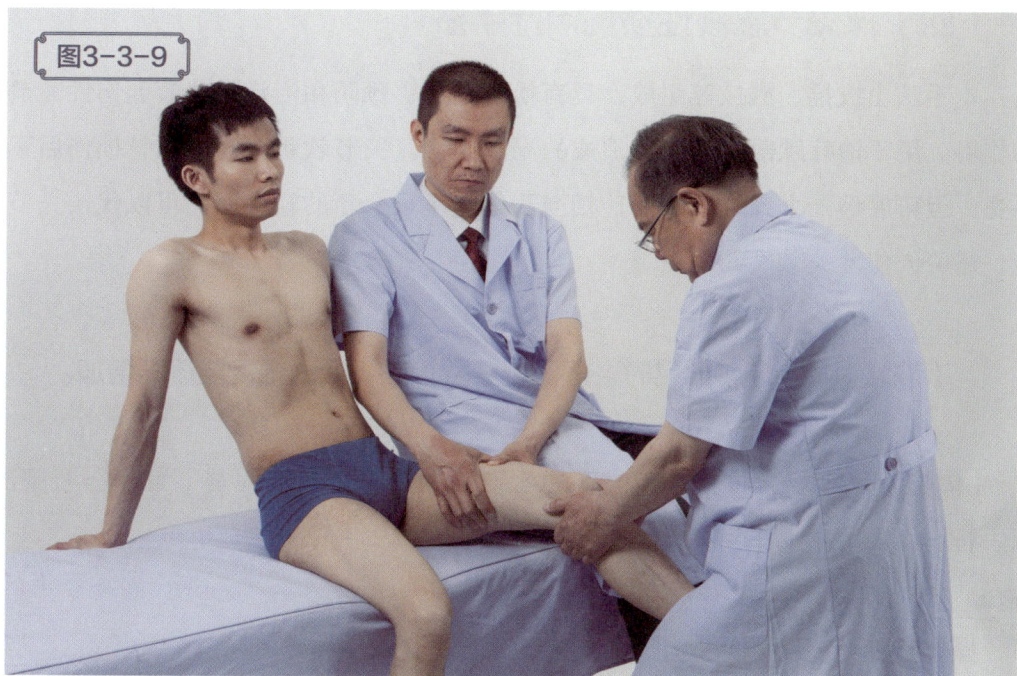

图3-3-9

② 医者站在患者前方，用双腿夹住患者小腿，两手掌握住膝部。用双腿的力量加大牵引力，并在保持牵引力下，屈曲伸展膝部。屈曲角度以患者稍感疼痛但能忍受为度，逐渐加大角度，见图 3-3-9。

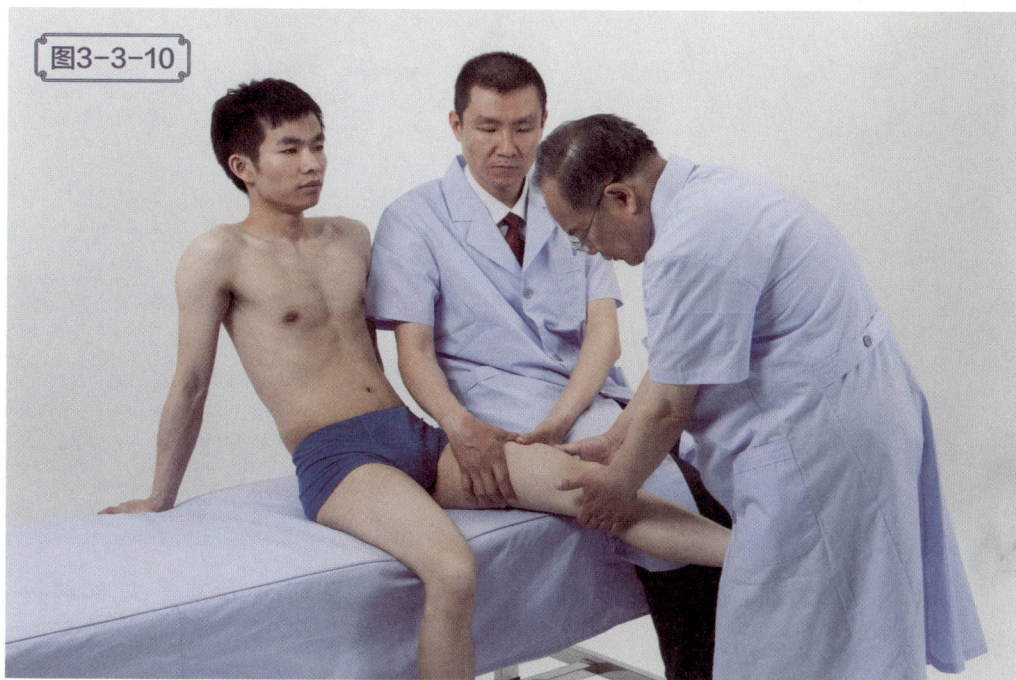

图3-3-10

③ 医者双手置于膝部，四指在腘窝处顺捋6~7次，见图 3-3-10。

（四）踝关节急慢性损伤治疗手法

本手法由拔摇、戳按等组成，具有松解粘连、预防和治疗踝关节创伤性关节炎的作用，用于治疗踝部粉碎骨折造成的局部损伤。关节软骨面玻璃软骨损伤后不能再生，但可磨造一个纤维软骨面，相当于创造了一个新的软骨面，可以代偿关节功能，避免创伤性关节炎的发生。

【注意事项】环转摇晃时，医者足跟要抬起，活动幅度要逐渐增加。

【体位】患者取坐位，医者坐在患者对面的矮凳上，伤腿垂下置于医者膝部，双手将双足固定。

操作步骤

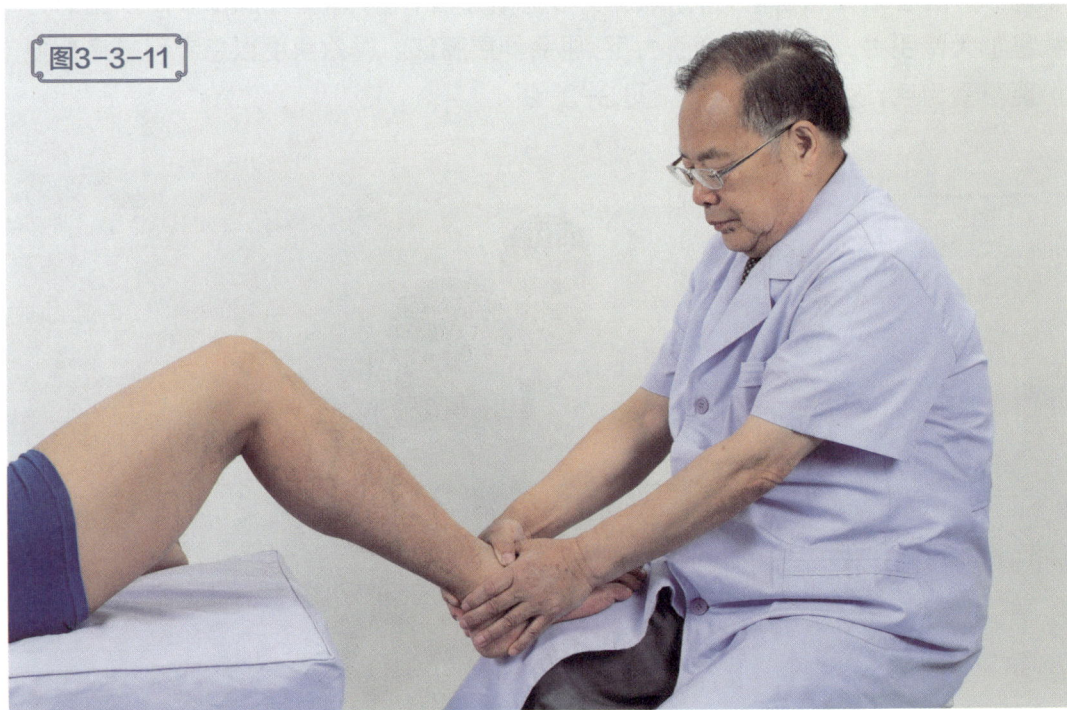

图3-3-11

医者以足前部为轴,旋转摇晃患者膝部,带动患者踝部转动,反复多次,顺时针、逆时针均可,见图3-3-11。

练功疗法

练功疗法，是通过各种肢体主动运动，锻炼肌肉、滑利关节、促使损伤肢体康复的一种疗法。

练功，古称"导引"，它历史悠久，受到历代医家普遍重视。早在《黄帝内经》中就已出现"导引"一词，以后历代文献也都有记述。清代宫廷医生特别重视练功，要求医者自己要有强健的身体，也要求患者注重功能锻炼。刘寿山老师为提高弟子们的体质，专门找了指导老师，要求弟子每天练功。他本人习练"八卦"，常说："百练不如一站，百站不如一转。"为此弟子们都受益匪浅。内科讲"三分治病七分养"，骨伤科讲的是"生命在于运动"，有了健康的体魄，才能达到防病目的，这也充分体现了中医"治未病"思想。

功法的种类极其丰富，这里着重针对骨伤科疾病，选择临床一些实用而有效的练功方法，根据其主要作用部位，分类叙述。练功虽不失为一种有效的疗法，但应用时要注意以下几点。

1. 详查病情，合理选练　治疗必先诊，这是一般规律，也是必须遵循的原则。练功也一样，既不加重损伤，又能疗伤愈病，就需要对练功方法有一定的选择、安排和要求。练功前必须对病情有全面的了解，尤其是对伤病肢体活动范围和活动能力有所估计，然后根据患者体质、伤病发生部位、患病时间、损伤的性质和类型、病情的轻重缓急等，正确选择练功方法，适当掌握练功次数和强度，才可避免练而无功或出现不良作用。此外，由于肢体的生理功能不同，如上肢主要在灵巧，下肢主要在负重，其练功的具体要求和侧重点也不一样，这些在练功过程中也应注意。

2. 动静结合，主动为主　动和静是对立统一的，动是绝对的，静是相对的，静是为了更好的动，动也是为了更好的静，两者之间体现了辩证关系。静，是使伤肢得到休养，有利于损伤组织的修复和肢体功能活动的恢复。但如果肢体缺乏必要的活动，势必造成循环瘀滞，新陈代谢减弱，关节囊、韧带、筋膜和肌肉等发生弹性降低、挛缩、变性和粘连等一系列改变，这是有害的。而适当的活动，可使肢体得到一定程度的锻炼，促进血液循环，加强新陈代谢，恢复组织性能，解除组织间粘连，从而使伤病得到更快康复。由此可见，在损伤肢体的康复过程中，动是积极的。动静结合，取长补短，相辅相成，这种合乎正常生理活动的动态平衡的建立，便是练功的基本法则。练功主要在于发挥患者的主观能动性，利用机体潜在的能力达到治疗目的。因而应积极主动地练功，并能做到意、气、力俱到，起到局部与整体并重的效应。

3. 循序渐进，贵在坚持　事物发展有一定规律性，所谓"时到花自开"，"功到自然成"，急于求成往往适得其反。练功不能操之过急，这是无数临床实践证明了的。

练功的次数和强度，在编排上有一定原则。就一般而言，是由少到多，在一定限度内慢慢增加次数；由不动变为小动，由小动变为大动，逐渐提高锻炼强度，扩大活动范围，以练功后自觉舒适为度，如症状加重则不正确了。比如腰背肌锻炼的"鲤鱼打挺"，有人称"小燕飞"，开始练时先试一下能做多少个，逐渐增加至男 50 个，女 40 个，贵在坚持。练功应以健肢带动患肢，耐心进行，最终恢复躯干和肢体各关节固有的功能活动。练功的效果出现较迟，但疗效巩固，是一个由量变到质变的过程，这是练功疗法的特点。因此，练功疗法要求患者有信心和耐心，坚持下去，始有收效，千万不可一曝十寒，那只能徒劳无功，更不能图快或贪一时之功，盲目增加练功强度和次数，甚至采用一些被动活动方法，这样做会造成不良后果。在练功过程中，关节活动范围的增加和肌力的增强，是互相促进的。所以活动范围的锻炼和肌肉力量训练同样重要，不可偏废。动作正确，只是解决了练功的姿势问题，而正确的姿势与力量的结合，才能达到练功的质量要求。同样，这也非一日之功。习惯是先求得姿势正确，再满足力量要求，从而达到练功标准，提高练功效果。"功夫"也有时间的概念，下功夫用时间，"功到自然成"。

一、颈部练功

颈部练功适用于颈部肌肉劳损、落枕、颈椎小关节错位整复后，以及颈椎综合征等。练功的体位多为站立和坐位。由于在日常生活和工作中，颈部前屈活动较多而后伸不足，因此，颈部练功应重视后伸体位的各种练功方法。

（一）与项争力

【起势】端坐在椅子上，身体力求放松，双手叉腰，身体稳定。

【功法】头尽量后仰，同时深吸气，此时颈部前屈肌群紧张对抗，然后复原，同时呼气，见**图 4-1-1**。

低头，闭口，下颌尽量紧贴前胸，同时呼气，颈部后伸肌群对抗用力，然后复原，同时吸气。本法逐渐增加次数最后达 20~30 次，见**图 4-1-2**。

【功效及注意事项】此功法舒展颈部筋骨关节，增加颈部后伸肌肉力量，提高颈椎稳定性。练功时注意颈部活动幅度和速度，由小量、小幅度逐渐增加次数和幅度。颈椎病、颈部扭挫伤等病的急性期不宜练习。

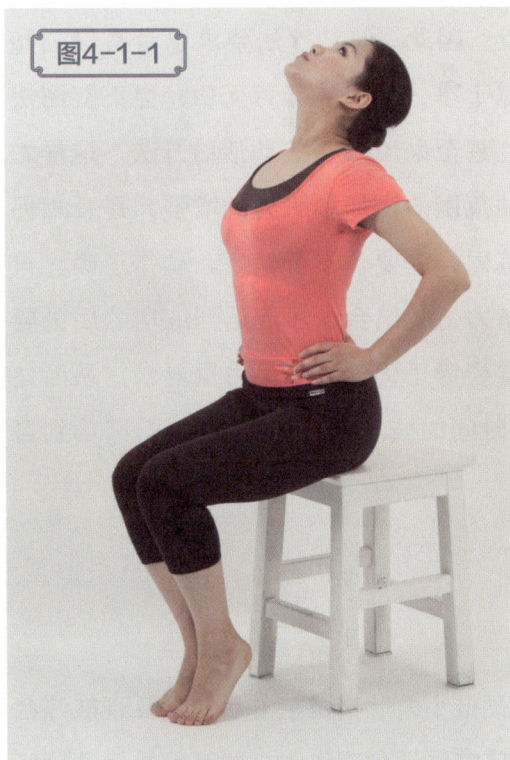

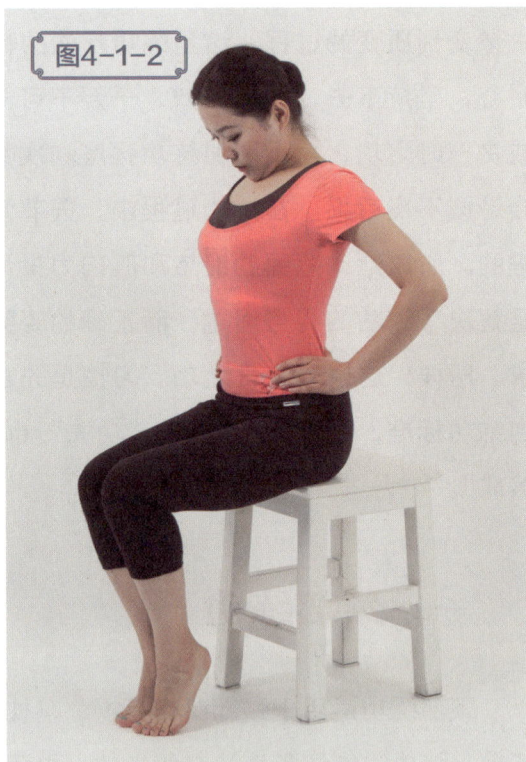

图4-1-1

图4-1-2

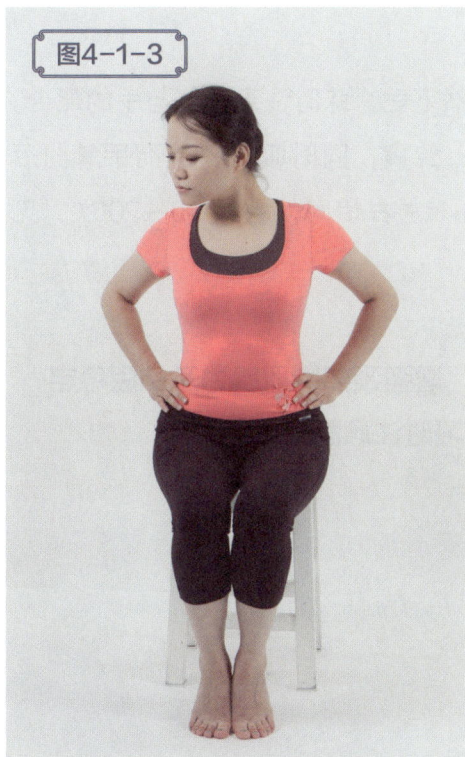
图4-1-3

（二）哪吒探海

【起势】端坐在椅子上，双手叉腰。

【功法】头颈用力伸向45°侧前方，双目注视前方地面约1.5m处。身体不动，颈部继续努力向前探伸，同时吸气，然后还原，同时呼气。左右相同，由小量、小幅度开始逐渐增加次数和幅度，最后达20～30次，见图4-1-3。

【功效及注意事项】本功法可舒筋活络，练习颈部前侧肌群，提高颈椎运动的协调性。练功要循序渐进，逐渐增加力量和运动幅度。

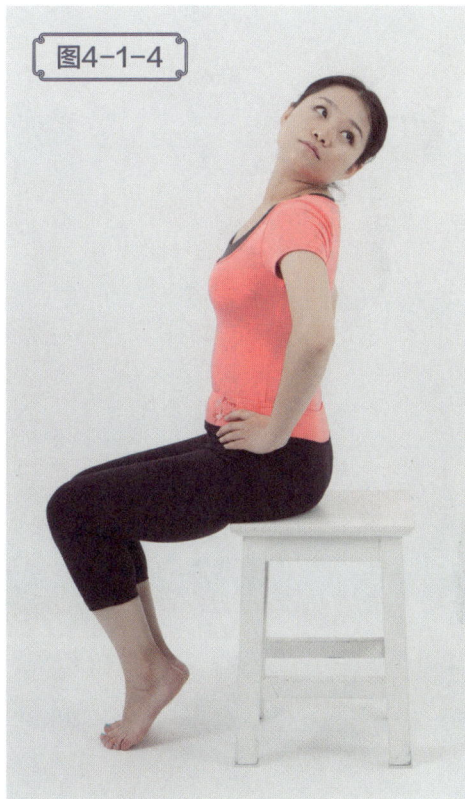
图4-1-4

（三）回头望月

【起势】坐位，叉腰。

【功法】以左侧为例。头颈用力左转，向后上方，眼向后上方看，右肩略下沉，左肩微耸，如回首望月样，同时深吸气，然后还原，呼气。左右相同，逐渐增加到20～30次，见图4-1-4。

【功效及注意事项】本功法可舒展颈部筋骨关节，锻炼颈部旋转及屈伸肌力，增加颈椎活动的灵活性及协调性。锻炼时应循序渐进，要做到扭中有转，严格按左右前后之顺序，不可杂乱无章。

（四）雏鸟起飞

【起势】站立，双足分开与肩同宽，双手自然下垂，练时注意颈部与手的配合。

【功法】颈部左侧屈并略前倾，双肘微屈，耸肩，同时吸气，继而手掌向后下方用力伸出，伸肘，垂肩，吸气，然后还原。左右相同，各做 10～20 次，见图 4-1-5。

【功效及注意事项】本功法可舒筋通络，增强颈部侧屈肌力及侧屈稳定性。动作幅度切勿过大，幅度逐渐增加，练习时注意配合呼吸。

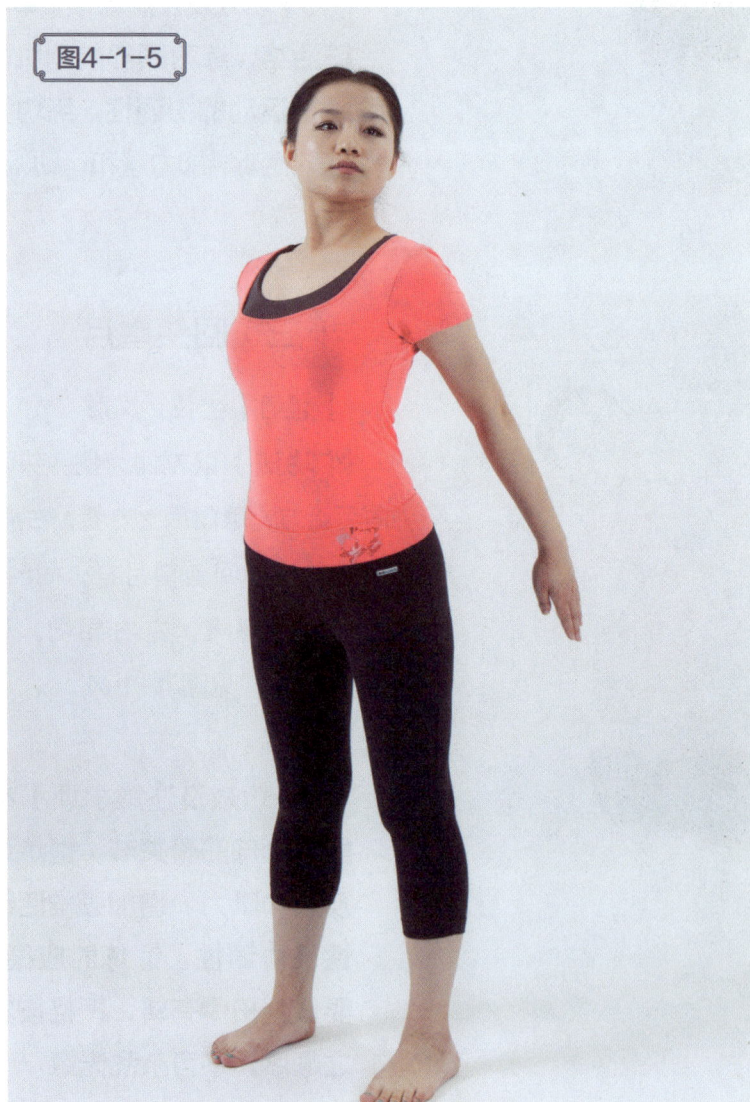

图4-1-5

（五）九鬼拔马刀

【起势】站立，双足分开与肩同宽，双手半握拳置腰侧。

【功法】左手开拳用力上举，继向侧方下降划至背后握拳，拳带上臂贴腰背，尽量上提，使拳贴附于对侧肩胛骨内缘。随之右手开拳上举过头，前臂下降绕至头后，手掌抱头，头随即左转，四指贴对侧耳门，这时，头用力后仰，而右手则用力推头，使之向前，两力相抗。右手尽量后展，两眼向左平视。最后头转正，右手滑至枕后，向右伸呈侧手举，钩掌屈肘；继而如法做对侧。左右各做 10~20 次，见图 4-1-6。

【功效及注意事项】着重锻炼肩颈背肌筋，增强其肌力；疏导手阳明经筋，调节脊椎。手和颈项相对同时用力，动作协调，屈颈仰项，开阖胸胁，呼吸自然。

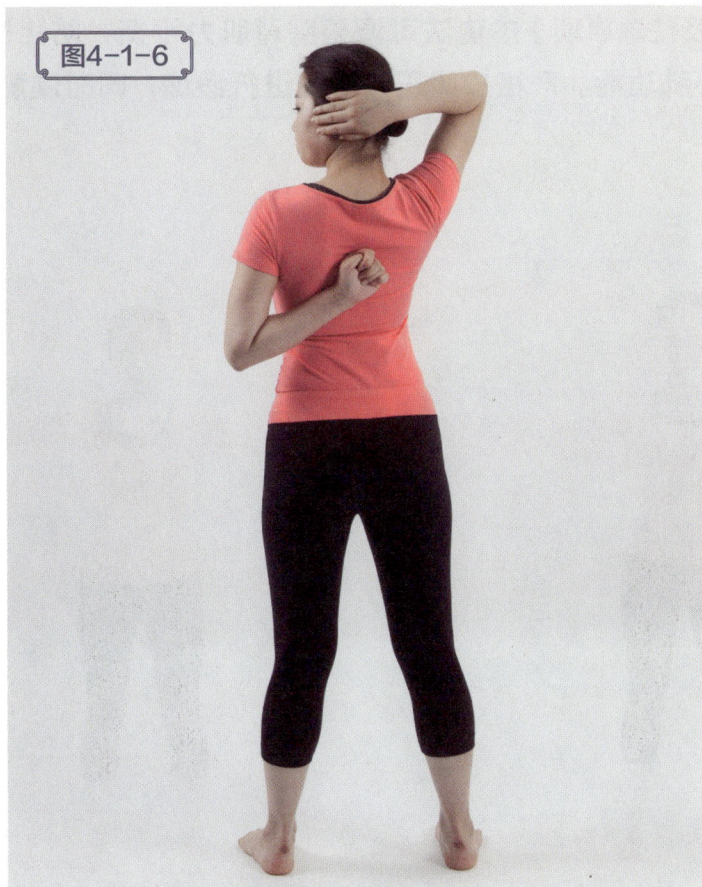

图4-1-6

二、胸背部练功

胸背部练功适用于背部肌肉劳损、扭伤、岔气、脊柱侧弯、胸壁挫伤，以及肋软骨炎等疾病。练时多采用站立位。胸椎关节活动相对较小，练功就必须要求颈、腰和上肢的配合，才能更好完成，但主要活动部位在胸背，这一点必须时时注意。

（一）张臂挺胸

【起势】站立，双足与肩同宽，双手前平举，手心向下，手指伸直。

【功法】双手骤然收回，屈肘，双肘尖用力向后摆，同时配合胸部前挺，呼气。然后借冲击的回弹力使双手复原，胸内收，同时吸气，见图4-2-1。

接上势，随之手心翻转向上，两手向前平举，再向后摆和扩张，也配合胸部前挺，吸气，继又还原，呼气，见图4-2-2。

反复做 20~30 次。关键在双臂扩张同时配合胸部前挺。

【功效及注意事项】本功法可调整胸背肌力平衡，防止胸椎侧弯；有效增强心肺功能。严格按照正确步骤进行锻炼，同时注意呼吸的节奏配合。

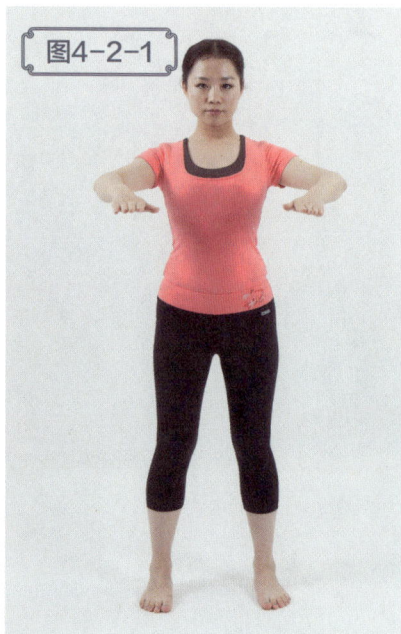

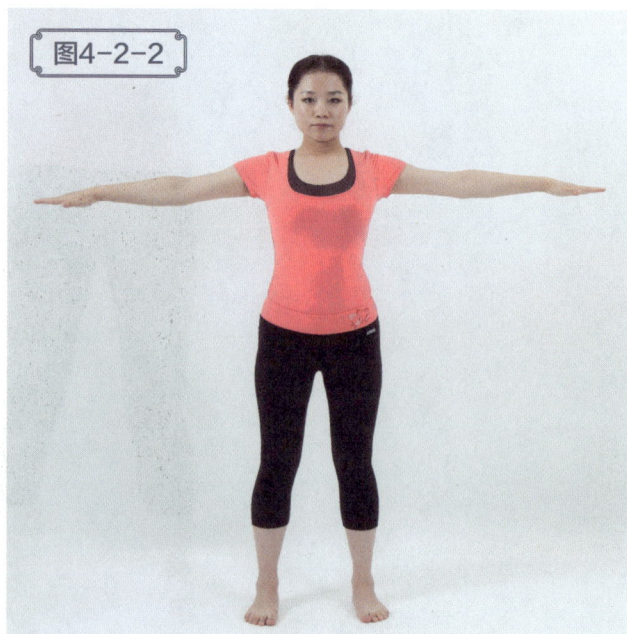

图4-2-1

图4-2-2

（二）转体展手

【**起势**】右转呈右弓箭步，手指并拢，前臂交叉置于胸前，见图4-2-3。

【**功法**】掌心斜向外上方迅速弹出展开，见图4-2-4，瞬间收回胸前，随之手心翻转向下，迅速向两侧下方划出，见图4-2-5。

【**功效及注意事项**】本功法可舒展胸背部肌肉筋骨，锻炼胸背部肌力，增强其协调性，防止胸椎单向侧弯；改善胸椎小关节紊乱和岔气所致的不适症状；同时锻炼肩部，增强其灵活性、协调性。注意手臂弹开时要保持一定速度，不可太慢或太快，太慢起不到疗效，太快容易损伤肌肉筋膜。

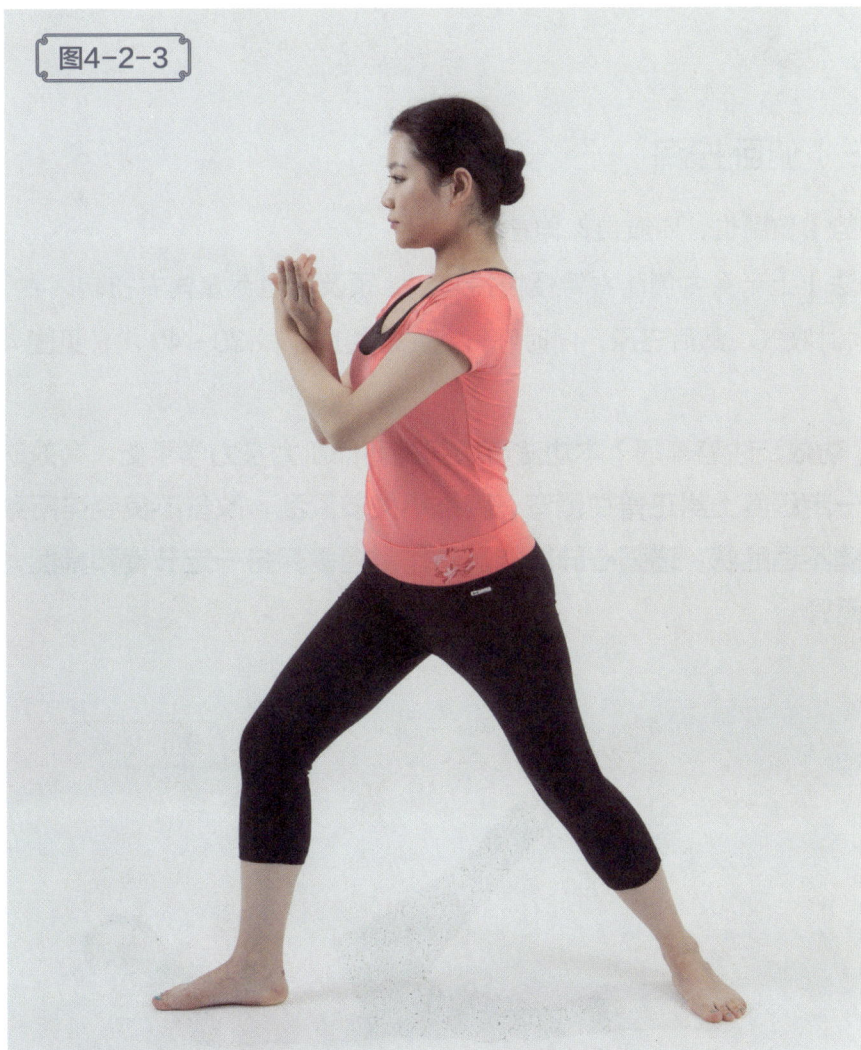

图4-2-3

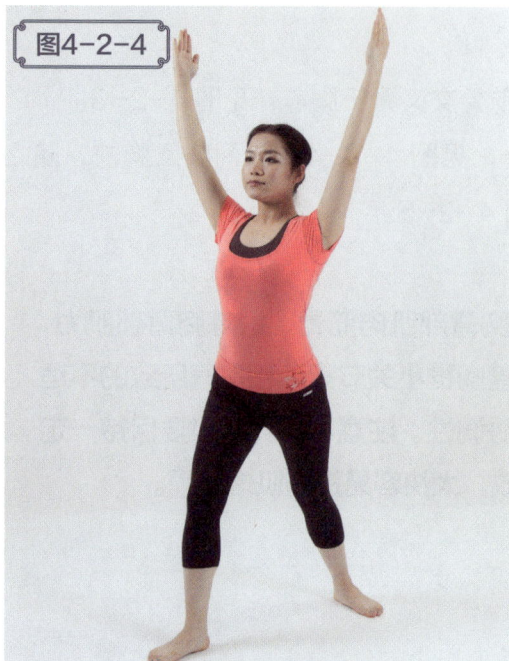

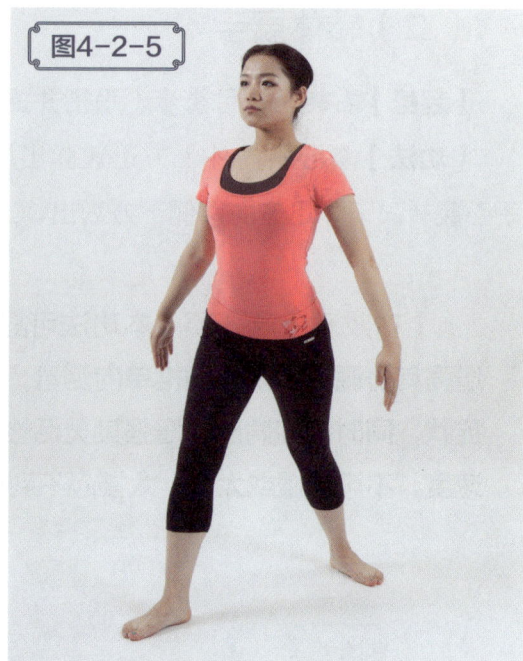

图4-2-4

图4-2-5

（三）俯卧拧胸

【**起势**】俯卧位，四肢自然伸直。

【**功法**】上半身右侧随右臂慢慢抬起，头颈及胸也尽量向右扭转，右下肢后伸抬起，同时吸气，然后还原，同时呼气。左右相同，做 30 ~ 40 次，见**图 4-2-6**。

【**功效及注意事项**】本功法可增强胸背部肌力及力学平衡，有效防止并可在一定程度上纠正脊柱侧弯、胸椎小关节紊乱，改善不良姿势所致胸背部疼痛不适症状，增强心肺功能。动作掌握需保持一定节奏和幅度，强度因人而异。

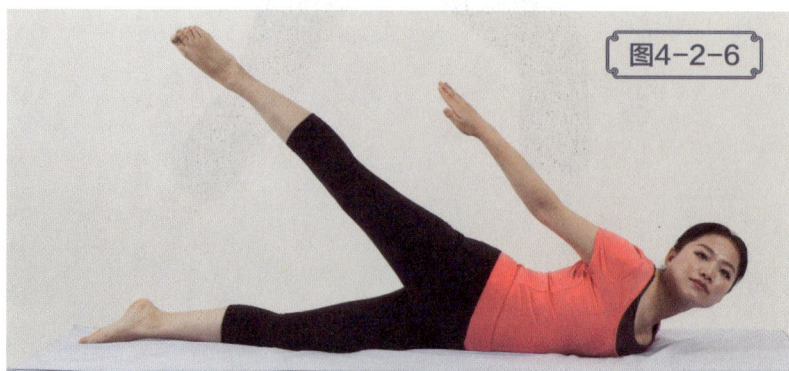

图4-2-6

（四）后推挺胸

【**起势**】站立，两臂后伸，双手十指相嵌，掌心朝内置腰部。

【**功法**】略屈双肘，翻转掌心向后下方缓缓推出，同时挺胸深吸气，再慢慢收回，呼气，做 30 次左右，见图 4-2-7。

> 【**功效及注意事项**】本功法可增强心肺功能，增加体内氧含量，改善循环。有效缓解胸背部疾患所致的胸闷、憋气症状；与上肢配合，还可起到锻炼肩部作用。行此锻炼时需密切配合上肢运动和呼吸，动作循序渐进，不可操之过急，否则容易造成肌肉、筋膜拉伤。

图4-2-7

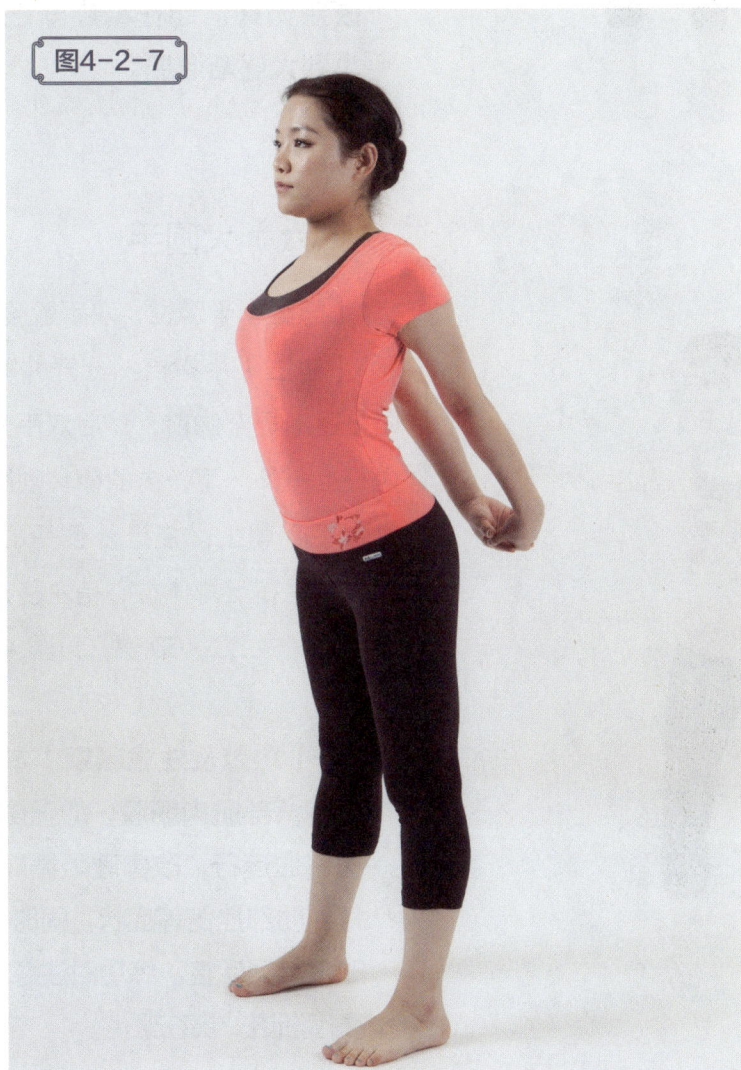

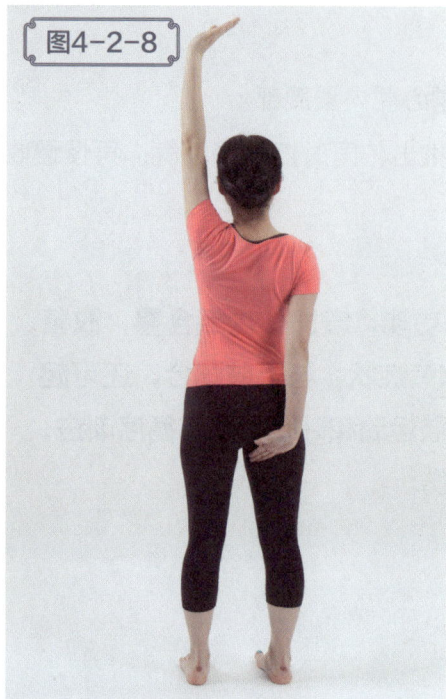

图4-2-8

（五）上下推掌

【起势】站立，双手握拳置于腰侧。

【功法】拳变立掌，虎口张开，用力做上托下推动作，左右交替，上推之手尽量上举，下按推之手略后伸，做 10~20 次，见图 4-2-8。

【功效及注意事项】本功法可舒展胸背部筋骨肌肉，增强肌力，改善肌肉的协调性；增强心肺功能，改善循环。动作循序渐进，力度由小到大逐渐增加。

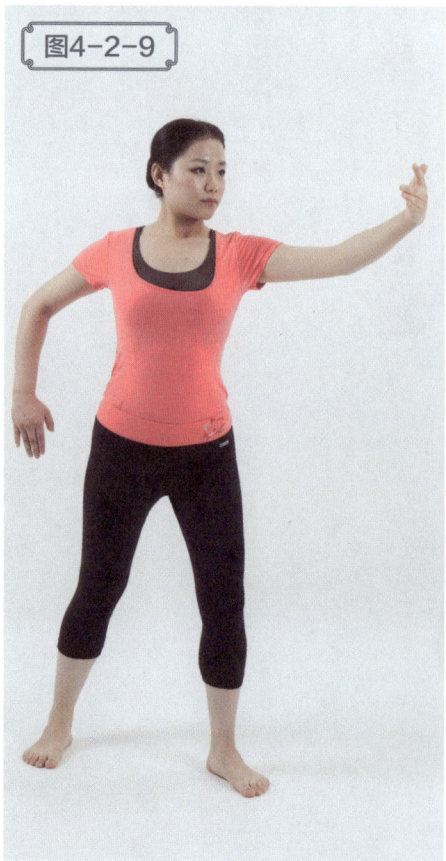

图4-2-9

（六）大圆手

【起势】半蹲位，双手置腰侧。

【功法】手指自然分开并略屈曲，掌心向上逐渐提至胸前，然后双手先后分别做由内→上→外→下→内的翻转划圈。由内向上时，手心朝上，接近外侧手心逐渐翻转向下。左手在上身体重心稍左移，右手在上则稍右移。做 30~60 次，见图 4-2-9。

【功效及注意事项】本功法可锻炼胸背部肌肉筋膜，增强协调性，畅通气血运行，改善呼吸循环，改善岔气、肋部挫伤等症状，同时锻炼肩部，改善其灵活性。练功时注意具体顺序，循序渐进，贵在坚持。

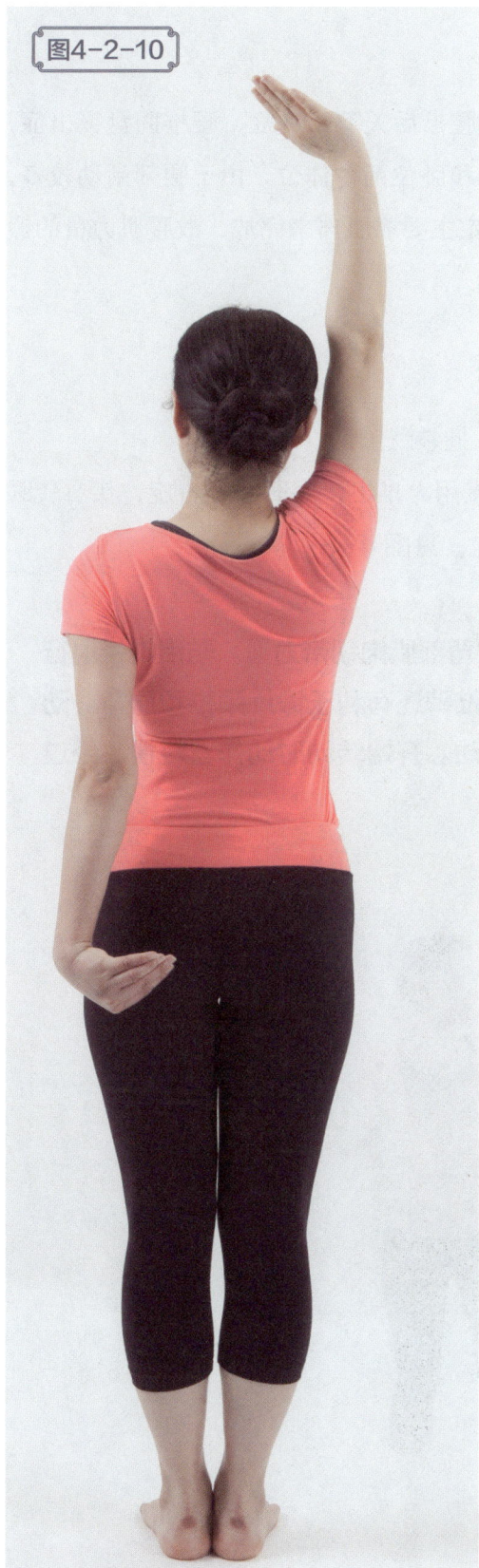

图4-2-10

（七）万字车轮功

【起势】站立，双手握拳置腰侧。

【功法】左手开拳划向身后，勾拳，略屈肘。右手开掌，掌心朝上用力向左上方伸出，上身随之微向左转。继而右掌心逐渐转向下，并自左前方划向右前方，掌心向外下降至身侧，身体也随之转正，见**图4-2-10**。

【功效及注意事项】本功法可疏通胸背部经络气血，增加肌肉协调性，舒展胸廓、肋部，调整其正常解剖关系，改善心肺功能。注意练功步骤，做到顺序有致。

三、腰部练功

腰部练功适用于腰部扭伤、腰肌劳损、腰椎后关节紊乱症、腰椎间盘突出症，以及不明原因腰痛等。练功时主要有站立位和卧位两种体位。由于腰部活动较多，承受应力大，较易发生损伤，而且腰部的稳定主要靠肌肉来完成，故腰肌力量的锻炼很为重要。

（一）仙人推碑

【起势】两足分开与肩同宽，站立，双手握拳置腰侧。

【功法】右手开拳变立掌，向右侧方缓慢用力推出，同时腰略右旋，头右转眼看手指，然后收回复原。左右相同，做 30 次，见图 4-3-1。

【功效及注意事项】本功法可加强腰背部肌肉韧带力量，防治脊椎退行性变和软组织劳损等引起的腰痛，仙人推碑还有利于锻炼颈椎和肩背。动作要缓慢，臂部不要僵硬，两腿立定不动。开始转动时动作宜轻慢，经过相当时间的锻炼后，动作幅度可加大。

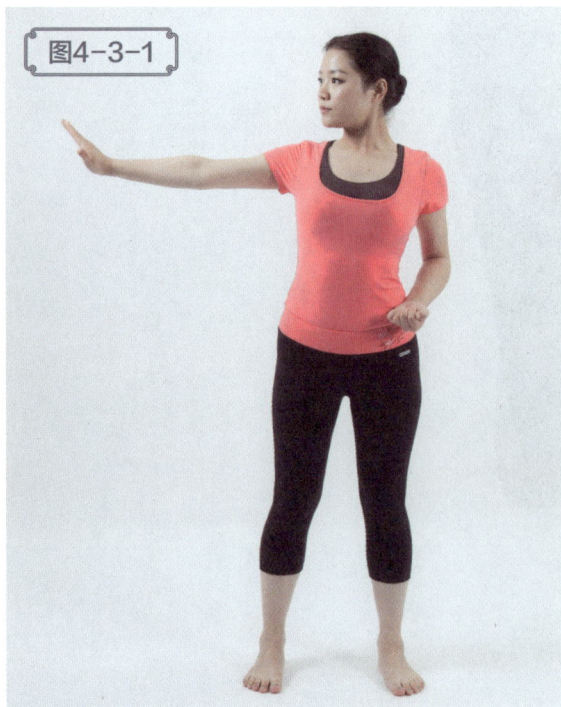

图4-3-1

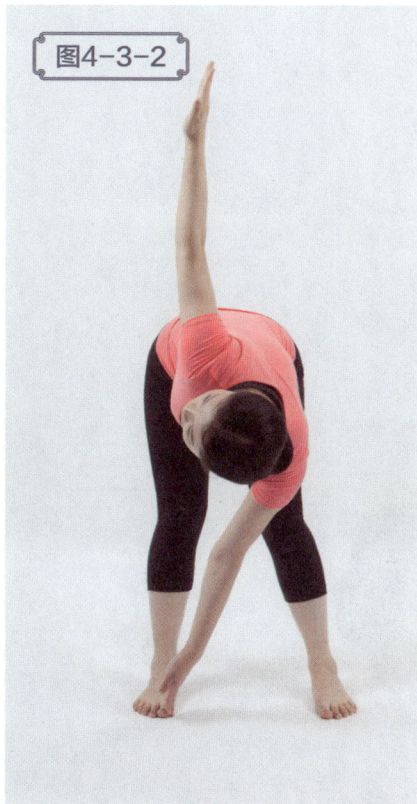

图4-3-2

（二）拧腰后举

【起势】站立，双足分开比肩略宽，下肢伸直，上身下俯，双手自然垂下。

【功法】腰向右拧转，右手同时向后伸起，头右转眼看右手指，左手摸右足尖，身体重心不移，随之腰部向左拧转，如法做对侧。左右相同，做30次，见图4-3-2。

【功效及注意事项】本功法可增强腰背部肌力，改善肌肉僵硬，增加其协调性，治疗急性腰部扭伤、慢性腰肌劳损等引起的腰部疼痛及功能活动障碍。练功时注意自然放松，不可使用暴力，同时注意呼吸均匀，不可闭气强行练习。

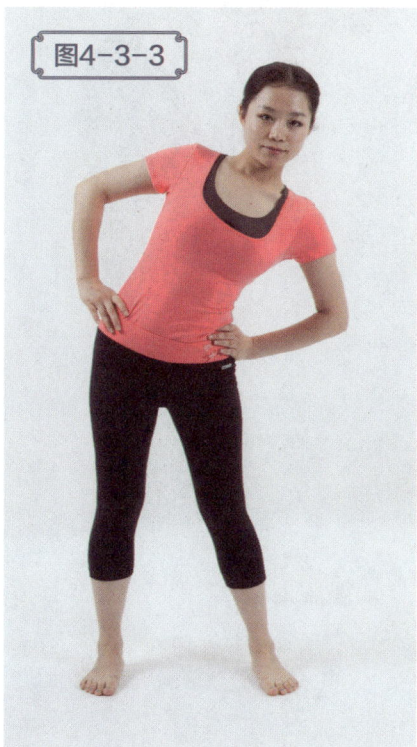

图4-3-3

（三）风摆荷叶

【起势】站立，双足分开略宽于肩，双手叉腰。

【功法】臀腿部尽量不动，做上身的左右侧屈，见图4-3-3。

前俯后仰，形同风吹荷叶的摇摆状，见图4-3-4、图4-3-5。

【功效及注意事项】本功法可疏通腰部经脉气血，改善肌肉协调性和肌肉僵硬；调整腰椎小关节紊乱，预防并一定程度改善腰椎侧弯。动作需协调、柔顺，掌握合适幅度，由小到大，循序渐进。

图4-3-4

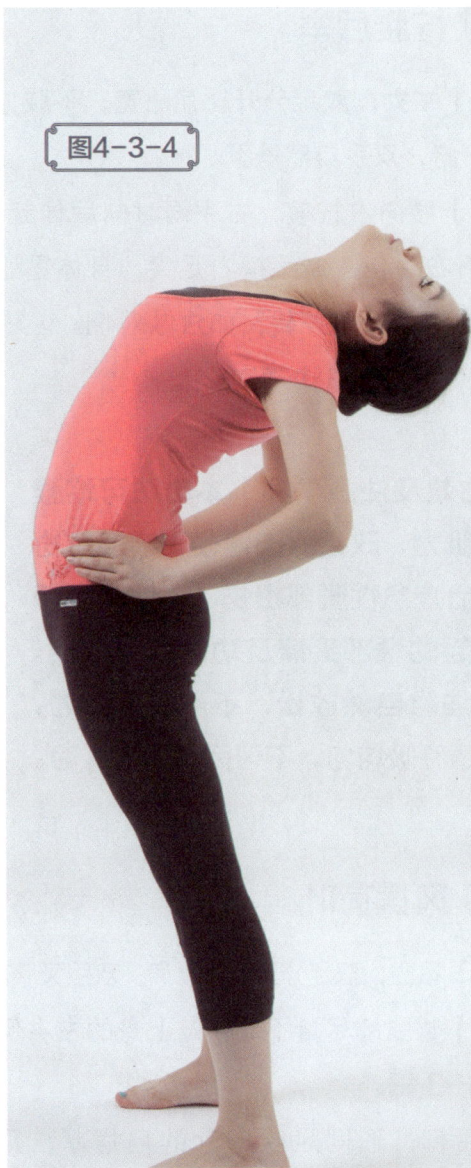

图4-3-5

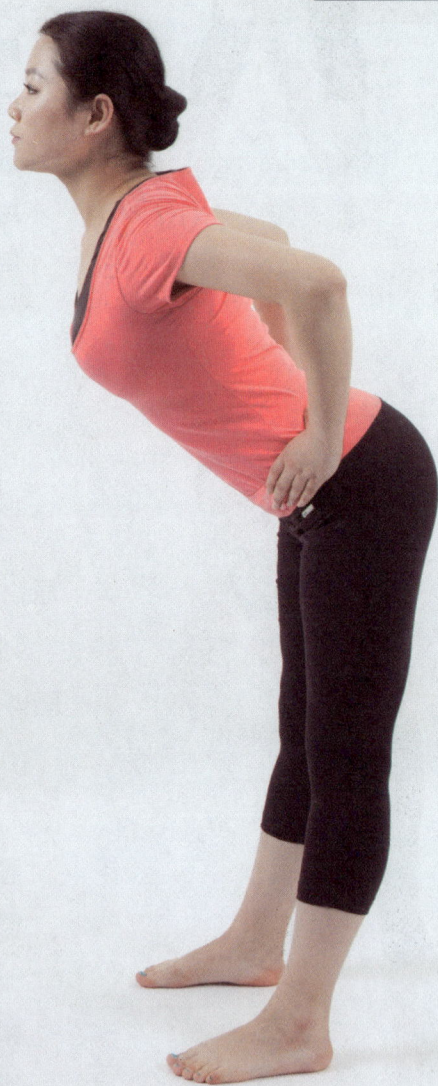

（四）浪里荡舟

【**起势**】两足分开略宽于肩站立，双手叉腰，拇指在后按肾俞穴，余四指在前。

【**功法**】上身与下肢相对固定，做腰部大回旋活动，先顺时针，后逆时针。身体顶向右前侧方时，左拇指压左侧肾俞穴；顶向左前侧方时，右拇指压右侧肾俞穴。动作幅度适当，顺逆方向各做 10 次，见图 4-3-6。

【**功效及注意事项**】本功法可增强腰背肌力，增强腰部软组织柔韧性。改善局部血液循环，减轻和防止肌肉萎缩，促使组织修复，调整小关节正常解剖关系，增强脊柱稳定性。练功过程循序渐进，掌握合适幅度，动作由小到大，由慢到快。

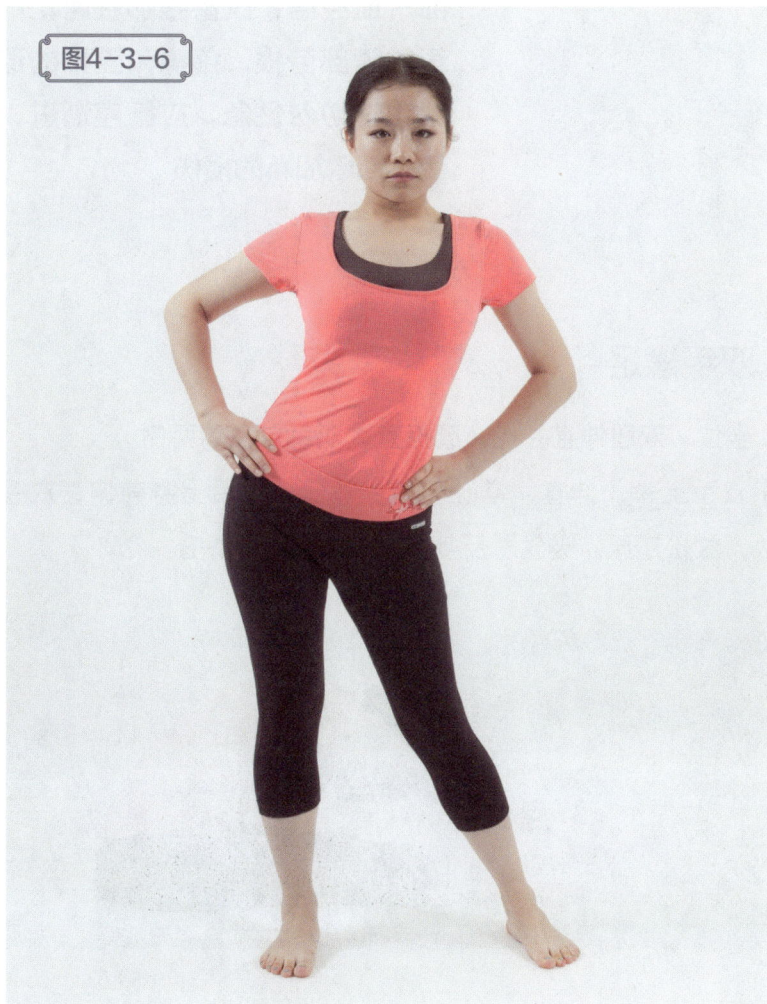

图4-3-6

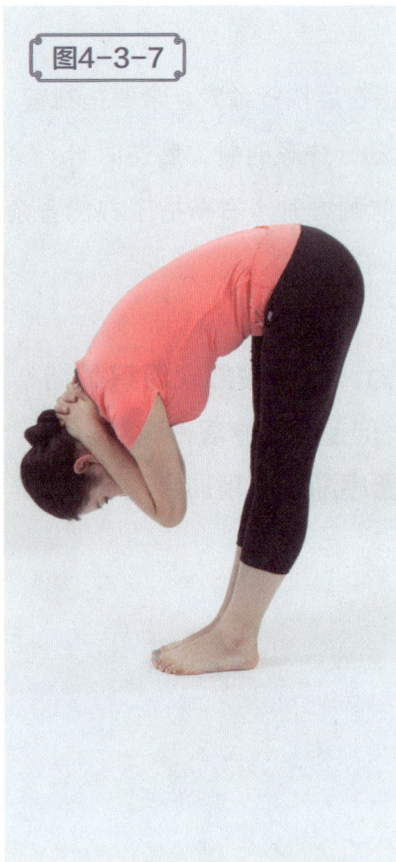

图4-3-7

（五）打躬势

【起势】站立，双足并拢，双手自然垂放两侧。

【功法】双手自两侧慢慢抬起，于头顶十指相嵌，然后降至枕后，并扣抱于枕后，呼气。双肩尽量展开，随之低头弯腰，双手压头令接近膝间，默数30个数，慢慢挺身站立，松手自然下垂，吸气。注意低头弯腰时膝关节要伸直，反复做10~20次，见图4-3-7。

【功效及注意事项】本功法可增强腰背部肌力，增加腰椎稳定性，疏通腰背部气血经络，改善腰部脏腑功能，有效缓解腰部劳损、疼痛和腰椎的退变。练此功法切勿性急，应循序渐进，否则会使腰部增加新的损伤。

（六）双手攀足

【起势】坐位，双腿伸直并拢，腰挺直，双手自然放两侧。

【功法】双手上举、伸直，掌心朝前，呼气，然后上身前俯，双手抓攀双足，默数30个数，放松还原，吸气。反复多次，见图4-3-8。

图4-3-8

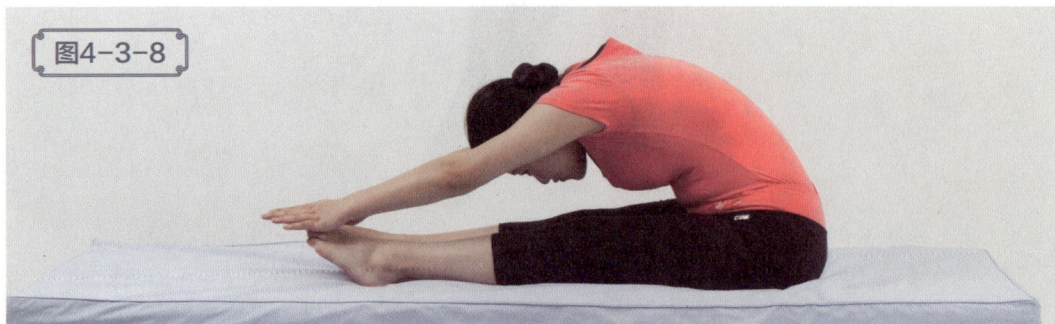

（七）躬尾势

【**起势**】双足并拢站立，双手握拳至腰侧。

【**功法**】双拳变掌，掌心朝上向前伸出，双臂伸直后合掌，十指相嵌，然后屈肘收臂，双手收至胸前，再沿胸前慢慢下降，呼气弯腰，至双掌心接触地面，微微抬起足跟，并昂首前看，默数 30 个数，随之挺身起立，两臂前平举，开指松手放下，吸气复还，见图 4-3-9。

【**功效及注意事项**】本功法可舒展腰部和腿后肌群，增强腰背部肌力，提高腰部稳定性，可以缓解腰肌劳损及腰椎退变所致疼痛。练功时循序渐进，动作由轻到重，同时配合呼吸。

图4-3-9

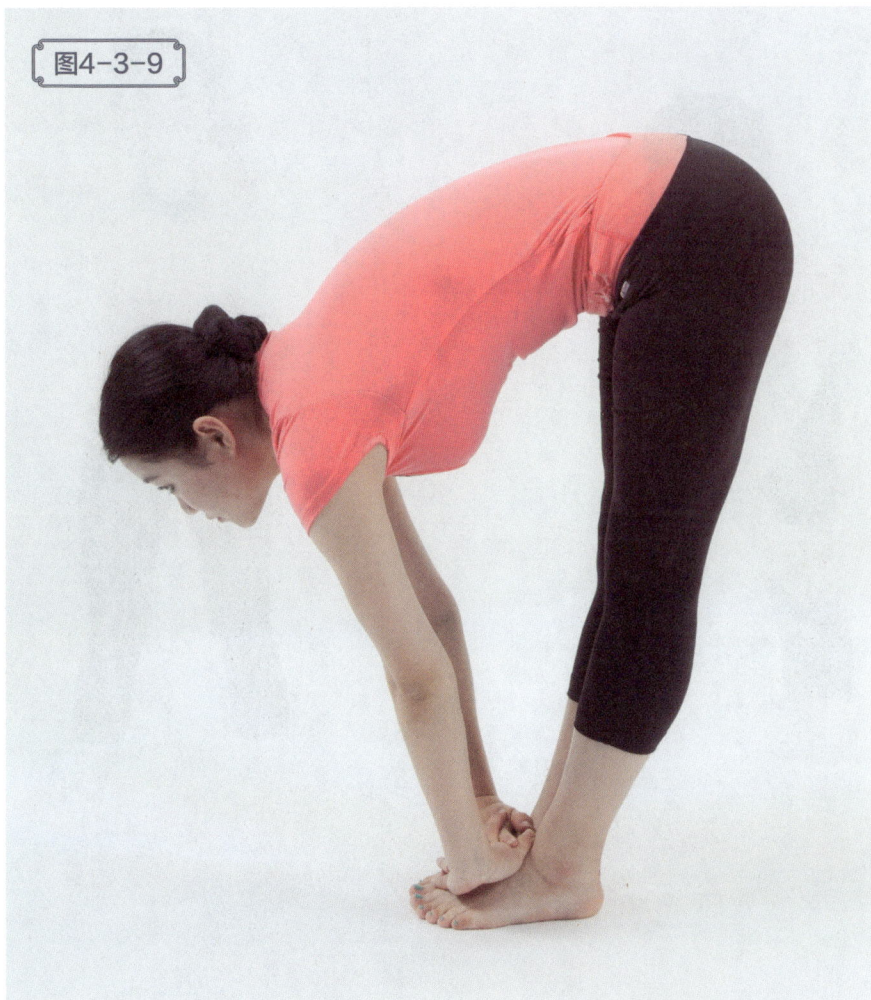

（八）前俯分掌

【**起势**】站立，两足分开与肩同宽，双手自然下垂。

【**功法**】上身前俯的同时，双手借内收的抛甩力使双臂交叉，见图 4-3-10。旋即挺腰站起，双手同时从两侧甩至头顶交叉，反复做 30 次，见图 4-3-11。

【**功效及注意事项**】本功法可疏通腰部气血经脉，增强腰背肌力量，增加腰椎稳定性。动作不宜过猛，循序渐进，配合呼吸。

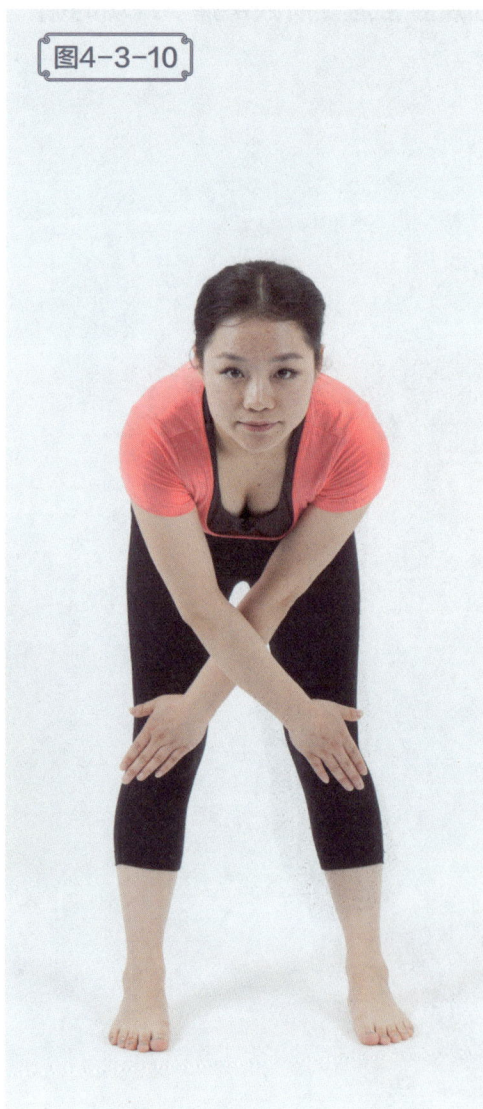

图4-3-10

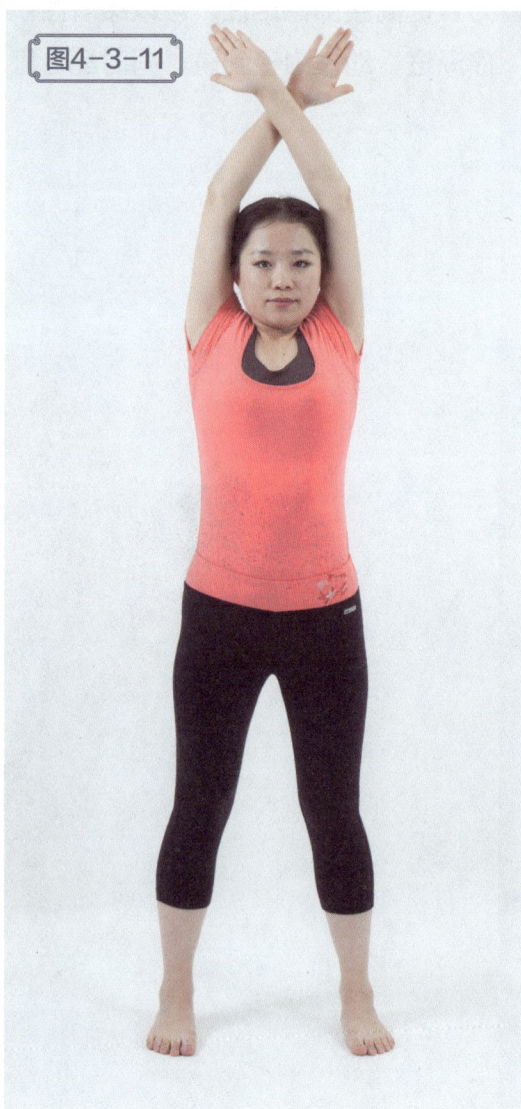

图4-3-11

（九）摇椅势

【起势】仰卧，尽量屈髋屈膝，双手环抱两腿，十指相嵌，低头，使脊柱呈弧形。

【功法】借助腰臀部肌肉收缩所产生的腰骶下坠力，使身体头起腿落，腿起头落，交替如摇椅摇摆状，见图 4-3-12。

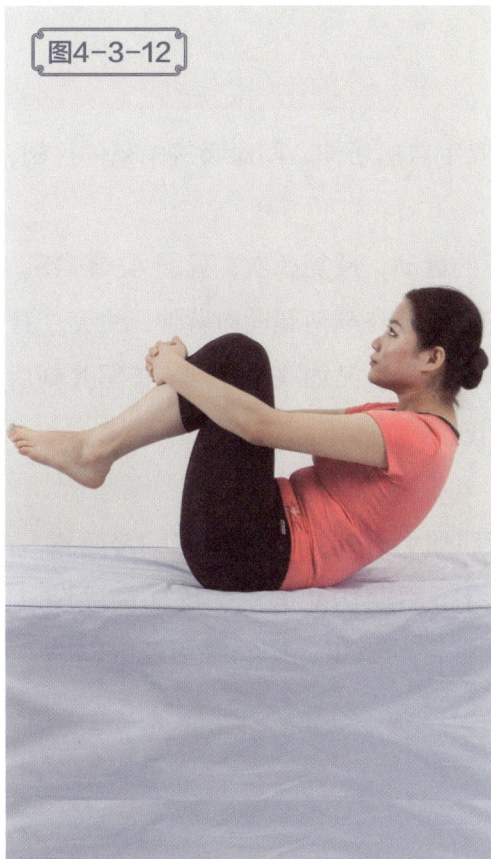

图4-3-12

【功效及注意事项】本功法可增强腰肌和腰背肌肌力，防治腰背酸痛及腰部前屈功能障碍，改善脊柱的生理曲度，也可改善由腰椎退变所致的疼痛和功能障碍。此功法练之易，行之艰，不可过急、过猛，应循序渐进，次数由少到多，幅度由小到大。

（十）喜鹊登枝

【起势】自然站立，双手叉腰。

【功法】先向前探身，至弯腰成 45°，徐徐挺身仰头，随后头左旋，继而头转正。左相同，各做 10~20 次，见图 4-3-13。

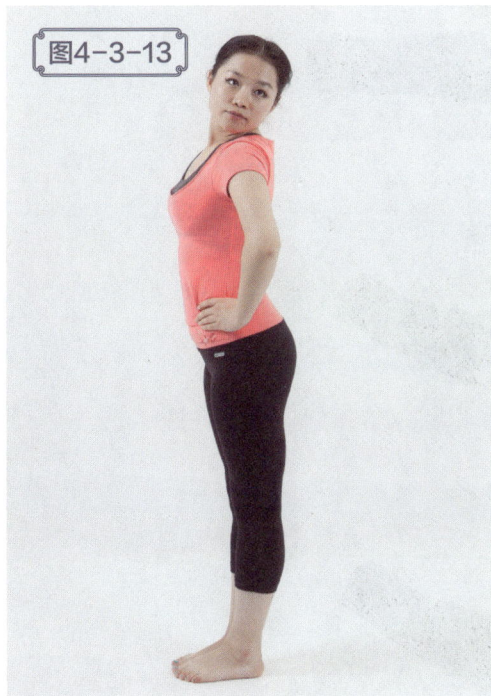

图4-3-13

【功效及注意事项】本功法可增强腰背肌的协调性，尤其是旋转肌力，防治腰部旋转功能障碍；调整小关节的紊乱，恢复腰椎正常解剖关系。练功时应循序渐进，动作柔和，不可一味冒进。

（十一）鲤鱼打挺

【起势】俯卧，四肢伸直，两腿并拢。

【功法】两腿不动，头及上身缓缓抬起，双手自然后伸，同时吸气，稍停片刻，还原呼气，反复多次，见图 4-3-14。

上身不动，两腿并拢，做缓缓抬起、放下的运动，反复多次，见图 4-3-15。

当练上法至腰肌力量达一定程度时，再练头，上身与两腿同时背伸，令整个身体后伸成一自然弧形线，同时吸气，其形如鲤鱼打挺，又如飞燕翔空。停留片刻后呼气还原，如此反复 30~60 次，见图 4-3-16。

> **【功效及注意事项】**本法可增强腰背肌肌力，常用于腰肌劳损及腰椎退变所致腰腿痛，亦常用于椎体压缩性骨折后期功能锻炼。练功循序渐进，初期可能难以达到动作标准，通过锻炼逐渐进步，切勿练习过度以造成不必要的损伤。

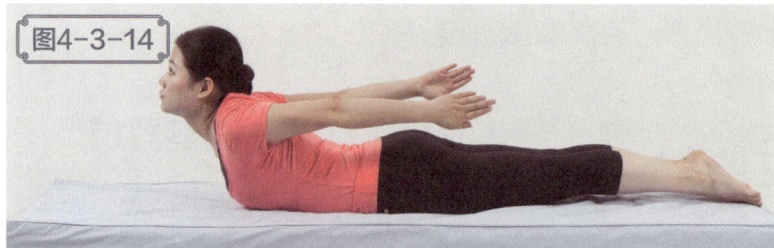

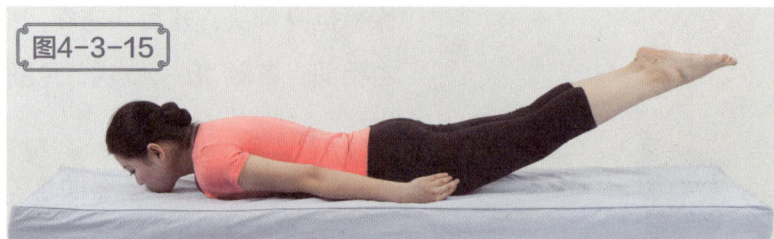

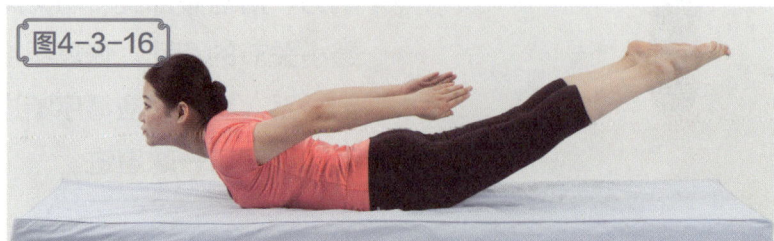

图4-3-14

图4-3-15

图4-3-16

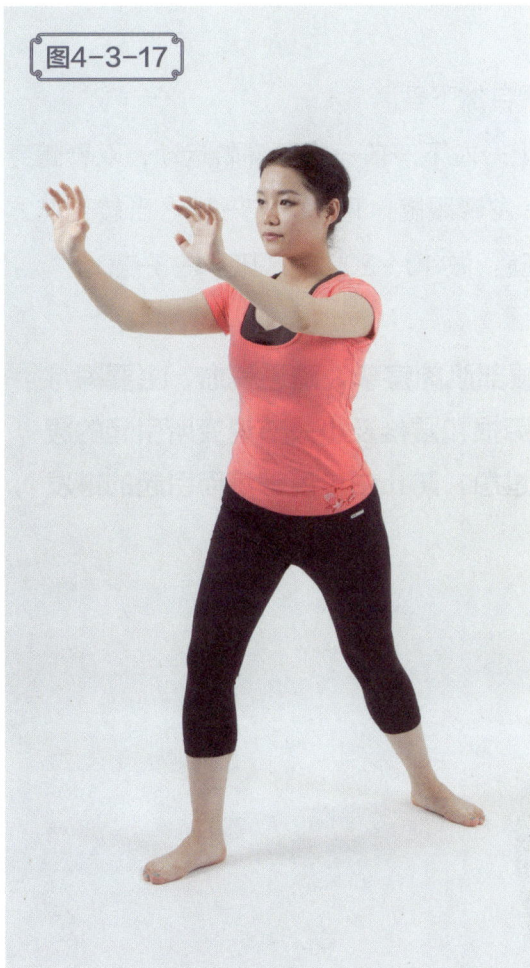
图4-3-17

（十二）饿虎扑食

【起势】右弓箭步，双手握拳至腰侧。

【功法】开拳，手指自然张开，提至胸前翻转掌心向前方，继续上举到额前，同时头及身体略后仰，见图4-3-17。紧接着身体前扑，十指抓地于左足侧前方，抬头望正前方，注意胸腰要直，臀部不要撅起。然后收回转身做另侧，见图4-3-18。

【功效及注意事项】锻炼腰背肌力，加强稳定脊柱稳定性，调节椎体间小关节紊乱。行此功法时需挺直上身，配合呼吸，同时注意幅度不可过大，以免发生跌扑损伤。

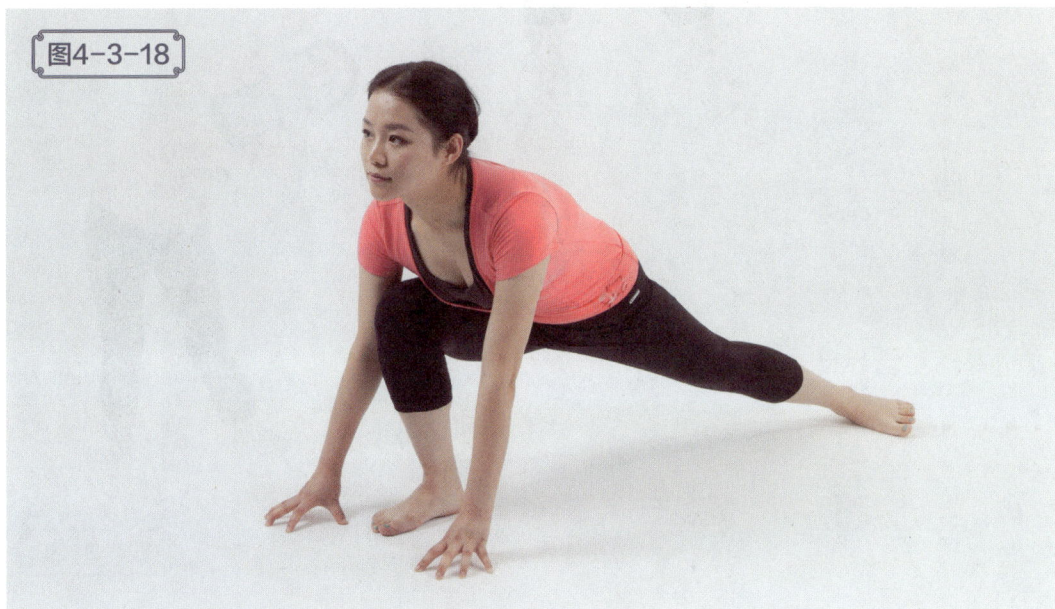
图4-3-18

（十三）大转腰

【起势】两足分开略宽于肩站立，双手自然下垂。

【功法】腰部自右下→右上→后→左上→左下→前→右下环转运动，双臂随身体协调地摆动，上身前倾时，右臂在前，左臂跟随，见图4-3-19。当转至侧方及后仰时，改换成左臂在前，右臂在后跟随。做10~20次，见图4-3-20。

【功效及注意事项】本法可缓解腰部肌肉痉挛，疏通气血，主要锻炼腰椎旋转活动功能，能防治腰部肌肉劳损和腰椎及小关节退变所引起的腰部酸痛。练功时循序渐进，不可操之过急，防止由过度锻炼而引起的继发性损伤。

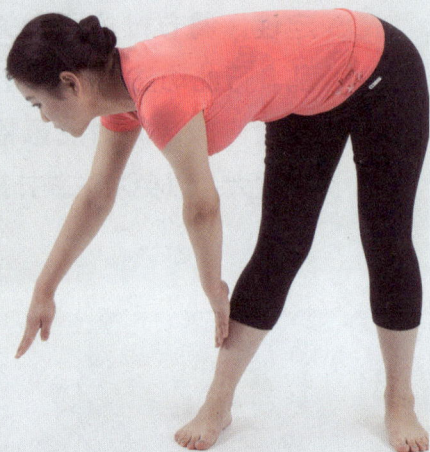

图4-3-19

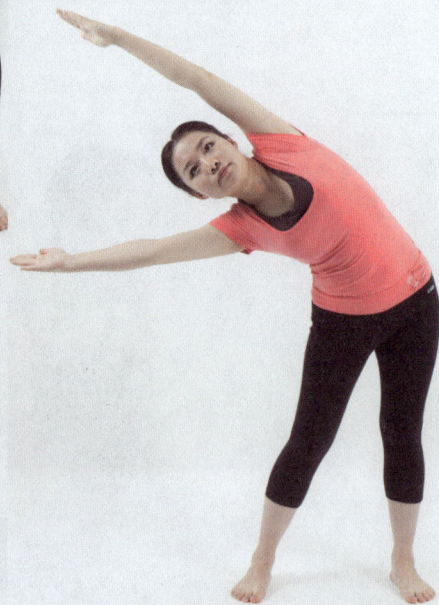

图4-3-20

四、肩部练功

肩部练功适用于肩部扭挫伤、冈上肌肌腱炎、肩周炎等病。肩部练功多采用站立位。肩部是上肢活动的基础，由四个关节组成，活动范围相当广泛。参与肩部活动的关节都有互相代偿作用，在练功时要注意到这一点。如肩部运动的主要关节——肩肱关节发生粘连时，肩部活动往往出现肩胛胸壁关节滑动的代偿，使练功不易锻炼到病变的肩关节，从而影响练功效果。另外，临床往往只重视肩部上举，而忽视了肩外旋活动，既降低了练功和治疗的标准，也给患者生活（如穿衣、梳头等）带来不便，这些在练功时都应引起注意。

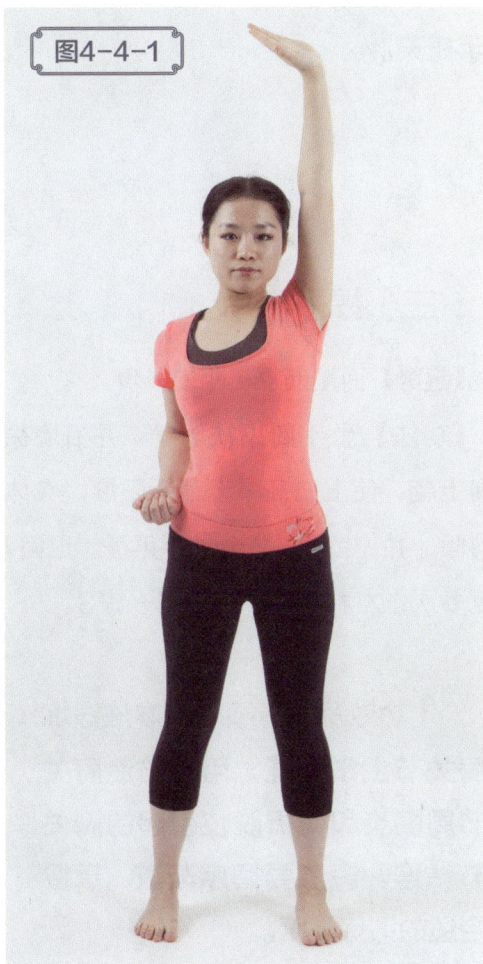

图4-4-1

（一）单手托天

【**起势**】站立，双足分开与肩同宽，双手握拳至腰侧。

【**功法**】左手由拳变立掌，掌心向上由胸前上托，至臂伸直仍寓有上托之力，而身体则稍向下坠对抗，左右相同，见图4-4-1。

【**功效及注意事项**】本法主要用于锻炼肩关节前屈上举功能，缓解肩关节粘连；常用于肩部因风湿、劳损而致肩关节前屈上举功能障碍，或陈旧性损伤后肩部酸胀疼痛。练功应循序渐进，切勿急于求成，使用暴力，否则易导致肩关节软组织撕裂。

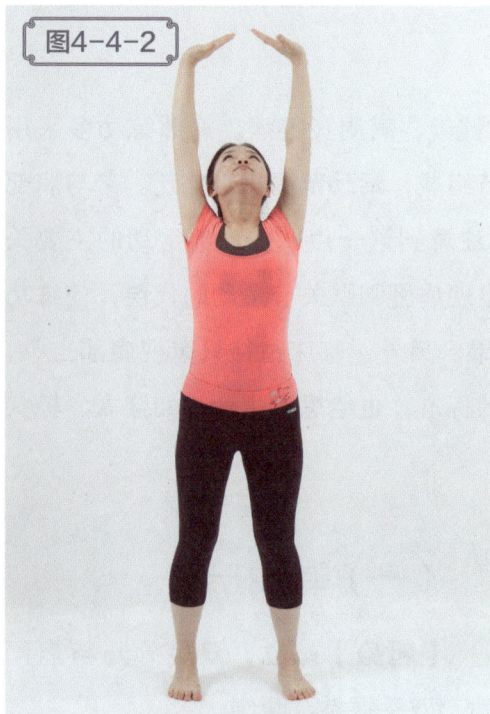
图4-4-2

（二）双手托天

【起势】站立，双足分开与肩同宽，双手叉腰。

【功法】双手由拳变立掌，由胸前缓缓用力上托，手指相对。双手继续寓上托之力，身体则下坠，使肩部有牵拉之感，同时抬头望手背，稍歇，收回，见图4-4-2。

【功效及注意事项】本法同单手托天。

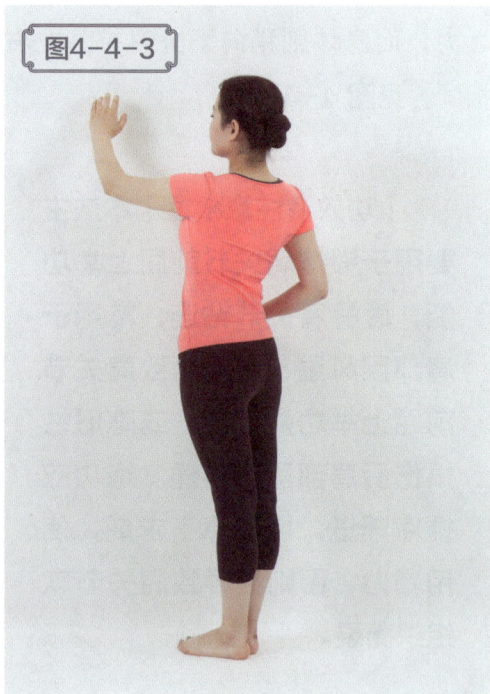
图4-4-3

（三）蝎子爬墙

【起势】面墙而立，距墙一步。

【功法】患手四指扶墙壁，并沿墙徐徐向上爬，使上肢高举至最大限度，身体略前倾，并停留1~2分钟，再缓缓退回，反复多次，左右相同，见图4-4-3。

【功效及注意事项】本法锻炼肩关节上举功能，用于防治肩关节周围炎和骨折脱位引起的肩关节粘连。锻炼要循序渐进，掌握合适的锻炼强度。

（四）大鹏展翅

【起势】站立，双足分开与肩同宽，双手十指相嵌环抱颈后。

【功法】缓缓用力内收双肩，使双肘接触，见图4-4-4，接着慢慢外展双肩。如此反复多次，见图4-4-5。

【功效及注意事项】本法锻炼肩关节外展、外旋功能，防治肩关节粘连。常用于肩关节周围炎及肩部骨折和脱位所致的肩关节外展外旋功能障碍。行此功法时，注意锻炼要缓慢进行，强度及次数以肩关节损伤程度为准。

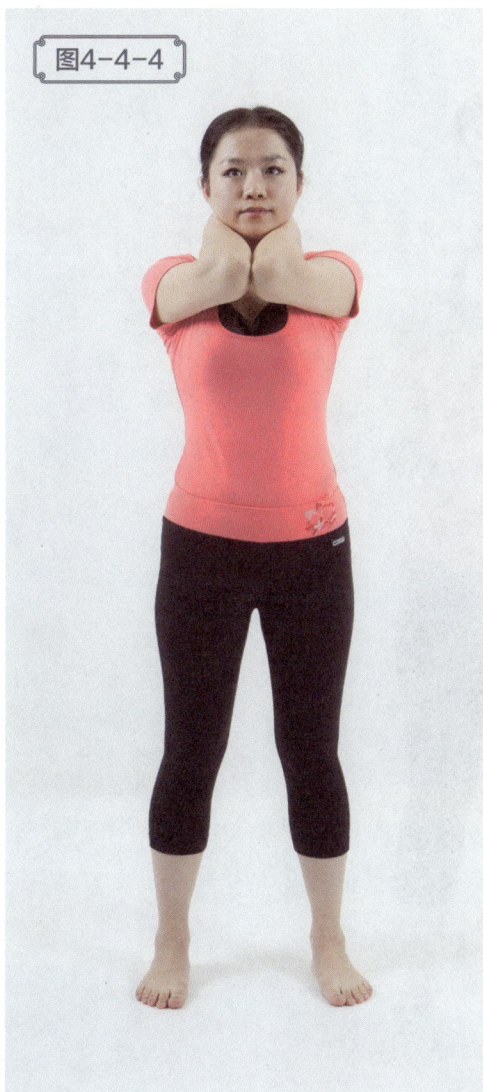

图4-4-4

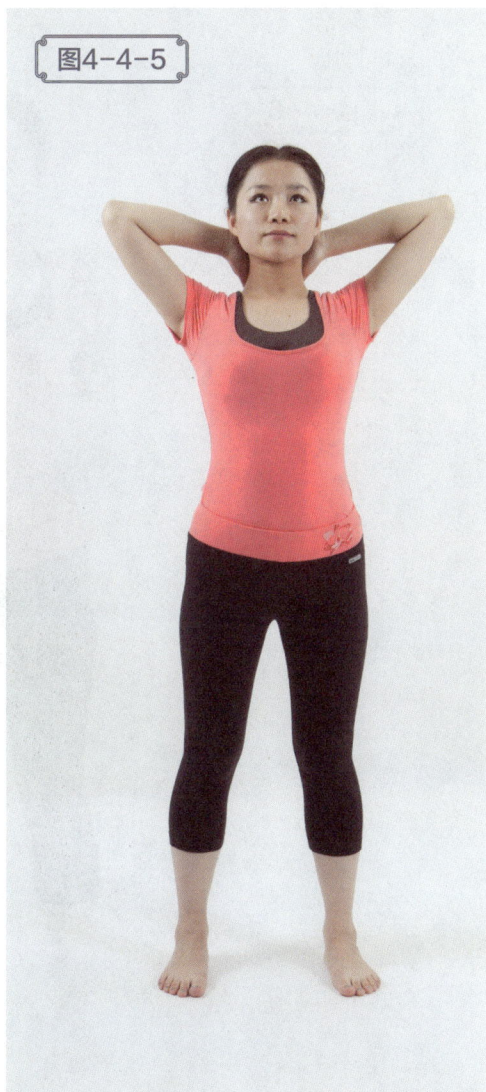

图4-4-5

（五）野马分鬃

【**起势**】站立，双足分开与肩同宽，双手握拳，拳心向上置腰侧，见图4-4-6。

【**功法**】双拳尽量上提至胸侧，拳变立掌缓缓用力向前平伸，成前平举，见图4-4-7，双上肢内旋并立掌，指尖相对，然后慢慢向两侧划出成侧平举，见图4-4-8，再按原路返回复原。

【**功效及注意事项**】此功法锻炼肩关节外展、外旋及前屈功能，有效防治肩关节粘连，并改善肩关节外展外旋及前屈功能障碍。锻炼时循序渐进，把握速度和强度，配合呼吸练习效果更佳。

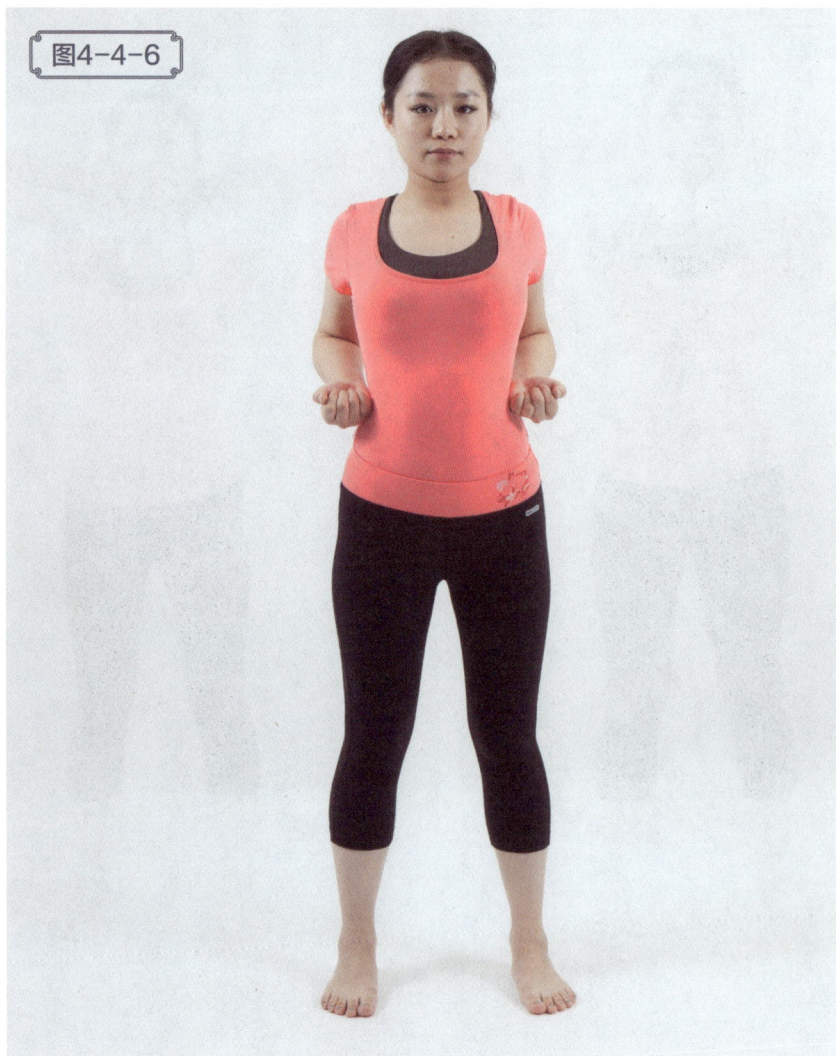

图4-4-6

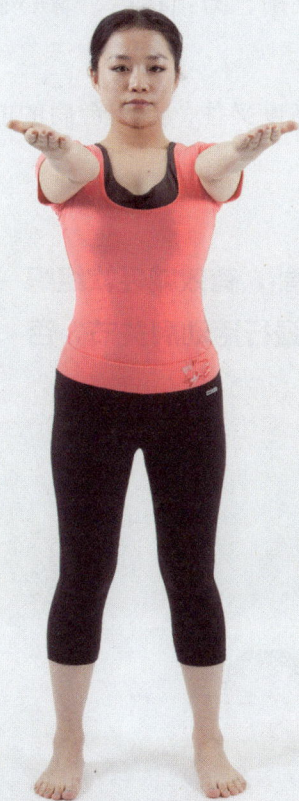

图4-4-7

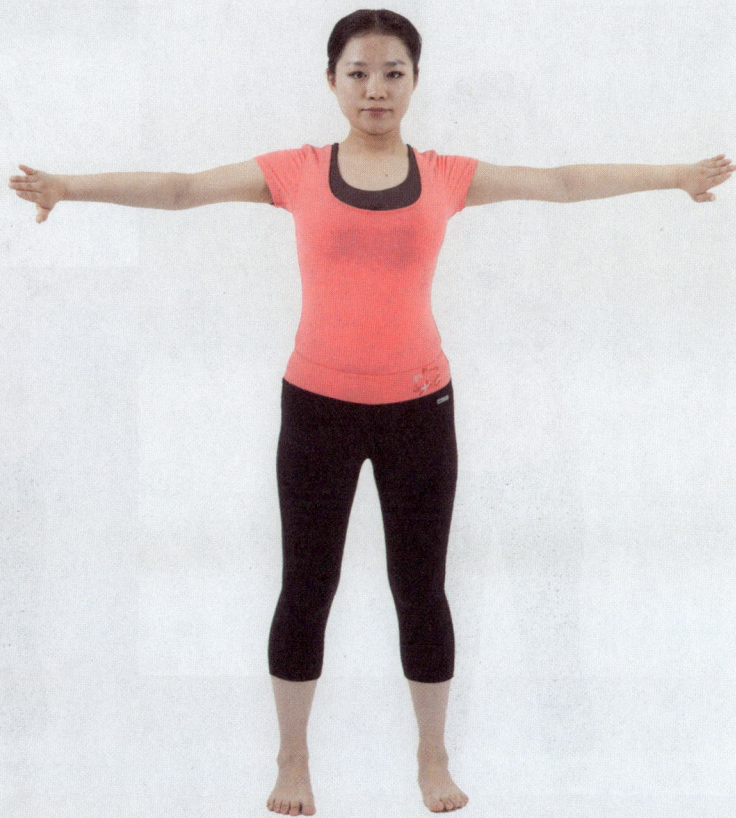

图4-4-8

（六）叉腰

【起势】站立，双足分开与肩同宽，双手叉腰，四指在前，拇指在后，掌心贴紧腰侧。

【功法】双手逐渐往上移，到胸侧，达腋窝，达一定高度叉住，并配合肩的前收，见图4-4-9，后展，见图4-4-10。

【功效及注意事项】主要锻炼肩关节收展及伸屈功能，有效减轻软组织粘连，改善肩关节功能活动。练习时循序渐进，不可强行活动肩关节，否则可致软组织撕裂发生继发性损伤。

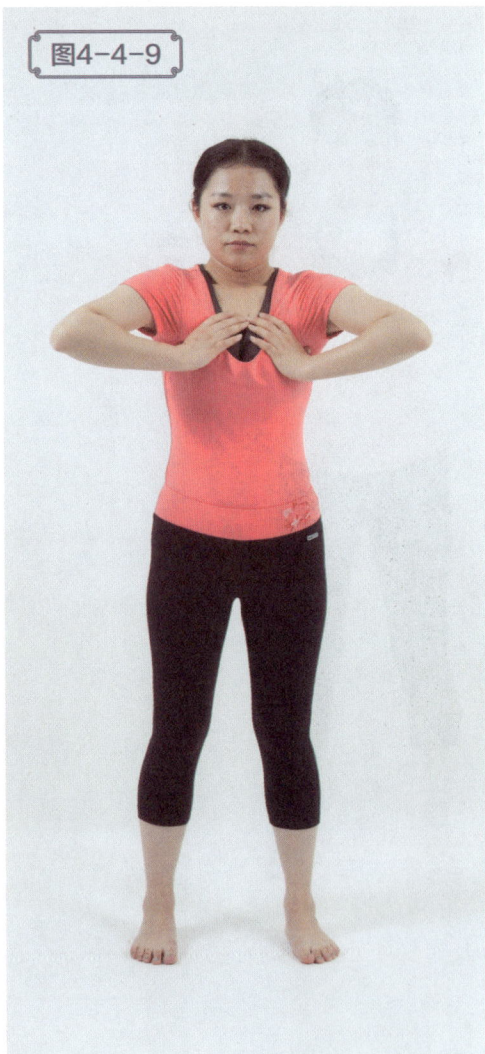

图4-4-9

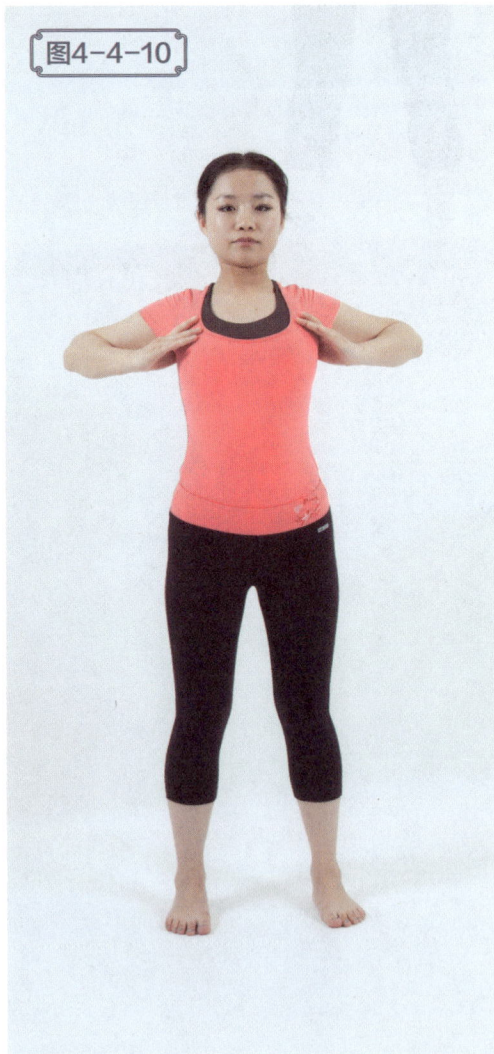

图4-4-10

（七）顺水推舟

【**起势**】站立，双足分开与肩同宽，双手握拳，拳心朝上置两肋。

【**功法**】右手由拳变立掌，拳心朝前，用力缓缓向前方推出，见图4-4-11，又慢慢收回，反复多次。

【**功效及注意事项**】本功法以改善肩关节屈伸功能为主，对肩周炎、肩部损伤所致的组织粘连和肩关节屈伸障碍有良好的疗效。练习时全身自然放松，配合呼吸效果更佳。

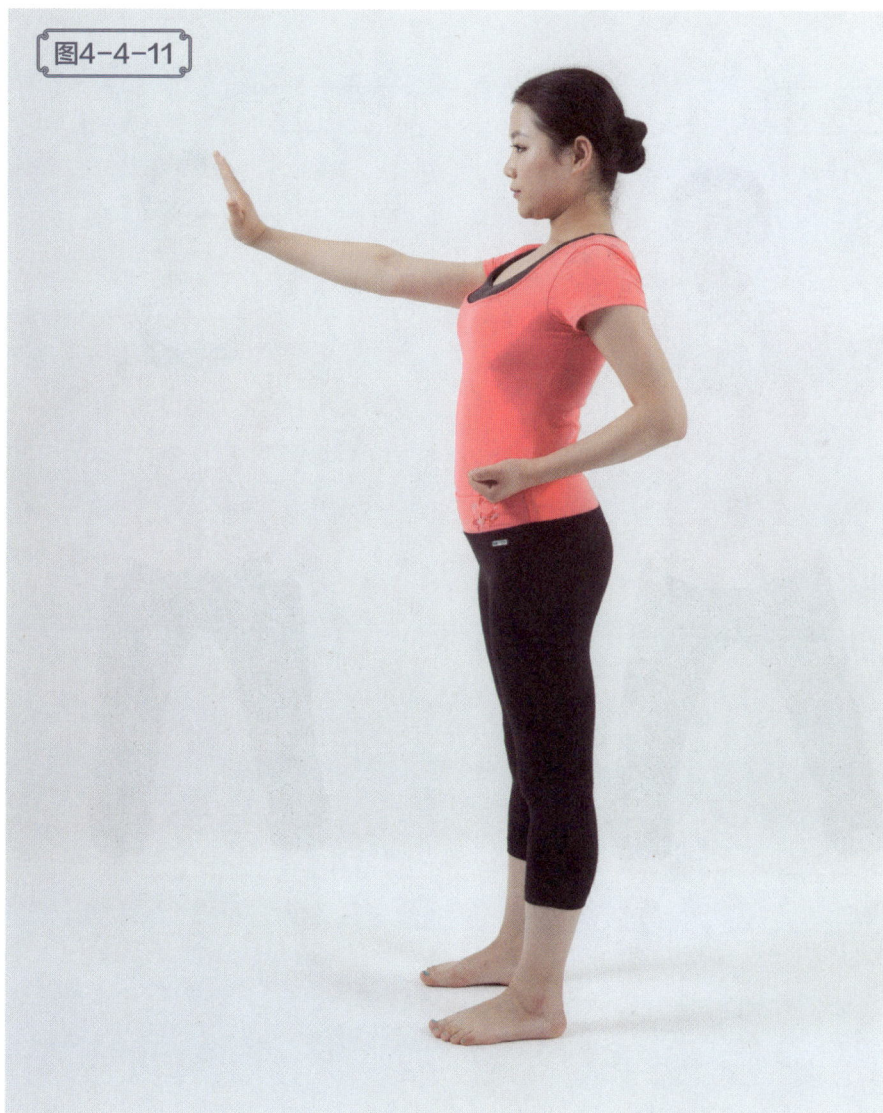

图4-4-11

（八）上提下按

【**起势**】站立，双足分开略宽于肩，双手自然下垂。

【**功法**】双手平掌，掌心向上，如捞物状慢慢上提，至齐肩高，同时逐渐下蹲成马步，见图 4-4-12，继而翻掌，掌心向下，沿胸前慢慢下按，见图 4-4-13，同时逐渐站起，复还。反复多次。

【**功效及注意事项**】此功法锻炼肩关节上举功能，对肩部劳损性疾患所致的上举功能障碍具有良好疗效。练此法时注意上提动作主要是由肩关节发力而致，下按则以手掌用力。

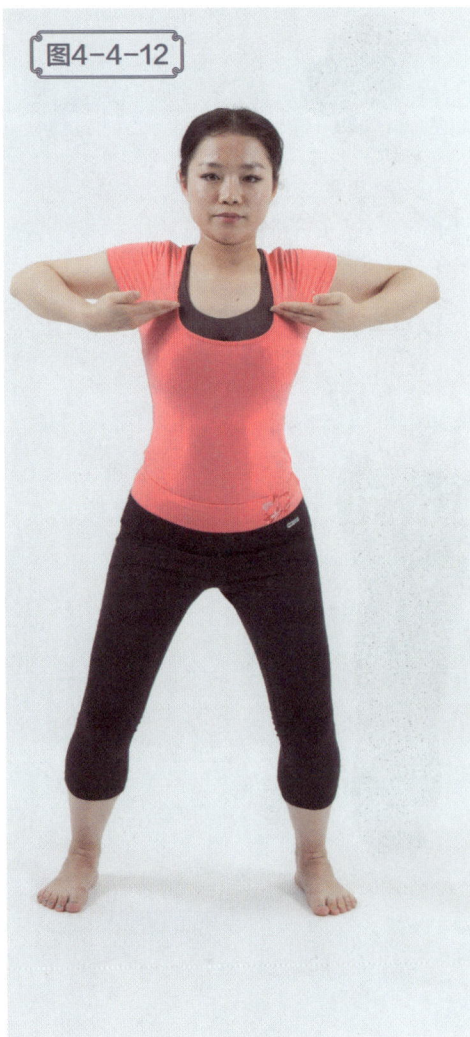

图4-4-12

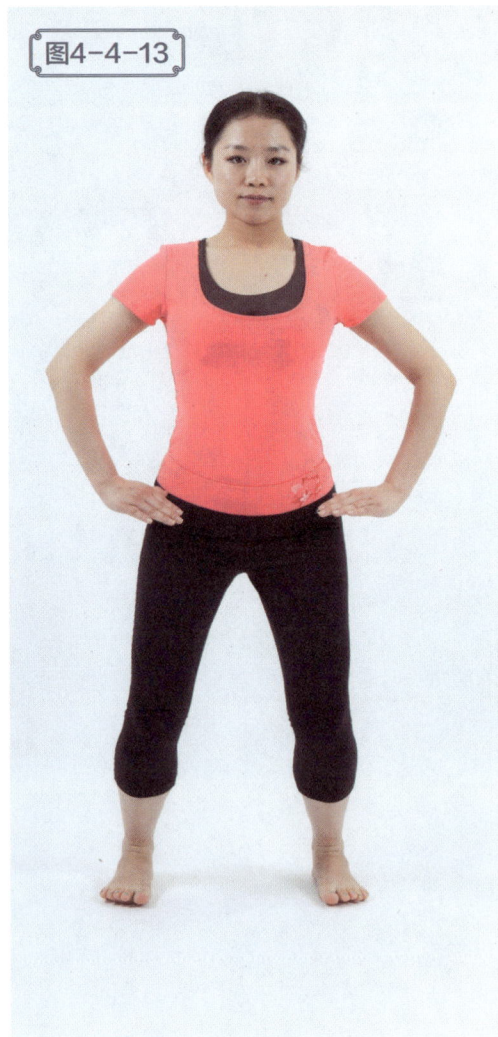

图4-4-13

（九）内外运旋

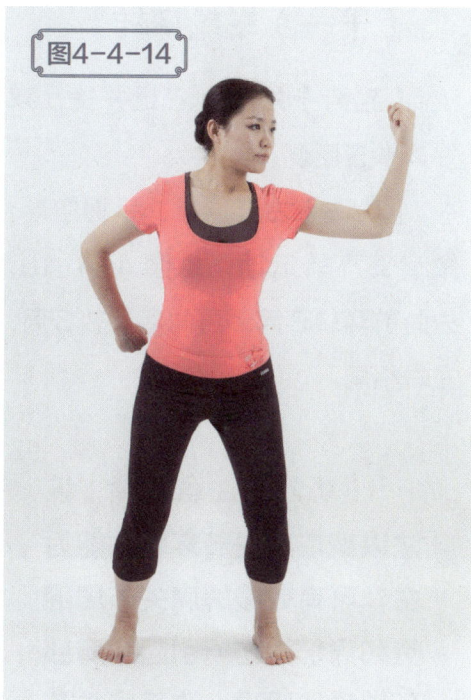

图4-4-14

【起势】双足分开与肩同宽，半蹲位，双手握拳，肘关节屈曲，前臂旋后。

【功法】利用前臂向身前划半圆做肩关节内旋和外旋活动，两臂交替。反复多次，见图4-4-14。

【功效及注意事项】本功法主要锻炼肩关节旋转功能，松解肩关节软组织粘连，对肩周炎和肩部创伤后所致的肩关节旋转功能障碍有明显改善作用。

（十）耸肩环绕

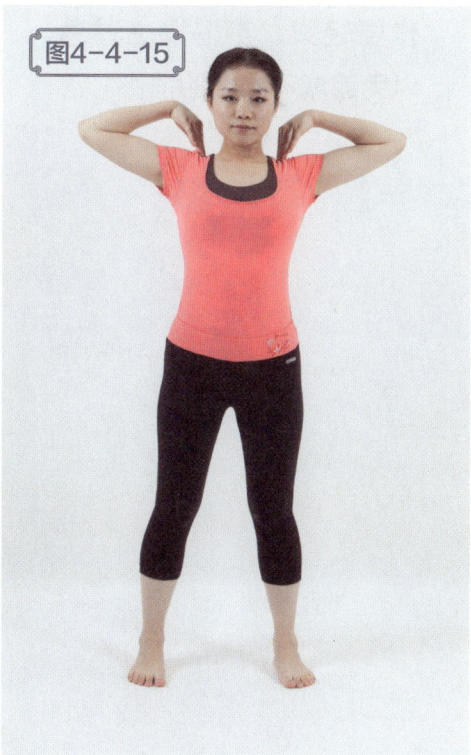

图4-4-15

【起势】站立，双足分开与肩同宽，双手自然下垂。

【功法】双手由两侧抬起，屈肘展肩外旋，手指并拢，指尖触肩。然后由前向后环绕肘尖，同时配合耸肩动作，见图4-4-15。

【功效及注意事项】本法主要是使上臂和肩关节做内旋和外旋活动，可全面锻炼肩关节的旋转功能，增强肩部肌肉力量。锻炼时要求动作轻柔，动作幅度由小到大，循序渐进。

图4-4-16

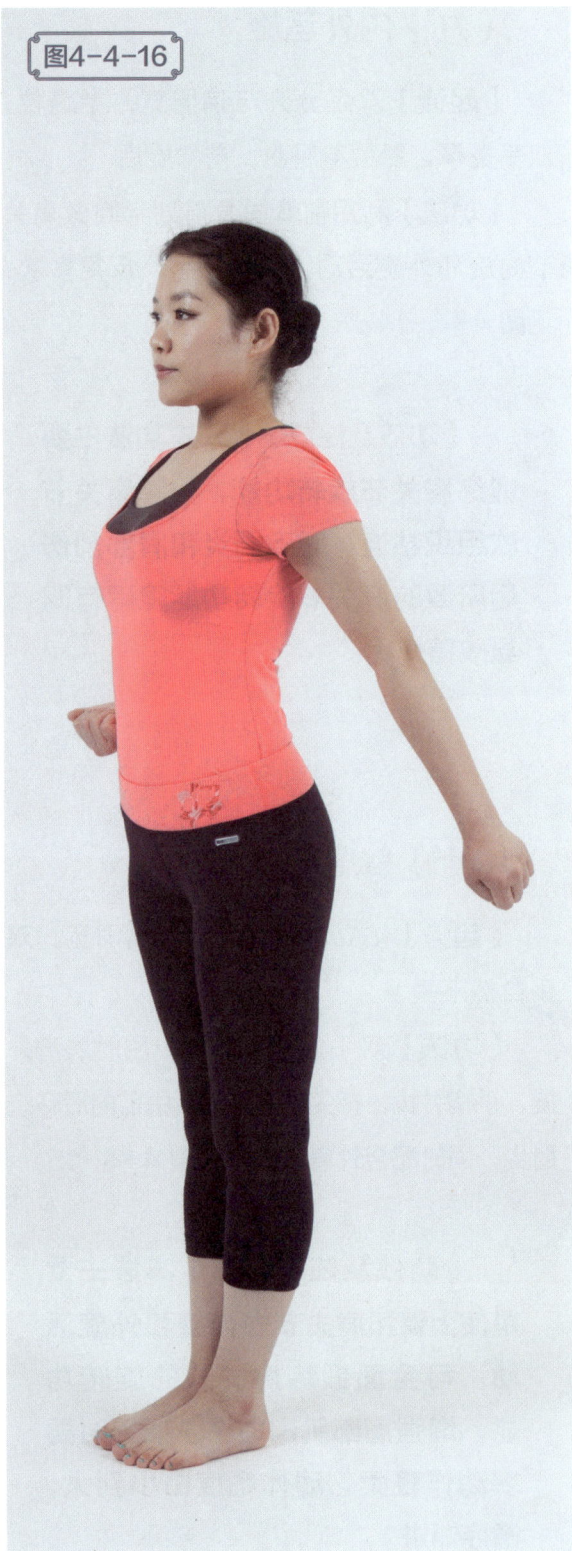

（十一）车轮环转

【起势】站立，双足并拢，双手握拳置腰侧。

【功法】左臂伸直，手握空拳，做肩部环转运动，见图4-4-16，先向前环转3周，再向后环转3周，左右相同。

【功效及注意事项】该法以锻炼肩关节环转功能为主，可有效缓解肩关节周围炎和肩部损伤所引起的肩部环转功能障碍，改善肩关节周围组织粘连，增加其灵活性。注意掌握练功强度，动作要轻柔，不得操之过急，以免造成不必要的损伤。

（十二）展旋

【**起势**】自然站立位。

【**功法**】左足向前跨一大步成弓箭步，双掌钩掌，掌心向上提至腋下，双肩外展，见图4-4-17，继而双掌自腋下向后穿出，至伸直上肢，身体微前倾，见图4-4-18，此时掌心仍向上。然后双手分开，向侧方划圈至头顶双腕交叉，见图4-4-19，向侧方划出时，身体微后仰，双肘略屈曲，掌心保持向上。接着双掌旋降至前面，双臂成环抱势，继做第二次，见图4-4-20。

【**功效及注意事项**】展旋法对于肩关节的内收、外展、旋转、上举等动作均具有良好的锻炼作用，可以明显增加肩关节活动度，改善关节粘连，增加关节灵活性，缓解肩周炎等肩部劳损所引起的关节功能障碍。此法步骤较多，应严格按照所述进行练习，同时掌握练习强度，循序渐进。

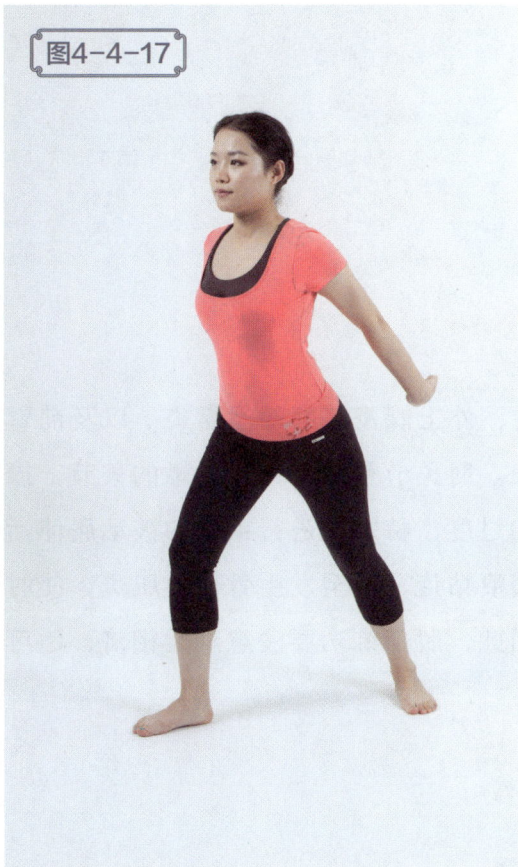

图4-4-17

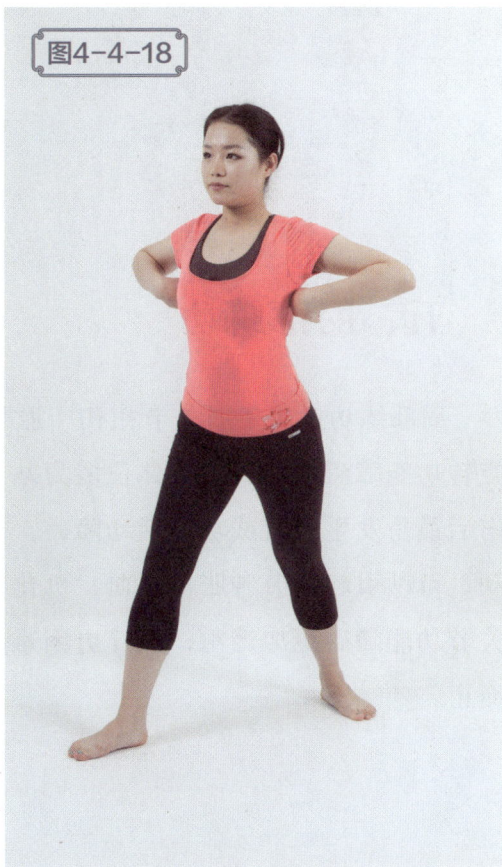

图4-4-18

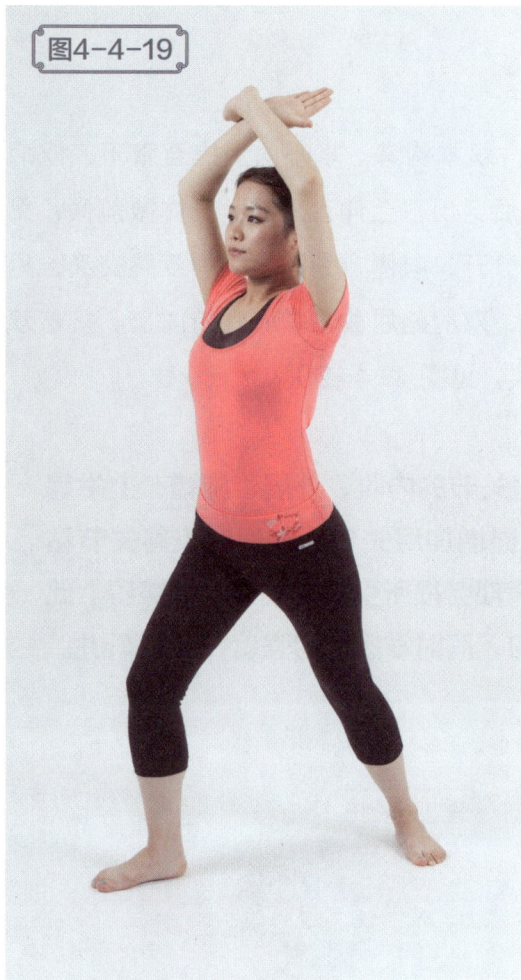

图4-4-19

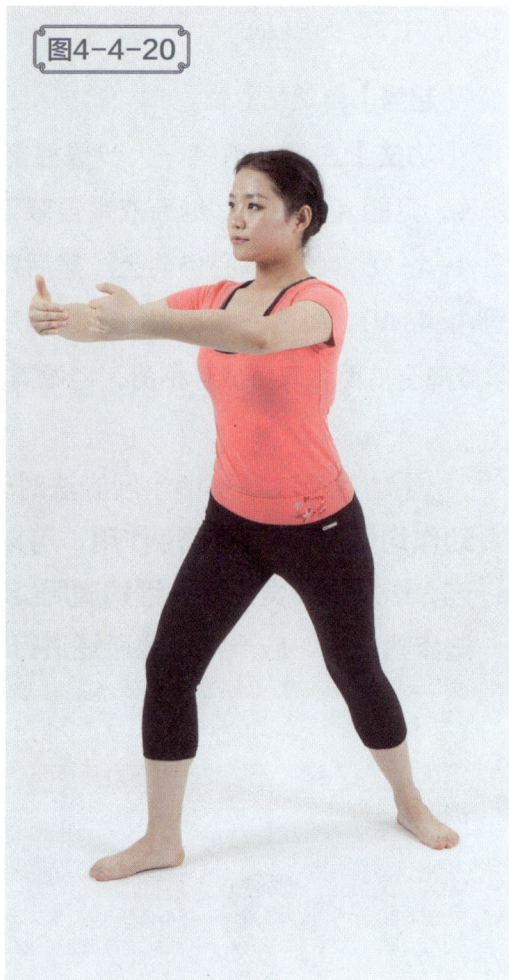

图4-4-20

五、肘部练功

　　肘部练功适用于肘关节扭伤，肱骨内、外上髁炎，鹰嘴滑囊炎，以及前臂旋转功能障碍等症。练功体位多为站立位。肘关节是一个比较柔嫩的关节，损伤后最易发生强直或功能活动障碍。练功过度，特别是进行粗暴的被动屈伸活动，可以引起关节肿胀、出血、机化、瘢痕粘连，甚至发生骨化性肌炎，使肘关节功能障碍更加严重，治疗更困难。因此，肘部练功要注意刚柔相济，适可而止。

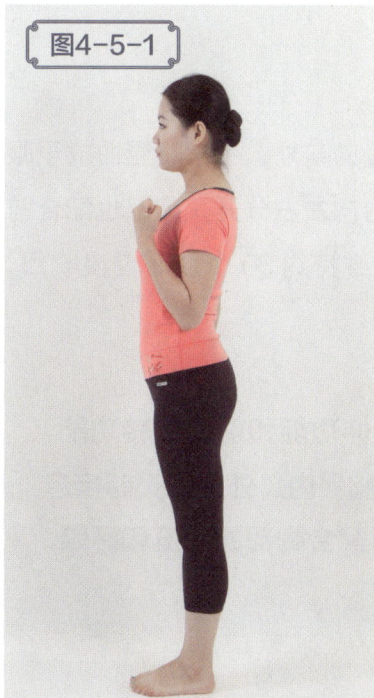

图4-5-1

（一）屈肘挎篮

【起势】站立，双手自然下垂。

【功法】左手握拳，逐渐用力屈曲肘关节至极限，并勾拳，见图4-5-1，然后慢慢用力伸直。

【功效及注意事项】此法以锻炼肘关节屈伸功能为主，同时增加上肢肌力，增加其稳定性。练功时动作需轻柔和缓，切勿急于求成，以防肘关节软组织进一步损伤。

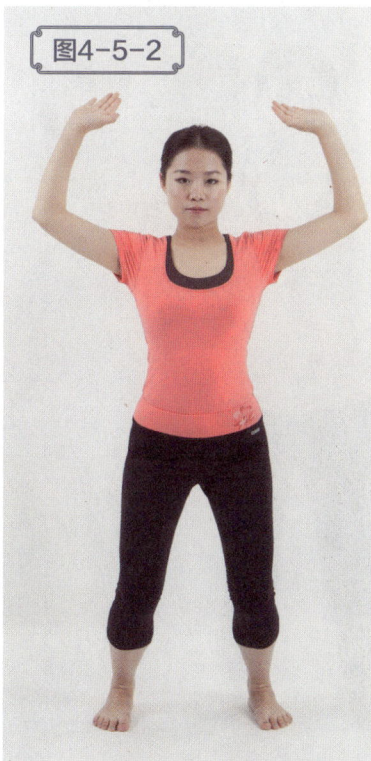

图4-5-2

（二）双手举鼎

【起势】站立，双足分开与肩同宽，双手握拳置腰侧。

【功法】逐渐屈曲，手握虚拳沿胸前至齐肩高处，由拳变立掌，掌心向上，手指向后，双手如托重物，两臂用力向上托举，身体同时下蹲，举过头顶时，呈半蹲位，见图4-5-2，然后双腕伸直，掌心转向下，手指相对，由胸前慢慢下降，回复原势。

【功效及注意事项】本法主要用于恢复肘关节屈伸和前臂旋转功能，具有舒筋活络，松解粘连的作用，适用于肘部骨折脱位，以及伤筋所致的前臂旋转功能障碍。练习时循序渐进，掌握正确动作规范，不可冒进强力练习，否则会造成软组织的拉伤、血肿等。

（三）左右开弓

【起势】站立，双足分开与肩同宽，双手自然下垂。

【功法】双手自两侧慢慢上举，肩外展屈肘，掌心向前外，手指略屈曲放于眼前，注意肘尖稍低于肩，见图4-5-3，两掌缓慢用力向左右分开，胸部也配合前挺如开弓状，分开时上臂不动，见图4-5-4，用力维持约30个数后慢慢收回，反复做30次。

【功效及注意事项】此法主要锻炼肘关节屈伸功能和前臂旋转功能，同时增加前臂和上臂肌力，可改善肘关节扭伤，肱骨内、外上髁炎等疾患所造成的肘部功能障碍。练习时循序渐进，同时配合胸部的前挺和呼吸，效果更佳。

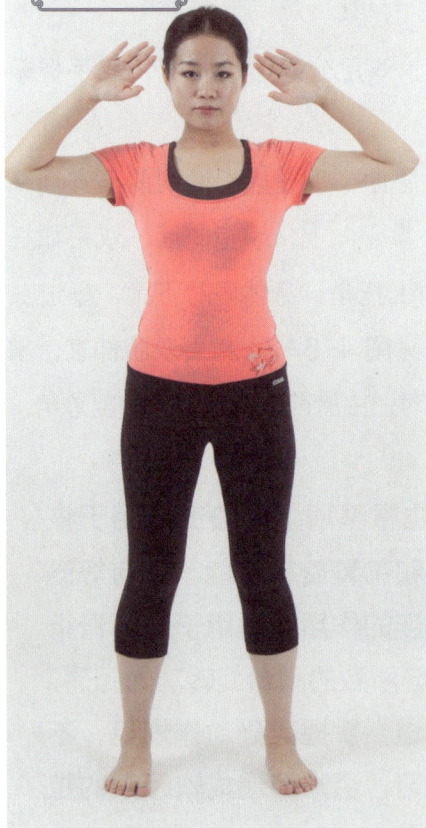

图4-5-3

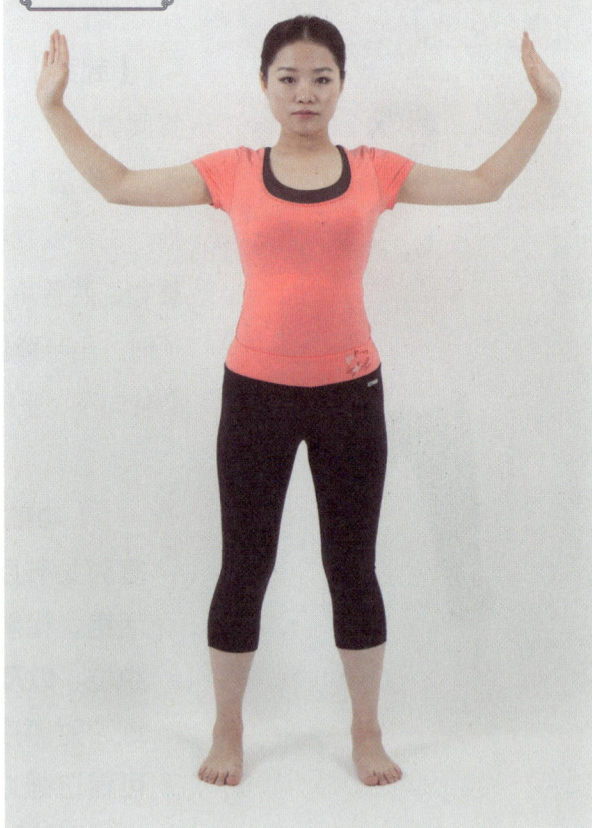

图4-5-4

（四）砍肘

【起势】站立，双足分开与肩同宽，双手握拳置腰侧。

【功法】右手开拳变直掌插向左肩前方，掌心向左下，见图4-5-5，右臂用力使肘关节伸直并向右下方砍去，见图4-5-6，旋即收回。左右相同，各做30次。

【功效及注意事项】本法以锻炼前臂旋转及肘关节屈伸功能为主，常练习此法可明显缓解肘关节软组织粘连，适用于治疗肘部筋伤及肘部骨折和脱位后遗功能障碍。练习时动作不可过猛，宜循序渐进，坚持不懈。

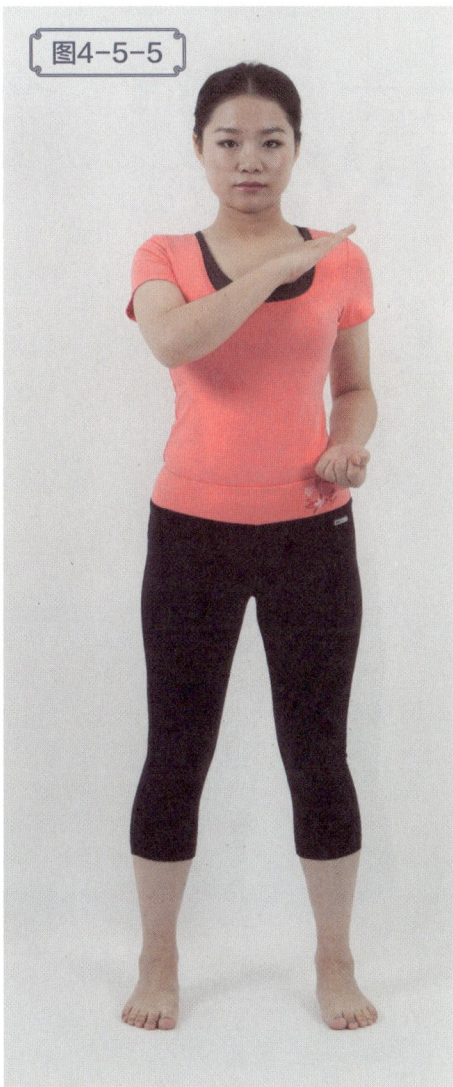

图4-5-5

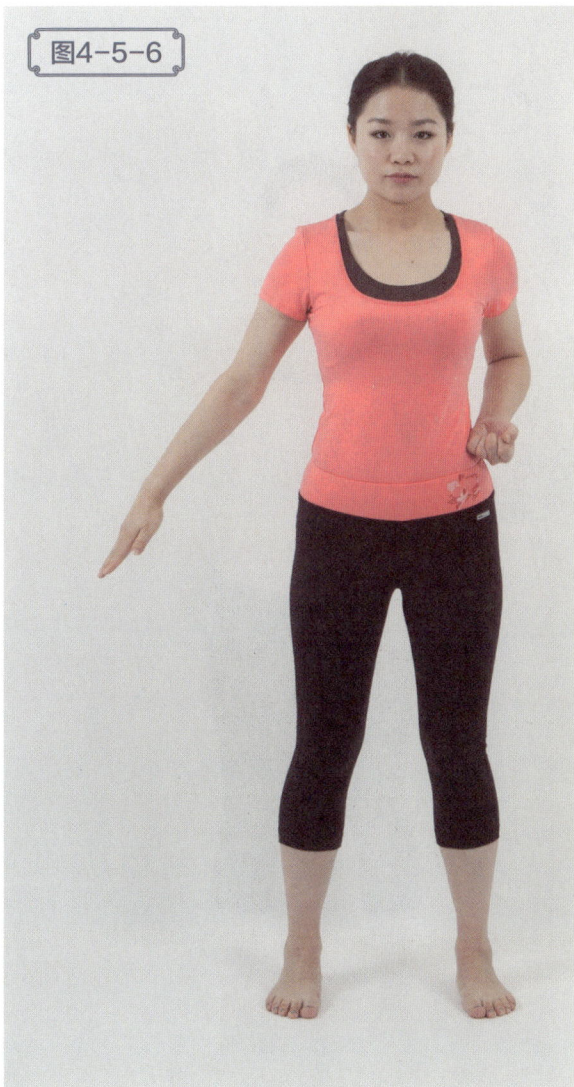

图4-5-6

（五）仙人摇扇

【起势】站立，双足分开与肩同宽，右手握拳，屈肘成90°，前臂处中立位，上臂紧贴胸侧。

【功法】以腕带动前臂内旋至最大限度，保持内旋力片刻，见图4-5-7，随之使前臂旋外，也如前法，见图4-5-8，如此反复，如摇扇状。

【功效及注意事项】该法主要针对前臂旋转功能进行锻炼，增加旋转肌力，改善其功能。患者初期练此功法时可感觉肘部疼痛不适，应持之以恒，同时循序渐进，把握练功强度，以旋转至轻微疼痛为宜。

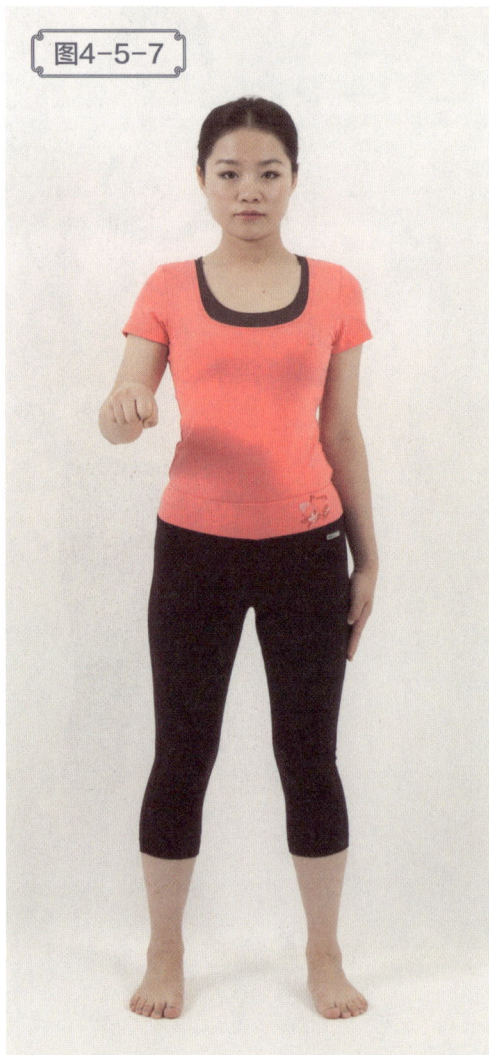

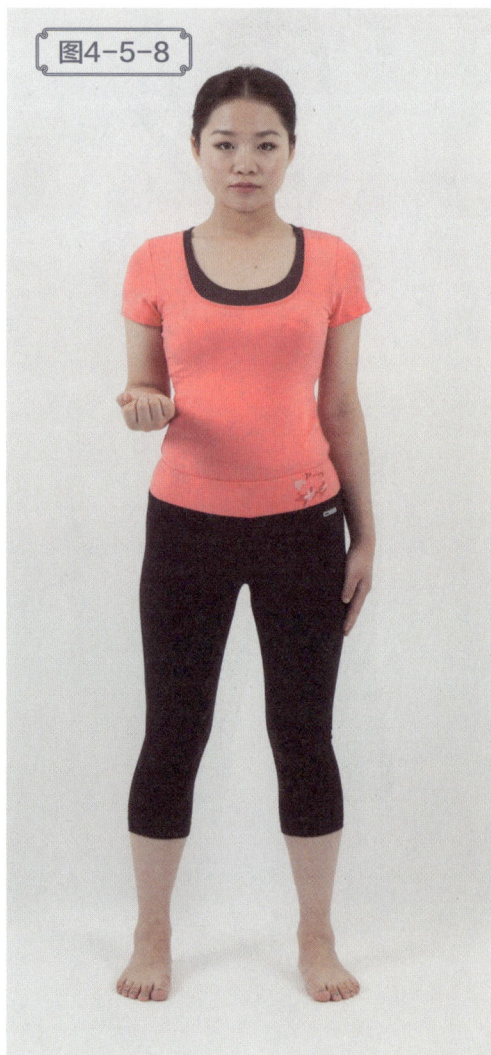

图4-5-7

图4-5-8

（六）捶拳

【起势】站立，双足分开与肩同宽，双手握拳置腰侧。

【功法】左前臂处中立位慢慢屈肘至最大限度，见图4-5-9，上臂固定不动，前臂用力使拳向下猛捶，见图4-5-10，如法做前臂上下捶拳，左右相同，各做30次。

【功效及注意事项】本法锻炼肘关节屈伸功能和肘关节旋转功能，对肘关节筋伤和骨折脱位所致关节活动功能障碍有良好疗效。练功时应循序渐进，不可使用暴力强行练习，练功幅度由小到大，速度由慢到快。

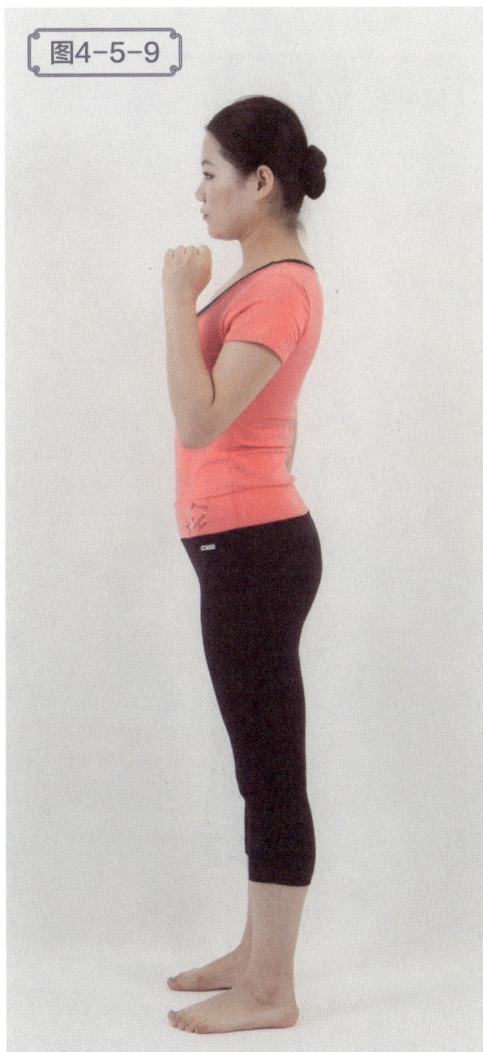

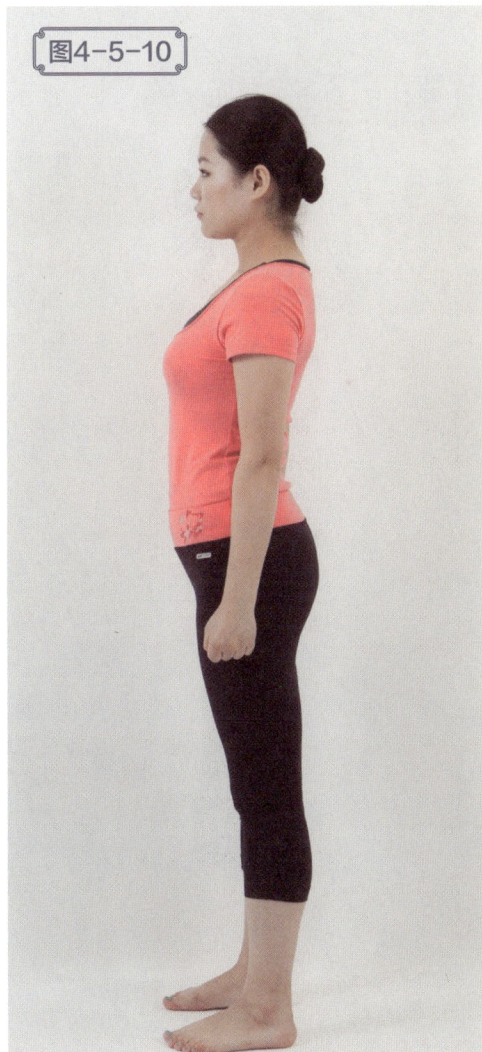

图4-5-9

图4-5-10

（七）弹拳

【起势】站立，双足分开与肩同宽，双手握拳置腰侧。

【功法】前臂处中立位，猛然屈肩肘，使双拳上举至头侧，身体同时微向后仰，见图4-5-11，然后手臂用力向后甩直，身体随之前俯，见图4-5-12，如法各做前臂旋前位、旋后位弹拳。

【功效及注意事项】本法特色之处在于前臂旋转位时锻炼肘关节屈伸功能，可有效改善各类损伤所致的关节活动障碍，活血通络，松解局部软组织粘连。严格把握练功步骤，不可次序颠倒、强力练习，同时要循序渐进，把握练功强度，以免造成肘部的继发性损伤。

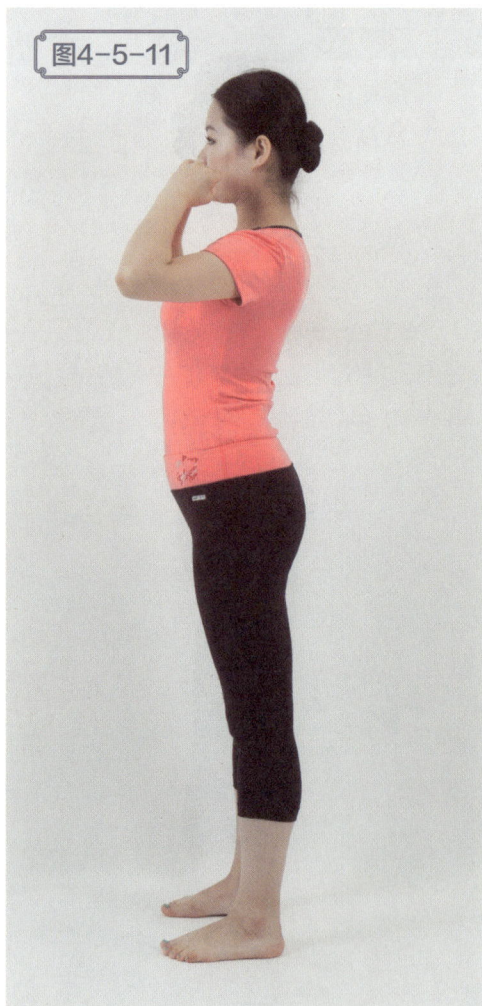

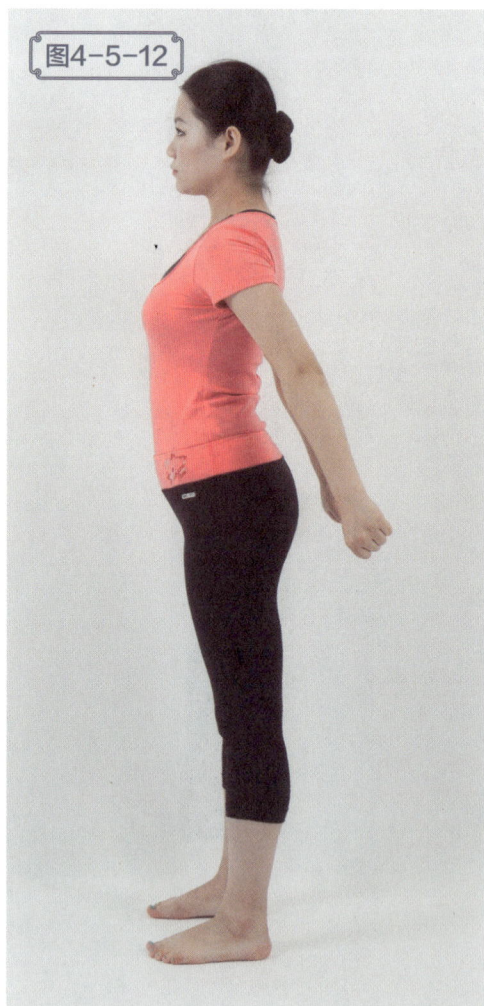

图4-5-11

图4-5-12

六、腕手部练功

腕部练功适用于腕关节扭挫伤，掌指关节、指间关节扭挫伤，腕管综合征，桡骨茎突腱鞘炎，扳机指等。练功体位以站、坐位为主。腕手部骨性结构复杂，肌肉分布也较多，其动作精细，活动频繁，损伤后易出现功能障碍，故腕、手部练功应争取及早进行。

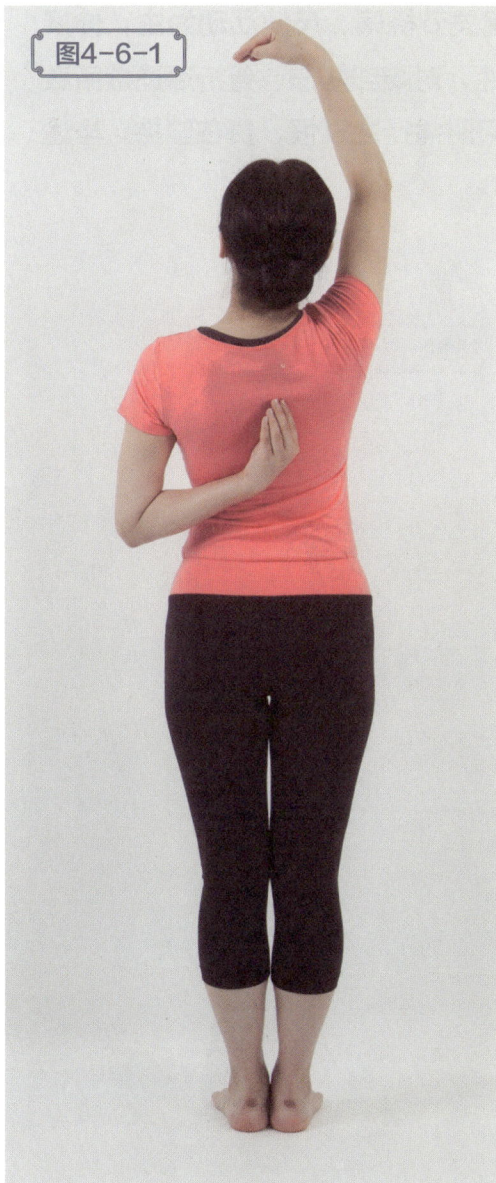

图4-6-1

（一）摘星换斗

【起势】站立，双足并拢，双手握拳置腰侧。

【功法】左手由拳变掌，向侧方划弧至背后，前臂贴腰背尽量上提，掌心向背，诸指紧贴同侧肩胛内侧。右手仿穿云掌势向左上方伸出，然后钩掌向面部，抬头双眼注视掌心，见图4-6-1。下身不动，上半身同时向左转，左右相同，各做30~60次。

【功效及注意事项】此功法主要锻炼腕关节的屈伸、旋转功能，同时也对掌指关节的屈伸功能进行锻炼，增加关节灵活性，有助于腕手部功能恢复，对腕手部筋伤和骨折脱位后遗关节活动障碍有良好改善作用。练此法需循序渐进，不可急于求成，练功强度因人而异，但总需由小到大，由轻到重。

（二）金鸡点头

【起势】站立，双足分开与肩同宽，右手自然下垂，左手握拳（拇指屈于掌心内）屈肘至 90°，前臂中立位。

【功法】前臂不动，用力使腕关节尺偏向下，如鸡点头状，见图 4-6-2，然后再做腕关节桡偏至极度，即抬拳，见图 4-6-3。

【功效及注意事项】此功法以锻炼腕关节桡偏、尺偏活动为主，伸展腕部桡侧、尺侧肌腱，增加腕关节灵活性，对腕部筋伤、骨折后遗症所致的桡偏、尺偏活动障碍有良好疗效。练习时需持之以恒，贵在坚持，半途而废则疗效不著。

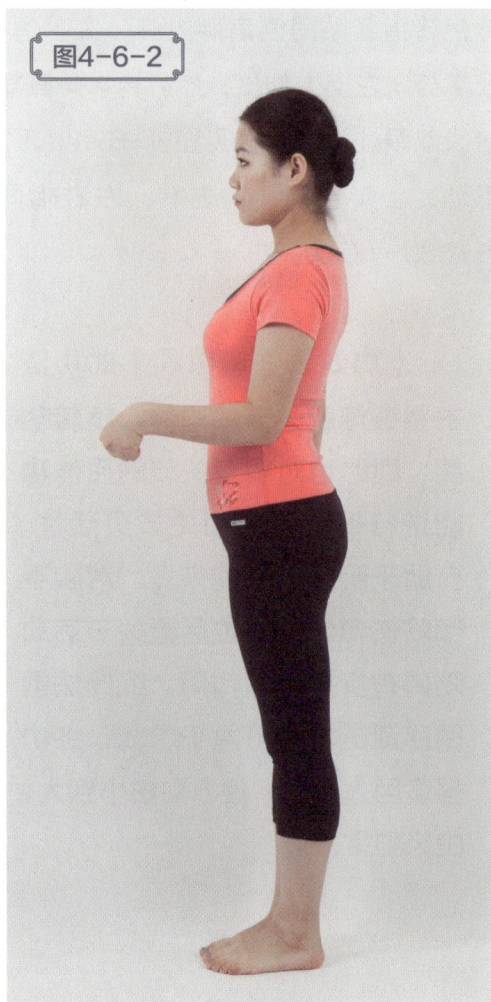

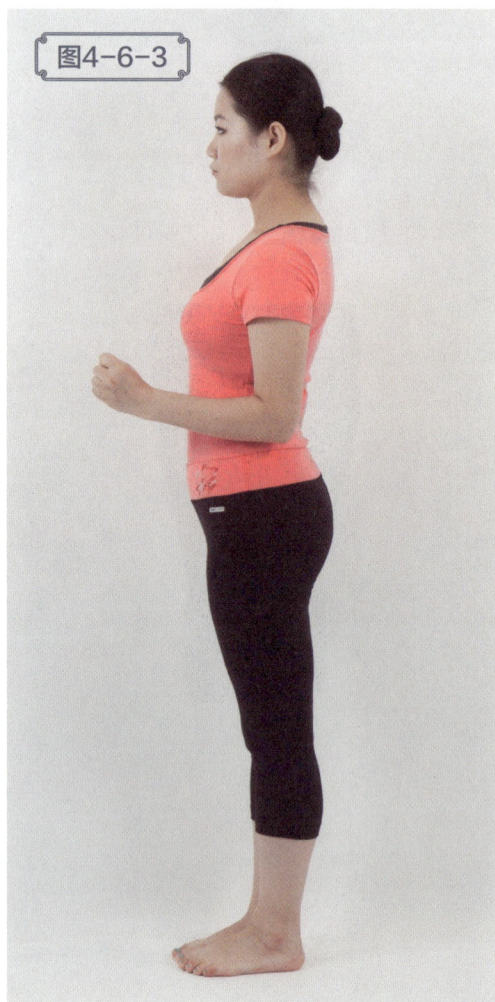

图4-6-2

图4-6-3

（三）单臂摘果

【起势】站立，双足并拢，双手自然下垂。

【功法】左臂屈肘，掌心向后，自背后上提，手背贴于腰背部。同时右臂屈肘，掌心向外，沿胸前上提，过头顶，翻腕掌心向上，伸向右上方，手指如摘物势，足跟抬起，见图4-6-4，做摘果动作后，腕掌屈，手臂旋后，再略背伸腕关节，又骤然屈曲腕关节，同时五指撒开（如抛果状），足跟着地，见图4-6-5，顺原势收回，复原。左右相同。

【功效及注意事项】单臂摘果全面练习腕关节的屈伸功能与掌指关节及指间关节的屈伸功能，增加各个关节灵活性，可明显改善各类损伤所致腕手部关节活动障碍；同时对肘关节屈伸与前臂旋前功能亦有良好锻炼作用。本功法步骤较复杂，需严格按照规定步骤练习，不可杂乱无章，同时把握练习强度，循序渐进。

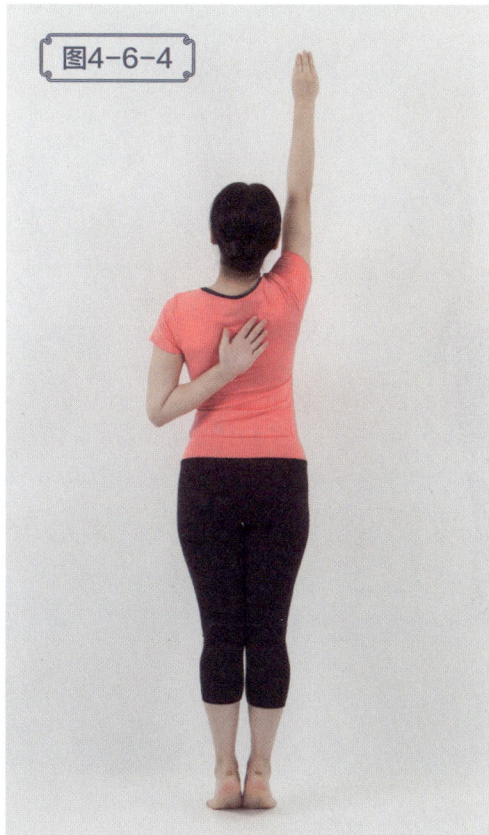

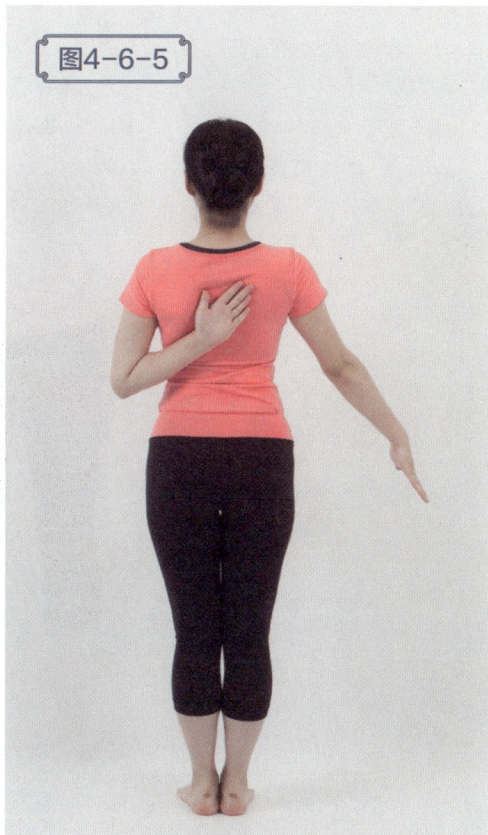

图4-6-4

图4-6-5

（四）摆腕

【**起势**】站立，双足并拢，右手屈肘成90°，直掌，左手自然下垂。

【**功法**】前臂中立位，做腕手的内外摆动，如鲤鱼摆尾，见图4-6-6，继而手指略屈曲，做腕关节桡偏动作，即手掌一抬一放，见图4-6-7，改前臂旋后位，做腕关节尺偏动作，即内外摆动，见图4-6-8，自始至终手臂不移动，左右相同。

【**功效及注意事项**】此功法滑利腕部关节，全面锻炼腕关节的屈伸、桡偏、尺偏功能，同时伸展腕部肌腱，增强肌力，改善关节活动度。在腕部伤情允许的情况下需行早期锻炼，但注意练功强度，动作宜轻柔、稳定。

图4-6-6

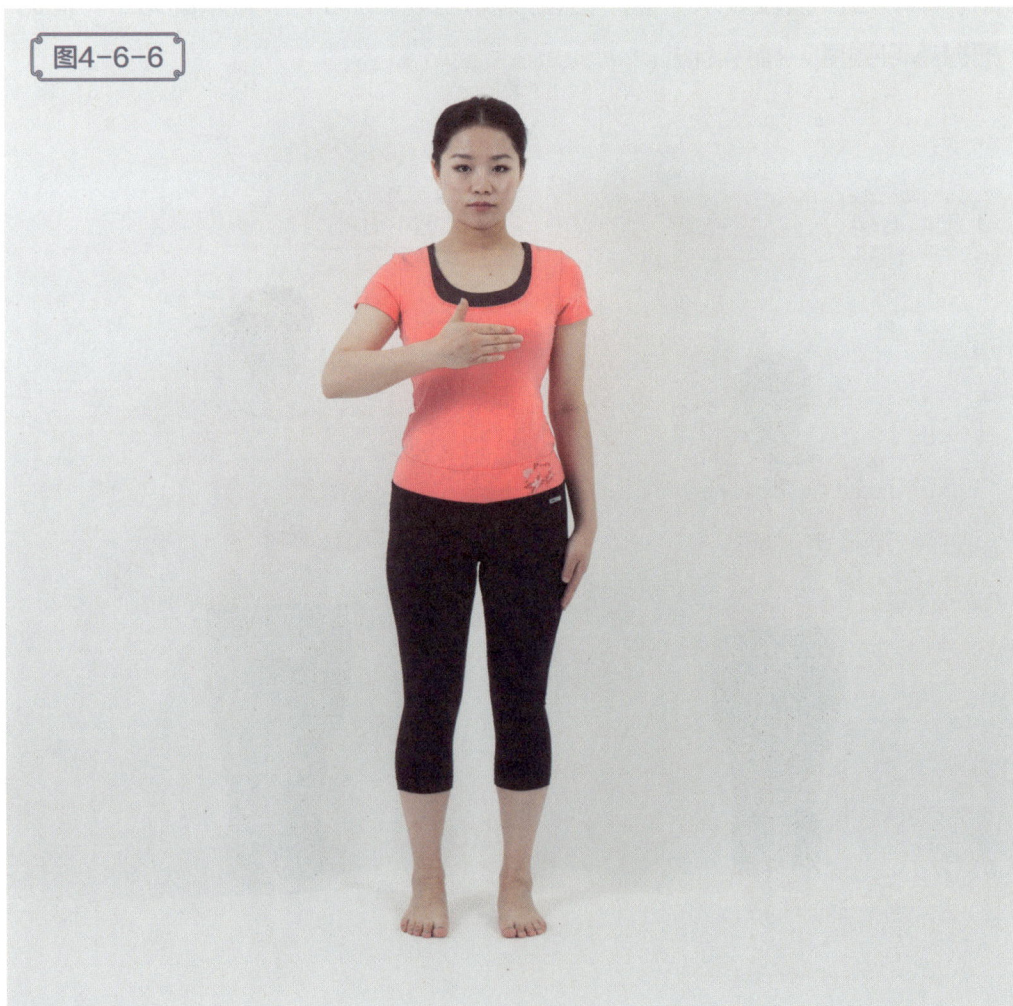

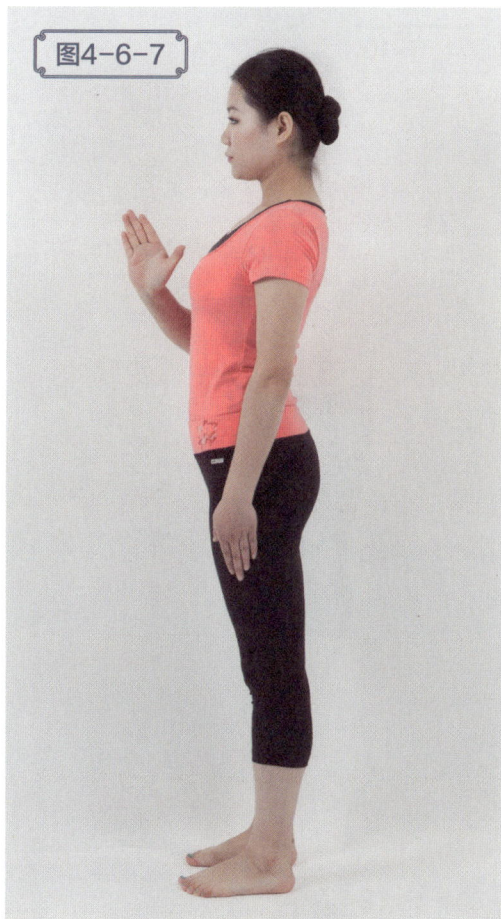
图4-6-7

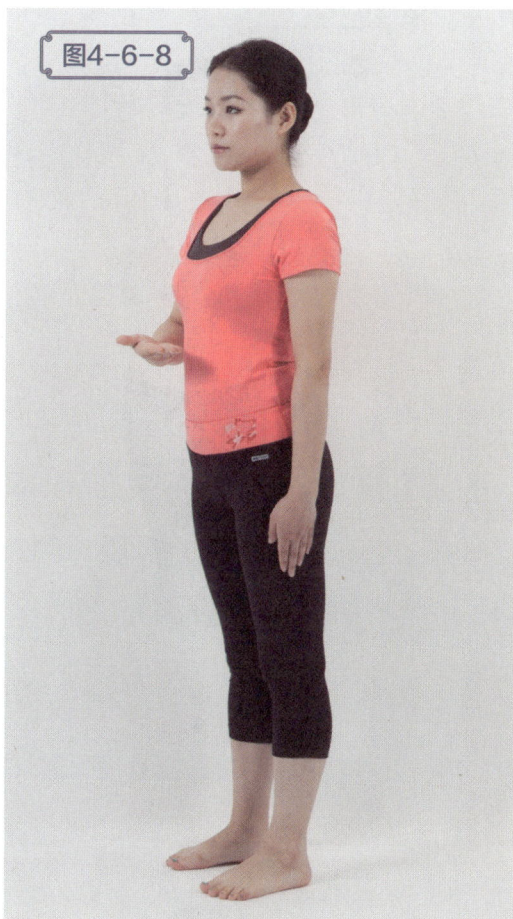
图4-6-8

（五）滚拳

【起势】站立，双手握拳。

【功法】屈肩、肘，两拳背相抵，腕掌屈，前臂与肩平，见图4-6-9，两拳相抵，用力翻滚至小鱼际相抵，肩内收，腕稍桡偏，见图4-6-10，继续滚至拳心相抵，此时腕背伸，见图4-6-11，再滚至桡侧相抵，此时腕略尺偏，见图4-6-12，继续滚则重复上述方向，也可反向滚拳。

【功效及注意事项】此功法以锻炼腕关节的屈伸功能为主，兼顾其桡偏和尺偏功能；同时锻炼前臂旋前功能，增强肌力，滑利关节。对于腕部筋伤和骨折脱位并发症所致的关节活动障碍有良好改善作用。此功法动作和缓，因此在练习时腕部需适当加力以促进患处功能恢复。

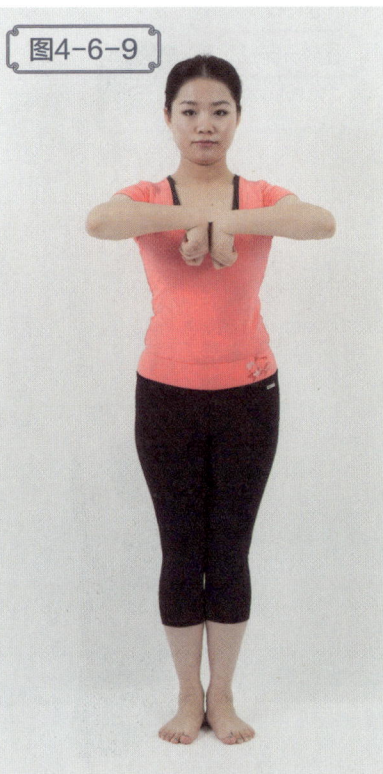

图4-6-9

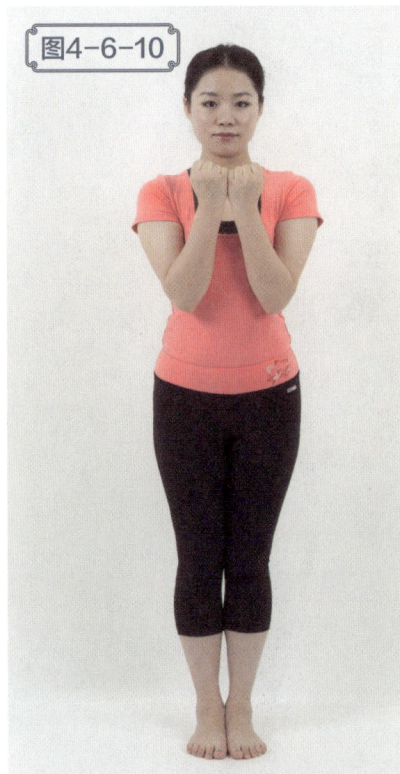

图4-6-10

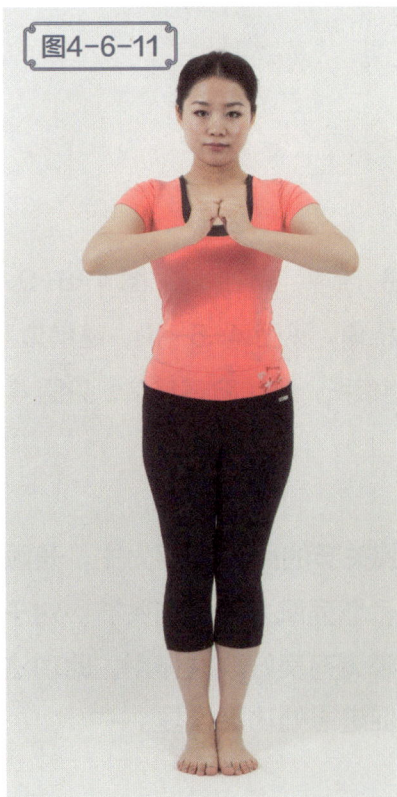

图4-6-11

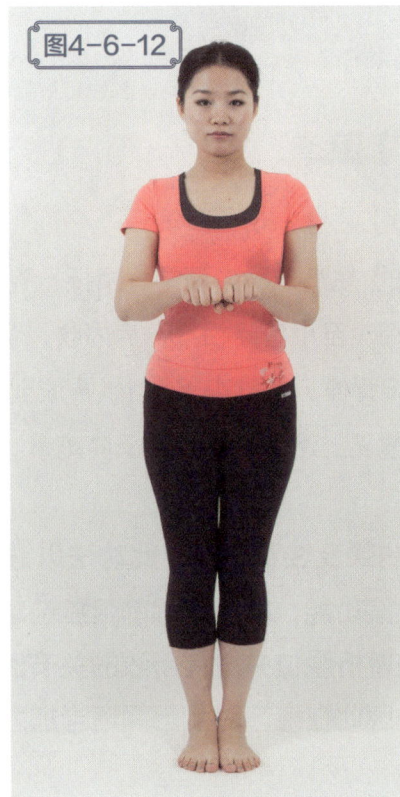

图4-6-12

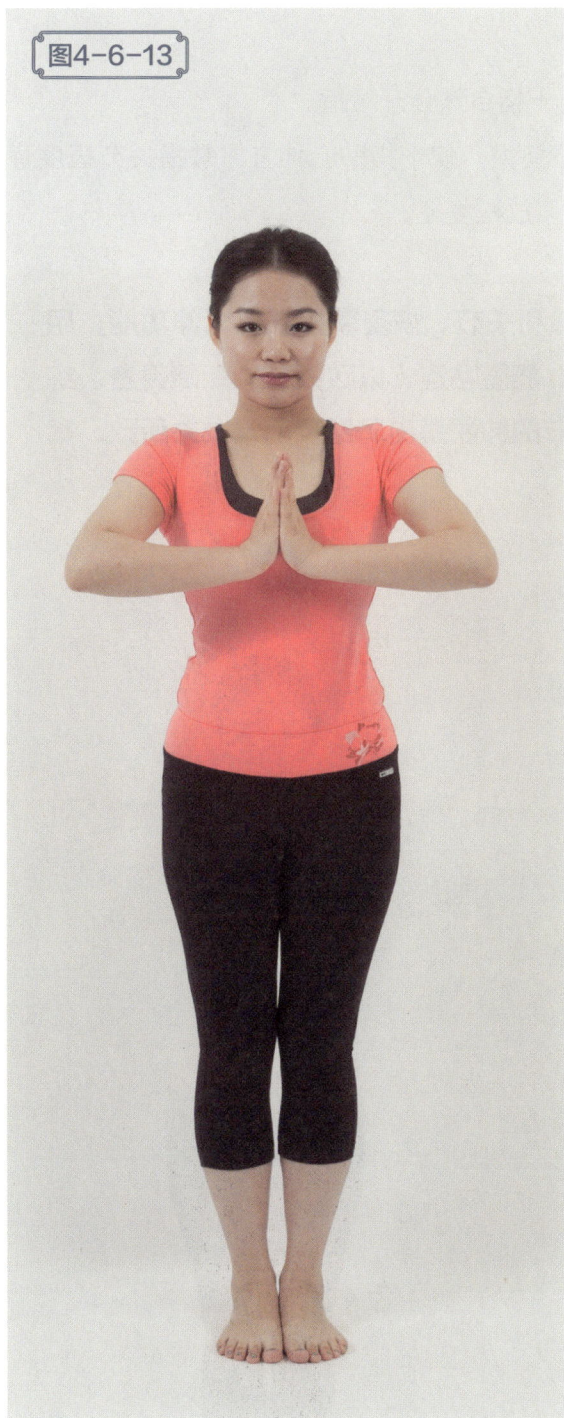

图4-6-13

（六）撑掌

【起势】站立，立掌，屈肩、肘，掌心对合于胸前。

【功法】上臂不动，前臂下压，双腕极度背伸，见图4-6-13，然后放松复原。

【功效及注意事项】本法可松解腕部粘连，滑利关节，恢复腕关节屈伸活动功能。用于防治腕部筋伤日久，以致局部出现肿胀疼痛者，或腕部骨折后期，筋膜粘连，以致关节功能障碍者。练习时动作需和缓、柔顺，同时保持一定节奏，不可杂乱无章地进行。

（七）撑指

【起势】站立，屈肩、肘，腕伸直，十指自然分开对指。

【功法】借肩内收的挤压力和前臂下坠力，使十指贴合伸直，掌指关节极度背伸，见图 4-6-14、图 4-6-15，稍歇，放松复还。

【功效及注意事项】此功法可滑利关节、恢复掌指关节屈伸功能，用于治疗手部筋伤日久，或骨折后期，筋膜粘连，以致关节功能障碍者。练习时动作保持一致，需注意掌指关节的伸屈是由肩部及前臂发力所致，掌指关节本身并不用力。

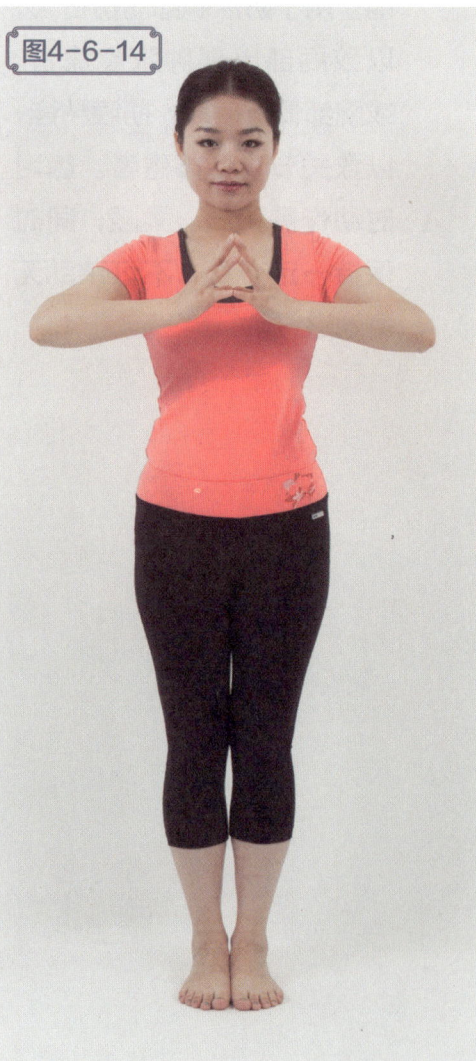

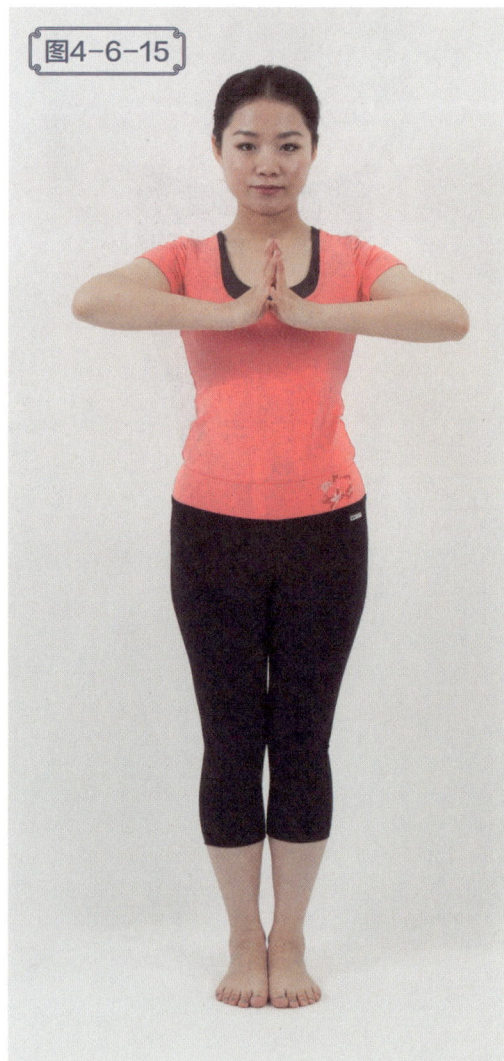

图4-6-14

图4-6-15

（八）抓空增力

【起势】站立，屈肘至 90°。

【功法】用力使五指张开，见图 4-6-16，再用力握拳，见图 4-6-17，如此反复。

> **【功效及注意事项】**上肢骨折脱位的早期功能锻炼都是从本法开始练习。它能改善前臂与手腕部的血液循环，消除手及前臂的肿胀，有助于恢复掌指关节和指间关节的功能，对减轻手腕部筋伤劳损，以及手部关节风湿所致的麻木疼痛等症状有一定的效果。

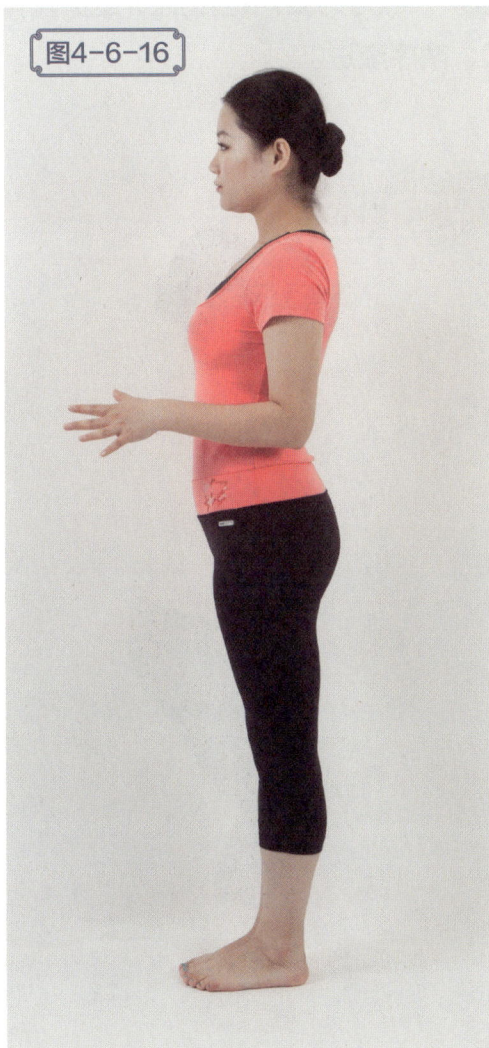

图4-6-16

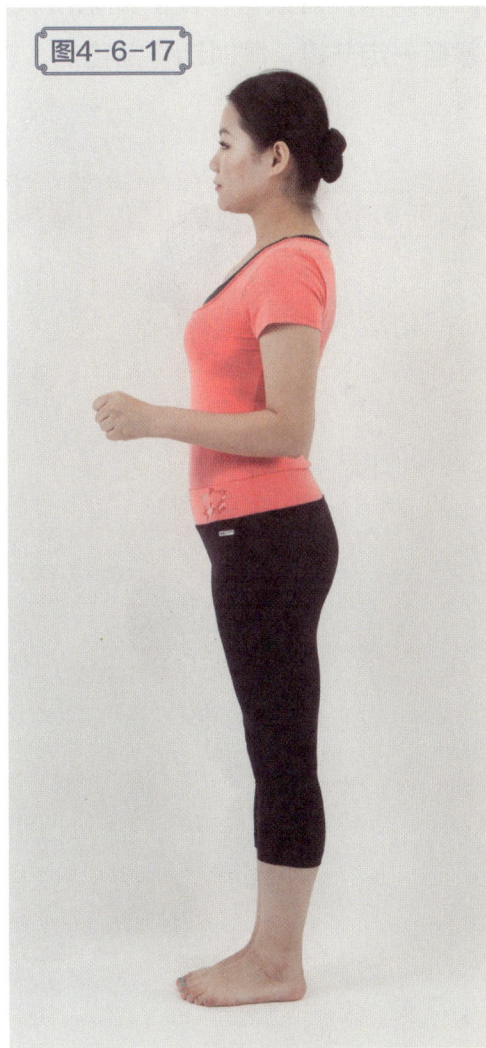

图4-6-17

（九）鹰爪健力

【**起势**】站立，双足分开比肩略宽，双手握拳置腰侧，胸腰挺直。

【**功法**】双手握拳提至胸侧，由拳变掌，翻转使掌心向前，手指自然张开并微屈，腕背伸，然后缓缓用力向前方推出，身体同时慢慢下蹲至半蹲位，见图4-6-18，推至直臂，随即覆掌，腕略屈曲，掌心向内下方，形如鹰爪状，用力慢慢收回，见图4-6-19。

> 【**功效及注意事项**】此功法涉及腕关节的屈伸、指间关节的收展、伸屈，以及肘关节的屈伸、前臂旋转等多个关节的多个功能，伸展肌骨筋脉，活血通经，滑利关节，尤其对于不同损伤所致的手腕部关节活动功能障碍具有良好改善作用。此功法较为复杂，练习时要严格按照所述步骤，掌握一定节律，同时动作需稳定、轻柔，循序渐进。

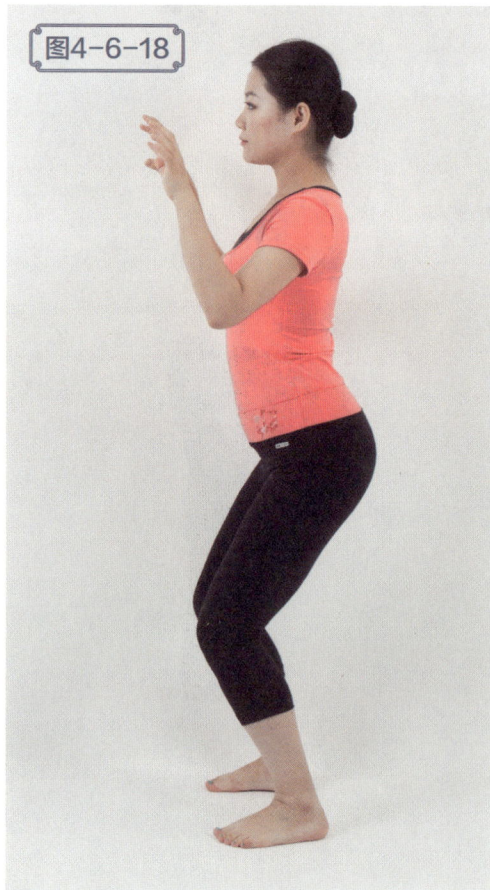

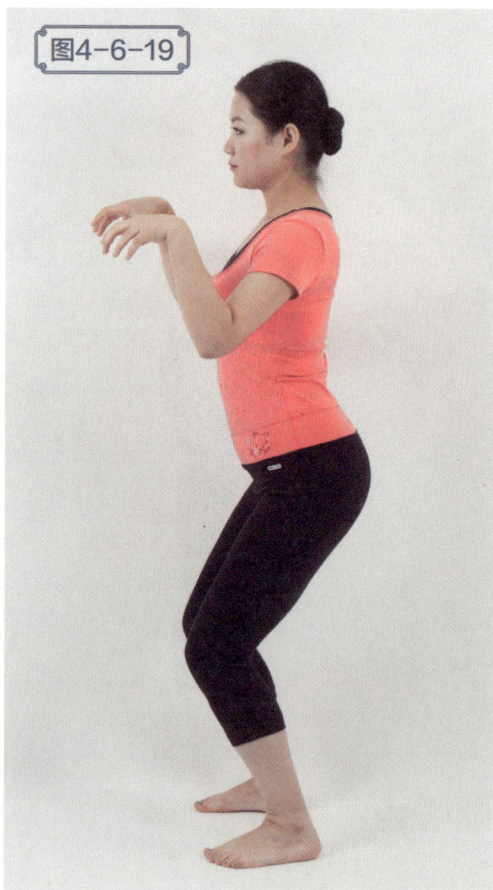

图4-6-18

图4-6-19

七、髋部练功

髋部练功适用于髋关节及周围软组织损伤等症，如髋关节扭伤、骶髂关节半脱位整复后、梨状肌综合征、大腿根部扭伤等。练功体位有站立和卧位。髋、膝、踝是人体三个重要的负重关节，其功能正常与否，直接关系到人体站立、步态、负重、劳动能力的高低。

（一）分髋合髋

【起势】仰卧，屈髋屈膝，尽量使并拢的双足跟靠近臀部。

【功法】慢慢让两膝分开，足跟不移动，尽量使两膝能接近床面。关节则尽量外旋，见图4-7-1，随之又使两膝合拢，动作不宜快，重点在分髋动作。反复10~20次，见图4-7-2。

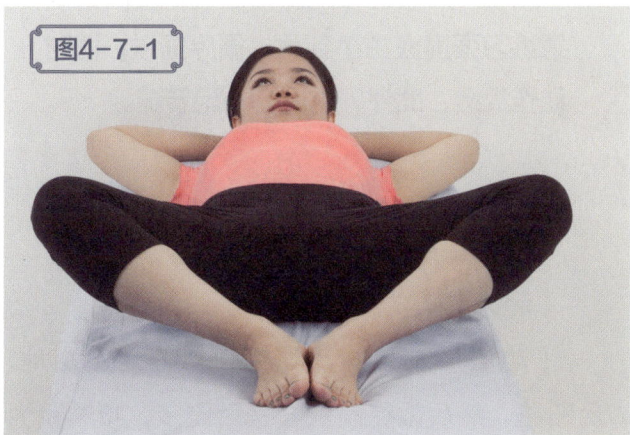

图4-7-1

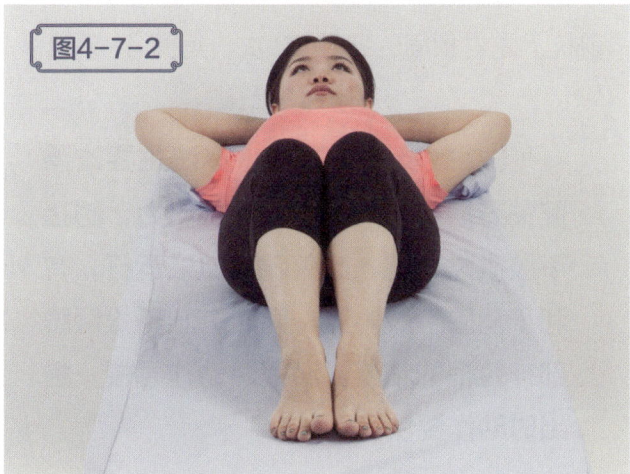

图4-7-2

【功效及注意事项】本法可增强髋部外旋肌群和内旋肌群的力量，防止外旋和内旋肌群萎缩，恢复髋关节活动功能，改善下肢负重及行走功能障碍。练习时动作需和缓、轻柔，循序渐进，不可使用暴力练习，以免引起继发性损伤。

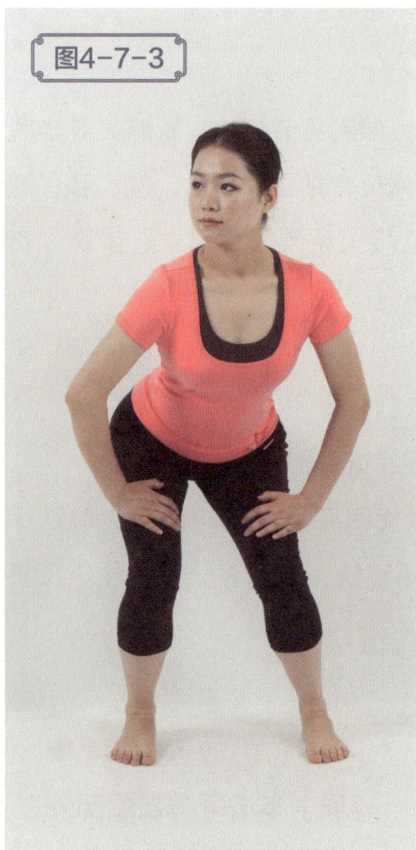

图4-7-3

（二）摇头摆尾

【起势】半蹲位，两手扶膝、虎口向内，上身前俯，胸腰挺直。

【功法】上身左转，右肩略下沉，头随之垂下，再向左侧做弧形摆动，与此同时，臀部也略向左摆，然后复还，再做对侧。左右相同，做 30 次，见图 4-7-3。

【功效及注意事项】此功法伸展髋关节肌肉肌腱，滑利关节，尤其改善旋转功能，增强髋关节协调性，调整下肢力线；对于髋关节、骶髂关节损伤等引起的髋关节活动障碍有良好改善作用。锻炼时需注意练习强度应由小到大，循序渐进，同时动作柔缓，此外，需保持一定节奏。

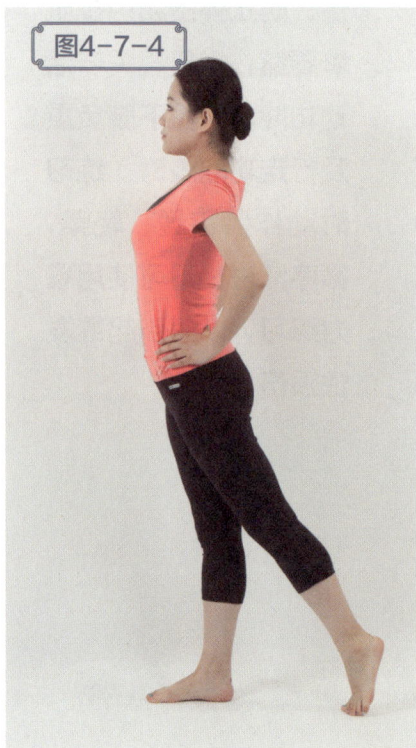

图4-7-4

（三）后蹬腿

【起势】站立，双手叉腰。

【功法】左足向后退 1~2 步，足尖踮地，足跖屈，然后微屈髋膝，呈后蹬步，接着用力向后蹬直下肢，足也随之背伸，同时配合腰部前挺。左右相同，各做 30 次，见图 4-7-4。

【功效及注意事项】本法主要改善髋关节后伸功能，增强髋部肌力，防止下肢肌肉萎缩，改善腿部血液运行，有利于消除下肢肿胀，同时有利于松解腰部神经根的粘连。屈髋时动作要慢，蹬出时动作要快。

（四）内收交替

【起势】仰卧，两腿分开伸直。

【功法】左腿固定不动，缓缓抬起右腿架放于左腿上，再收回复还，见图 4-7-5，右腿固定不动，缓缓抬起左腿架放于右腿上，又复原。注意抬腿时膝关节挺直，两腿分开程度根据实际情况而定，见图 4-7-6。

【功效及注意事项】此功法以锻炼髋关节内收功能为主，增强下肢内收肌群肌力，能防止髋关节特别是内收肌的劳损、挛缩和酸痛，可防止老年人腿部功能衰退，对于髋腰部损伤引起的下肢内收障碍有良好改善作用。锻炼时应循序渐进，下肢练习幅度由小到大，动作宜轻柔、和缓。

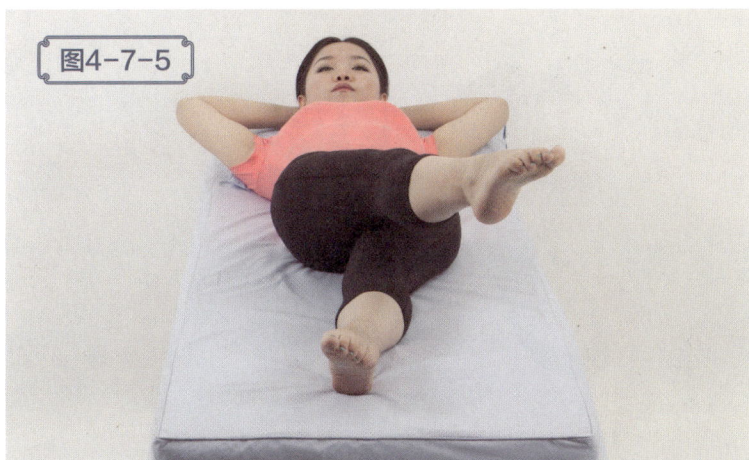

图4-7-5

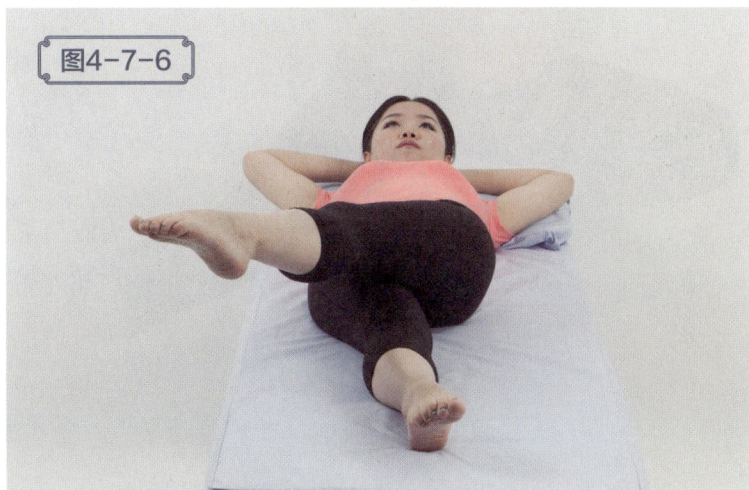

图4-7-6

（五）左右弓箭步

【起势】站立，双手叉腰。

【功法】右足向侧方跨出一步，形成右足弓步屈曲，左足箭步蹬直，身体正直，慢慢下蹲，随之缓缓起立，复原。左右相同，各做 20 次，见图 4-7-7。

【功效及注意事项】本法可增强髋部外展肌群的力量，防止外展肌群萎缩，同时锻炼髋关节屈伸功能，调整下肢正常力线，恢复髋关节正常功能活动，改善下肢负重及行走状况，练此功法时需动作缓慢，幅度和强度逐渐增加，下蹲程度依个人情况而定。

图4-7-7

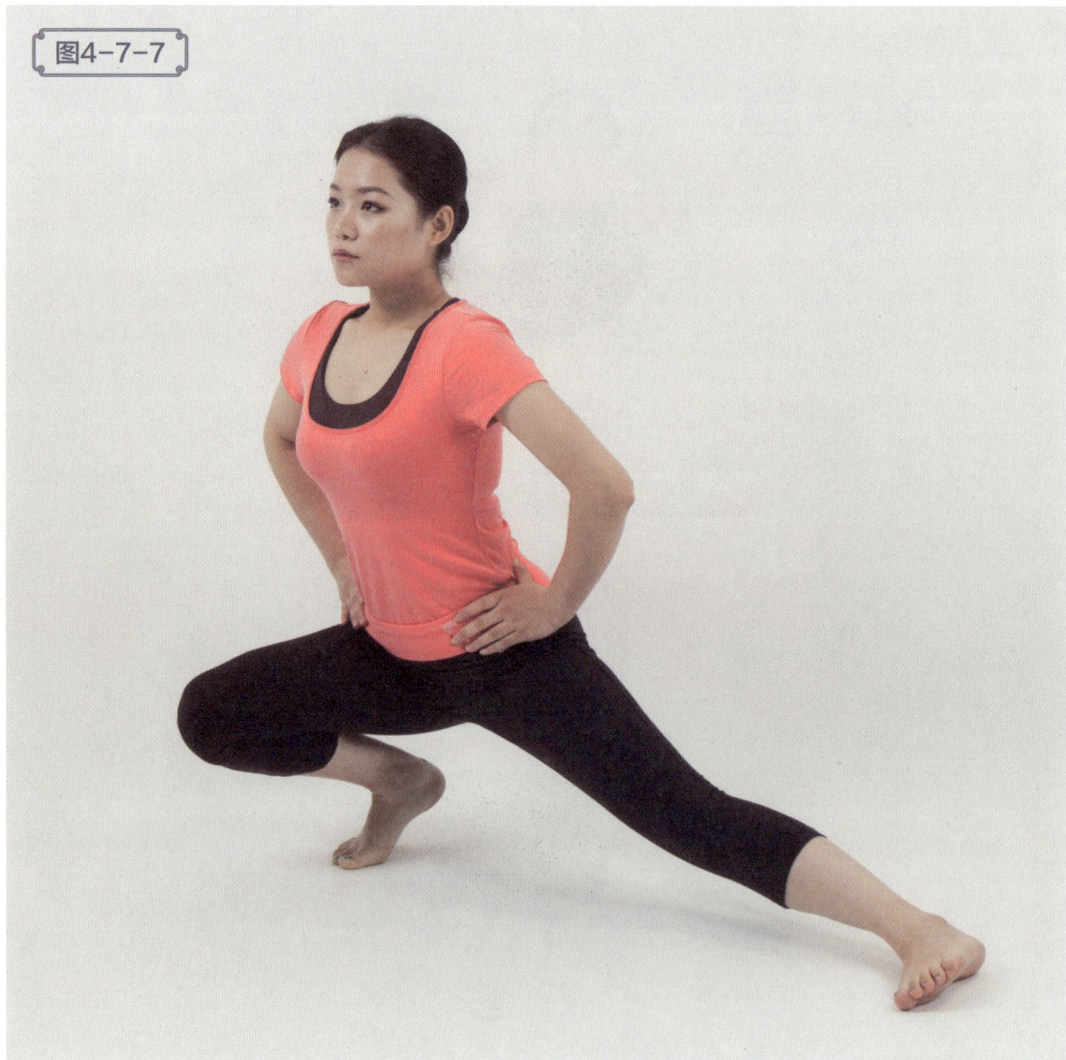

（六）凤拳

【**起势**】双足并拢站立，握拳置腰侧。

【**功法**】迅速蹲下，同时握拳屈肘，拳心朝内，前臂并拢夹于腹股之间，足跟不抬起，见图4-7-8，立即借下蹲后双膝反弹力起立，开拳变掌，双臂向两侧上方弹出，见图4-7-9。反复做30次。

> 【**功效及注意事项**】本功法主要锻炼髋关节的屈伸功能，增强股四头肌及股二头肌等前后肌群肌力，对于腰部退行性变、髋关节损伤等所引起的下肢屈伸功能障碍有明显改善，同时对肩关节、肘关节功能活动亦有一定锻炼作用。老年人筋骨痿软，行此功法锻炼时可能难以达到标准，练习时需循序渐进，强度逐渐增加，以免造成不必要的损伤。

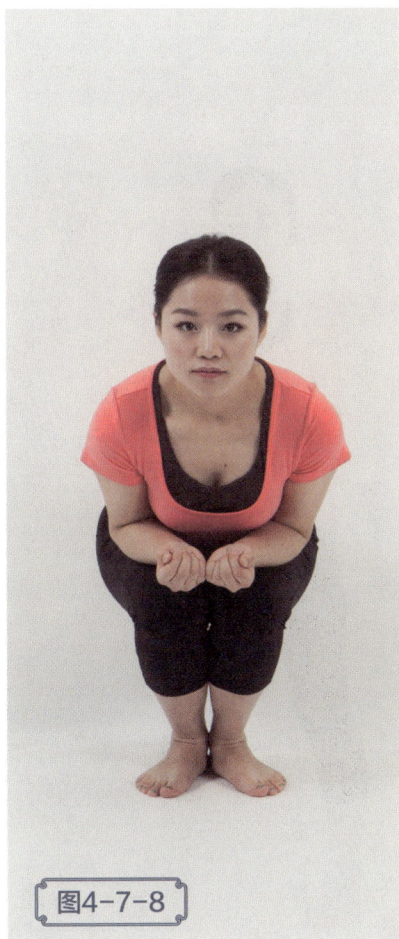

图4-7-8

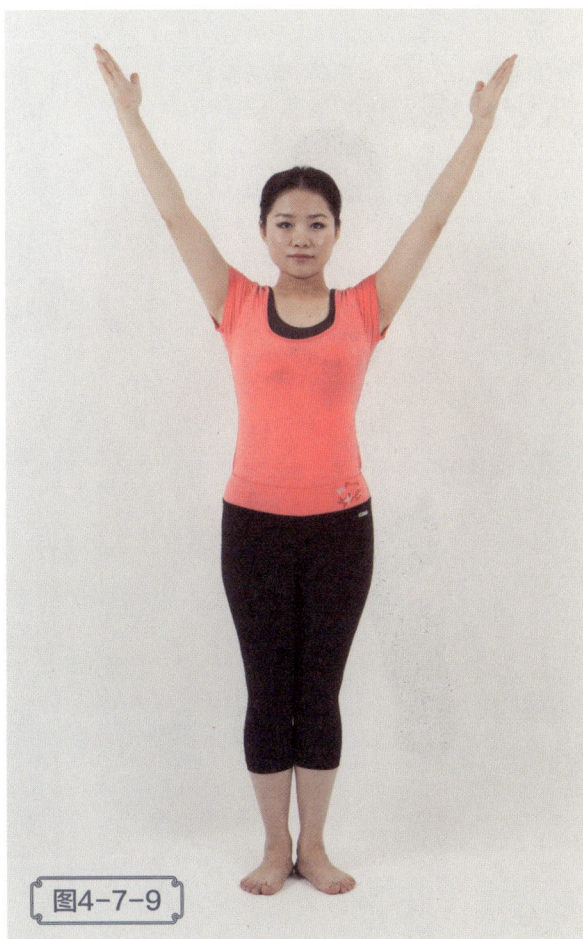

图4-7-9

（七）三盘落地

【起势】站立，两足分开比肩略宽，双手握拳置腰侧。

【功法】半蹲位，同时双手开拳托至齐肩高，翻转掌心向下，十指相对，手指自然分开，虎口朝内，缓缓下按，下蹲成屈髋屈膝至 90°，双手则悬于膝关节上方约一拳处，注意腰背和头正直，两膝保持分开，足尖稍内收。稍歇，再翻掌，掌心朝上，如托千斤重物，用力上托至胸前，两膝也逐渐伸直，复原。反复做 10～20次，见图 4-7-10、图 4-7-11。

【功效及注意事项】本法可增强腰部、髋部、腿部的肌力，以及韧带的力量，尤其锻炼髋关节的屈伸功能，滑利关节，增强髋关节和膝关节的稳定性，恢复下肢负重功能。练习时动作轻柔和缓，由慢到快，由轻到重，循序渐进。

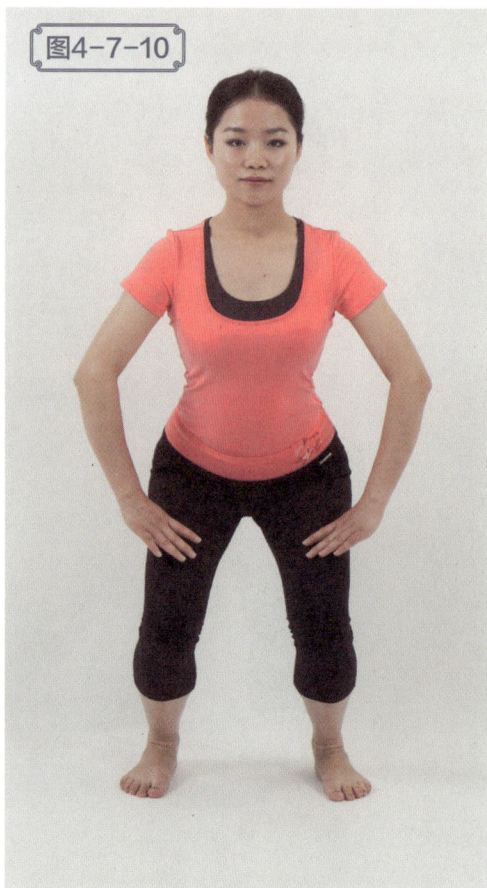

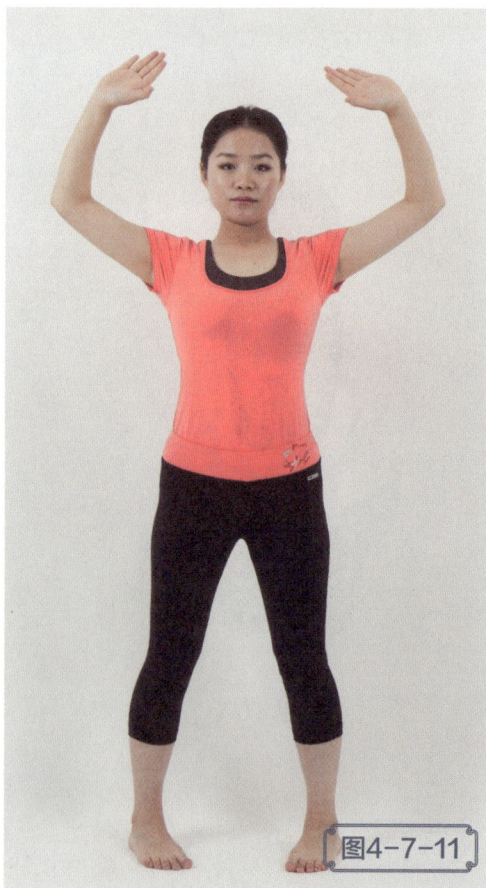

图4-7-10

图4-7-11

（八）倒拽九牛尾

【起势】站立，双手自然下垂。

【功法】右足右侧跨出一大步，成右弓箭步，身体转向右侧，同时左手向左后方伸出，五指并拢，握空拳提于腰部，拳心向腰眼，如提千斤重物。右手在胸前用力握拳，屈肘，展肩，至上臂与肩平，用力勾拳，拳心向内，同时头徐徐转向右方，两眼注视右拳心，用内力维持30个数，两臂收回，在小腹交叉，转身做另侧。左右相同，做30次，见图4-7-12。

【功效及注意事项】此功法舒展下肢筋骨，滑利关节，针对髋关节旋转功能进行锻炼，增加髋部肌肉肌力，对维持下肢负重功能、改善关节活动度具有重要意义。练习时强度由小到大，循序渐进；同时掌握功法正确步骤、次序。

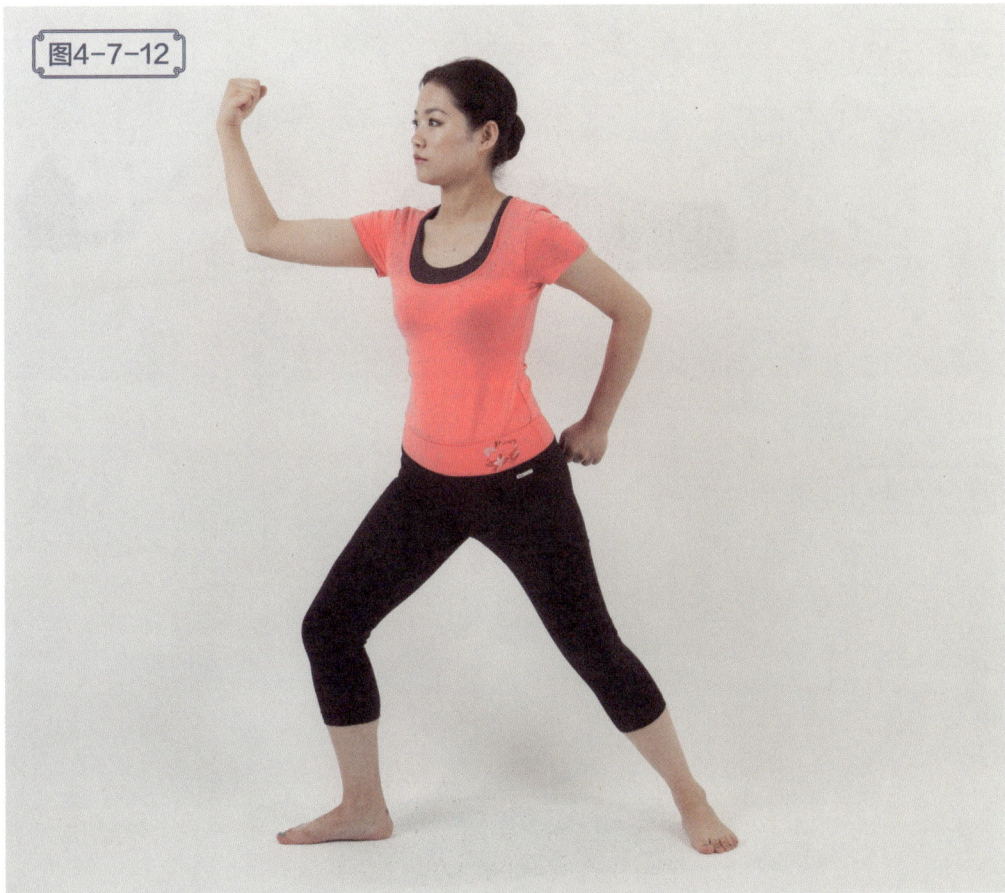

图4-7-12

（九）仰卧起坐

【起势】仰卧，四肢伸直，两腿并拢。

【功法】双手上举，十指相嵌扣抱于枕后，双肩向外后展开，同时吸气，见图4-7-13。利用腹肌力量，慢慢坐起，注意腿不能抬起，坐直后兼做腰前凸动作，然后呼气缓缓倒下复原。反复数次，见图4-7-14。

【功效及注意事项】此功法针对髋关节屈伸功能进行锻炼，增强髂腰肌等屈髋肌群肌力，对髋关节周围肌肉、肌腱起到伸展作用，可增强髋部稳定性，维持下肢整体力线，改善行走、负重功能；同时有利于松解腰部神经根的粘连，减轻腰腿痛症状。若个人锻炼难以达到所述标准，为提高锻炼效果，可于锻炼时借助助手或器械固定自己双脚，循序渐进，直至独自亦可完成，在练习时要配合好呼吸。

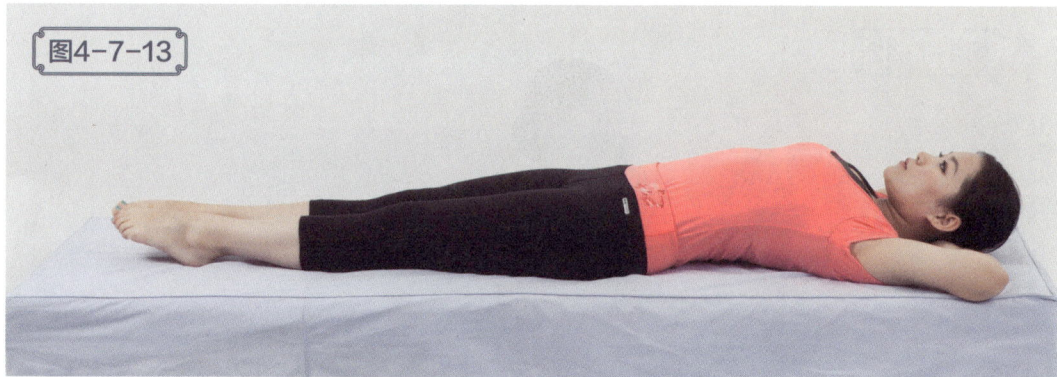

图4-7-13

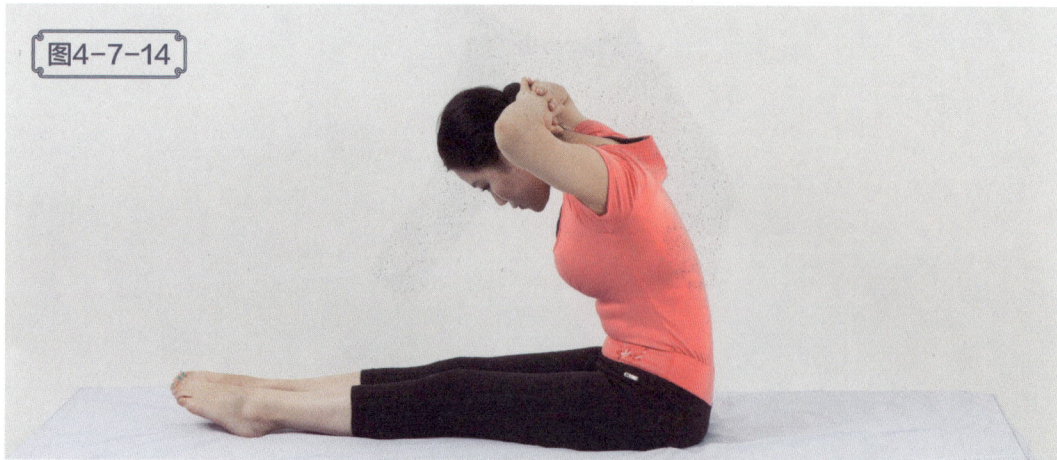

图4-7-14

（十）里合外展

【**起势**】仰卧，两腿分开约两足宽，伸直，足尖朝上。

【**功法**】慢慢内旋双足，使两足尖相碰或相对，足内侧尽量接触床面继而复原，见图4-7-15，再尽力外旋双足，使双足外侧缘接触床面，再复原，见图4-7-16。

【**功效及注意事项**】此功法锻炼髋关节旋转功能，对于骶髂关节损伤或下肢骨折脱位后引起的髋关节旋转功能障碍有良好改善作用，亦可作为下肢损伤后常规功能锻炼，可有效预防旋转肌群萎缩、废用。锻炼时动作轻柔和缓，尤其在下肢骨折脱位初期锻炼时，不可强行旋转下肢，以免造成再损伤。

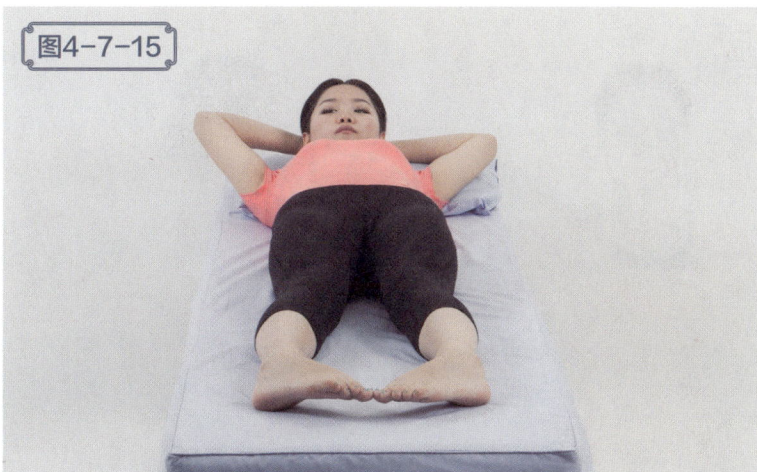

图4-7-15

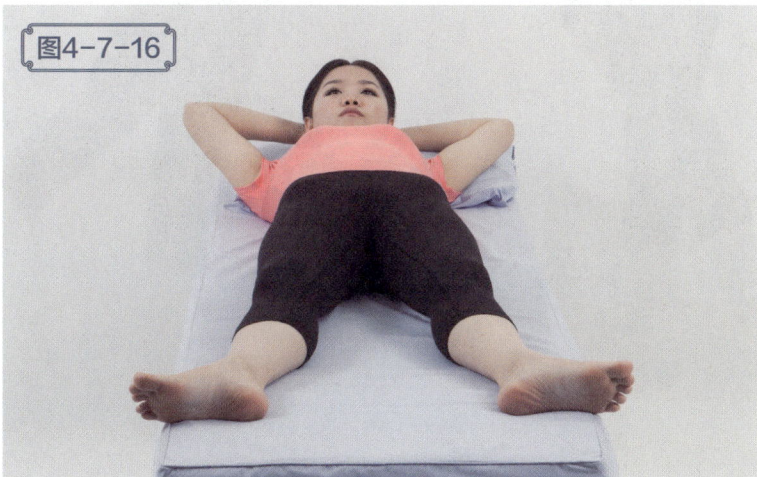

图4-7-16

（十一）荡腿

【起势】 站立，双手叉腰。

【功法】 右足立定，抬起左足，踝关节稍跖屈，注意伸直下肢，然后做左腿内外摆荡活动，范围由小到大，速度由慢到快，见图 4-7-17，接上做左下肢前后摆荡活动，左右相同，见图 4-7-18。

【功效及注意事项】 此功法对髋关节的屈、伸、收、展运动行全面功能锻炼，舒展下肢肌骨筋脉，滑利关节，改善髋关节、骶髂关节及大腿不同类型损伤所致的髋关节活动障碍。老年人行此功法锻炼时，亦可手扶墙或器械，以防发生跌扑损伤。

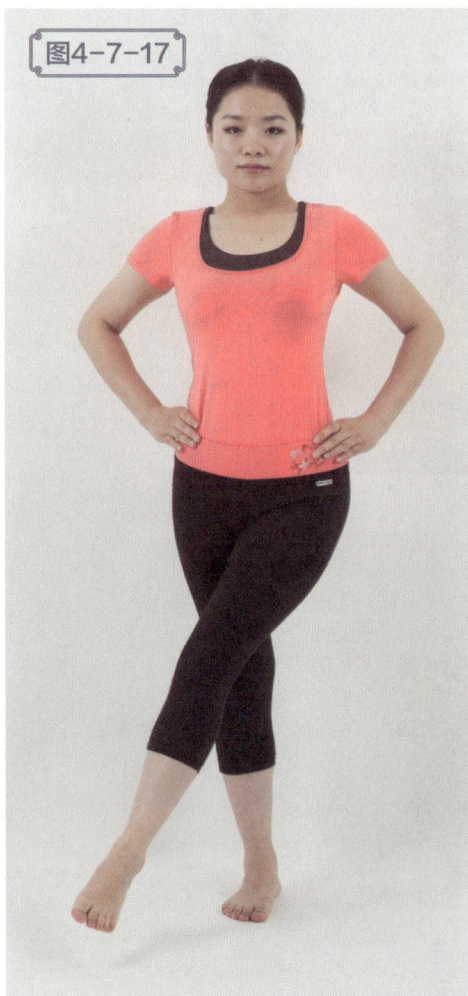

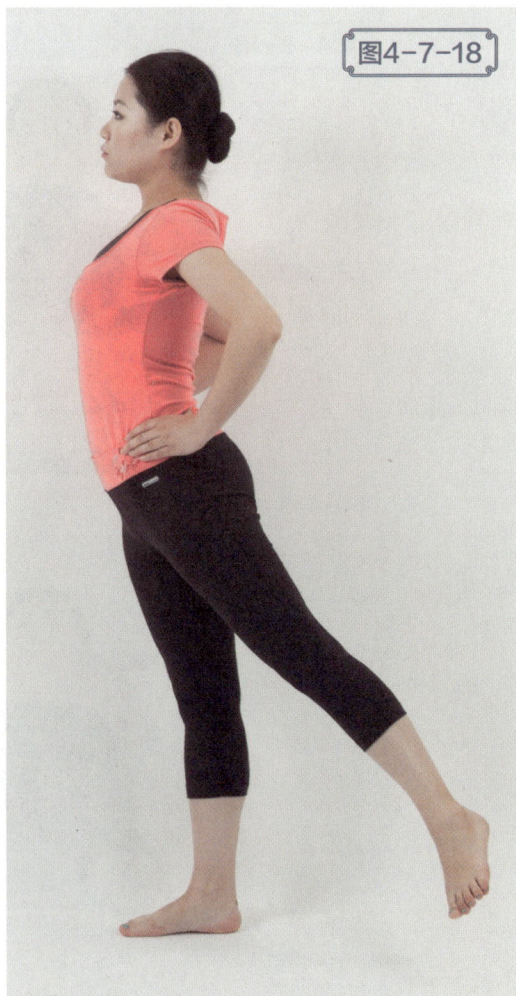

图4-7-17

图4-7-18

（十二）坠举千斤势

【起势】仰卧，双下肢伸直并拢。

【功法】慢慢抬起右腿至极限（注意膝关节不能屈曲），用力做足背伸，稍歇，足跖屈，缓缓放下右腿。左右相同，见图4-7-19。

【功效及注意事项】本法可增强下肢伸肌的力量，防止股四头肌萎缩，有助于恢复下肢的行走功能。适用于下肢骨折已有连接的中、后期练功，是下肢骨折及髋部疾病引起下肢伸肌萎缩的主要练功方法之一。同时对髋关节屈曲功能进行锻炼，并可在一定程度减轻腰部神经根的压迫情况。开始行此锻炼时，抬腿角度因人而异，以腰、腿部不疼为宜，逐渐增加角度至70°~80°。

图4-7-19

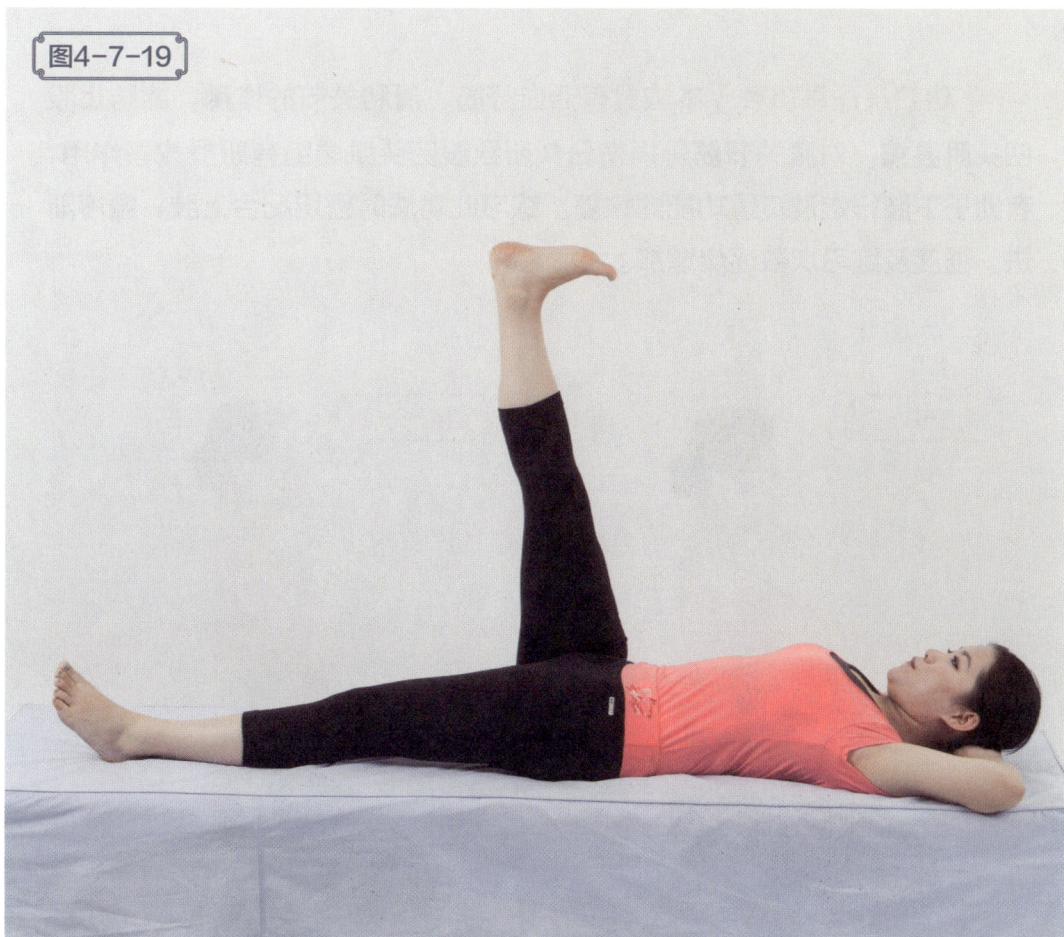

八、膝部练功

膝部练功适用于膝关节软组织损伤、髌骨软化症、膝关节骨性关节病等。练功体位有站、坐等数种。膝关节是人体最大、最浅和最易损伤的关节，膝关节损伤后功能障碍往往是软组织病变所致，其中股四头肌尤为重要。股四头肌是稳定膝关节的主要肌腱，膝关节损伤之后极易造成其迅速萎缩（特别是内侧头），以致患膝不能伸直，失稳。因此在损伤后应及早进行积极练功，以恢复股四头肌肌力。

（一）跪压

【起势】爬跪位，并足并膝，双手撑地。

【功法】以双手撑推之力，使臀部后坐或跪坐。微抬起臀部，同时双足跖屈，足趾伸直，随之臀部后坐于足跟，见图 4-8-1，继而又抬起臀部，双足背伸，臀部再一次后坐于足跟。如此反复多次，见图 4-8-2。

【功效及注意事项】本法具有活血舒筋、滑利关节的作用，能防止股四头肌萎缩，对膝关节筋骨损伤日久所致股四头肌萎缩有明显改善作用，有助于下肢行走及负重功能的恢复。练习此功法时密切配合上肢，循序渐进，强度及练习次数逐步增加。

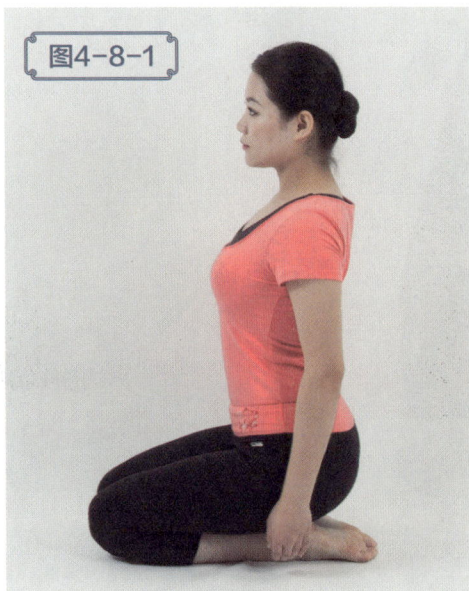

图4-8-1

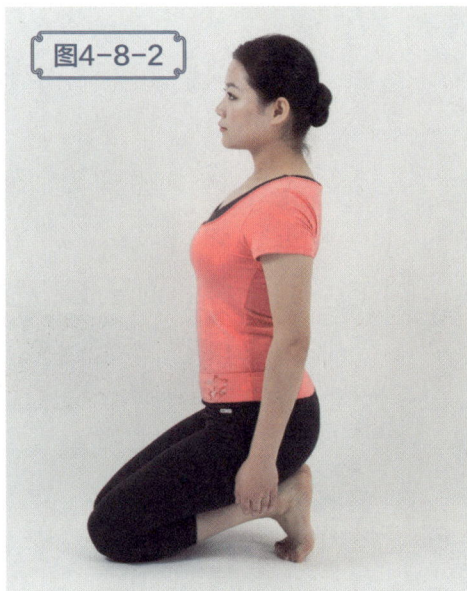

图4-8-2

（二）压腿

【**起势**】站立，抬腿架放于齐腰高的椅背（或栏杆等）处。

【**功法**】双手举过头，上身侧屈，以手触碰足趾，然后起身，再做前屈摸趾，见图 4-8-3，注意膝关节一定要伸直。

【**功效及注意事项**】此功法舒展下肢筋骨肌肉，尤其对大腿后群、小腿后群及外侧肌肉、肌腱具有明显拉伸作用，有助于增加膝关节稳定性，改善膝部损伤所致膝关节不稳和活动障碍。初练习此法时不一定触及脚趾，循序渐进，坚持以恒，直至达到标准。

图4-8-3

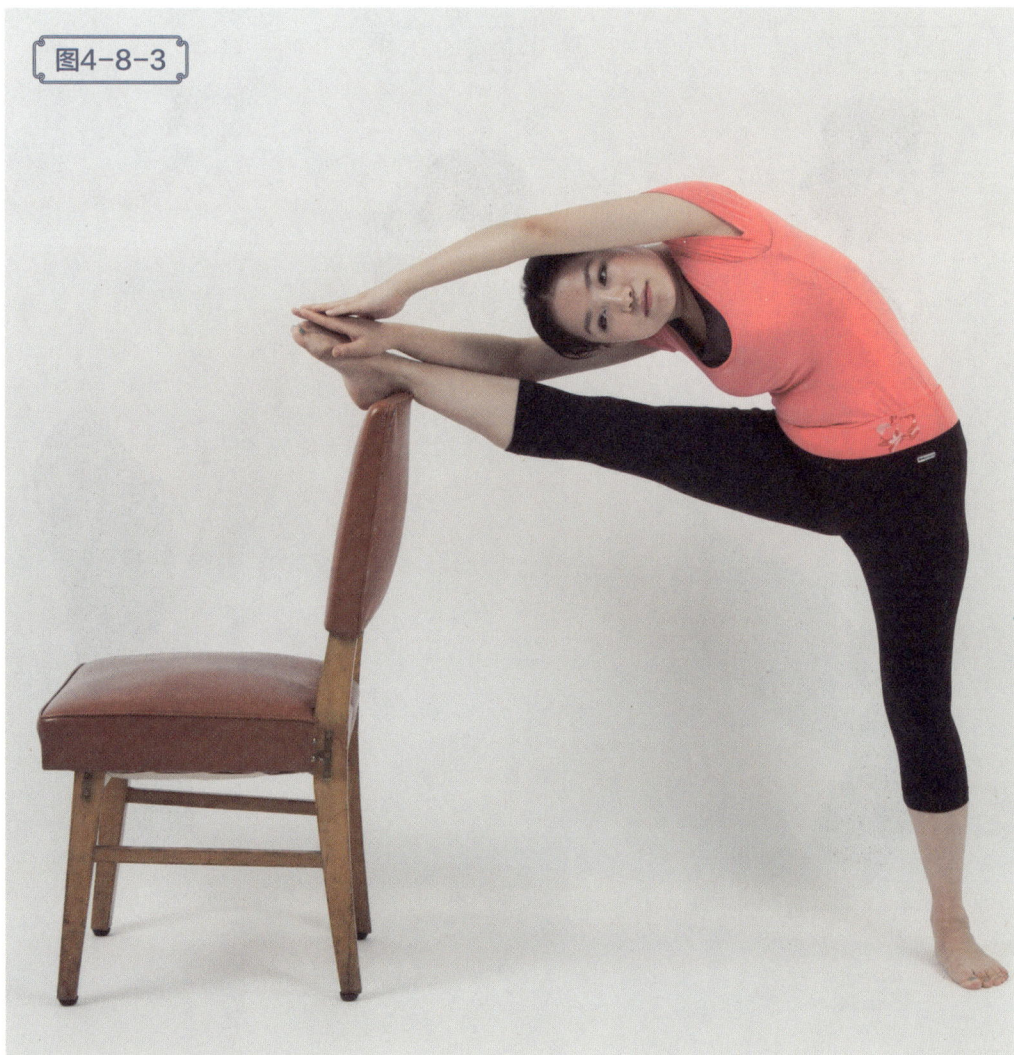

（三）弹膝

【**起势**】站立，双足并拢，双手自然下垂。

【**功法**】两膝微屈，双手分别按于两膝上，见图4-8-4，双膝双手协同用力，使膝关节猛然向后弹出挺直，见图4-8-5，然后收回，反复多次。

【**功效及注意事项**】本法可恢复膝关节屈曲功能，增强大腿伸肌的肌力，对维持膝关节稳定，恢复下肢负重功能具有重要作用。行此法练习时，需做到屈腿慢，伸腿快，年老体弱者行此功能锻炼需有旁人照看，以免发生跌扑损伤。

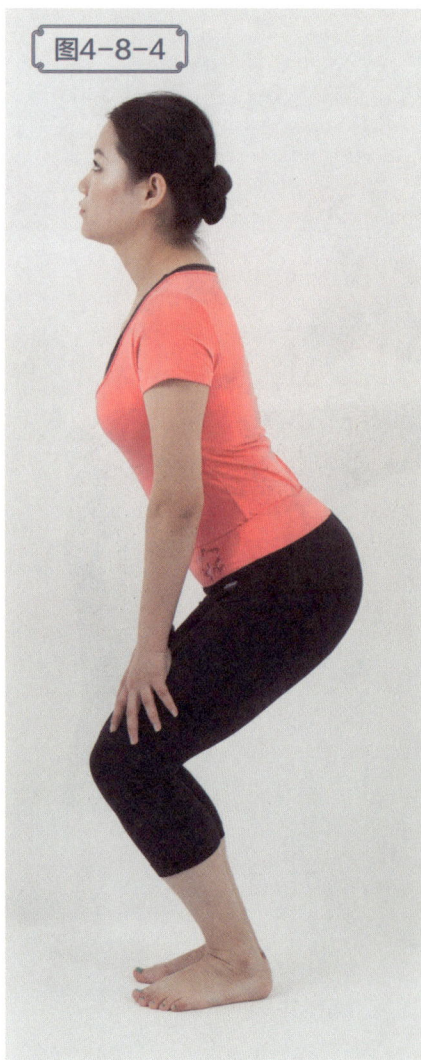

图4-8-4

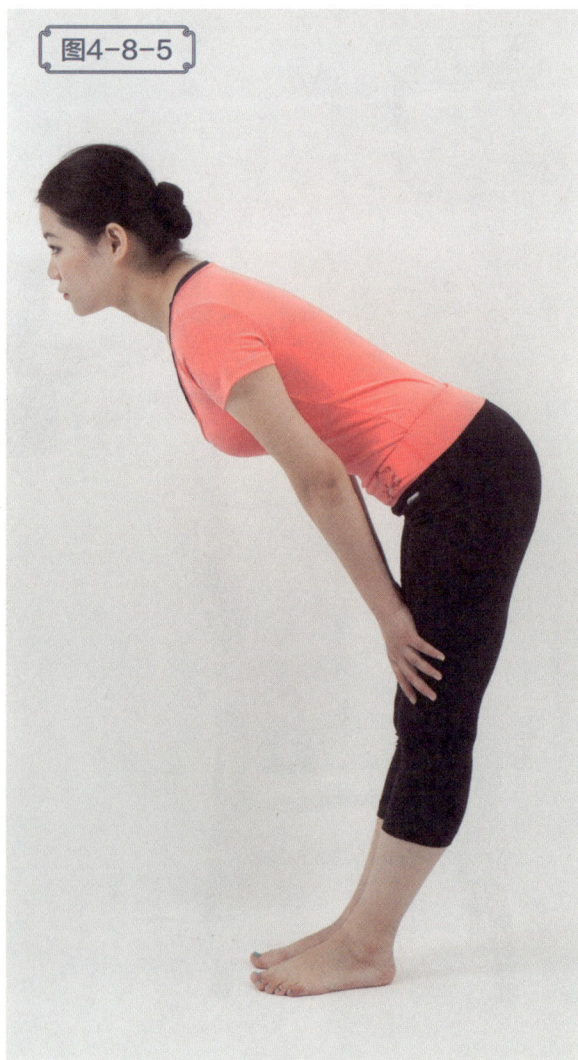

图4-8-5

（四）叩膝

【起势】坐床边，双膝置床沿，足自然下垂。

【功法】下肢用力使膝关节不断做屈伸活动，见图 4-8-6，以屈曲为主。

【功效及注意事项】此功法具有滑利关节的作用，可恢复膝关节屈曲功能，增强大腿伸肌的肌力，特别是年老体弱患者进行膝关节功能锻炼尤为适宜。膝关节屈伸角度需由小到大，循序渐进，不可操之过急。

图4-8-6

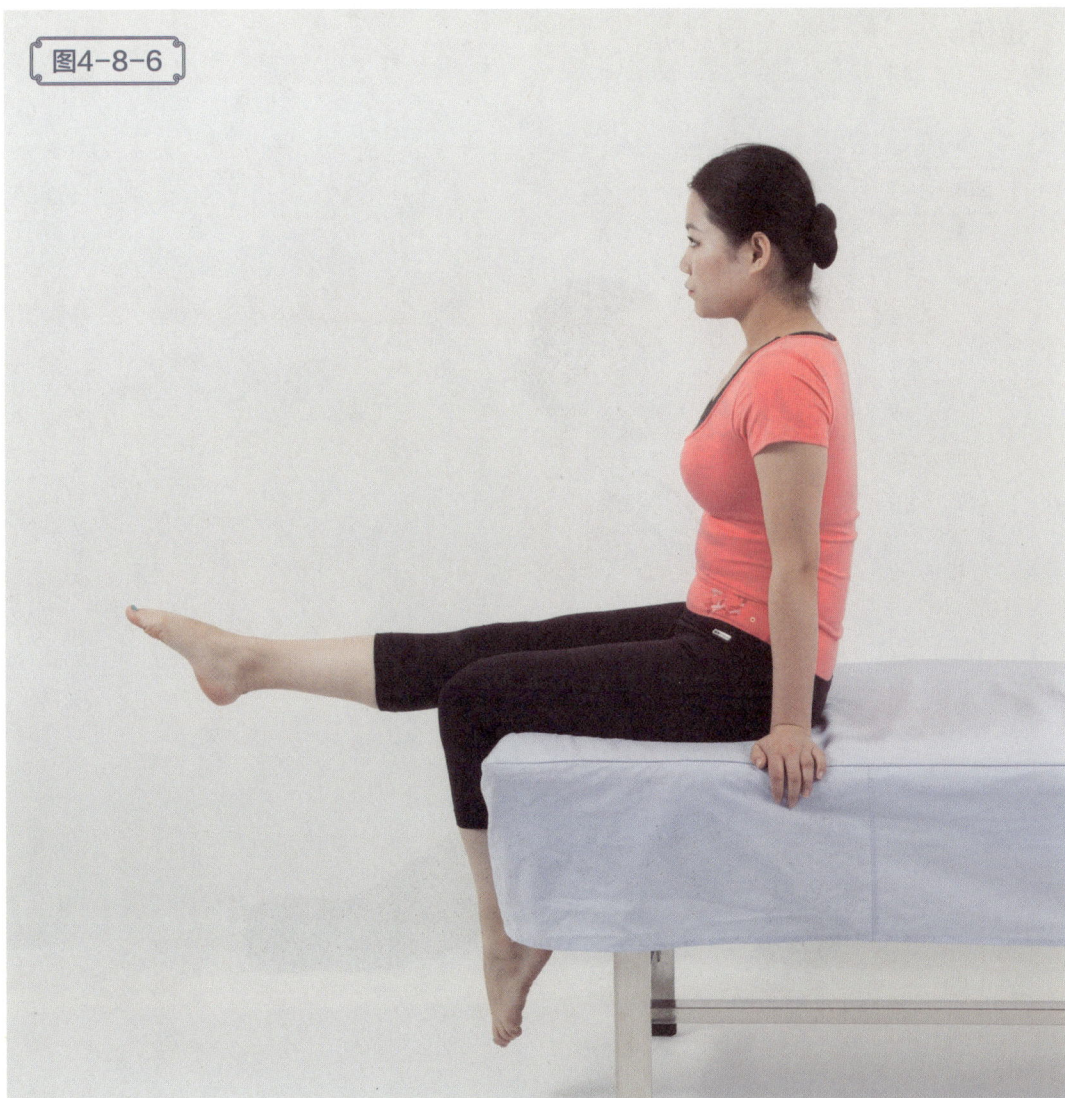

（五）弓步压腿

【起势】站立，双手自然下垂。

【功法】右足向前跨出一大步成弓步，左腿蹬直，双手相叠按右膝，然后身体慢慢下沉，尽量使右膝屈曲，见图 4-8-7。一松一压，四拍之后，转身做另侧。左右相同，各做 30 次。

【功效及注意事项】本法可改善膝关节屈曲功能，增强大腿伸肌的肌力，对防治不同膝关节损伤所引起的屈曲功能障碍有效。动作宜缓，尽量将膝关节压至可承受的最大程度，但不可操之过急，以免造成软组织拉伤。

图4-8-7

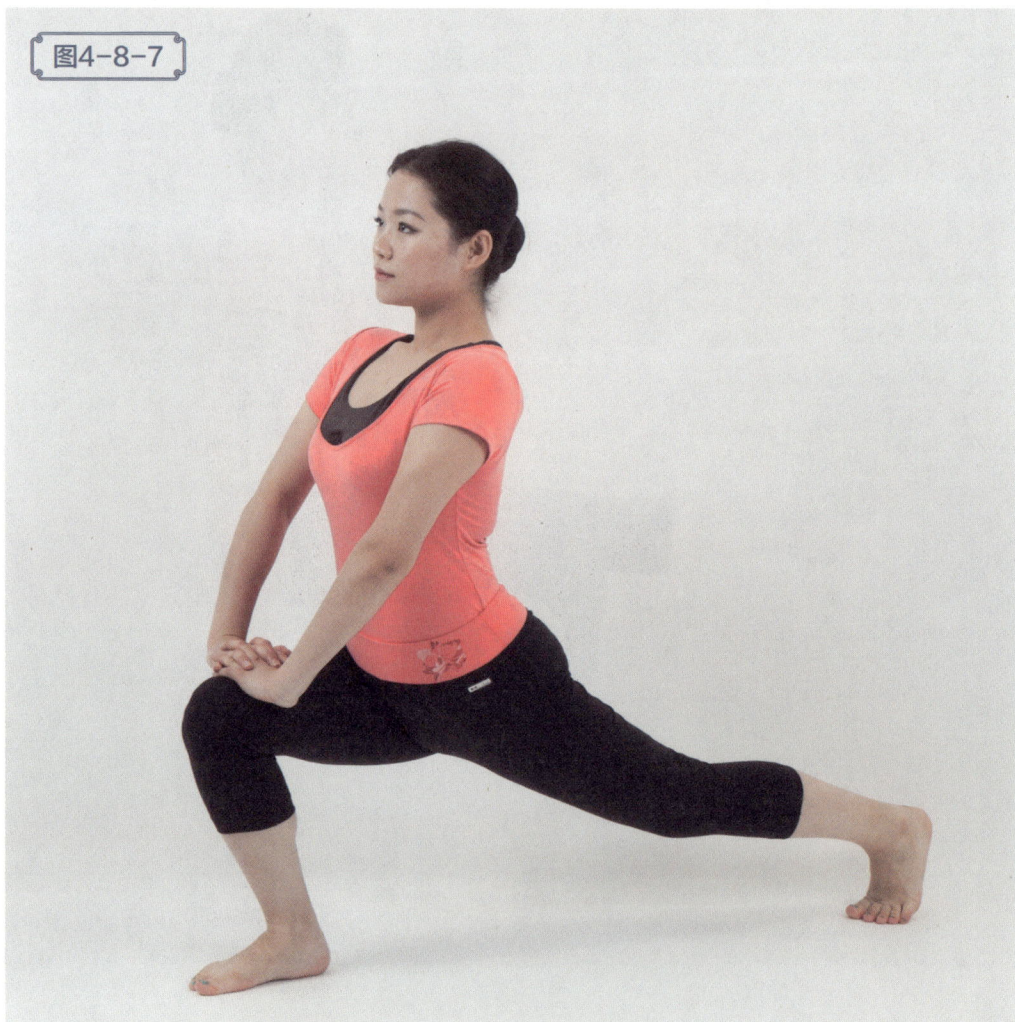

（六）盘腿

【起势】坐位，挺腰。

【功法】髋关节屈曲外旋，膝关节屈曲，使双小腿交叉，双手合十于胸前，肘尖抵膝内侧，然后上身前探，使臀部离地，见图4-8-8，稍歇，再坐回。

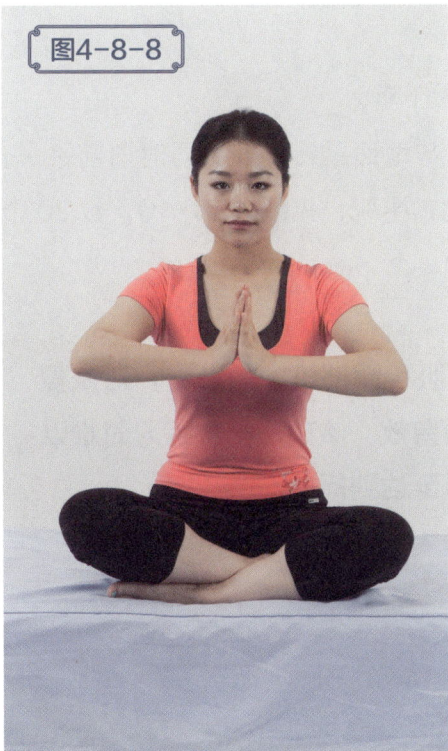
图4-8-8

【功效及注意事项】此功法对于大腿伸肌群，尤其是股四头肌具有伸拉、锻炼作用，增强其肌力，维持膝关节稳定性，可用于下肢损伤所致股四头肌萎缩。动作宜和缓有力，练习强度逐步增加，循序渐进。

（七）天女散花

【起势】站立，双手自然垂下。

【功法】右足慢慢抬起，勾于左小腿后，双手由两侧上举过顶，如捧物状，头稍右转，身体右倾至最大限度，见图4-8-9，数30个数，收回还原。左右相同，反复多次。

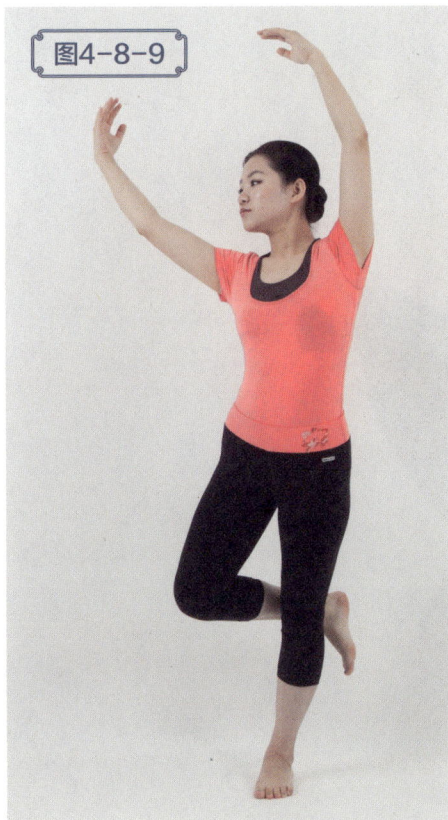
图4-8-9

【功效及注意事项】此功法以锻炼股四头肌为主，增强肌力，加强膝关节的稳定性，对恢复下肢负重功能具有良好效果，练习此功法时动作需轻柔和缓，若年高体弱者行此锻炼须有他人照看，以防发生跌扑。

（八）站桩

【**起势**】站立，双足分开比肩略宽，双手自然下垂。

【**功法**】慢慢下蹲至膝关节近 90°，即大腿与地面平行，双手同时向前平举，始终保持挺胸直腰，双膝不超过足尖前，两眼向前平视，见**图 4-8-10**，数 30 个数后起立。反复多次。

【**功效及注意事项**】本法可增强大腿伸肌和臀部肌肉的力量，对恢复膝关节功能，防治腰腿疼痛和下肢酸软无力有效。该功法初次练习时难以达到所述标准，应循序渐进，坚持锻炼，直至达到标准。

图4-8-10

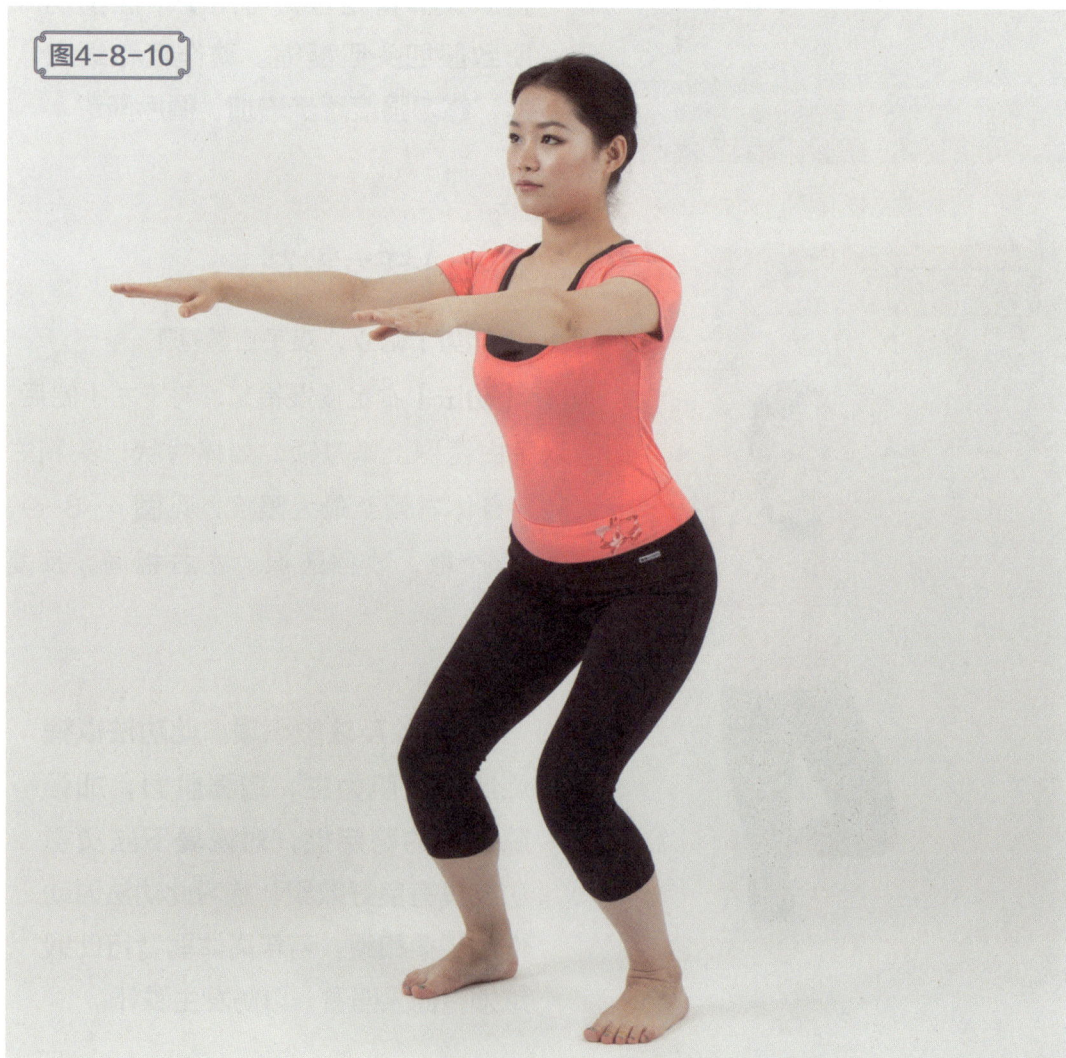

九、踝足部练功

踝足部练功适用于踝关节扭挫伤、扁平足、先天性马蹄内翻足和跖筋膜炎等症，练功体位站、坐均可。踝关节也是负重关节，足部又具有承重、行走、吸收震荡的作用，故踝足部很容易发生损伤。练功时应注意胫前肌、腓骨长短肌的肌力练习，保持正常足弓的功能。

（一）背伸跖屈

【起势】坐凳上，右腿架左腿上，使足踝及小腿下段悬空。

【功法】用力背伸踝关节至最大限度，见图4-9-1，并做内外翻动作，以外翻动作为主。随后踝关节跖屈，渐至极度，见图4-9-2，兼做踝内外翻动作。

【功效及注意事项】本法是下肢损伤早期常用方法，主要是通过踝关节的背伸、跖屈，以及内翻和外翻四方面动作改善下肢血液循环，疏通经络，有利损伤修复，保持踝关节灵活性。在踝关节急性损伤期不宜行此功能锻炼，以免伤情加重。

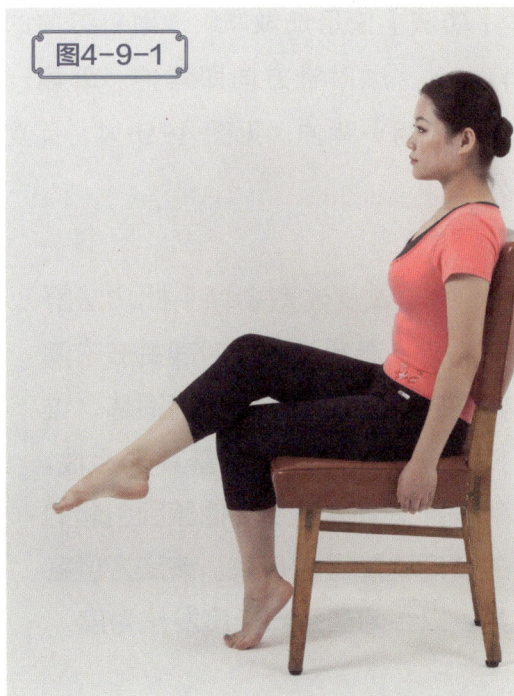

图4-9-1

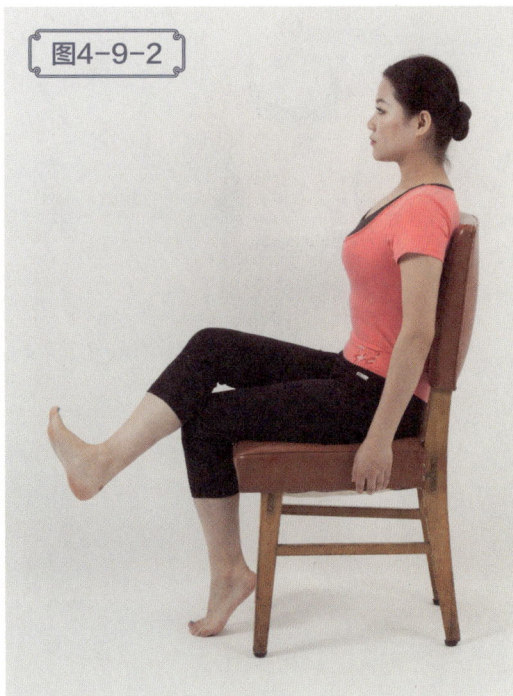

图4-9-2

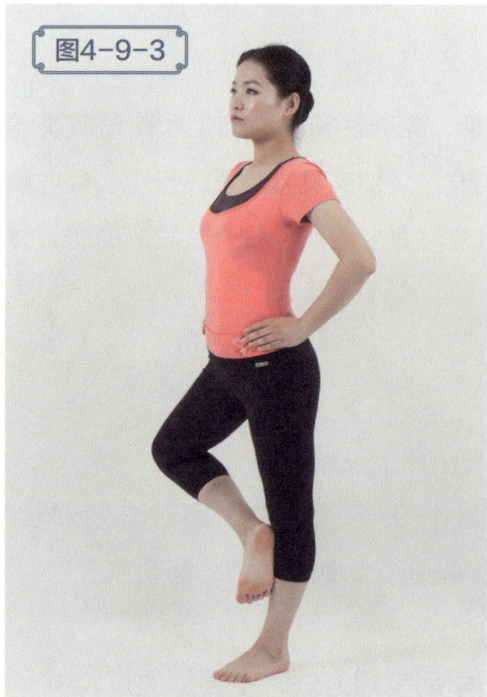

图4-9-3

（二）白马献蹄

【起势】站立，双手叉腰。

【功法】左足站立，右足勾踝于左小腿前，提起，尽量使足心向上，放下，做另侧。动作可快，见图4-9-3。

【功效及注意事项】此功法以锻炼踝关节背伸功能为主，增强胫前肌肌力，有助于改善踝关节灵活性，恢复下肢负重功能。练习强度因人而异，应循序渐进，强度逐步增加。

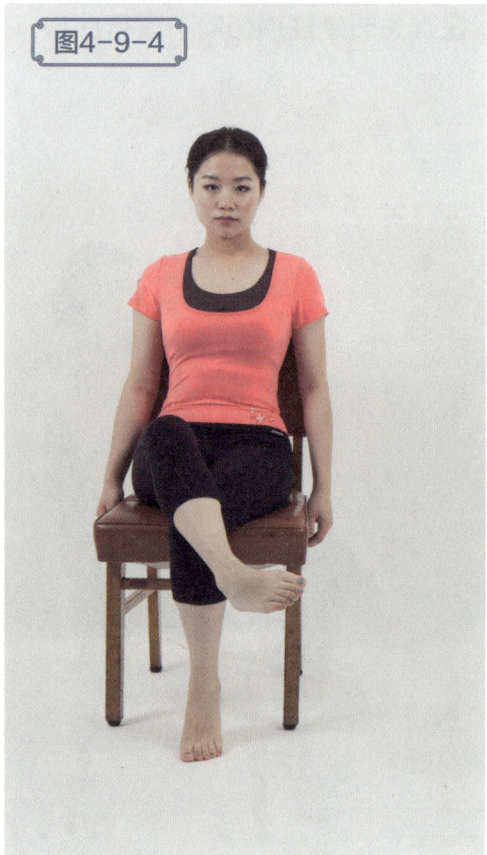

图4-9-4

（三）足踝旋转

【起势】坐位，右腿架于左腿，使足踝部悬空。

【功法】使足部做顺、逆时针方向的旋转运动，顺时针方向即背伸→外翻→跖屈→内翻→背伸，见图4-9-4，反复多次。

【功效及注意事项】此功法舒展筋骨，滑利关节，对踝关节不同方向的功能活动进行全面锻炼，维持踝关节协调性，改善其灵活性，对于踝关节损伤及其他原因引起的关节活动障碍均有效。该法方便容易，以练习至踝部轻度发热为度。

（四）跟起跟落

【起势】站位，双足并拢，双手自然下垂。

【功法】慢慢抬起足跟（跖足），双手叉腰。然后挺腰同时吸气，令身体重心稍前移，见**图4-9-5**，稍歇，然后足跟慢慢着地，呼气，双手放下，见**图4-9-6**。

【功效及注意事项】此功法主要针对踝关节跖屈功能进行锻炼，可增强腓肠肌和比目鱼肌等后肌群肌力，对维持下肢平稳、改善踝关节跖屈功能有良好疗效。锻炼时动作宜缓和，同时配合呼吸，锻炼时间因人而异，以不劳累为度。

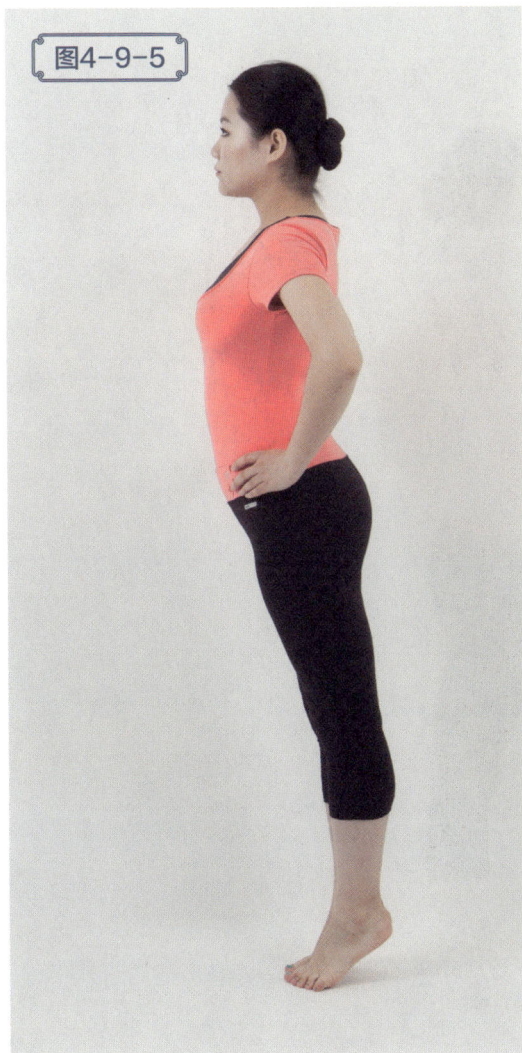

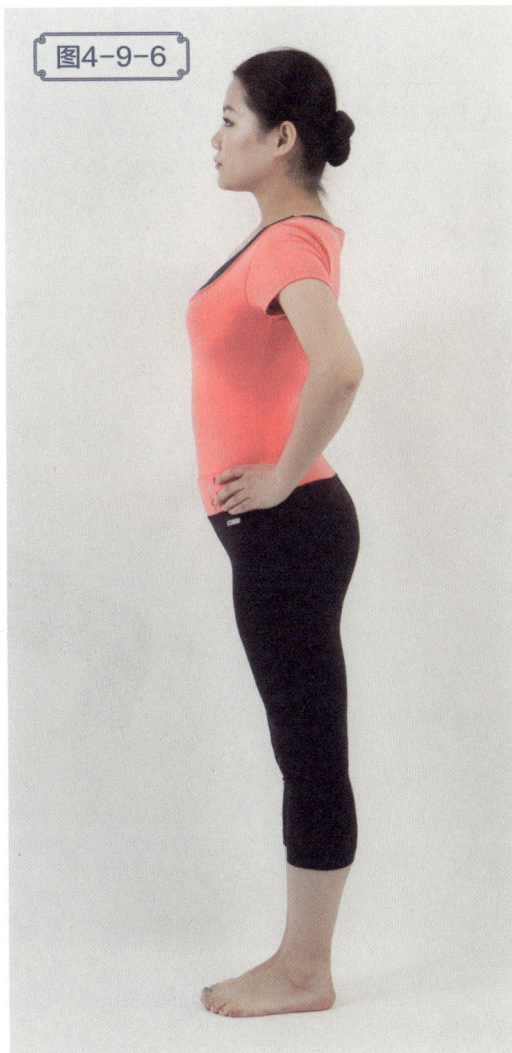

图4-9-5

图4-9-6

（五）原地踏步

【起势】双足并拢站立，双手叉腰。

【功法】左右足交替抬起、踏下，于原地不移动，见图4-9-7，抬起要高，使大腿与地面平行，踏下要有力，足尖一踮地，另侧也随之抬起。

【功效及注意事项】此功法活血通经，伸展筋骨，主要锻炼踝关节屈伸功能，可有效改善踝关节损伤所致的屈伸功能障碍，不仅增强小腿前后肌群肌力，也有助于股四头肌肌力的增强，对维持下肢行走及负重功能具有重要意义。该法简单易行，抬腿速度因人而异，选择适合自己的节奏即可。

图4-9-7

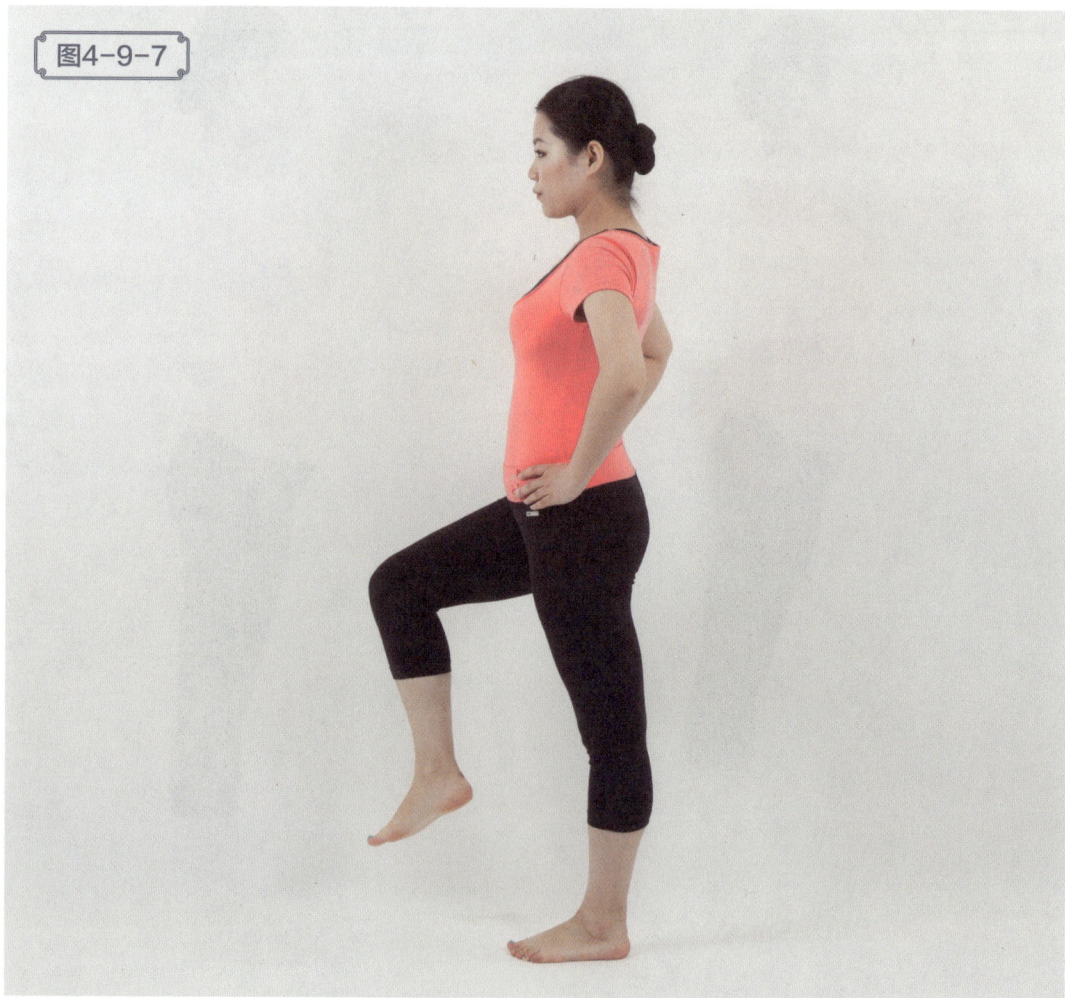

（六）蹬空增力

【起势】仰卧，两腿伸直并拢，双手自然伸直放身侧。

【功法】右腿屈髋屈膝抬起，踝关节背伸，见图4-9-8，接上势，右足向斜前上方蹬出，动作缓慢有力，稍歇，踝跖屈，见图4-9-9。慢慢放下还原，见图4-9-10。

【功效及注意事项】此功法舒展下肢筋骨经脉，滑利关节，对下肢踝关节、膝关节和髋关节屈伸功能进行锻炼，增强下肢肌力，对维持下肢稳定性、改善下肢负重功能具有重要意义。练功时动作宜和缓，不可急于求成，应循序渐进。

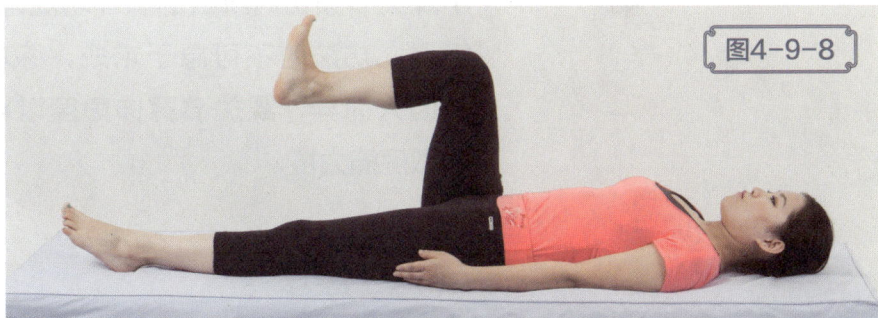

图4-9-8

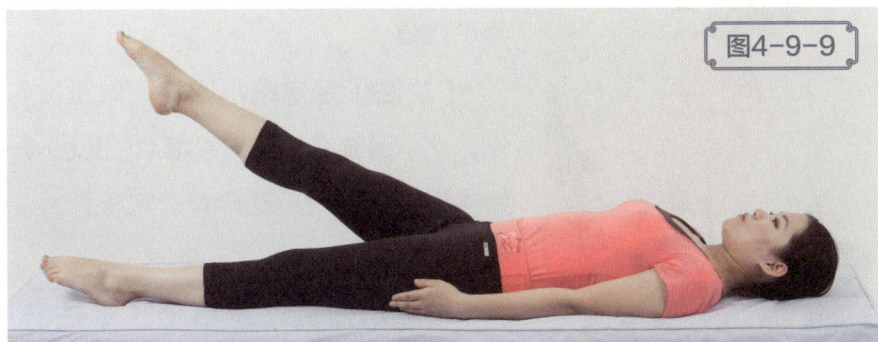

图4-9-9

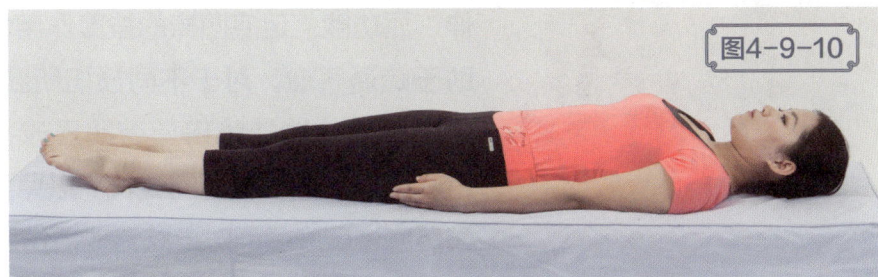

图4-9-10

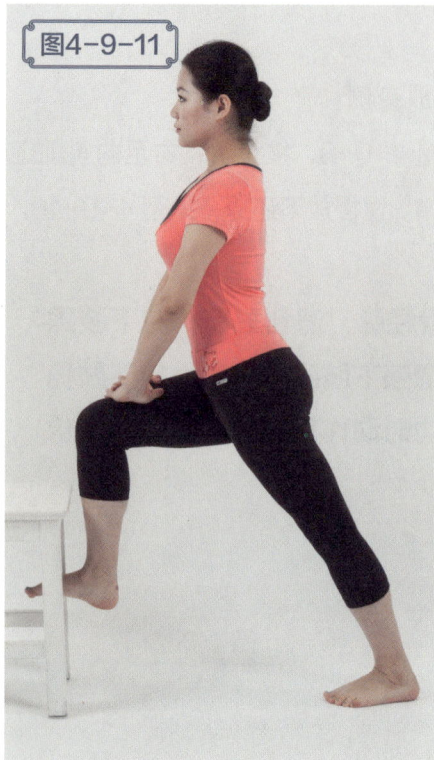

图4-9-11

（七）压足

【**起势**】左足蹬直，右前足放于椅子横档上，双手叠按于膝上，身体前倾。

【**功法**】借身体之力继续前倾，双手用力按压膝部，迫使踝关节背伸，见图 4-9-11，然后放松，如此一压一放反复多次。

【**功效及注意事项**】此功法主要针对踝关节背伸功能进行锻炼，增强胫前肌肌力，提高踝关节灵活性，适用于踝关节损伤后所致的背伸功能障碍。练习此功法时不可急于求成，练功强度因人而异，踝关节背伸角度以局部轻微疼痛为度。

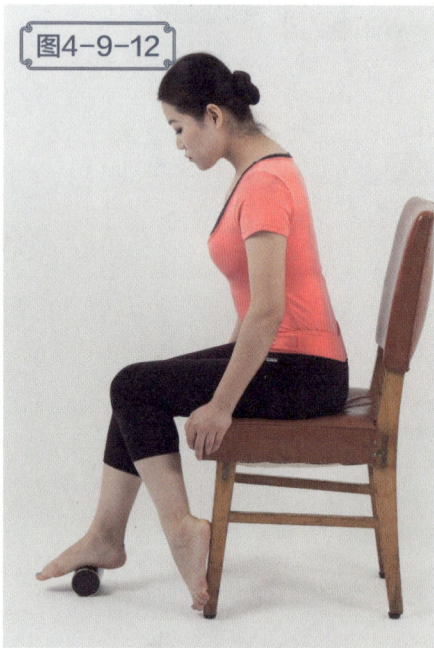

图4-9-12

（八）蹬滚

【**起势**】坐位，足底放置一根直径 4～5 cm 的小圆棒。

【**功法**】足底踏小圆棒，做蹬出勾回的动作，使小圆棒在足底来回滚动，见图4-9-12，始终保持足掌对小圆棒有一定压力。

【**功效及注意事项**】本法舒展筋骨，滑利关节，可恢复踝、膝关节的伸、屈功能。足底圆棒的按摩作用也有助于疏通气血，对于不同损伤所致踝、膝关节屈伸功能障碍具有明显改善作用。练习此法不宜时间过长，以免圆棒和足底过度摩擦而对皮肤造成损伤。